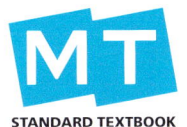

標準臨床検査学

シリーズ監修

矢冨　裕
東京大学大学院教授・臨床病態検査医学

横田浩充
慶應義塾大学病院・臨床検査技術室室長

臨床化学

編集

前川真人
浜松医科大学教授・臨床検査医学

執筆（執筆順）

前川真人
浜松医科大学教授・臨床検査医学

石橋みどり
新東京病院臨床検査室

森山隆則
札幌保健医療大学教授・保健医療学部

高木　康
昭和大学教授・医学教育推進室

三井田孝
順天堂大学大学院教授・臨床病態検査医学

大澤　進
株式会社リージャー・微量血液分析研究所所長

村上正巳
群馬大学大学院教授・臨床検査医学

医学書院

標準臨床検査学
臨床化学

発　　　行	2012年 4月 1日　第1版第1刷Ⓒ
	2021年11月 1日　第1版第7刷

シリーズ監修　矢冨　裕・横田浩充
編　　　集　前川真人
発　行　者　株式会社　医学書院
　　　　　　代表取締役　金原　俊
　　　　　　〒113-8719　東京都文京区本郷1-28-23
　　　　　　電話　03-3817-5600（社内案内）
印刷・製本　三報社印刷

本書の複製権・翻訳権・上映権・譲渡権・貸与権・公衆送信権（送信可能化権を含む）は株式会社医学書院が保有します．

ISBN978-4-260-01474-8

本書を無断で複製する行為（複写，スキャン，デジタルデータ化など）は，「私的使用のための複製」など著作権法上の限られた例外を除き禁じられています．大学，病院，診療所，企業などにおいて，業務上使用する目的（診療，研究活動を含む）で上記の行為を行うことは，その使用範囲が内部的であっても，私的使用には該当せず，違法です．また私的使用に該当する場合であっても，代行業者等の第三者に依頼して上記の行為を行うことは違法となります．

JCOPY 〈出版者著作権管理機構　委託出版物〉
本書の無断複製は著作権法上での例外を除き禁じられています．複製される場合は，そのつど事前に，出版者著作権管理機構（電話 03-5244-5088，FAX 03-5244-5089，info@jcopy.or.jp）の許諾を得てください．

＊「標準臨床検査学」は株式会社医学書院の登録商標です．

刊行のことば

「標準臨床検査学」シリーズは,「臨床検査技師講座」(1972年発刊),「新臨床検査技師講座」(1983年発刊),さらには「臨床検査技術学」(1997年発刊)という医学書院の臨床検査技師のための教科書の歴史を踏まえ,新しい時代に即した形で刷新したものである.

臨床検査は患者の診断,治療効果の判定になくてはならないものであり,医療の根幹をなす.この臨床検査は20世紀の後半以降,医学研究,生命科学研究の爆発的進歩と歩調を合わせる形で,大きく進歩した.そして臨床検査の項目・件数が大きく増加し,内容も高度かつ専門的になるにつれ,病院には,臨床検査の専門部署である検査部門が誕生し,臨床検査技師が誕生した.臨床検査の中央化と真の専門家による実践というこの体制が,わが国の医療の発展に大きく貢献したこと,そして,今後も同じであることは明らかである.

このような発展めざましい臨床検査の担い手となることを目指す方々のための教科書となることを目指し,新たなシリーズを企画した.発刊にあたっては,(1) 臨床検査の実践において必要な概念,理論,技術を俯瞰できる,(2) 今後の臨床検査技師に必要とされる知識,検査技術の基礎となる医学知識などを過不足なく盛り込む,(3) 最新の国家試験出題基準の内容をすべて網羅することを念頭に置いた.しかしながら国家試験合格のみを最終目的とはせず,実際の臨床現場において医療チームの重要な一員として活躍できるような臨床検査技師,研究マインドが持てるような臨床検査技師になっていただけることを願って,より体系だった深い内容となることも目指している.また,若い方々が興味を持って学習を継続できるように,レイアウトや記載方法も工夫した.

本書で学んだ臨床検査技師が,臨床検査の現場で活躍されることを願うものである.

2012年春

矢冨　裕
横田浩充

序

「標準臨床検査学」シリーズが今回大改訂されることとなり，『臨床化学』も改訂を行った．臨床化学という学問は，生化学検査のみにとどまらず，免疫学，血液学，生理学，微生物学，その他多くの領域にも深く関与している．すなわち，臨床検査関連領域における臨床化学の占める割合は非常に大きなものがある．臨床化学の最大の特徴は分析化学を基礎としていることであろう．分析方法などの方法論の理解が根底にある．そして，応用化学，臨床医学までを範疇とするため応用範囲が非常に広い．

本書では，狭義の「臨床化学」について著している．臨床検査では生化学検査や化学検査とよばれる領域から遺伝子検査までをカバーしている．最近の話題には，オミックス解析や疾患のバイオマーカーという言葉がよく出てくる．これらも多くは臨床化学領域の研究成果であるといえる．また，基準範囲，精度管理，標準化などの臨床検査特有の概念が育ったのも臨床化学領域からである．まさに"臨床化学を制するものは臨床検査を制す"と個人的には考えている．

本書には，以下の特徴をもたせた．

1) 基礎学力をつけられる内容を網羅した．
2) 国試対策として必要な項目はもらさず，試験に出やすい傾向と対策に基づき，この1冊をマスターすれば国試対策は万全とした．国家試験における臨床化学の問題数は他領域に比べても多いので，この一冊を手元においてもらいたい．
3) できるだけ図やスキームを使用し，視覚的に理解しやすいように心がけた．
4) 現在は使用されていないものは簡単に記載するのみにし，歴史的に重要な名前のついた，臨床検査技師として知っておくべき測定法などは，名前や測定方法・原理について解説した．
5) サイドメモやコラム欄を設け，歴史的なエポックメイキングなことがら，知っていると役立つ話，最近のトピックスなどについて，興味をもってもらえるよう解説した．

ページ数に限りがあるなかでどこまで理想型に近づけたかは読者の判断にお任せするとして，国家試験問題を作成する側にとっても使いやすい内容にしたつもりであることも付け加えておく．

本書が学生諸君にとって，基礎勉強はいうまでもなく，実習，国試対策，就職して臨床検査技師として働くときになっても振り返って調べられる有効な書籍となることを願う．

2012年春

前川真人

目次

第1章 生命のメカニズム ……… 前川真人　1

A 生命現象の生体構成成分 …………………1
1. 生命とは？　生物とは？ ……………1
2. 生体構成元素 ……………………………2
3. 生体を構成する物質 ……………………2
4. 物質の代謝 ………………………………3
5. 恒常性 ……………………………………3
6. 生体のリズム ……………………………3

B 細胞の構造と働き …………………………3
1. 細胞の基本構造 …………………………3
2. 細胞内小器官の機能 ……………………4
3. 細胞分画 …………………………………5

第2章 生物化学分析の基礎
……………………………石橋みどり　7

A 物理化学的性質 ……………………………8
1. 化合物の物性 ……………………………8
2. 溶液の性質 ……………………………13

B 単位 ………………………………………16
1. 臨床化学分析の単位 …………………16
2. 酵素活性の単位 ………………………17
3. SI単位 …………………………………18

C 分析試薬 …………………………………19
1. 標準物質 ………………………………19
2. 試薬の取り扱いと調製 ………………23

D 検査試料 …………………………………26
1. 採血，採血条件 ………………………26
2. 検体の安定性 …………………………31
3. 検体の処理方法 ………………………35
4. 共存物質の影響 ………………………36

第3章 生物化学分析の原理と方法
……………………………森山隆則　39

A 吸光光度法 ………………………………39
1. 電磁波の波長と色の関係 ……………39
2. 可視光線と紫外線 ……………………39
3. 可視光線と紫外線の光源 ……………40
4. 余色と補色の関係 ……………………40
5. Bouguer-Beerの法則 …………………41
6. モル吸光係数 …………………………41
7. 分光光度計の原理と構成 ……………42
8. 原子吸光法の原理と構成 ……………45

B 蛍光分析法 ………………………………46
1. 蛍光の原理 ……………………………46
2. 励起波長と蛍光波長 …………………46
3. 蛍光物質 ………………………………46
4. 蛍光測定 ………………………………46

C 発光分析法 ………………………………47

D クロマトグラフィ ………………………47
1. イオン交換クロマトグラフィ ………47
2. ゲル濾過クロマトグラフィ …………48
3. アフィニティクロマトグラフィ ……48
4. 高速液体クロマトグラフィ …………49
5. ガスクロマトグラフィ ………………49

E 電気泳動法 ………………………………50
1. 電気泳動の原理 ………………………50
2. 支持体 …………………………………51
3. 移動度と影響因子 ……………………51

F 免疫学的分析法 …………………………51
1. 抗原抗体反応 …………………………51
2. 免疫比濁法と免疫比ろう法 …………52
3. 放射免疫測定法（RIA） ………………53
4. 酵素免疫測定法（EIA） ………………53
5. ホモジニアス法とヘテロジニアス法 …54
6. 競合法と非競合法 ……………………54

G 電気化学分析法 …………………………54
1. イオン選択電極 ………………………55
2. 酵素電極 ………………………………55
3. pHメータ ……………………………56
4. 電量滴定 ………………………………56
5. ガス分析 ………………………………56

H	酵素学的分析法 …………………………… 56			1 糖質の構造と分類 ……………………… 85	
	1 酵素と基質 …………………………… 56			2 生理的意義 ……………………………… 87	
	2 酵素反応速度，Km，Vmax ………… 57		B	糖質の代謝 ………………………………… 89	
	3 Michaelis-Menten の式，零次反応，一次反応 …………………………………… 57			1 糖質の消化と吸収 ……………………… 89	
				2 血中濃度の調節機構 …………………… 90	
	4 Lineweaver-Burk プロット，Km とVmax の測定 ……………………………… 58			3 細胞内糖代謝 …………………………… 91	
			C	糖質および関連項目の検査法 …………… 94	
	5 測定条件 ……………………………… 58			1 グルコース ……………………………… 94	
	6 活性検出系 …………………………… 59			2 糖化蛋白 ………………………………… 99	
	7 終点分析，初速度分析 ……………… 60			3 糖代謝産物 …………………………… 102	
I	自動分析法 ………………………………… 60		D	糖質検査データの評価 ………………… 104	
	1 ディスクリート方式 ………………… 61			1 糖尿病の診断 ………………………… 104	
	2 シングルマルチ型 …………………… 61			2 血糖コントロールの評価 …………… 105	
	3 スーパーマルチ型 …………………… 62			3 インスリン分泌能とインスリン抵抗性の評価 ……………………………………… 105	
	4 ドライケミストリ …………………… 62				
J	POCT ……………………………………… 62			4 検査法の選択における注意すべき病態 …… 106	
	1 小型簡易測定器 ……………………… 62		E	グリコヘモグロビンの標準化 ………… 106	
	2 イムノクロマトグラフィ …………… 63		F	実習 ……………………………………… 107	
	3 POCT の問題点と展望 ……………… 63			1 用手法キットによる血糖の測定 …… 107	
K	実習 ………………………………………… 64			2 自動分析装置用試薬による血糖の測定 …… 108	
	1 血清蛋白電気泳動 …………………… 64			3 簡易血糖測定値による血糖の測定 …… 108	
	2 LD アイソザイム電気泳動 ………… 66				

第4章　無機質 ……………………………高木　康　69

A	電解質の総論 ……………………………… 70	
	1 電解質の測定単位 …………………… 70	
	2 体液の分類と電解質濃度 …………… 70	
	3 水・電解質バランスの調節 ………… 70	
B	電解質の各論 ……………………………… 72	
	1 ナトリウム(Na) ……………………… 72	
	2 カリウム(K) ………………………… 73	
	3 クロライド(Cl) ……………………… 75	
	4 カルシウム(Ca) ……………………… 76	
	5 無機リン(iP) ………………………… 79	
	6 マグネシウム(Mg) …………………… 81	
C	実習 ………………………………………… 82	
	1 カルシウム …………………………… 82	
	2 無機リン ……………………………… 83	

第5章　糖質 ………………………………三井田孝　85

A　糖質の構造と生体内での機能 ……………… 85

第6章　脂質 ………………………………三井田孝　111

A	脂質の構造と生体内での機能 ………… 111	
	1 脂質の構造と分類 …………………… 111	
	2 生理的意義 …………………………… 117	
	3 リポ蛋白の分類と機能 ……………… 119	
B	脂質の代謝 ……………………………… 120	
	1 コレステロールの消化・吸収と生体内での合成 …………………………………… 120	
	2 トリグリセリドの消化・吸収と生体内での合成 …………………………………… 122	
	3 リン脂質と糖脂質の代謝 …………… 123	
	4 脂肪酸の合成と分解(β酸化) ……… 124	
	5 ケトン体の代謝 ……………………… 125	
	6 リポ蛋白の代謝 ……………………… 125	
C	脂質・リポ蛋白および関連項目の検査法 …… 127	
	1 総コレステロール …………………… 127	
	2 トリグリセリド(TG) ……………… 128	
	3 リン脂質 ……………………………… 129	

4　遊離脂肪酸　129
　　5　過酸化脂質　130
　　6　ケトン体　131
　　7　LDL-コレステロール　131
　　8　HDL-コレステロール　132
　　9　アポ蛋白　132
　　10　Lp(a)　132
　　11　リポ蛋白分画　133
　　12　レムナントリポ蛋白　134
D　脂質検査データの評価　134
　　1　脂質異常症の診断　134
　　2　脂質異常症の分類　134
　　3　脂質異常症の管理目標値　135
　　4　メタボリックシンドロームの診断　135
　　5　異常リポ蛋白の出現　135
E　脂質検査の標準化の動向　136
F　実習　138
　　1　総コレステロールの測定　138
　　2　HDL-コレステロールの測定-1
　　　（デキストラン硫酸マグネシウム沈殿法）
　　　　　138
　　3　HDL-コレステロールの測定-2
　　　〔13%ポリエチレングリコール(PEG)法〕
　　　　　139
　　4　リポ蛋白分画電気泳動-1
　　　（アガロース電気泳動法）　139
　　5　リポ蛋白分画電気泳動-2
　　　（ポリアクリルアミドディスク電気泳動法）
　　　　　140

第7章　蛋白質　高木　康　141

A　アミノ酸と蛋白質の構造と機能　143
　　1　アミノ酸とペプチド　143
　　2　蛋白質の構造　146
　　3　蛋白質の性質　148
B　アミノ酸と蛋白質代謝　150
　　1　アミノ酸の代謝　150
　　2　蛋白質の合成・分解と窒素平衡　154
C　血清蛋白の総論　155
　　1　血清蛋白の種類と機能　155
　　2　血清蛋白の代謝　156

D　血清蛋白の各論　157
　　1　血清総蛋白　157
　　2　アルブミン(Alb)　160
　　3　血清膠質反応　161
　　4　血清蛋白とその分画　162
　　5　急性相反応蛋白(APP)　164
　　6　栄養評価蛋白　169
　　7　補体成分　171
　　8　免疫グロブリン　172
　　9　その他の血清蛋白　174
E　実習　175
　　1　総蛋白定量　175
　　2　アルブミン定量　175

第8章　生体エネルギー　大澤　進　177

A　高エネルギー化合物　177
　　1　種類と役割　178
B　代謝とATP生成　180
　　1　解糖系　180
　　2　脂質代謝におけるβ酸化　180

第9章　非蛋白性窒素　大澤　進　183

A　非蛋白性窒素成分の種類　184
　　1　構造と種類　184
B　尿素　185
　　1　尿素の代謝　185
　　2　生理的意義　185
　　3　測定法　185
　　4　分析上の変動因子　187
　　5　生理的変動要因　187
　　6　パニック値　187
C　クレアチニンとクレアチン　187
　　1　クレアチニンとクレアチン代謝　187
　　2　生理的意義　188
　　3　測定法　189
　　4　生理的変動要因　190
　　5　パニック値　190
D　尿酸　191
　　1　尿酸の代謝　191
　　2　生理的意義　191
　　3　測定法　191

4　分析上の変動因子……………………192
　　　5　生理的変動要因………………………192
　E　アンモニア……………………………………192
　　　1　アンモニアの代謝……………………192
　　　2　生理的意義……………………………193
　　　3　測定法…………………………………193
　　　4　分析上の変動因子……………………194
　　　5　生理的変動要因………………………194
　　　6　パニック値……………………………194
　F　実習……………………………………………194
　　　1　尿素窒素………………………………194
　　　2　尿酸……………………………………194

第10章　生体色素………………………大澤　進　197

　A　ヘム……………………………………………197
　　　1　ポルフィリン…………………………197
　　　2　ヘムの合成……………………………199
　　　3　胆汁酸…………………………………199
　B　生体色素の検査………………………………200
　　　1　ビリルビン……………………………200
　C　実習……………………………………………203
　　　1　ビリルビン……………………………203

第11章　酵素………………………………前川真人　205

　A　酵素の基礎……………………………………206
　　　1　役割……………………………………206
　　　2　命名と分類……………………………206
　　　3　化学的性質と組成……………………207
　　　4　生体内分布と血中酵素の起源
　　　　（臨床酵素学総論）……………………208
　　　5　アイソザイム…………………………210
　B　酵素活性の測定………………………………212
　　　1　酵素反応速度論………………………212
　　　2　酵素活性測定法………………………212
　　　3　酵素活性測定の標準化………………212
　　　4　酵素活性単位…………………………213
　C　酵素の検査……………………………………214
　　　1　アスパラギン酸アミノトランスフェラーゼ
　　　　（AST）…………………………………214
　　　2　アラニンアミノトランスフェラーゼ
　　　　（ALT）…………………………………218

　　　3　乳酸デヒドロゲナーゼ（LD）………220
　　　4　クレアチンキナーゼ（CK）…………225
　　　5　アルカリ性ホスファターゼ（ALP）…229
　　　6　γ-グルタミルトランスフェラーゼ
　　　　（γ-GT）…………………………………236
　　　7　ロイシンアミノペプチダーゼ（LAP）……238
　　　8　コリンエステラーゼ（ChE）…………240
　　　9　アミラーゼ（AMY）…………………242
　　　10　リパーゼ………………………………246
　　　11　酸（性）ホスファターゼ（ACP）……248
　　　12　その他の酵素の臨床的意義…………249
　D　実習……………………………………………251
　　　1　アスパラギン酸アミノトランスフェラーゼ
　　　　………………………………………………251
　　　2　アラニンアミノトランスフェラーゼ……253
　　　3　乳酸デヒドロゲナーゼ………………254
　　　4　アルカリ性ホスファターゼ…………255

第12章　薬物・毒物………………………大澤　進　257

　A　検査の目的……………………………………257
　B　生体内の薬物動態……………………………258
　C　薬物動態を変動させる因子…………………258
　D　薬物の有効血中濃度と採血時間……………259
　E　血中薬物測定…………………………………260
　F　毒物・劇物の分析……………………………260
　　　1　毒劇物の分析…………………………261
　　　2　試料の取り扱い………………………261

第13章　微量金属…………………………大澤　進　263

　A　検査の目的……………………………………263
　　　1　鉄（Fe）………………………………264
　　　2　銅（Cu）………………………………265
　　　3　亜鉛（Zn）……………………………266
　B　有害金属元素の中毒…………………………267
　C　実習……………………………………………268
　　　1　血清鉄…………………………………268

第14章　ホルモン…………………………村上正巳　269

　A　ホルモンの種類と性質………………………270
　B　ホルモンの作用と調節機序…………………270
　　　1　膜受容体………………………………270

- 2 細胞内受容体（核内受容体） ······· 270
- 3 ホルモンの分泌とフィードバック
  （feedback）調節機構 ················ 270
- 4 ホルモン分泌の生理的変動 ········ 273

C ホルモン検査と臨床的意義 ············ 273
- 1 視床下部ホルモン ····················· 273
- 2 下垂体前葉ホルモン ················· 274
- 3 下垂体後葉ホルモン ················· 279
- 4 甲状腺ホルモン ························ 280
- 5 カルシウム調節ホルモン ········· 283
- 6 副腎皮質ホルモン ····················· 286
- 7 副腎髄質ホルモン ····················· 290
- 8 性ホルモン ······························· 292
- 9 膵ホルモン ······························· 296
- 10 消化管ホルモン ······················· 298
- 11 ナトリウム利尿ペプチド ········· 300

第15章 ビタミン ·············· 大澤 進 303

A ビタミンの種類と生理機能 ············ 303
- 1 ビタミンの性質 ························ 304

第16章 機能検査 ············ 村上正巳 311

A 肝（胆道）機能検査 ························ 312
- 1 異物（色素）排泄機能検査 ········ 312

B 腎機能検査 ······································ 313
- 1 腎血漿流量検査 ······················· 313
- 2 糸球体機能検査 ······················· 314
- 3 尿細管機能検査 ······················· 315

C 膵機能検査 ······································ 315
- 1 膵外分泌機能検査 ···················· 316
- 2 膵内分泌機能検査 ···················· 316

D 内分泌機能 ······································ 318
- 1 内分泌疾患の診断と検査 ········· 318
- 2 視床下部・下垂体前葉機能 ······ 318
- 3 視床下部・下垂体後葉機能 ······ 318
- 4 甲状腺機能 ······························· 320
- 5 副甲状腺機能 ··························· 320
- 6 副腎皮質機能 ··························· 321
- 7 副腎髄質機能 ··························· 322
- 8 性腺機能 ·································· 323

巻末付録
- 1 学生用基準範囲 ······················· 324
- 2 元素周期表 ······························· 328
- 3 慣用単位と国際単位間の換算係数 ········· 330
- 4 pHメータ校正用の標準緩衝液の
  名称と組成 ······························· 331
- 5 標準緩衝液のpHと温度の関係 ·········· 331
- 6 緩衝液の適用pH範囲 ·············· 331
- 7 遠心力と回転数 ······················· 332
- 8 試薬用純水の規格 ··················· 333
- 9 プラスチックの薬剤耐性 ········· 334
- 10 プラスチックの物理特性 ········· 334

和文索引 ·· 335
欧文索引 ·· 343

第1章 生命のメカニズム

学習のポイント

1. 生体構成成分のなかで最も多いのは水であり，次いで蛋白質，脂質である．
2. 生体膜はリン脂質の二重層からなる膜である．
3. 環境因子が変化しても，生体はそれに対応することができる．これを恒常性（ホメオスターシス）という．
4. 生体には一定の周期で体の働きを変動させる「生体リズム」がある．
5. 細胞は，細胞膜，細胞質，細胞内小器官からなる．
6. 細胞膜は内外のバリアーであるとともに，物質の選択的輸送に関与する．
7. リボソームで合成された蛋白質は，本来の持ち場に移動して働く．
8. ミトコンドリアはエネルギー産生に重要である．
9. 膜構造の細胞内小器官は，お互いに連携して物質輸送を円滑に機能分担している．
10. 細胞分画の検証には，マーカー蛋白質（酵素）を用いる．

本章を理解するためのキーワード

❶ 水
細胞を構成する物質で最も多く，約60%を占める．生物は水がなければ生きられないのも道理である．

❷ エネルギー
生体内でエネルギーはアデノシン-5'-三リン酸（ATP）を"貨幣"としてやりとりをしている．エネルギーを使用するときも獲得するときもATPの数で考えればよい．楽な方向（受動輸送や拡散など）でなければ，何をするにもATPなしでは進まないことがわかる．

❸ 体内時計
生体には時計が備わっている．ヒトの体内時計は通常25時間といわれるため，1日24時間とずれるわけであるが，日光を浴びることでリセットされているとの説が有力である．また，このリズムは時計遺伝子や時計制御遺伝子という遺伝子群に支配されていることもわかってきた．

❹ 小胞輸送
それぞれの細胞内小器官は，物質をうまく膜構造でくるんで，目的場所に輸送する．小胞体からゴルジ体へ，細胞外から細胞内へ，細胞内から細胞外へと，細胞の内外どこにでも，まるで宅配便ネットワークのように自由に輸送することができるだけでなく，空のトラックが戻るようなこともない．その場でトラックも処理される素晴らしいシステムである．

A 生命現象の生体構成成分

1. 生命とは？　生物とは？

生命とはなんだろう．「生命とは生きているもの（生物）に備わっているもの」であるし，「生物とは生命を有しているもの」である．すなわち，堂々巡りではっきりと定義ができない哲学の課題である．また，「すべての生命は細胞から」「すべての細

表1　人体の生体構成元素の比率

元素	記号	%
酸素	O	65
炭素	C	18
水素	H	10
窒素	N	3
カルシウム	Ca	2
リン	P	1.1
カリウム	K	0.35
イオウ	S	0.25
ナトリウム	Na	0.15
クロール	Cl	0.15
マグネシウム	Mg	0.05
鉄	Fe	0.004
銅	Cu	0.00015
マンガン	Mn	0.00013
ヨウ素	I	0.00004
コバルト	Co	微量
亜鉛	Zn	微量
ケイ素	Si	微量

表2　生体を構成する物質

物質	構成物質の一例
水	細胞外液，細胞内液
蛋白質	酵素，構造蛋白質，細胞骨格，受容体
脂質	リン脂質，コレステロール，中性脂肪，ステロイド
核酸	DNA，RNA
糖	グルコース，ペプチドグリカン，セルロース
微量成分	ホルモン，ビタミン，生理活性物質
無機塩類	Na，Cl，K，Ca，Fe，Zn，Se

胞は生命から」といわれるように，生命と細胞も切り離せないものである．細菌のような単細胞生物は細胞イコール生命と考えられるが，ヒトのような多細胞生物はもちろんそれぞれの細胞が分化した機能を有し，それらが協力して生命を維持している．生物には以下の特徴があるといわれる．
・「細胞」からできている
・細胞が分化して，協力した集団で行動する（高等生物に限るだろう）
・遺伝物質（DNA，RNA）によって自己を複製する
・エネルギーを産生して生活する（環境に応じて）

2. 生体構成元素

　人体に含まれている元素は，少なくとも60種類以上ある（表1）．量的に多い比率の成分から順に，酸素，炭素，水素，窒素，カルシウム（Ca），リン（P）となる．水，有機化合物，アミノ酸，骨などを構成する成分が上位にある．また体液にイオンとして存在している元素であるカリウム（K），ナトリウム（Na），クロール（Cl），マグネシウム（Mg）などの電解質も多い．ヘモグロビンやミオグロビンなどに結合している鉄があり，さらに銅，コバルト，亜鉛，ケイ素などのいわゆる微量金属が続く．これらはいずれも蛋白，酵素と結合したり，酵素活性に必要であったり，なくてはならない重要な役割を果たしている．

　骨の固形主成分としてのCa，P，Mgを除いて，体液中の電解質はイオンとして存在し，体内での水分の移動，摂取，排泄に関与している．したがって，生体内で水分が動く場合には必ず電解質の移動を伴う．

3. 生体を構成する物質

　生体を構成する物質で最も多いものは水で，生体の含有している水分を体液という．体重あたりの水分量は脂肪の多い人ほど低く，成人男性では体重のおよそ60～70%，成人女性では約50～65%を占めている．体液は細胞内に存在する細胞内液と，それ以外にみられる細胞外液に分類できる．約2/3は細胞内液である．細胞外液は，大部分が血漿と組織間質液で，それ以外にリンパ，脳脊髄液，滑液，眼房水などがある．水は細胞膜を自由に通過し，それ以外の物質は特定の輸送系によって運ばれる．動物では環境の変化に応じて，細胞外液の組成をできるだけ一定に保つことで生きてきたし，保てるように進化してきたといえるだろう（恒常性）．

　水に次いでは，蛋白質，脂質がある（表2）．蛋白

質は 20 種類のアミノ酸がペプチド結合でつながった分子である(7 章参照➡p.141). 脂質は生体膜の構成成分として重要であり(6 章参照➡p.111), リン脂質の二重層からなる膜で構成されて, そのなかに蛋白質が浮かんでいるイメージである. 糖はエネルギーとして重要であるだけでなく, デオキシリボースとリボースは核酸(DNA と RNA)の構成物質であり, 糖蛋白質の成分(いわゆる糖鎖を構成)でもある(5 章参照➡p.85).

4. 物質の代謝

生物が活動するためには, また生命を維持するためには, エネルギーが必要である. その生化学的過程が代謝である(エネルギー代謝). 生体内でのエネルギーは主に ATP によって媒介されている(8 章参照➡p.177). その ATP のやりとりのなかで, 生体物質が合成されたり分解されたり, 相互変換する反応が進む(物質代謝). この反応の推進は酵素が担っている(11 章参照➡p.205). 細胞内の代謝は, さまざまな酵素反応によって行われるが, いくつもの代謝経路からなっている. 重要な生体の構成要素である蛋白質, 脂質, 糖は, それぞれ基本構成単位であるアミノ酸, 脂肪酸, 単糖類から生成され, またそれに分解される. これらの構成単位は中間代謝産物や基本構成単位を介して相互に変換される.

5. 恒常性

恒常性, ホメオスターシス(homeostasis)は, homeo(同じ), stasis(状態)を意味するギリシア語からの派生語であり, 生体の内外の環境因子が変化しても生体の状態が一定に保たれるという生体にとって非常に重要な, また生命を維持するためにも重要な特性の一つである. 代謝の恒常性が保たれることにより, 体温や血圧, 体液のバランス, エネルギーバランス, 免疫機構など, 種々の維持装置の機能が保たれる. 個人の臨床検査データが大きく変動しないのも恒常性が保たれているからである.

6. 生体のリズム

生体には一定の周期で体の働きを変動させる「生体リズム」が備わっている. わかりやすい例としては, 夜暗くなると眠くなり朝になると目が覚める. 1 日を 24 時間とした周期の睡眠・覚醒のリズムや, ほぼ 1 か月周期の月経のリズムなどである. いずれもホルモン分泌のリズムと考えられ, 血圧や体温もそれによる影響を受ける. そして, それが視床下部にある「体内時計」によるものであり, 「時計遺伝子」にプログラムされていることが判明した. 1 日は 24 時間であるが, ヒトの体内時計は通常約 25 時間であるため, 毎日微調整している.

興味深いことに, 疾患には好発する時間帯があることがわかってきた. たとえば, 急性心筋梗塞は朝起きてから 2 時間以内が最も発症しやすい. その理由として, 朝は脱水状態になっていること, 活動開始のためにカテコールアミンが増加し交感神経優位になり, 血圧が上昇することなどによって, 血液が固まりやすい状況にあることが考えられる.

B 細胞の構造と働き

1. 細胞の基本構造(図1)

ヒトなど真核生物の細胞は, 扁平状, 円柱状, 紡錘状, 球状などいろいろな形態を示す. これらはどこで何をしているか, 目的に応じて異なっている. 細胞の表面は細胞膜で覆われ, 外界を隔てている. 細胞膜など生体膜の基本構造は脂質の二重構造であり, 受容体, トランスポーター, チャネルなどの蛋白質が結合している. 細胞内には細胞内小器官(オルガネラ)が存在する. 細胞内小器官のうち, 核とミトコンドリアは, 内膜と外膜の 2 つの脂質二重層があり, 細胞膜, 小胞体, ゴルジ体, リソソーム, ペルオキシソームなどは単一の脂質二重層からできている. 一方, それ以外の細胞質(サイトソル)には, 線維性の細胞骨格, 蛋白

質合成のポリソーム（リボソームがつながったもの），プロテアソーム（蛋白質の分解の場）などの構造物のほかに，解糖系をはじめとした代謝系をつかさどる酵素やシグナル伝達系の分子群が存在する．細胞骨格は，細胞運動をつかさどるアクチン，細胞内移動をつかさどる微小管（チュブリン），細胞の堅牢さをつかさどるケラチンやビメンチンの，大別して3系統の分子がある．

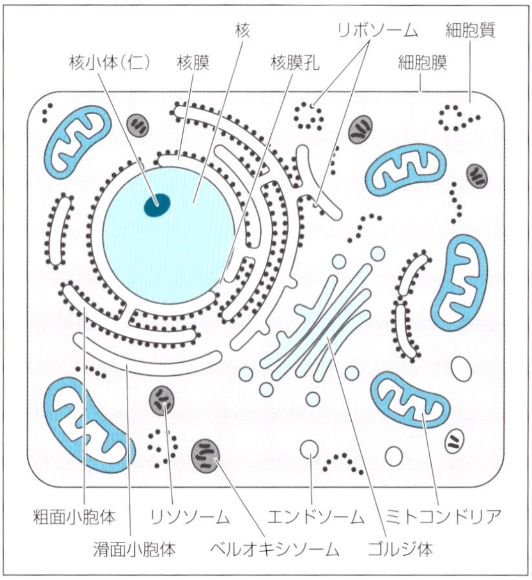

2. 細胞内小器官の機能

細胞内小器官の構造と機能を表3に示す．

a. 生体膜の機能

生体膜は，内外のバリアーとなるとともに，物質の選択的な輸送に関与する．酸素や二酸化炭素のような低分子物質，エタノールやグリセロールなどの電荷をもたない極性分子は，濃度勾配に従って拡散・通過していくことができる．一方，Na^+やK^+，Cl^-のような電解質や糖・アミノ酸は生体膜を自由に通過することはできない．すなわち，バリアーとして働く．しかし，これらの物質を通過させるメカニズムが担保されており，それが膜蛋白質のトランスポーターやチャネルである．濃度勾配に従った受動輸送のほか，エネルギーを消費して能動輸送を行う．

たとえば，細胞内に多いK^+と細胞外に多いNa^+の濃度勾配は，Na^+/K^+ ATPaseというポンプ酵素がATPというエネルギーを使用してNa^+

図1　細胞の基本構造

表3　細胞内小器官（オルガネラ）の特徴

種類	構造	機能
細胞膜	細胞表面を覆う．脂質二重層に各種の受容体やイオンチャネルなどの蛋白質が浮かんだ状態．	外界の変化を細胞に伝える．内部の恒常性を保つ．外界からの防護．
核	二重層の核膜に覆われ，DNA・ヒストンほかの核蛋白質とクロマチンを形成．	DNAを含み，遺伝情報の複製と保管を行う．核膜孔という穴で物質の出入りを制御．mRNAはこの核膜孔を通って細胞質に出る．
ミトコンドリア	2つの脂質二重層の膜によって囲まれ，内側は隔壁によって仕切られる．	呼吸酵素を有しており，細胞の呼吸に関与し，ATPエネルギーの供給源．独自のゲノムをもち，母性遺伝する．
ペルオキシソーム	1つの脂質二重層の生体膜に包まれた球形の小胞．	多数の酸化酵素をもち，脂質の酸化やアミノ酸・プリンなどの物質代謝を行う．
小胞体	リボソームが付着した粗面小胞体と付いてない滑面小胞体がある．	粗面小胞体は蛋白質合成が盛んで，蛋白質の合成，折りたたみ，糖鎖の付加と修飾などのプロセシングを行う．
ゴルジ体	小胞体に近接した扁平な膜構造．	膜蛋白質と分泌蛋白質の糖鎖の修飾と蛋白質の選別．
リボソーム	60Sと40Sのサブユニットからなる80Sリボ核蛋白粒子．	蛋白質合成の工場として働く．
リソソーム	一重の生体膜からなる稠密な小胞．	核酸，蛋白質，脂質の分解酵素の貯蔵庫で，細胞外から取り込んだものや自己の消化を行う．焼却炉．自殺袋．
エンドソーム	一重の生体膜からなる小胞．	細胞外から物質をエンドサイトーシスで取り込んだ細胞内の小胞．取り込んだものは分解して再利用するか，リソソームと融合して分解する．

を細胞外に，K^+ を細胞内に輸送している．エネルギーが枯渇したり，低温下でこの酵素の働きが悪くなると，Na^+ は細胞内に，K^+ は細胞外に濃度勾配に従って移動してしまう．溶血していないのに全血を低温下におくと血漿（血清）で高Kになるのはそのためである．

b. 物質輸送

細胞質内のリボソームで合成された蛋白質は，細胞質の可溶性分画にとどまるものもあれば，選別輸送が働き種々の細胞内小器官や膜に移行するものもある．その合成後の行き先は，遺伝子に書き込まれている．すなわち，蛋白質にはシグナルペプチド（局在シグナル，移行シグナル）と称する短いペプチド配列がついているため，細胞質内で合成された蛋白質が機能を発揮する部位に的確に移行できる．核膜孔を通じた核への輸送，ミトコンドリア膜を通過しての輸送，小胞体，ゴルジ体，ペルオキシソームなどへの輸送，局在化はあらかじめ指令されている．たとえば，ミトコンドリアに行くためのシグナル配列があれば，その酵素はミトコンドリアに配備されることになる．逆に，遺伝子変異などにより，そのシグナルペプチドの働きに異常が生じると，働ける正規の場に移行できなくなり，種々の先天代謝異常を引き起こす原因となる．

膜成分や分泌蛋白質などの輸送，物質の取り込みには輸送小胞という小胞が用いられる．これを小胞輸送という．つまり，運ぶべき蛋白質を取り込んだ形で小胞が形成され，それが細胞質内を移動し細胞外に排出，または逆に物質取り込み（エンドサイトーシス）を行う．

c. 細胞内小器官の相互関係

膜構造で包まれた細胞内小器官は，それぞれが独立しているわけではない．粗面小胞体で合成された蛋白質は，膜蛋白質として膜に組み込まれるものと，小胞体内部に蓄えられるものに分かれる．粗面小胞体から輸送小胞が出芽してゴルジ体へ移動して融合し，ゴルジ体で膜蛋白質や分泌蛋白質に糖鎖の修飾を行う．

ゴルジ体から，内部にリソソーム独自の膜蛋白質や分解酵素類を濃縮した小胞が出芽したら，それはリソソームになる．リソソームでは，細胞外から取り込んだ高分子や固形物などのエンドソームなどと融合して内容物を消化する．ゴルジ体から，細胞膜や分泌する物質を含んだ小胞が出芽したら，細胞膜に運ばれて細胞膜と融合し，細胞膜の補充や内容物の細胞外への分泌を行う．このように，膜にくるんだ小胞をうまく使って細胞内の輸送を円滑に行っている（膜トラフィック）．

3. 細胞分画

細胞分画とは，細胞を破砕した後，サイズや密度の違いに基づき，遠心分離機などを用いて核・ミトコンドリア・細胞膜などの細胞を構成する要

サイドメモ：オートファジー（autophagy）

語源からすると，auto（自己）と phagy（食べる）で，自己貪食という意味である．

細胞内物流システムである膜トラフィックの一種で，細胞質中の分子や構造物を一過性に膜構造のオートファゴソームで囲い込み，リソソームに輸送し分解・リサイクルすることである．なぜオートかというと，細胞が飢餓時には自己の一部をオートファジーによって分解し，栄養源にリサイクルして飢餓状態を乗り越えるという機能のためである．それだけにとどまらず，通常時から細胞成分の入れ替えや代謝回転を担ったり，病原細菌も殺して感染症，変性疾患，癌，糖尿病，心不全などの抑制など，さらに，損傷を受けたミトコンドリアを隔離除去する（ミトファジー）など，多種多様な機能を有していることがわかってきた．

サイドメモ：エクソソーム

細胞が分泌するエンドソーム由来の小胞顆粒の中に，遺伝物質である non-coding RNA が発見され，それが細胞間，個体間のメッセンジャーとして機能することが判明し，エクソソームとよばれている．エクソソームも機能性RNA，マイクロRNAの運び屋として機能し，感染症，癌などの疾患，老化など，診断や治療に至るまでいろいろな方面での研究が盛んに進められている．

表4 細胞分画によって得られた各分画の代表的なマーカー蛋白質

細胞内小器官	マーカー蛋白質
核	ヒストンH1，RNAポリメラーゼ，転写因子Sp1
細胞膜	トランスフェリン受容体(CD71)，上皮細胞増殖因子受容体(EGFR)
ミトコンドリア	シトクロムcオキシダーゼ，ミトコンドリアHSP70(GRP75)
小胞体(ミクロソーム)	グルコース-6-ホスファターゼ
細胞質(可溶性分画)	乳酸デヒドロゲナーゼ(LD)，カドヘリン
細胞骨格	α-チュブリン，β-アクチン，サイトケラチン，ビメンチン

素に分離することをいう．分画した細胞内小器官などの構成成分や機能を解析するためには必要な操作である．分離された分画の検証には，位相差顕微鏡，電子顕微鏡による形態の観察，小器官に特異的な酵素や蛋白質，核酸，脂質の測定を行う．各分画の代表的なマーカー蛋白質を**表4**に示す．なお，細胞分画により得られる分画にミクロソームがあるが，これは細胞をホモジナイズした際に断片化された膜器官によって形成された小胞であり，細胞内に自然に存在するものではない．

参考文献
1) 東京大学生命科学教科書編集委員会(編)：生命科学，改訂第3版．羊土社，2009
　※細胞を中心とした生命現象の基礎から最新の生命科学の知見までを知るのに役立つ．

第2章 生物化学分析の基礎

学習のポイント

1. 生物化学分析は科学的な病態解析を目的とし，あらゆる生体成分を検査材料として取り扱う．
2. 生体内の組織を循環している血液は，化学的恒常性の異変を反映しやすく，体内の代謝状態を把握できる検査材料として尿とならんで最も頻用される．
3. 代謝や種々の生体内反応，生物化学分析の反応原理を習熟するために，物質の物理化学的性質を理解する．
4. 臨床化学は生体成分中の物質を定量的，半定量的または定性的に分析する学問領域で，求められた結果の解釈に'単位'が不可欠である．臨床化学分野で使用される種々の単位を理解し，相互の関係を把握する．
5. 臨床化学検査値を検査の実施施設間で共通の基準によってデータ評価できることは重要である．すなわち臨床検査値の標準化で，共通の物指しとなる標準物質は基準測定操作法とならんで臨床化学検査の標準化の柱である．
6. 生体試料にはきわめて多くの成分が混在する．そのなかから目的成分を特異的に感度よく測定することの難しさを知り，高感度で特異性の高い測定を実現するための原理の構築や測定法を理解する．
7. 検査結果に影響を及ぼす因子は多岐にわたる．採血方法，採血管の種類，採血時間，患者の状態，検査前後の検体の搬送・前処理・保存方法などの取り扱い，患者の遺伝的素因や環境的因子など測定値に影響を与える種々の因子を理解し，その取り扱いに配慮する．また，測定されたデータを解釈する際はそれらの因子の影響について考慮することが重要である．

本章を理解するためのキーワード

❶ 生体成分・安定性
一般的に生体試料は不安定なものが多く，なまの物質は代謝変化や環境変化に対応して分解・変性・汚染されやすい．加えて含まれる成分も多岐にわたり，測定対象の分析にあたっては感度，特異度の高い分析法を用いることが望まれる．また，分析は検体採取後，可及的速やかに行うべきである．

❷ 標準物質
目的成分を定量的に分析するための物指しが標準物質である．標準物質を用いることは基準測定操作法とならんで検査値標準化の基本である．いずれの施設，方法によっても検査結果を同一の指標で評価するために標準化は重要である．

❸ 単位
分析化学で取り扱われるほとんどの'量'の数値内容を示すものが単位で，'比重'を除いて単位を無視しては数値の意味をもたない．

❹ 採血条件
生体内を循環している血液は生体内の代謝を反映する検査材料である．検査の目的に適した条件で採血を実施する．

❺ 生理的変動
健常者であっても疾病とは関連しない，次のような個体ごとの成分濃度の変動要因が存在する．① 性別，種族差などの遺伝的因子，② 食事，運動，職業などの環境因子，③ 年齢，日内，季節，性周期，などの時間的因子があげられる．

生物化学分析は生体のあらゆる組織を材料として扱い，疾患や病態を化学的に解明することを目的としている．検査材料には体液（血液，血清，血漿，骨髄液など），排泄物（尿，糞便など），分泌物（胃液，膵液，胆汁，唾液，汗，精液など），穿刺液（腹水，胸水，関節液など）など種々あるが，通常，検査材料として使用されるのは血液と尿がほとんどである．

生体は化学的，形態学的な恒常性が維持されている．特に血液は種々の代謝反応が繰り広げられている生体内のあらゆる組織をめぐっており，その代謝変化を反映させている．疾病とは一口にいうと「恒常性の破綻」の結果であるといえる．

生物化学分析に供される生体試料は一般の化学分析試料に比べてきわめて複雑な成分で構成されており，目的とする測定対象成分の多くは大変微量である．したがってこれらの試料をいかに変質・変性させず，さらに汚染を受けることなく測定できるか否かが，生体の生理的状態あるいは病態を正しく反映した検査データを得る重要なポイントになる．

望ましい臨床化学検査に近づくために，まず，生物化学分析の基礎を理解することが基本となる．

A 物理化学的性質

1. 化合物の物性

自然界に存在する多くのものは化合物，混合物である．化合物・混合物を構成する成分の特徴や物性を理解することは，さまざまな生体反応の意味づけや臨床化学分野での生体成分測定の原理を理解するうえで重要である．

a. 物質の構成成分

すべての物質は最小単位の原子から構成され，いくつかの原子がさらに結合して分子などの安定で基本的な粒子となって，この粒子のさまざまな形態が物質を構成する．原子は電子（負荷電），陽子（正荷電），中性子の3つの素粒子により構成されており，原子の中心にある陽子と中性子で構成される原子核のまわりの軌道を電子が超高速で回転している．量子力学的にはこの電子は原子核のまわりで，電子殻とよぶ電子雲の広がった形の軌道を運動している．この電子殻は，量子数で規定された飛び飛びの非連続的な値を取る軌道であり，原子核に近い順にエネルギー準位が低く，内側よりK殻，L殻，M殻，N殻……と命名されている．

陽子の数と電子の数は同数で，原子全体では正と負の荷電が打ち消しあって電気的に中性となっている．原子の重さ（質量）は電子の質量が無視できるほど小さいので陽子と中性子の質量の総和で近似でき，各原子の質量数として表される．原子の特性を示す周期表（図1）は横列を周期，縦列を族と呼び，質量数の小さい順に原子番号がふられて配置されていて，この原子番号は各原子の陽子数ならびに電子数と同じ値である．前述のK殻，L殻，M殻，N殻の各電子殻に入る電子の数は決まっており，原子核から最も外側の最外殻電子を価電子といい，その価電子が原子の化学的性質を決定している．各電子殻軌道に配置される電子の最大収容数はK殻2個，L殻8個，M殻18個，N殻32個で，その最大収容数が満たされた状態が安定した電子配置となる*．

b. イオンの生成

原子は安定な電子配置になろうとする性質（オクテット則）があり，最外殻にある電子を放出したり，外から取り込んだりする．たとえばナトリ

---

*各電子殻は，さらにs, p, d, fなどの細分化された電子軌道をもつ．各軌道に入ることのできる電子の数はs軌道2個，p軌道6個，d軌道10個，f軌道14個と決まっており，K殻はs軌道のみで2個，L殻はsとp軌道で8個，M殻はs, p, d軌道で18個，N殻はs, p, d, f軌道で32個となっている．原子核の一番外側にあるs軌道とp軌道にある最外殻電子はほぼ同じエネルギー準位をもち，その最大電子数は8個となる．この際，最外殻に電子が8個ある希ガスと同じ電子配置で最も安定な状態となり，この状態を満たす条件をオクテット則という．一般的に化学反応はこのオクテット則に従い進行する．

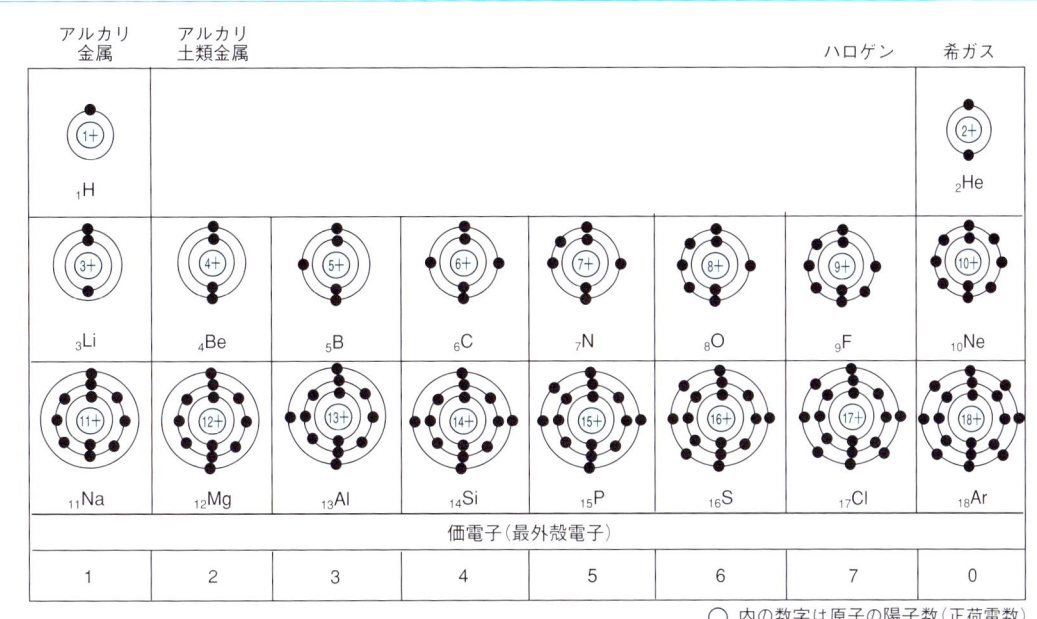

図1　周期表：原子番号1〜18の原子とその電子配置

ウム原子は最外殻のM殻に1個の電子を保有しており，これを放出することで安定化する．その結果，原子全体の陽子数（11個）が電子数（10個）より1個多くなり，1価の陽イオンであるナトリウムイオンとなる．

$$Na - e^- \longrightarrow Na^+$$

一方，塩素原子はM殻に7個の電子を保有しており，1個の電子を取り込むことにより安定化する．その結果，陽子数（17個）より電子数（18個）が1個多くなって1価の陰イオンである塩化物（クロール）イオンとなる．

$$Cl + e^- \longrightarrow Cl^-$$

このように原子は最外殻の価電子数によって生成するイオン種を決定している（表1）．イオンには1個の原子からなる単原子イオンのほか，アンモニウムイオン（NH_4^+）や硫酸イオン（SO_4^{2-}）などのように2個以上の原子からなる多原子イオンがある．イオンの種類とイオン式を表2に示した．

c. 化学結合

物質を構成している原子，分子，イオンなどの粒子間には引力が働いてこれらの粒子間の結合が起こる．

1) イオン結合とイオン結晶

電子の放出，取り込みによって生成した陽イオンと陰イオンは静電気的引力（クーロン力）によって結合する．このような結合をイオン結合という．金属ナトリウム（Na）を塩素ガス（Cl_2）のなかに入れると激しく反応して塩化ナトリウムが生成する．このときのNaイオンとClイオンの結合例を図2に示した．

塩化ナトリウムのように陽イオンと陰イオンが多数結合してできた化合物をイオン結晶という．一般的にイオン結晶の融点は高く，結晶状態では電気伝導性が低い．しかし，その結晶が融解した液体では電気をよく導くようになる．

2) 共有結合と共有結晶

2つの水素原子はK殻の1個の電子が互いに他方の原子核に引きつけられ，各電子殻が重なり

表1 価電子数とイオンの種類

価電子数	性質	イオンの種類
1	最外殻電子1個を放出する	1価陽イオン
2	最外殻電子2個を放出する	2価陽イオン
3	最外殻電子3個を放出する	3価陽イオン
4	最外殻に電子4個を放出する・取り込む	4価陽イオン・陰イオン
5	最外殻に電子3個を取り込む	3価陰イオン
6	最外殻に電子2個を取り込む	2価陰イオン
7	最外殻に電子1個を取り込む	1価陰イオン
0	安定	イオンになりにくい

表2 イオンの種類とイオン式

陽イオン	イオン式	陰イオン	イオン式
水素イオン	H^+	塩化物イオン	Cl^-
ナトリウムイオン	Na^+	ヨウ化物イオン	I^-
カリウムイオン	K^+	酸化物イオン	O^{2-}
カルシウムイオン	Ca^{2+}	硫化物イオン	S^{2-}
マグネシウムイオン	Mg^{2+}	水酸化物イオン	OH^-
銀イオン	Ag^+	炭酸イオン	CO_3^{2-}
亜鉛イオン	Zn^{2+}	リン酸イオン	PO_4^{3-}
銅(Ⅱ)イオン	Cu^{2+}	硫酸イオン	SO_4^{2-}
アルミニウムイオン	Al^{3+}	硝酸イオン	NO_3^-
アンモニウムイオン	NH_4^+	過マンガン酸イオン	MnO_4^-

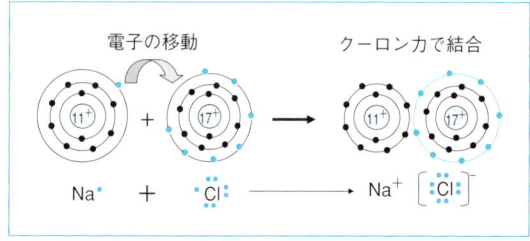

図2 イオン結合による塩化ナトリウム化合物の形成

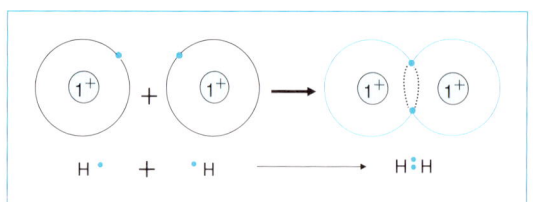

図3 共有結合による水素分子の形成

あって水素分子を形成する(図3).このように2つの原子が最外殻電子を共有(共有電子対)することによって生じる結合を共有結合という.共有結

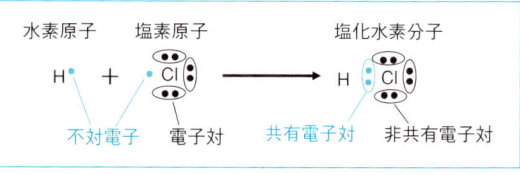

図4 共有結合による塩化水素分子の形成

合によって形成される塩化水素分子を図4に示した.

共有結合により無数に原子が連なってできた結晶を共有結晶といい,代表的なものにダイアモンドがある.共有結晶は硬度,融点の高いものが多い.

3) 配位結合

アンモニウムイオン(NH_4^+)のアンモニア分子(NH_3)と水素イオン(H^+)のように一方の分子やイオンから非共有電子対が与えられて形成される

表3 化学反応における量的関係：COの燃焼
化学反応：$2CO + O_2 \rightarrow 2CO_2$

化学反応式	2CO	O_2	$2CO_2$
分子数（個）	$6.02 \times 10^{23} \times 2$	6.02×10^{23}	$6.02 \times 10^{23} \times 2$
物質量（mol）	2	1	2
質量（g）	28×2	32	44×2
体積（標準状態）（L）	22.4×2	22.4	22.4×2

結合を配位結合という．配位結合は共有結合の一種と考えることもできる．

4）水素結合

窒素，酸素，ハロゲンなどの電気陰性度が大きな原子に共有結合した水素原子は，その結合にあずかる共有電子対が電気陰性度の大きい原子側に偏って存在するために，水素の陽イオン性が増す（完全な解離イオンでない）．この水素原子の特性によって，近傍に位置した他の原子の結合に関与していない孤立電子対と，陽イオン性を増した水素イオンとの間に形成する非共有結合性のクーロン的相互作用が生じる．これが水素結合である．この結合は共有結合やイオン結合に比べて弱いが水の相（固体，液体，気体）変化や他の物質との親和性などに重要な役割を担っている．

・電気陰性度

分子などの化合物中の原子が電子を引きつける能力を電気陰性度という．共有結合している原子が電子を引きつける強さを数値化した相対的な尺度である．

電子と原子核は互いに引き合っており，その力は原子核の正荷電と，原子核と最外殻電子との距離に依存しており，正電荷が大きいほど，また距離が小さいほど強くなる．したがって結合にあずかる共有電子を引きつける強さは原子種によって異なり，電気陰性度の大きい原子ほど強くなる．希ガスを除き，周期表の右上の原子ほど電気陰性度は大きく，左下ほど小さくなる．電気陰性度が同じ原子のときは共有結合性となり，差があるときはイオン結合性となる．

d．化学反応における物質量と量的関係

一般に化学反応では反応に関与する各物質間の粒子数，物質量，質量の関係，また，気体では体積との関係が成立している．物質量は粒子6.02×10^{23}個〔Avogadro（アボガドロ）定数〕をひとかたまりとしてこれを1モル（mol）とする量，すなわち

物質量（1 mol）＝粒子数（6.02×10^{23}個）
　　　　　　　＝質量（化学式量 g）
　　　　　　　＝体積（22.4 L）

の関係が成立している．

一酸化炭素（CO）の燃焼での化学反応を例としてその量的関係を表3に示した．これらの数値はAvogadro定数（6.02×10^{23}/mol），Avogadroの法則に従う．また，化学反応式の係数は，各物質の分子数の比，物質量の比，また気体の場合には体積の比を表す．

・Avogadroの法則

一般に同温，同圧，同体積の気体中には気体の種類によらず常に同数の分子が含まれている．

e．物質の状態変化（三態—気体・液体・固体）

物質は一般的にその構成粒子の集合状態により気体，液体，固体という3つの状態（三態）をとる．三態の変化は温度・圧力に応じて粒子の運動エネルギー（熱運動）が変化することによって起こる．状態変化と粒子の運動エネルギーの関係を図5に示した．

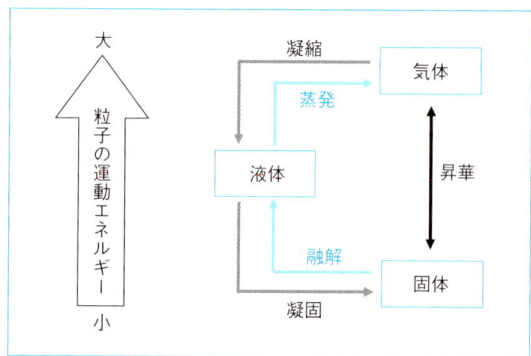

図5 物質の状態図と粒子の運動エネルギー

表4 物質の融点と融解熱

物質		融点（℃）	融解熱（kJ/mol）
硫化水素	H_2S	−86	2.4
水	H_2O	0	6.0
臭素	Br_2	−7	11
ヨウ素	I_2	114	16
塩化カリウム	KCl	770	26
塩化ナトリウム	NaCl	801	28
アルミニウム	Al	660	11
鉄	Fe	1535	15

f. 個体の状態変化

1) 固体の分類

結晶は構成粒子が規則的な配列となっている固体である．一方，固体を構成する原子や分子，あるいはイオンが結晶構造のような規則性をもたない状態の個体を無定形固体または非晶質（アモルファス）という．代表的なものにガラス，プラスチックなどがあるが，特定の融点を示す結晶とは異なり，特定の融点を示さず，温度の上昇に従って次第に軟化し液体になる．

2) 融解と昇華

結晶を加熱して温度が上昇すると融点に達する．融点ではそれぞれの結晶の粒子の規則的な配列がくずれ，融解する．結晶全体が液体になるまでの間，加えられた熱は粒子配列を崩壊させるためのみに使われるため，温度は一定に保たれる．結晶が融解するときに吸収する熱は融解熱といわれ，物質1 mol あたりの熱量で示される（表4）．

液体は冷却していくと融点と同じ温度で凝固する．この温度が凝固点である．凝固するときは融解熱に相当する熱を放出する．

ヨウ素の結晶は加熱すると融解して液体にならず，直接気体になる．この気体は冷却すると直接固体になる．このような固体と気体間の相互の状態変化を昇華という．ドライアイス，ナフタレンも同様の変化を示す．

3) 結晶と水和水

イオン結晶や分子結晶には結晶内に水分子を含んでいるものがある．たとえば硫酸銅（Ⅱ）五水和物（$CuSO_4 \cdot 5H_2O$）は Cu^{2+}, SO_4^{2-}, H_2O が結合してできた結晶である．結晶中でイオンや分子と一定の割合で結合している水を水和水（結晶水）という．

水和水を含む物質の水溶液を作製する場合，質量パーセント濃度の計算には水和水の重量を考慮する必要がある．

g. 酸・塩基

水溶液中で水素イオン H^+ を放出し，オキソニウムイオン H_3O^+ を生じる物質を酸，水酸化物イオン OH^- を放出する物質を塩基という．

・酸

塩化水素水溶液中でのオキソニウムイオンの生成

$$HCl + H_2O \rightleftharpoons H_3O^+ + Cl^-$$

硫酸水溶液中でのオキソニウムイオンの生成（電離が2段階で進行）

$$\begin{cases} H_2SO_4 + H_2O \rightleftharpoons H_3O^+ + HSO_4^- \\ HSO_4^- + H_2O \rightleftharpoons H_3O^+ + SO_4^{2-} \end{cases}$$

・塩基

水酸化ナトリウム水溶液中での水酸化物イオンの生成

$$NaOH \rightleftharpoons Na^+ + OH^-$$

水酸化カルシウム水溶液中での水酸化物イオンの生成

$$Ca(OH)_2 \rightleftharpoons Ca^{2+} + 2OH^-$$

酸や塩基は電解質であり，水に溶けると電離して水素イオン H^+ や水酸化物イオン OH^- を生じる．電離で生じたイオンが共存し，その割合が一定になっている状態を**電離平衡**といい，溶解した電解質に対する電離の割合を電離度という．完全に電離した状態は電離度1となり，電解質濃度が同じでも電離度の大きい物質のほうがイオン濃度は大きくなる．

あらゆる水溶液において水素イオン濃度 $[H^+]$ と水酸化物イオン濃度 $[OH^-]$ の積は一定温度条件下では常に一定である．純粋な水もわずかに電離しており，25℃では1リットルあたり 10^{-7} mol の H^+ イオンと OH^- イオンが存在する．

水溶液の pH(potential Hydrogen)は水素イオン濃度 $[H^+]$ (mol/L)の逆数に比例し，下の関係式が成り立つ．

$$pH = \log \frac{1}{[H^+]} = -\log[H^+]$$

すなわち純粋な水の pH は7となる．

h. 酸化還元反応／酸化還元酵素

酸化還元反応とは化学反応のうち，反応物から生成物が生じる過程において，原子やイオン，化合物間で電子の授受がある反応をいう．

酸化還元反応は，ある物質の酸化プロセスと別の物質の還元プロセスが必ず並行して進行する*．

$$\underset{\text{酸化}}{\overset{\text{還元}}{CuO + H_2 \longrightarrow Cu + H_2O}}$$

生体内での酸化還元反応の多くは反応を触媒する酸化還元酵素(オキシドレダクターゼ)が関与する．生体内では多数の酸化還元酵素(約560種)が知られており，生体を構成するさまざまな物質の合成やエネルギー源の ATP 産生にも関与し，重要な役割を果たしている．

---

*酸化還元反応の電子移動：$CuO(+2) + 2e \rightarrow Cu(0)$. Cu は電子2個を受ける．$H_2(0) \rightarrow H_2O(+1) + 2e$，H は電子1個を放出する．括弧内は酸化数．

デヒドロゲナーゼ，レダクターゼ，オキシダーゼ，ペルオキシダーゼ，トランスヒドロゲナーゼなどの名称で呼ばれる酵素が酸化還元酵素である．

多くの酸化還元酵素は活性中心に鉄，銅などの金属元素が存在する．また，酸化還元酵素に関与する酸化・還元受容体は限られており，ニコチンアミドアデニンジヌクレオチド(nicotinamide adenine dinucleotide：NAD)，ニコチンアミドアデニンジヌクレオチドリン酸(nicotinamide adenine dinucleotide phosphate：$NADP^+$)などの補酵素，シトクロム類，酸素，ジスルフィド，キノン化合物などが知られている．

i. 疎水性・親水性

「疎水性」とは水に対する親和性が低い，すなわち水に溶解しにくい分子や基の性質を意味する．疎水性物質は一般的に電気的に中性の非極性分子であり，分子内に炭化水素基をもつ化合物が代表的である．対義語は「親水性」で，一般的に極性が高い，または荷電を有する化合物が親水性を示す．

親水性の化合物は水分子との間に水素結合を形成することで溶解しやすく，水に混ざりやすい性質を示す．アルコール性水酸基の親水性基をもつエタノールのような親水性分子は，その極性により水素結合を形成できることから親水性を示す．

2. 溶液の性質

a. 溶解と溶液

1) 固体の溶解度

液体が他の物質を溶かして均一な混合物となる現象を溶解という．

一定温度で一定量の溶媒に溶かすことのできる溶質の量には限度があり，これを**溶解度**という．温度と溶解度の関係(溶解度曲線)を図6に示した．固体の溶解度は通常，溶媒100gに溶解する溶質の質量をグラム単位で表した数値で示す．

溶解度は物質に固有でそれぞれ異なり，溶媒の種類，温度によっても変化する．一般的に固体の溶解度は温度が高くなるほど大きくなるが，水酸

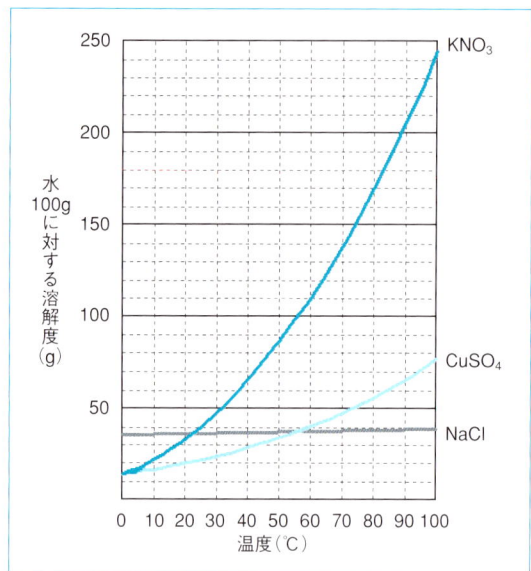

図6　KNO₃, CuSO₄, NaCl の溶解度曲線

化カルシウムのように高温になるほど溶解度が小さくなる物質もある．

　溶解度の限界まで溶質が溶けている溶液を飽和溶液という．飽和溶液では溶質が溶媒中に溶け込む速度と析出する速度が等しくなり，この状態を飽和平衡という．この平衡に達していない溶液を不飽和溶液といい，逆に溶解度を超えた溶質が存在する溶液を過飽和溶液という．飽和溶液は一般的に温度が低くなると溶解度が小さくなって過飽和状態になり，溶解していた溶質は結晶として析出してくる．この現象を再結晶といい，純粋な結晶が得られるため固体物質の精製に利用される．

2）気体の溶解度

　気体の溶解度は溶媒に接している気体の圧力が 1.013×10^5 Pa（1気圧）のもとで，溶媒1リットルに溶解させることができる気体の体積を標準状態に換算して表す．

　気体の溶解度は固体とは逆に温度が上昇すると小さくなる．これは低温では気体の熱運動が小さく，溶媒中に閉じ込めておくことができるが，高温では熱運動が大きくなり溶媒から飛び出すからである．

b. 希薄溶液の性質

1）沸点上昇と凝固点降下

　溶液は溶質を溶媒に溶かした液体で，溶媒や溶液の沸点はそれぞれの蒸気圧が大気圧に等しくなるときの温度を指す．このとき溶液の沸点は溶媒の沸点よりも高くなる．この両者の沸点の差を沸点上昇度といい，溶液の沸点上昇度（Δt℃）は溶質の種類に関係せず，溶質の質量モル濃度（$m$mol/kg）に比例する．その関係式は

$$\Delta t = K_b m$$

となり，比例定数 K_b は1kgの溶媒に溶けている1molの非電解質溶液の沸点上昇度に相当する．これをモル沸点上昇といい，溶媒に固有の値である（表5）．

　凝固点についても同様に溶液の凝固点は溶媒の凝固点よりも低くなり，質量モル濃度に比例する降下度をモル凝固点降下という．

c. コロイド溶液

　コロイドとは通常の分子，イオンよりも大きな

サイドメモ：浸透圧測定

　浸透圧とは半透膜が溶液と溶媒の間にあり，溶質濃度を均一にしようとする化学平衡の性質によって溶媒が溶液に侵入することで溶液の圧力が高くなったために生じる圧力差をいう．

　血清や尿の浸透圧測定は凝固点降下の原理によるものである．試料の温度を徐々に下げて凝固点を測定し，溶質モル濃度から計算によって浸透圧を求める．1 mol/kg の溶質による浸透圧を1Osm/kgとし，通常その1/1000の mOsm/kg（ミリオスモル/キログラム）単位が用いられる．

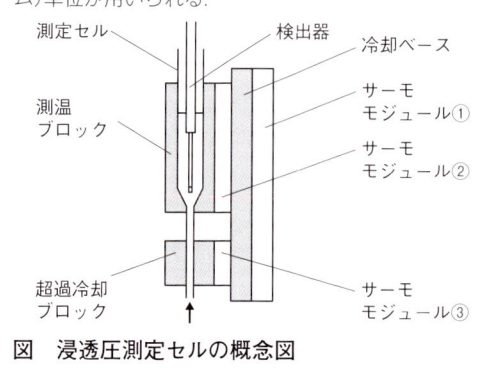

図　浸透圧測定セルの概念図

表5 溶媒のモル沸点上昇とモル凝固点降下

溶媒	沸点 (℃)	モル沸点上昇 (K·kg/mol)	溶媒	凝固点 (℃)	モル凝固点降下 (K·kg/mol)
水	100	0.52	水	0	1.85
ベンゼン	80.2	2.53	ベンゼン	5.5	5.12
エタノール	78.3	1.07	アニリン	−5.96	5.87
四塩化炭素	76.8	4.48	四塩化炭素	−23.0	29.8
クロロホルム	61.1	3.80	ニトロベンゼン	5.67	6.89
アセトン	56.2	1.69	シクロヘキサン	6.2	20.2
二硫化炭素	46.2	2.35	ナフタレン	80.3	6.94
ジエチルエーテル	34.5	1.83	ショウノウ	179.5	40.0
酢酸	118.5	3.08	酢酸	16.64	3.90

コロイド粒子（直径 10^{-7}～10^{-5} cm くらいの粒子）が分散している状態をいい，液体中にコロイド粒子が分散したものをコロイド溶液という．通常，溶液とはその中に溶けている溶質と溶かしている溶媒が均一に混合してできた液体を指す．コロイド溶液は「溶けている」のではなく「分散している」溶液である．以下に特徴を示す．

1) チンダル現象

デンプン水溶液や硫黄のコロイド溶液の側面からレーザーなどの強い光を当てると，コロイド粒子により光が散乱され，その通路が明るく見える．これをチンダル現象という．チンダル現象の有無によりコロイド溶液か真の溶液かが判別できる．

2) ブラウン運動

コロイド粒子は溶液中で不規則な激しい運動をしている．これは溶媒分子が熱運動しており，絶えずコロイド粒子に衝突するためで，粒子は常に溶液中に浮遊した状態となる．

・蛍光偏光免疫測定（血中薬物）

血中薬物濃度測定に用いられるこの方法は，分子のブラウン運動を応用した測定法である．蛍光標識抗原を用い，ブラウン運動をしている抗体との未反応蛍光標識抗原に励起光を当て，蛍光偏光強度（励起されてから蛍光を発するまでの間に蛍光性分子が回転する度合い）を測定して薬物濃度に換算する．

・DNA—蛋白質結合性解析

分子量の小さい DNA を蛍光標識し，偏光した励起光を照射すると，ブラウン運動により偏光が解消される．蛍光標識 DNA は蛋白質と結合して分子量が大きくなりブラウン運動が停止し，偏光度が維持される．偏光度を利用することで B/F 分離をせずに結合性の分析ができる．

3) 疎水コロイド/親水コロイド

コロイド粒子が溶液中で沈殿することなく分散状態を保っているのはすべて同種の電荷を帯びたコロイド粒子が互いに反発しあっているためである．

a) 疎水コロイド

疎水コロイド粒子は通常，正または負の電荷を帯びている．少量の電解質を加えると，帯電していたコロイド粒子にそれと反対のイオンが強く引きつけられ，コロイド粒子の帯電が電気的に中和

サイドメモ：塩析と硫安分画—蛋白質の精製

蛋白質分子中には疎水性アミノ基と親水性アミノ基がある．蛋白質が水溶液に溶解する現象は化学的，立体構造的にきわめて複雑で，分子中の極性基の荷電状態に大きく支配される．ここに塩類が存在すると塩析により沈殿を生じる．

硫安分画は蛋白質精製の初期段階に用いられる手法で，硫安（硫酸アンモニウム）の飽和度により沈殿する蛋白質が異なることを利用して，目的の蛋白質を精製する方法である．加える硫安濃度は各蛋白質により異なる．

されて反発力を失って集合し沈殿を生じる．この現象を**凝析**という．

b) 親水コロイド

デンプンやゼラチンのように少量の電解質を加えても沈殿しないコロイド粒子を親水コロイドという．親水コロイドはその表面に多量の水分子を引きつけており，これを沈殿させるには多量の電解質を加える必要がある．この現象を**塩析**という．

臨床化学の分野ではこの塩析の原理を利用した方法が特定の蛋白質の精製や，ゲノム DNA を精製する手法として用いられる．

B 単位

分析化学で取り扱われる'量'の多くはそれぞれの数値の内容を表示する単位を有している．示された数値は'比重'のような単位をもたない量を除き，単位を無視しては意味をなさない．

臨床化学は生体成分中の物質を定量的，半定量的または定性的に分析する学問領域で，求められた結果の解釈に'単位'は不可欠である．

単位にはさまざまな系列の単位が存在するが，日本工業規格（JIS）では標準化の基本規格として国際単位系の採用を定めている．

1. 臨床化学分析の単位

a. 質量パーセント濃度

溶液（溶質＋溶媒）全体に対する溶質の重さの割合を％で表したもので，水溶液の濃度を表現するときに用いられる．

$$質量パーセント濃度(\%) = \frac{溶質の質量(g)}{水溶液の質量(g)} \times 100$$

水溶液の質量(g) ＝ 溶質の質量(g) ＋ 溶媒の質量(g)

たとえば水 114 g に塩化ナトリウム 6 g を溶解させたときの塩化ナトリウム溶液の濃度は，

$$質量パーセント濃度(\%) = \frac{6(g)}{114(g) + 6(g)} \times 100$$
$$= \frac{6(g)}{120(g)} \times 100 = 5(\%)$$

となる．

b. 重量濃度

一般的に化学分析における物質の濃度を表す単位は重量濃度（重量/容積；mg/dL，g/dL，g/L，など）で表示される．臨床化学においても試薬中の物質の濃度，体液中に含まれる物質の測定では重量濃度表現が従来から用いられていた．

しかし，化学反応では 1 モルの物質が反応して 1 モルの物質に変化することになるため，ほとんどすべての物質の濃度は次に示すモル（mol/m³，mol/L）濃度で表現されるべきである．

c. モル濃度

モル濃度で表現する場合には物質の分子量（または式量）がわかっている必要があるが，臨床検査で測定される物質のなかには分子量が不明なものも存在し，これらは重量濃度で表現せざるをえない．重量濃度での表示は本来，好ましいものではないが，血清成分を適切に表示できる単位として臨床化学では現在も頻用されている．

重量濃度（g/dL）からモル濃度（mol/L）への変換は以下の式による．

$$モル濃度(mol/L) = \frac{10 \times 重量濃度(g/dL)}{分子量（または式量）}$$

一方，中性脂肪，リン脂質の分子量は結合している脂肪酸によりそれぞれ異なるが，1 分子中に 1 個のみ存在するグリセロール，リン，コリンなどの測定により，正確なモル濃度を求めることが可能である．しかしながらこれらの測定ではモル濃度と重量濃度の間に換算式は成立しない．

d. 当量濃度

体液中の電解質濃度を表す単位として当量濃度 mEq/L がある．当量とは電荷の数を表す単位で equivalent（Eq）という．1 当量は 1Eq ＝ 1 mol/イオン価数で表され，臨床化学で扱う体液中の電解

質では濃度が低いため，1/1000 当量を使用し，ミリグラム当量（milliequivalent；mEq）で表す．体液中の電解質は陽イオンと陰イオンが電気的に中性の状態で存在しており，Na^+，K^+，Mg^{2+} などの陽イオンの総和は Cl^-，HPO_4^{2-}，HCO_3^-，蛋白質などの陰イオンの総和と等量であり，電気的に中性が維持されている（4 章図 1 参照➡p.71）．体液のイオンバランスを評価する臨床化学分野では，当量濃度は利便性に優れた単位である．

当量濃度とモル濃度，重量濃度との関係は，たとえばナトリウム（Na）の場合，1 価のイオンで原子量が約 23 なので

1 mEq/L＝1 mmol/L＝23 mg/L

となる．
同様にカルシウム（Ca）は 2 価のイオンで原子量が約 40 なので

1 mEq/L＝0.5 mmol/L＝20 mg/L

となる．

e. 1 日排泄量〔モル（または重量）/日〕

臨床検査における尿中成分定量検査では多くの項目で採取時の尿量の影響を受けるような濃度表記ではなく，1 日の排泄量として評価することが重要となる．そのためモル（または重量）/日（1 日の尿排泄量より算出）の表現で取り扱われる．この表記には 24 時間の蓄尿操作が必要となり，この煩雑さを回避するため，クレアチニン 1 g あたりに対する比で表現する方法を用いることがある．理由としてクレアチニンの排泄は食事や水分摂取量の影響を受けにくく，比較的安定した排泄量を示すことがあげられる．蛋白質，アルブミン，尿素などを対象として mg(g, mol)/g(creatinine) で表す．

f. 浸透圧重量モル濃度

血清および尿浸透圧の測定は体液の恒常性の指標として，水分摂取や尿濃縮能を反映する検査となる．その単位は，浸透圧を生じるイオン，分子などの粒子数の総モル数を Osmol で表し，浸透圧重量モル濃度として $mOsm/kg \cdot H_2O$ が用いられる．

血清浸透圧を規定する主な成分は電解質（Na），ブドウ糖，尿素で，その計算には Weisberg の浸透圧式が使用される．

$$浸透圧（Posm；mOsm/kg \cdot H_2O）＝\\ 1.86 \times [Na^+ 濃度（mEq/L）]＋\\ \frac{血糖値（mg/dL）}{18}＋\frac{尿素窒素（mg/dL）}{2.8}$$

2. 酵素活性の単位

a. 国際単位

医薬・臨床化学分野での酵素活性は主として国際単位（international unit；IU）で表す．国際単位は 1964 年，国際化学連合で定義された単位で，「至適条件下で毎分 1 マイクロモル（μmol）の基質（または 1 μmol 当量の結合）に作用し，変化することができる酵素量を 1 国際単位（IU）とする」としている．また，測定条件については「測定温度は必ず記録し，通常 30℃とし，pH，基質濃度はできるかぎり至適条件とするが不可能な場合には測定条件として明記する」としている．臨床検査においては測定試料 1 mL あたりの濃度で示し，活性の表示には 37℃の国際単位が用いられている．その表現方法は mU/mL や U/L を用いる．

b. 酵素活性 SI 単位

SI 単位系では 1999 年に導入されたカタール単位（kat）を用いる．これは酵素の触媒活性を表す単位で，1 kat の定義は「1 秒間に 1 mol/L の基質（または 1 μmol 当量の結合）に作用する酵素量」とされている．

国際単位と SI 単位間の換算式は以下のとおりである．

1 IU/L＝10^{-6} mol/60/L＝16.67 nkat/L

また，「比活性」という概念もある．比活性とは蛋白質 1 mg あたりの活性（ユニットまたはカタール単位）のことである．

表6 基本単位

量	名称	記号	定義
長さ	メートル	m	クリプトン-86原子の $2p_{10}$ と $5d_5$ 準位間の遷移に伴う光の真空中での波長の1,650,763.73倍に等しい長さ
質量	キログラム	kg	国際キログラム原器の質量
時間	秒	s	セシウム-133原子の基底状態に属する2つの超微細準位間の遷移に伴って放出される光の振動周期の9,192,631,770倍の時間
電流	アンペア	A	真空中で無視できる程度に断面が小さく無限に長い2本の導体を1メートルだけ隔てて平行に張り,それに定電流を通じたとき,その導体間に働く力が導体の長さ1メートルあたり 2×10^{-7} ニュートンであるときの電流
熱力学的温度	ケルビン	K	水の三重点の熱力学的温度の273.16分の1に相当する熱力学的温度
物質量	モル	mol	0.012 kgの炭素-12に含まれる原子数と同数の構成粒子(原子,分子,イオン,電子,他の粒子,またはそれらの特定グループ)を含む系の物質量
光度	カンデラ	cd	101,325 N/m² の圧力のもとでの白金の凝固点温度にある黒体の平らな表面 1/6,000,000 m² あたりの垂直方向の光度

c. 慣用単位

DNA研究では,たとえば制限酵素の1単位は酵素反応液 50 μL 中,原則として37℃で1時間に 1 μg の λDNA を完全に分解する酵素量としている(慣用単位).

国際単位と慣用単位の関係は明確でない.

3. SI単位

多くの学術分野ではそれぞれに固有の単位系があり,各分野間での情報交換に際しては単位の換算が必要となる.

このような不合理を解消するため,世界保健機関(World Health Organization;WHO)は単位についての国際的統一に向け,1954年の第10回国際度量衡総会で国際単位系〔Système International d'Unités(仏);SI〕の導入を決定した.この単位の原則は1つの量に対しては1つの単位しかもたないことである.SI単位はメートル法の単位系を現在の科学技術に対する要請に符合するように整理されたもので,基本単位と組立(誘導)単位からなる.国際単位系は国や各専門分野において採用されつつあり,医学分野では1972年の国際臨床病理学会で提案され,現在に至っている.

a. 基本単位(表6)

長さ,質量,時間,電流,熱力学的温度,物質量,光度の7つの量に対して定められたものである.質量(キログラム)とは別に物質量(モル)が記載されている点に注目すべきである.

b. 組立(誘導)単位(表7)

基本単位以外に基本単位の組み合わせで作成する単位があり,これを組立(誘導)単位という.これには2つの補助単位(表8)も使われる.

c. 係数を表す接頭語(表9)

数値が大きすぎたり小さすぎたりした場合には記述を簡素化するために10の累乗を表す接頭語を用いる.10の累乗数については 10^{-3}, 10^3, 10^6 などのように3桁ごと3の倍数値を用いることが望ましいとされている.また,分数で表される数値の場合,分母には接頭語を使用せず分子に用いるのが正しい使用法である.

d. 慣用単位

臨床検査分野で用いられている単位の中で,SI単位として用いられていない慣用単位に圧力,熱量の単位がある.換算は以下の通りである.

表7　組立(誘導)単位

量	名称	記号
面積	平方メートル	m^2
体積	立方メートル	m^3
波数	毎メートル	m^{-1}
密度	キログラム毎立方メートル	kg/m^3
濃度	モル毎立方メートル	mol/m^3
周波数	ヘルツ	$Hz(=s^{-1})$
力	ニュートン	$N(=m \cdot kg \cdot s^{-2})$
圧力	パスカル	$Pa(=N \cdot m^{-2})$
エネルギー(熱量)	ジュール	$J(=N \cdot m)$
電気量(荷電)	クーロン	$C(=A \cdot s)$
電圧(電位)	ボルト	$V(=J/C)$
静電容量	ファラッド	$F(=C/V)$
電気抵抗	オーム	$\Omega(=V/A)$
電導度	ジーメンス	$S(\Omega^{-1})$
セルシウス温度	セルシウス度, 度	$℃(=K-273.15)$

表8　補助単位

物理量	名称	記号
平面角	ラジアン	rad
立体角	ステラジアン	sr

表9　係数を表す接頭語

接頭語		記号	係数
エクサ	exa	E	10^{18}
ペタ	peta	P	10^{15}
テラ	tera	T	10^{12}
ギガ	giga	G	10^9
メガ	mega	M	10^6
キロ	kilo	k	10^3
ヘクト	hecto	h	10^2
デカ	deca	da	10
デシ	deci	d	10^{-1}
センチ	centi	c	10^{-2}
ミリ	milli	m	10^{-3}
マイクロ	micro	μ	10^{-6}
ナノ	nano	n	10^{-9}
ピコ	pico	p	10^{-12}
フェムト	femto	f	10^{-15}
アト	atto	a	10^{-18}
ゼプト	zepto	z	10^{-21}

圧力
　1 atm(気圧) = 101.325 kPa(キロパスカル)
　1 mmHg = 1 Torr = 0.133322 kPa
　1 bar(バール) = 100 kPa

熱量
　1 Cal(大カロリー) = 1 kcal(キロカロリー)
　　　　　　　　　 = 4.1855 kJ(キロジュール)

各種単位とそのSI単位への換算は**表10**に示した.

体積の単位であるリットル(L), 時間の単位である分(min)は非SI単位であるが, 実用上重要であるため, SI単位との併用が認められている.

C 分析試薬

試薬とは化学分析, 臨床検査など理化学的試験に使用される特定純度の薬品類の総称である. 試薬は分析試薬, 臨床検査試薬, 臨床診断試薬, 医薬品, 医薬部外品など使用目的に応じた名称分類がなされている. その品質にはいくつかの等級があり, 使用目的にあった等級の試薬を選択する. 臨床化学検査で使用する「分析試薬」は広義には検量に使用する標準物質も含まれる.

1. 標準物質

標準物質(reference material)は基準測定操作法とならんで臨床検査標準化の要素の1つである.

その定義は「分析機器の公正・精度管理, 測定対象物の定量, 測定法の評価や検査材料への値づけなどに用いられ, 1つ以上の指定された特性について十分均質かつ安定であり, 測定プロセスでの使用目的に適するように作成された物質」とされる. すなわち含量や純度が明確にわかっており, 濃度の基準にすることのできるものである. 具体

表10　各種単位とそのSI単位への換算

物理量	単位	記号	SIへの換算
長さ	センチメートル	cm	10^{-2} m
	オングストローム	Å	10^{-10} m=10^{-1} nm
	ミクロン	μ	10^{-6} m=1 μm
	ミリミクロン	mμ	10^{-9} m=1 nm
	インチ	in	2.54×10^{-2} m
	ヤード	yd	0.9144 m
	マイル	mile	1.609344 km
質量	グラム	g	10^{-3} kg
	トン	t	10^3 kg=1 Mg
	ポンド	lb	0.45359237 kg
体積	リットル	L	10^{-3} m^3=1 dm^3
	立方センチメートル	cm^3	10^{-6} m^3
	米ガロン	gal(us)	0.00378541 m^3
温度	度	℃, K	Kで表示
時間	秒, 分, 時間	s, min, hr	sで表示
圧力	トール	Torr	133.322 Pa
	ミリメートル水銀柱	mmHg	
	気圧	atm	1.01325×10^5 Pa
	バール	bar	10^5 Pa
	ダイン/平方センチメートル	dyn cm^{-2}	10^{-1} Pa
エネルギー	エルグ	erg	10^{-7} J
	電子ボルト	eV	1.6021892×10^{-19} J
	キロワット時	kWh	3.6×10^6 J
濃度	モル	M(mol l^{-1})	10^3 mol m^{-3}
振動数	サイクル	c	
		c/s	Hzで表示
		cps	
放射能	キュリー	Ci	3.7×10^{10} s^{-1}
	グレイ	Gy	m$^2\times$s^{-2}=J/kg
	シーベルト	Sv	m$^2\times$s^{-2}
	ベクレル	Bq	s^{-1}

的性能としては以下の条件を備えていることが望ましい.

❶ 比較的容易に化学的高純度品が得られる.
❷ 乾燥処理による変質がない.
❸ 秤量時に水分,二酸化炭素などを吸収しない.
❹ 安定性に優れ,光,温度,外気により変質しない.
❺ 秤量誤差を小さくするために当量が大きい.
❻ 反応が定量的で特異性が高い.

　日本工業規格(Japanese Industrial Standards；JIS)では容量分析用一次標準物質(primary reference material)を処理条件も含めて定めている.また,国際純正応用化学連合(International Union of Pure and Applied Chemistry；IUPAC)では標準物質の純度を以下のように分類している.

・grade A：原子量決定用
・grade B：最純標準
・grade C：一次標準(100±0.02%)
・grade D：使用標準(100±0.05%)
・grade E：二次標準(一次標準を用いて純度を決定)

　化学分析の標準物質としては99.95%以上の純度のものを用いる.

　臨床化学分野での標準物質については日本臨床化学会(JSCC)が規格により次のように提示している.

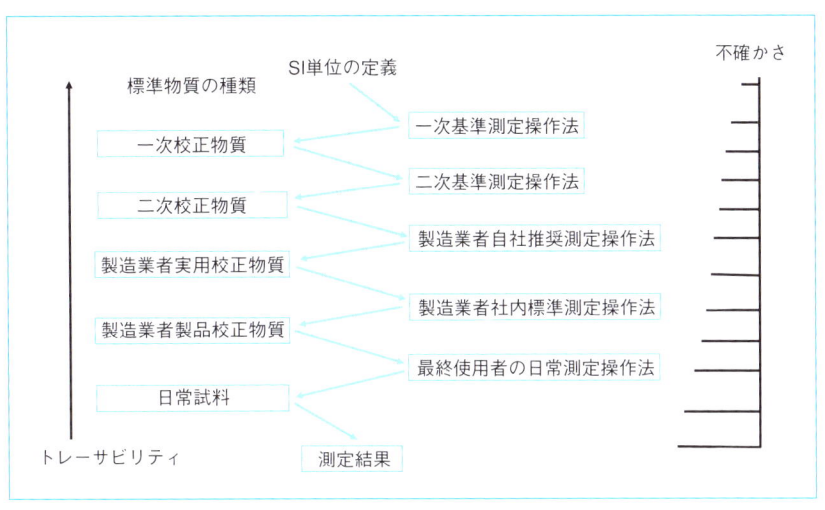

図7　計量学的トレーサビリティ連鎖と校正の階層段階

a. 認証標準物質
（certified reference material；CRM）

1つまたはそれ以上の特性値が，技術的に妥当な手順を踏んで確定された標準物質で，認証を行う団体により発行された認証書が添付されている．国際臨床化学連合（IFCC；International Federation of Clinical Chemistry and Laboratory medicine）の血漿蛋白国際標準品（IRMM DA 470）や検査医学標準物質機構のHbA1c測定用一次実試料標準物質（JCCRM 411；JDS Lot4）などがこれに相当する．

b. 一次標準物質
（primary reference material）

標準物質の特性値が絶対基準法（最高位の計量学的品質を有する基準測定操作法）により決定されたものである．

c. 二次標準物質
（secondary reference material）

標準物質の特性値が実用基準法（絶対基準法に次いで水準が高くかつ実用性の高い方法）により決定されたものである．

d. 常用標準物質
（working reference material）

日常分析の内部的，外部的制度評価のために使用される．特性値は実用基準法または常用基準法により決定されたものである．検査試薬の検量物質への値づけなどに使用される．常用酵素標準物質などがこれに相当する．

e. 実試料標準物質
（matrix reference material）

実際の測定対象と類似のマトリックスを含む常用標準物質より下位の実試料標準物質である．特性値は絶対基準法，実用基準法，常用基準法のいずれかの方法で決定されたものである．脱脂，凍結乾燥など安定化処理をしたものがこれに相当する．

標準物質はそれぞれの使用目的に見合ったレベルのものを使用する．すなわち計量学的トレーサビリティ連鎖と校正の階層段階が国際標準化機構（International Organization for Standardization；ISO）により提示（図7）されており，いずれの階層における校正のためであるかによって用いる標準物質は規定される．

表11に臨床検査で用いられている主な標準物質とその供給機関を示した．

表11 臨床検査で用いられる主な標準物質

名称	略称	供給機関	供給国家
コレステロール高純度品	SRM911	National Institute of Standard and Technology(NIST)	米国
尿素高純度品	SRM912		
尿酸高純度品	SRM913		
クレアチニン高純度品	SRM914		
炭酸カルシウム高純度品	SRM915		
ビリルビン高純度品	SRM916		
グルコース高純度品	SRM917		
総蛋白(ウシアルブミン)	SRM927		
血清標準物質(Na, K, Cl, Ca, Mg, Li, UN, UA, TG, Cr, Ch)	SRM909		
電解質標準物質(Na, K, Ca, Mg, Li)	SRM956		
脂質用血清標準物質(TC, TG, HDL-C, LDL-C)	SRM1951		
酵素：ヒト α-アミラーゼ	CRM456	Institute for Reference Materials and Measurement(IRMM)	EU
酵素：ヒトCK(BB)(ヒトプラセンタ由来)	CRM299		
酵素：ヒトCK-MB(ヒト心筋由来)	CRM455		
酵素：ヒトLD	CRM453		
酵素：ヒト膵リパーゼ	CRM693		
酵素：ヒトリコンビナント膵リパーゼ	CRM694		
血清中クレアチニン	CRM573-575		
T_3高純度品	CRM469		
T_4高純度品	CRM468		
IFCC血漿蛋白国際標準物質	ERM-DA470k/IFCC		
AFP高純度品	CRM486		
ヒト血清中コルチゾール	CRM192, 193		
ヒト血清中Ca, Mg, Li	CRM304		
前立腺特異抗原(フリー)	NIBSC96/668	National Institute for Biological Standards and Control(NIBSC)	英国
前立腺特異抗原国際標準品(PSA-ACT：Free PSA=90：10)	NIBSC96/670		
HbA1c認証実用標準物質	JCCRM423	検査医学標準物質機構(ReCCS)	日本
HbA1c測定用常用参照標準物質	JCCRM411		
コレステロール一次実試料標準物質	JCCRM211		
コレステロール・中性脂肪常用標準物質(TC, HDL-C, LDL-C, TG)	JCCRM223		
脂質測定用常用参照標準物質(HDL-C, LDL-C, TG)	JCCRM224		
電解質：イオン電極用一次実試料標準物質	JCCRM111		
イオン電極用認証実用標準物質	JCCRM121, 122		
電解質，血清鉄，リチウム，無機リン常用参照標準物質	JCCRM321, 322, 323, 324		
血液ガス認証実用標準物質	JCCRM621		
含窒素・グルコース常用参照標準物質	JCCRM521		
常用参照標準物質：JSCC常用酵素	ERM	日本臨床検査標準協議会(JCCLS)	日本
常用参照標準物質：ChE	ChE		

2. 試薬の取り扱いと調製

a. 試薬の純度と規格

試薬の純度は不純物の含有量により分類され，規格によって定められている．主な規格には以下のようなものがある．

- JIS；Japanese Industrial Standards（日本工業規格）
- ACS；American Chemical Society Standards
- NBS；National Bureau of Standards, Standard Reference Material（SRM）
- メルク規格：ドイツ E. Merck 社試薬規格

JIS 特級試薬は市販品としての最高純度の試薬である．この試薬は工業化学分析用試薬として取り扱われるもので，この規格であればすべての試薬が生体内の微量成分の定量を行う臨床化学分析に最適なものであるとは限らない．

ACS は米国，英国の試薬の純度規格として共通に採用されている．この純度は JIS 特級を上回り国際的に最高水準の試薬である．

b. 臨床検査試薬の品質

試薬の品質は純度と不純物の 2 つの面から規定されるが，臨床化学分野で使用される試薬の場合には純度より誤差要因となりうる不純物の混入のほうが問題となる．

不純物の混入による測定値への影響は，① 不純物が目的成分であった場合に目的成分との混同，② 不純物による偽反応，③ 不純物による呈色反応の阻害，があげられる．これらの影響は不純物混入の程度と目的成分の血中濃度により異なる．多くの場合，同一試薬を用いて検量を行うことで影響を相殺できる．また，日常の内部精度管理によって確認も可能である場合が多い．しかし，標準液と患者血清とで偽反応や阻害の程度に差があるものでは，その検出はきわめて困難となる．

c. 水の純度と規格

臨床化学検査で使用する試薬調製用水や自動分析装置への供給用水は，検査における信頼性向上のために高純度のものが要求される．一般的な水道水には塩類，残留塩素，不溶微粒子，細菌，有機物などの不純物が存在する．これらの不純物を取り除いた高純度の水を純水という．純水は不純物を除去する方法により 3 つの名称で区別されている．

- RO 水：逆浸透膜を通過させた水
- 脱イオン水：イオン交換樹脂などによりイオンを除去した水
- 蒸留水：水を煮沸蒸留して得られた水

純水の純度は多くの場合，不純物のイオン量で示される．しかし，不特定イオンを定量することは難しいため，連続測定が容易な比電気抵抗や導電率で評価する．導電率は比電気抵抗の逆数で，比電気抵抗 $10\ M\Omega \cdot cm$ ＝導電率 $1/10\ \mu S/cm$ の関係にある．

米国においては臨床検査試薬用水および機器供給用水は，すべて米国臨床検査標準化協会（Clinical and Laboratory Standards Institute；CLSI）の規格が定められている（表 12）．

表 12　CLSI C3-A4 で定められた純水規格

	Specification for Clinical Laboratory Applications
導電率	$<0.1\ \mu S/cm@25℃\ (>10\ M\Omega \cdot cm@25℃)$
全有機体炭素（TOC）	$<500\ \mu g/L$（ppb）
生菌	$<10\ cfu^*/mL$
微粒子とコロイド	粒子径 $0.22\ \mu m$ 以下のフィルターを使用

＊：Colony Forming Unit（集落形成単位）

d. 試薬の調製

試薬調製にあたっては一般的化学分析試薬の取扱いに準じる．

- 蒸留水，脱イオン水を用いる（水の純度と規格参照）．
- 天秤を用いた計量は，原則として試薬のコンタミネーションを防ぐために薬さじは使用しない．
- 生物学的精度が強く要求される試薬調製には使用機器を 121℃ 20 分間のオートクレーブにて滅菌処理を行う．

表13　pH調整に使用される主な市販特級酸・塩基試薬の比重，濃度

化学名	化学式	分子量	比重	%	g/dl	モル濃度	規定度
塩酸	HCl	36.47	1.19	37	44	12	12
硫酸	H_2SO_4	98.09	1.84	95	175	18	36
硝酸	HNO_3	63.02	1.42	70	99	16	16
酢酸	CH_3COOH	60.03	1.06	98	104	17.3	17.3
リン酸	H_3PO_4	98.06	1.71	85	145	14.8	44.4
アンモニア	NH_3	17.03	0.90	28	25	15	15.0
過酸化水素	H_2O_2	34.02	1.11	30	33	9.7	19.4

表14　生体反応で使用される緩衝液の種類とpH適用範囲

pHの適用範囲	緩衝液の種類
1.0〜 2.2	塩酸-塩化カリウム緩衝液
2.2〜 3.6	グリシン-塩酸緩衝液
3.0〜 6.2	クエン酸緩衝液
3.6〜 5.6	酢酸緩衝液
2.6〜 7.0	クエン酸-リン酸緩衝液
5.8〜 8.0	リン酸緩衝液
7.2〜 9.0	トリス-塩酸緩衝液
8.6〜10.6	グリシン-水酸化ナトリウム緩衝液
9.2〜10.6	炭酸-重炭酸緩衝液

e. 水溶液の調製

水溶液の濃度の表し方には成分量および全体量を計量する値の種別により次のような呼称がある．
・質量
　質量(重量)パーセント濃度：
　　質量/質量，物質量/質量
・体積
　容積(体積)濃度：
　　質量/容積，物質量/容積(モル濃度)
(それぞれの関係は「臨床化学分析の単位」の項を参照➡p.16)

pH調整などに使用される主な酸・塩基試薬(市販特級品)の比重，濃度を表13に示した．これらの試薬を用いる際には表13を参考にするとよい．たとえば1N塩酸を調製するには12N濃塩酸を12倍希釈すればよい．

f. 緩衝液の調製

生物・化学物質にはpHに敏感なものが多いため，微生物の培養や化学物質の分離，保存にはpH変動の少ない溶液を使用する．

緩衝液とは，少量のH^+イオンあるいはOH^-イオンを加えたときに溶液のpHが大きく変化することに抵抗するような物質の混合物をいう．一般に電離度が低い弱酸または弱塩基を用いる．化学分析・生化学の測定などでpHを一定に保ちたいときに用いる．

生体反応で使用される緩衝液のpH適用範囲を表14に示した．

g. 市販キット試薬

現在，臨床検査で使用する試薬は，ほとんどが試薬メーカーでの品質管理のもとで製造されたキット試薬である．キット試薬は，メーカーが試薬としての安定性や，調製時に介入する種々の変動要因を，大量生産によってできるかぎり縮小して供給している．そのため検査施設ごとに少量の試薬を調製するのに比較して経済的にも安価である場合が多い．

キット試薬は簡便性に主体がおかれ，この簡便化は誤差要因の介入機会が減ることにより精密度の向上につながるものの，正確度を劣化させることにつながる場合がある．

また，アジ化ナトリウム(NaN_3)などの安定性を維持するための薬品や界面活性剤など，反応性を高めるための種々の成分が添加されているため，単独の試薬と比較してこれらの成分が時に予期せぬ反応に関与することもある．使用に際して

h. 危険薬品

検査室で使用される薬品，試薬には危険物に相当するものがあり，取扱には十分注意しその管理および危険予防策を設定し，日常業務を規定して行うことが重要である．多量の爆発性，引火性薬品は消防法，許容量を超える放射性物質，有機溶媒，発がん性試薬の取り扱いでは労働基準法により規定された対応が義務づけられている．

危険薬品は以下のように分類できる．

❶ 爆発性物質：ピクリン酸，トリニトロベンゼン，硝酸アンモニウム，アジ化ナトリウム（酸と反応して爆発性 NH_3 を発生），など

❷ 引火性物質：エチルエーテル，n-ヘキサン，石油エーテル，アセトン，トルエン，エタノール，メタノール，イソブタノール，ブタノール，アセトアルデヒド，二硫化炭素，キシレン，ピリジン，ベンゼン，酢酸メチル，酢酸エチル，プロパノール，など

❸ 酸化性物質：亜硝酸塩，塩素酸塩，過酸化水素水，過マンガン酸カリウム，過ヨウ素酸カリウム，過ヨウ素酸ナトリウム，無水クロム酸，臭素，硝酸およびその塩，など

❹ 水発熱性物質：酸化カルシウム，無水リン酸，三塩化リン酸，硫酸，亜鉛末，クロルスルフォン酸，など

❺ 腐食性物質：硫酸，塩酸，硝酸，トリクロル酢酸，酢酸，リン酸，水酸化ナトリウム，水酸化カリウム，水酸化バリウム，アンモニア水，硝酸銀，硫酸銀，硫酸銅，塩化バリウム，過酸化水素水，過酸化バリウム，過マンガン酸カリウム，シアン化カリウム，シアン化ナトリウム，ヨウ素，塩酸ヒドロキシルアミン，硫酸ヒドロキシルアミン，アセトアルデヒド，クレゾール，シュウ酸，チオグリコール酸，トリニトロベンゼン，β-ナフトール，ニトロベンゼン，フェノール，ホルマリン，など

❻ 有毒性試薬：亜ヒ酸およびその塩，ヒ酸およびその塩，水銀およびその塩，シアン化合物，フッ化水素酸，など

❼ 中毒性有機溶媒：クロロホルム，ベンゼン，アセトン，エチルエーテル，酢酸エチル，トルエン，メタノール，イソブタノール，イソプロパノール，キシレン，o-ジクロルベンゼン，クレゾール，クロルベンゼン，酢酸アミル，酢酸メチル，シクロヘキサン，n-ブタノール，二塩化メチレン，など

❽ 発がん性物質：ジメチルアミノアゾベンゼン，ベンチジン，α-ナフチルアミン，β-ナフチルアミン，o-トリジン，オーラミン，など

これらの危険薬品は環境汚染の観点から廃棄に際しても留意する必要がある．

i. 秤量・計測

臨床化学分析は生体試料中の物質の濃度を定量分析する．濃度は質量と容積の比であるので分析の基本は質量と容積の測定にある．定量分析の基準となる標準液は一定重量の純物質を一定容量の溶媒に溶かしたもので，質量，容積計測の精度が臨床化学分析の精度の基礎である．

1）天秤

秤量する物体の重さと必要な精密度により最適な天秤を選択する．試薬調製の大半は上皿天秤レベルの精度で十分であるが，標準物質の秤量や微量試料の秤量では現在は電子天秤（図8）が頻用さ

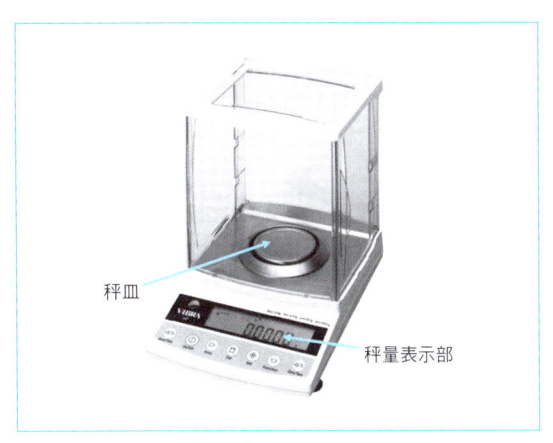

図8 電子天秤 （写真）

電子天秤にはロードセル式，電磁式，音叉式があるがいずれも自動校正され，煩雑な操作をせずに 0.1 mg まで簡便に秤量できる．

天秤の取り扱い上の基本的な注意点は次の 3 点である．
・振動，汚染，腐食，外気流や温度変化を避ける．
・使用後は清掃を行う．
・定められた定期点検を実施する．

2) ピペット

容積計測のための道具には目的により微量ピペット（血清などの測定試料を一定量採取），分注器（試薬などを一定量分注・添加），定容ビン（一定容積に標準物質，試薬を溶解）に区別される．ここでは使用頻度の高い微量ピペットについて述べる．

微量ピペットに求められることは正確度の維持である．血清などの生体試料は一般的に粘度が高く，水溶液に比較してピペット内部に残留する液量が多い．1970 年代には臨床検査の現場で「サンズの微量ピペット」が多く使用されていたが，現在ではノック式ピペッターがほとんどである．ノック式ピペッターは血清などの試料や試薬の採取にロスを生じずに採取でき，先端のチップを採取試料ごとに交換することで試料間での汚染は生じない．

ピペットに要求される採量の精度は目的により異なるが，一般的に臨床化学分野の測定では分析操作全体の許容誤差として変動係数（CV）±3％が目安である．

精度を維持するためにピペット使用上の注意点をあげる．
・標準液と測定試料は同一ピペットで採取する．
・使い方を一定にする．ピペット先端は試料中に深く挿入せずに吸引し，外壁に付着した試料は軽く拭う．試料の吐出速度，角度を一定に保つなど，すべての操作を一定にする．
・容量は電子天秤で検定する．
・必要に応じメンテナンスを実施する．

D 検査試料

臨床化学検査は生体化学成分の変動を的確に捉え，その結果をもって病態を把握して治療方針の決定や治療効果の判定，予後予測などの判断に役立てることを目的としている．この目的を果たすためには生体内の状態を十分に反映した正確度，精密度の高い測定データを得ることが重要である．

臨床化学の検査試料として用いられるものは排泄物（尿，糞便，呼気），体液（血液，脳脊髄液），分泌物（胃液，腸液，膵液，胆汁，唾液，汗，精液，結石など），穿刺液（胸水，腹水，関節液，のう胞液など），組織片などがある．このうち主として用いられる試料は血液と尿である．

これらの生体試料に含まれる化学成分は変質，変性しやすいという特徴を有している．得られた検査結果が誤った病態判断をきたさないために，以下に述べる測定値に影響を与える種々の因子を理解し，その取り扱いに対する配慮が必要である．

1. 採血，採血条件

血液は生体内を循環して各臓器・組織に必要な成分を供給し，代謝産物を回収するという役割を担っており，生体内の代謝を反映する検査試料として重要な成分である．また，血液中の多くの成分は体内のすべての因子の影響を受け，時々刻々と変化している．したがって検査の目的に適した採血条件を考慮する必要がある．採血時の条件により検査値に影響を与える要因は以下のようにまとめられる．

a. 生理的変動
（採血を受ける個体側で問題となる要因）

健常者群であっても疾病に伴う検査データの変動以外に生理的変動要因がある．

生理的変動は個体内変動と個体間変動に大別される．

・個体内変動：時間的要因（日内変化，季節，年齢，

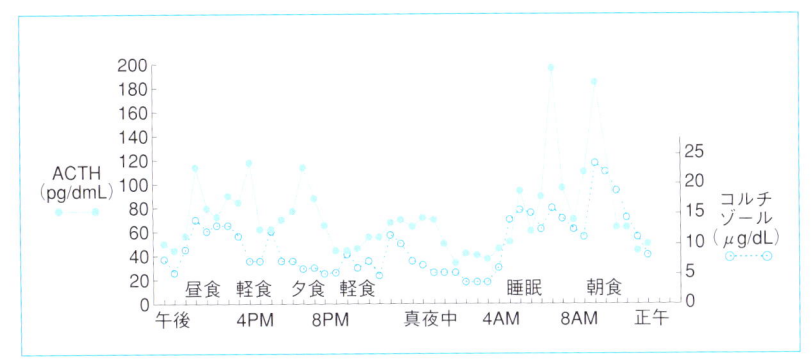

図9　ACTHとコルチゾールの日内変動
(Krieger DT, et al：Characterization of the normal temporal pattern of plasma corticosteroid levels. J Clin Endocrinol Metab 32：266-284, 1971 より引用)

性周期，妊娠など），環境要因（採血体位など）
・個体間変動：遺伝的要因（性別，人種など），生活習慣（飲食，運動，喫煙）

1）飲食・喫煙

・原則的に採血は早朝空腹時に行う．特に食事による変動を受けやすい検査項目（血糖，中性脂肪など）では十分に考慮して採血を行う．
・中性脂肪の変動については食後のカイロミクロンの上昇による変動で，食後6時間程度まで影響を及ぼす．外来患者では早朝空腹時採血は困難であり，これと同等の検査結果を得るには前食後14時間以上を経過していることを確認後に採血する．
・飲酒歴のある患者における中性脂肪の上昇は，肝臓で合成される超低比重リポ蛋白の上昇によるもので，食事による影響とは異なり，生体の生理的反応によるものである．
・食事により血糖，中性脂肪は上昇するが，反対に遊離脂肪酸は低下する．中性脂肪は食後2時間で2倍を超え高値となるが，遊離脂肪酸は1/2～1/3に低下する．中性脂肪の食後の上昇はカイロミクロンの影響である．
・一般的に血清化学検査で直接食事の影響を受けるものは少ない．

2）運動

・骨格筋に多量に存在するクレアチンキナーゼ（CK）は運動により著しい変動を示すが，運動負荷量の差などによりその影響は異なる．一般に骨格筋，心筋などからの酵素の遊出による活性の上昇は，運動負荷後約3～5時間で上昇する．このため，採血時間については十分に考慮すべきである．乳酸デヒドロゲナーゼ（LD），アスパラギン酸アミノトランスフェラーゼ（AST），アルドラーゼ（ALD）も運動後に高値となる．

3）体位

・血清蛋白やアルブミンおよびこれに関連する成分（カルシウム，ビリルビン，コレステロールなど）は体位により濃度変化が生じる．これは安静仰臥時と起立活動時との循環血漿量の変化によると考えられる．安静仰臥時は起立活動時の約10％低値となり，総蛋白0.7 g/dL，アルブミン0.45 g/dL，カルシウム0.2 mEq/L 程度の差がある．このためこれらの項目は外来患者と入院患者で基準範囲を別々に設定する必要がある．

4）日内変動，季節変動

・日内変動を示す検査項目は主として内分泌項目で，副腎皮質刺激ホルモン（ACTH），コルチゾールは夜間睡眠中に最も低い値となり，早朝から朝方にかけて最高値となる（図9）．成長ホルモン（GH），プロラクチンは逆に睡眠中最高

値を示す.
- 夏季，冬季で季節間変動が報告されているのは総コレステロール，中性脂肪である．これらの項目は直接の影響ではなく，食事内容との関連が考えられるが，脂質代謝改善薬の治療効果判定ではこの点も考慮する必要がある．

5) 性差，年齢差

- 尿酸，クレアチニン，CK，血清鉄は男性が高め，HDL-コレステロール，アディポネクチンは女性が高めである．これらの項目については男女別に基準範囲を設定する必要がある．また，クレアチニン，CK は筋肉量に依存する．
- 年齢差を考慮する必要のある項目は小児期に変動の著しい項目と，加齢とともに変動する項目である．
- 免疫グロブリン G（IgG），α-フェトプロテイン（AFP）は出生とともに低下し，自己の産生能力が獲得されると漸増し，次第に成人レベルに達する．
- アルカリ性ホスファターゼ（ALP）は骨代謝と関連し，骨端線の成長する年代では高値を示し，1歳から思春期前までは成人の 3〜4 倍，思春期ピークでは 6 倍に達する．また，妊娠時には胎盤由来の ALP が出現し，妊娠月数が進むにつれ高値となる．
- 総コレステロール，中性脂肪などは加齢とともに増加する傾向を示す．総コレステロールは閉経前の女性では男性に比較して低値傾向にあるが，閉経後は同レベルとなる．
- アミラーゼ（AMY）は新生児では成人の活性値の 15% 程度と低いが，その後漸増して 5〜7 歳で成人値に達する．
- 性ホルモンの支配を受けている項目は成人では当然，性差を認める．また，女性では黄体形成ホルモン（LH），卵胞刺激ホルモン（FSH），プロラクチンなどの女性ホルモンや CA125（糖鎖抗原 125）は性周期により変化する．また，閉経後は性腺刺激ホルモンである LH，FSH は高値となり，閉経前の 5〜10 倍にも達する．

6) 服薬

- 検査実施時には服薬内容を確認することが重要である．
- 薬物による測定値への影響は服薬された薬物が直接測定系に影響する場合と，薬物の薬理作用が生体系に及び，測定値に影響を与える場合の主に 2 つの機序が考えられる．

- 服薬による検査値への影響例
  ⓐ アスコルビン酸（ビタミン C）投与の影響
  　アスコルビン酸は強い還元作用を有する．尿検査など，この還元作用が検査値に影響を及ぼす．
  ⓑ フィナステリド（男性型脱毛治療薬）投与による前立腺特異抗原（PSA）への影響
  　フィナステリドはジヒドロテストステロンの生成に関与する 5α 還元酵素 2 型を阻害することで治療効果を示す．同時に PSA 値を約 50% 低下させるといわれている．偽陰性判定に注意が必要である．

- そのほか副作用，薬物の代謝物などによる測定値への干渉も考えられる．

7) 採血（検体採取）前の検査の影響

- 造影剤投与による検査実施後は体内からの排泄時間をおいて採血を行う．検査項目によっては影響を及ぼすためである．
- 前立腺マッサージ，生検後は前立腺特異抗原（PSA）が血中に逸脱して高値となる．これら前立腺への物理的刺激を負荷する検査後の採血は数日を経てから行う．

8) その他の要因

- 人種差については血液型の分布などで明らかであるが，臨床化学領域の成分では人種差よりもむしろ生活習慣，特に食習慣に依存すると考えられる．かつてはコリンエステラーゼ（ChE）や尿酸（UA）について，欧米人に比較して日本人では低値となるといわれたが，これらについても食生活の影響と考えられる．
- 多くの検査は生理的変動要因では説明の及ばな

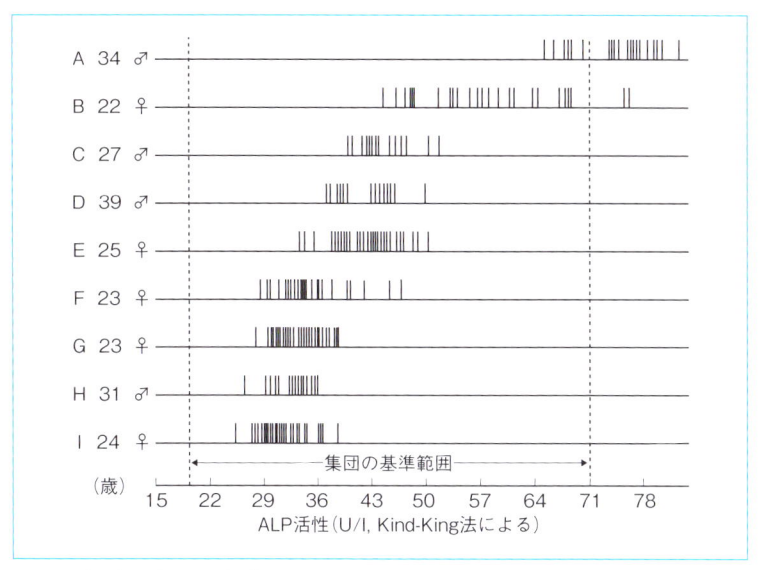

図10 個人における血清アルカリ性ホスファターゼ活性値の生理的変動
健常成人9人について毎週～隔週空腹時採血したときのALP測定値
集団の基準範囲は200人の健常者から得られたM±2SD
〔北村元仕, ほか(編著):実践臨床化学, 増補版, 医歯薬出版, 1982より一部改変〕

い個体差がある. 健常者におけるALPの生理的変動を図10に示した.

以上のような生理的変動ではいまだその機序が明らかにされていないものがあったり, また研究者により一致した見解に至らない要因も存在する. 生理的要因により測定値変動を示す項目を表15にまとめた.

b. 採血法(採血を行う側で問題となる要因：採血手技その他)

採血は注射筒を用いた採血と真空採血があるが, 感染防御の観点から近年は真空採血が主流である. 採血の手技により検査データに影響を及ぼすことがある. 検査に適した血液を採取する基本的手技については『標準採血法ガイドライン』(日本臨床検査標準協議会発行)を参照すること.

・真空採血では採血管内の引圧により採血するため, 血球膜の脆弱な病態にある患者では血球膜の破壊によって溶血をきたすことがある. このような患者では吸引スピードを調節できる注射筒を用いた採血が望ましい.

・採血のための駆血が長時間にわたるとうっ血時間が長くなり, K, Caの上昇がみられることがある. 乳酸, ピルビン酸も同様である.

・無理な採血は溶血を生じさせたり, 体液の混入を来たしたりして測定に影響を与える(「共存物質の影響」の項を参照➡p.36).

・液体抗凝固剤が添加された採血管では規定の採血量に満たない場合, 抗凝固剤による希釈率が変動し, 正しい測定値を得ることができない.

・キャピラリー管への血液採取や自己血糖測定器への血液注入などの場合, 採取部位切開または穿刺後の皮膚圧迫は血液試料に組織液が混入するおそれがある. 組織液の混入は血液検査結果に影響を与えるため, 強い圧迫は避ける.

・点滴を行っている患者は点滴腕と反対腕より採血する. 点滴腕の静脈から採血する場合には15分以上点滴を中断させてから採血する.

・基本的に採血は早朝空腹時とされている. 日内変動, 食事の影響, 体位などにより測定値が変動する項目では規定された時間に採血を行う. 「空腹時」とは前回食後14時間以上経過後を意味するとされている.

表15 生理的変動による血清化学成分の変化

項目	略称	個体差	性差	食事	飲酒	運動	立位	日内変動	乳児	老年期	妊娠後期
総蛋白	TP	+	-	-	-	↑	↑	+	↓	-	↓
アルブミン/グロブリン比	A/G	++	M>F	-	-	-	↑	+	↑↑	-	↓↓
血糖	Glu	+?	-	↑↑	?	↓のち↑↑	?	-	↓?	?	↓?
総コレステロール	TC	++	M>F?	-	M↑?	↓	↑	++	-	↑のち↓	↑↑
遊離脂肪酸	FFA	+	?	↓?	-	↑↑	?	++	↑	-	?
中性脂肪	TG	+	M>F	↑↑	↑↑	↑	?	++	↑	↑~↓	↑↑
尿酸	UA	+	M>>F	↑-?	↑	↑	-	+-?	-	M-→ F↑	↑↑
尿素窒素	UN	+	M>F	↑-?	-	↑	-	+-?	-	↑	↑?
クレアチニン	Cr	?	M>>F	-	-	↑	-	+-?	↑	-↑?	↓?
カリウム	K	+/-	M>F?	↓-?	-	↓のち↑	-	++	-	-	↓
ナトリウム	Na	-	-	-↓?	-	↑	-	+-?	↑	↓	↓↓
カルシウム	Ca	-	-	-?	-	-	↑	+	↑	↓?	↓
無機リン	IP	+/-	M>F?	↓↑	-	-	-	-+?	↑	↓-?	↑
鉄	Fe	-?	M>>F	↑-?	?	-	?	+++ AM>PM	-	↓	↓
アスパラギン酸アミノトランスフェラーゼ	AST	+	M>F	-	↑	↑↑	-	-	↑↑	-↑?	-↑?
アラニンアミノトランスフェラーゼ	ALT	+	M>F	-	↑	↑↑	-	-	↑	-↓	-
乳酸デヒドロゲナーゼ	LD	+	-?	↓-?	-	↑↑	↑	-	↑↑	-	↑↑
クレアチンホスホキナーゼ	CK	?	M>F	↑↑?	-	↑↑↑	-	+	↑↑	-	-
アルカリ性ホスファターゼ	ALP	++	M>F	-↑?	↑?	-	-	-	↑↑	↑	↑↑↑
γ-グルタミルトランスフェラーゼ	γ-GT	++	M<F	↓?	↑↑↑	-?	-	-	↑	-?	↓?
アミラーゼ	AMY	+++	M<F	-	↑↑	-	-	-↑?	↓↓	↑	-
コリンエステラーゼ	ChE	+++	M>F	-	↑	-	↑	-	↓↓	↑	↓↓

*1：+ or ↓…基準範囲の1/4以下の変動
*2：++ or ↑↑ or ↓↓…基準範囲の1SDを超える名
*3：+++ or ↑↑↑ or ↓↓↓…基準範囲の1.5倍以上

〔北村元仕，ほか（編著）：実践臨床化学，増補版，医歯薬出版，1982より一部改変〕

表16 要因別不安定成分の分類と回避策

要因	血清成分	尿成分	回避策
酸化・失活	ピルビン酸，アスコルビン酸，還元型グルタチオン，CK，LD，ALT，副甲状腺ホルモン(↓?)	ウロビリノゲン，フェニルピルビン酸，ホモゲンチジン酸，ポルフィリン体	低温保存 安定化剤添加
光による分解	ビリルビン，コプロポルフィリン	ウロビリノゲン，ビリルビン，コプロポルフィリン	遮光
転化失活（酵素作用）	遊離コレステロール，リン脂質，ピルビン酸		低温保存 除蛋白 阻害剤
生合成・生産（酵素作用）	アンモニア，遊離脂肪酸，アミノ酸，エステルコレステロール，無機リン		低温保存 阻害剤 除蛋白
微生物汚染	血糖，クエン酸，尿酸(↓?)，→低下 リパーゼ→上昇	尿素，糖，アセトン体，ウロペプシン→低下 アンモニア→上昇	無菌操作 殺菌剤 酸・アルカリ処理 低温保存
血球成分汚染	カリウム，無機リン，乳酸，LD，AST，酸(性)ホスファターゼ		血球分離
抗凝固剤	アンモニア，カリウム，ナトリウム，pH，酵素		影響を受けない添加剤の選択
汚染（塵埃・重金属）	ピルビン酸，アスコルビン酸，カリウム，微量金属	コプロポルフィリン，微量金属	
拡散・蒸発	CO_2，pH，酸(性)ホスファターゼ，ケトン体，O_2，電解質(濃縮)	アセトン体	外気との遮断

〔北村元仕，ほか(編著)：実践臨床化学，増補版，医歯薬出版，1982より一部改変〕

2. 検体の安定性

生体試料は一般的に不安定なものが多い．生きている物質は検体採取後には生体内と異なる環境下で死滅，分解，汚染を受ける．採取後の血液，尿は酸化，加水分解，自己分解などによる濃度の低下や酵素の失活，また血液中に存在するさまざまな酵素による代謝変化が生じる．血清では血球破壊，血球成分の逸脱，尿では細菌の繁殖による変性が検査に大きく影響する．

採取後の要因別不安定成分の分類とその回避策を表16に示す．

a. 採血後の検体処理・保存

採血後の血液は速やかに遠心分離処理を行って血球と血清を隔離することが原則である．採血後，全血状態で放置すると，細胞中(血球中)と血清(血漿)中とで濃度差の大きい成分は細胞内外に取り込みや逸脱を生じ，生体内の真の成分濃度を反映していない異なる結果を示すこととなる．細胞内外で濃度差の大きい項目を表17に示した．

また，血球から逸脱した酵素のなかには血清成分を分解するものもあり，真の値が得られないので注意を要する．

表17 血球内外で濃度差の大きい主な項目

成分名	略称	血球：血清
乳酸デヒドロゲナーゼ	LD	約160：1
アスパラギン酸アミノトランスフェラーゼ	AST	約40：1
カリウム	K	20〜25：1
アラニンアミノトランスフェラーゼ	ALT	6〜7：1
血糖	Glu	0.82：1
無機リン	iP	0.78：1
ナトリウム	Na	1：約9
カルシウム	Ca	1：約10

1) 血球中や血清中の成分によって分解を受ける成分

- 血糖では採血に際し，解糖阻止剤入り採血管を使用することが基本である．解糖阻止剤を使用しない場合，全血の状態では赤血球など細胞成分中の解糖反応が進み，血糖値は急速に低下する．解糖阻止剤添加採血管を使用しても完全には阻止されず，測定値は室温下では6時間までに10％以上，測定値は低下する．全血を冷蔵下に保存することで約80％に低下が抑えられる（図11）．

- 従来，解糖阻止剤として使用されてきたフッ化ナトリウムは阻止能力が十分とはいえない．これにクエン酸を添加すると解糖阻止効果は改善する（図11）．

- 血中アンモニアは採血後室温では血中から二酸化炭素（CO_2）が失われるに従い，蛋白質やグルタミンなどからアンモニアが生成し血中濃度は上昇する．除蛋白操作を行った後も室温では値が上昇するが冷蔵保存では4日間，$-80℃$では1か月間は安定した測定データが得られる（図12）．

- 遊離脂肪酸（FFA）は血清中のリポ蛋白リパーゼが中性脂肪を水解して遊離脂肪酸を生成するため，血清分離後の時間経過とともに測定値は上昇する．採血後はただちに遠心分離処理し，

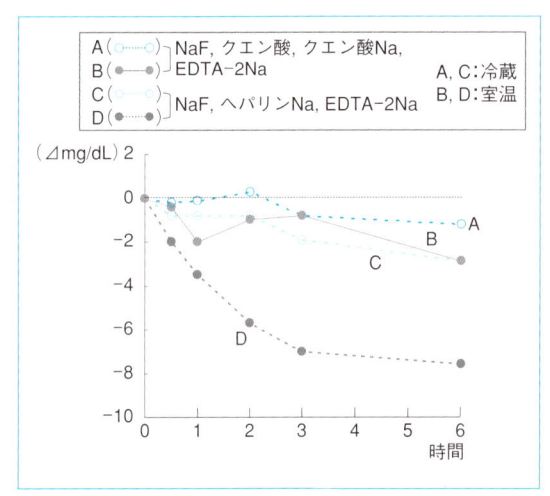

図11 血糖の遠心分離までの保存時間・温度の影響（保存温度とクエン酸添加の効果）

（菊池春人：特定健康診査における検査前手順．臨床化学 40：15-22, 2011 より改変）

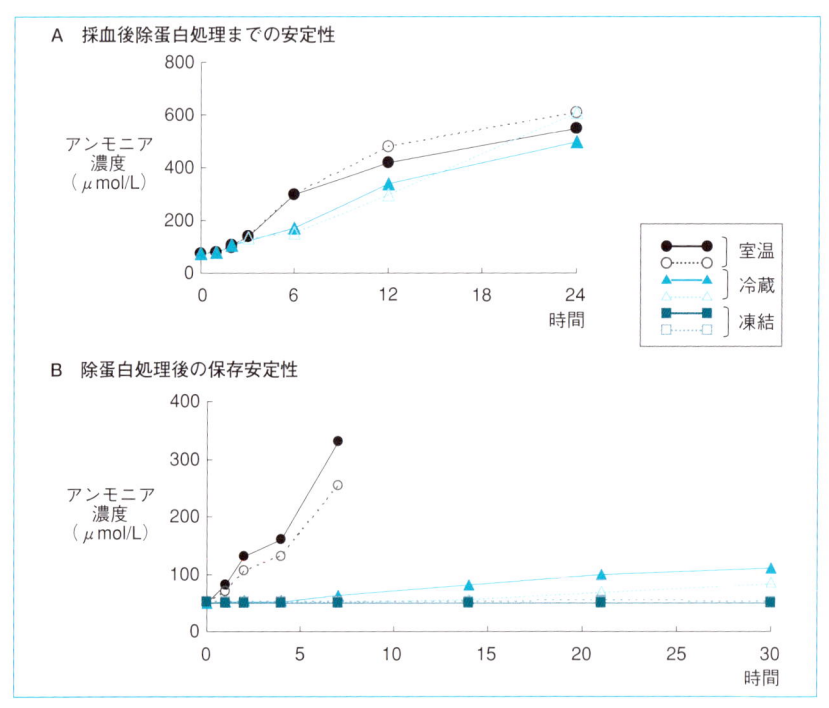

図12 血中アンモニアの保存安定性

血清を凍結保存する．
- コレステロールエステル比はレシチンコレステロールアシルトランスフェラーゼ（LCAT）により，エステルの生成が促進するため，エステル比が上昇する．

2) 血球内酵素の活性抑制のために影響を受ける成分

電解質では全血で冷蔵保存することによりATPの消費を伴うNa^+/K^+ ATPase（Na^+，K^+ポンプ）の活性が低下し，Na^+，K^+の能動輸送（図13）が止まり，細胞膜内外の濃度差による電解質の拡散が生じて測定値の安定性が損なわれる．しかし，室温保存ではNa^+/K^+ ATPaseの活性が維持されるため，能動輸送によって血清中のK^+濃度は維持される．

3) 血清中で不安定な成分

- 酸性ホスファターゼ（ACP）は中性からアルカリ性である血清の条件下で容易に活性を失う．また前立腺性酸性ホスファターゼ（PAP）は酵素活性を測定するのではなく，蛋白量を測定しているが，抗原エピトープが中性からアルカリ性では同様に不安定で測定値は低下する．採血後，ただちに酸性の条件にすることで安定な測定値が得られる．
- ビリルビン，ビタミンA，B，C，Eは光により分解されるため，遮光保存する．

4) 外的薬物の混入

室内殺虫剤には即効性のジクロルボス（ジメチルジクロロビニルリン酸：DDVP）などの抗コリンエステラーゼ作用のある成分が含まれており，これが空気を介して検査材料や器具を汚染し，コリンエステラーゼを失活させる．

b. 血清分離後の保存安定性

検体の長期間の保存については$-80°C$以下が望ましい．$-20°C$ではフリーザーの温度変化により自動霜取り機能が作動し，微小な凍結融解が繰り返されているため，補体成分や神経特異エノラーゼ（NSE）のように冷蔵保存以上に測定値が変動するものがあり，注意を要する．

以上のような生体試料の不安定性を念頭において，血液の場合，採血後遠心分離操作までの全血状態での保存安定性と，血清（血漿）分離後の保存安定性の2ステップについてそれぞれに理解し，生体内の状態が正しく反映された検査データを得るための検体処理を行う．採血後の検体処理，保存に注意を要する主な項目について表18に示した．

c. 尿検体の保存と安定性

尿検体の保存も血清と同様，低温，遮光保存が基本である．

尿の場合，含まれる化学成分の種類，濃度の変動が著しく，検体差は血清に比較して大きい．また，尿においては細菌の繁殖による分解，汚染が測定に重大な影響を及ぼす．細菌尿ではその細菌の種類によって大幅な安定性の変化が起こる．大部分の細菌は強酸性，またはpH10以上のアルカリ性で発育が阻止されるが，保存方法によっては急速なpH変化をきたし，不安定性の原因となることがある．以前は尿の安定性維持のために6N塩酸を添加して蓄尿を行っていた．しかし，この方法では蓄尿開始直後の尿ではきわめて強い酸性下に保持され，そのための変性が懸念される．また，尿中クロールやアミラーゼ（至適pHから外

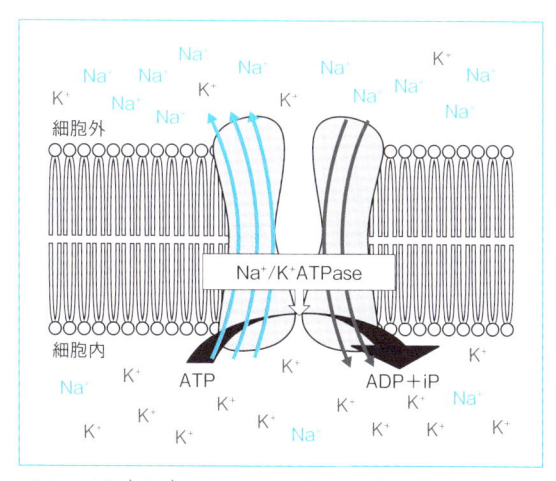

図13 Na^+/K^+ATPaseの働きと能動輸送

表18 採血後の検体処理，保存に注意を要する主な項目

項目	全血の保存		遠心分離後の保存	
	室温(20~30℃)	冷蔵(2~8℃)	凍結(-20~-30℃)	冷蔵(2~8℃)
蛋白分画	○	○	○	$\alpha 2：\uparrow$ $\beta：\downarrow$
CK	○	○	-80℃：○ -20℃：やや↓	○(2週以降↓)
AST	○	○	○	○
ALT	○	○	-80℃：○ -20℃：↓	○(1週以降↓)
LD	6時間以内(以降↑)	6時間以内	○	↓
NH₃	×	×(要除蛋白処理)	○	↑
アミノ酸分析	×	×	△	×(アミノ酸の種類により著しく増減)
グルタミン酸(GLU)	×	△	○	○
ヒアルロン酸	○	○	○	○
血中ケトン体分画：アセト酢酸	△	○	-80℃：○ -20℃：1週以降↓	↓
FFA	△	○	○	↑
エステル型コレステロール	△	○	○	○
遊離型コレステロール	△	○	○	○
コレステロール/エステル比	△	○	○	○
アポリポ蛋白 C-Ⅲ	△	○	○	○
葉酸	○	○	○	↓
Na	○	×	○	○
K	○	×	○	○
無機リン(iP)	6時間以内	○	○	○
ACTH	6時間以内	6時間以内	○	やや↓
PTH(副甲状腺ホルモン)-インタクト	×	○	○	↓
PTHrP(副甲状腺ホルモン関連蛋白)	○	○	○	↓
アルドステロン	○	○	○	やや↑
血中カテコールアミン3分画	×	×	○(アドレナリン，ノルアドレナリンはやや↓)	↓
メトキシヒドロキシフェニルエチレングリコール(MHPG)	12時間以内	○	○	×
遊離テストステロン	6時間以内	○	○	やや↑
レニン活性	○	○	○	↑
脳ナトリウム利尿ペプチド(BNP)	×	×	○	↓
ヒト肝細胞増殖因子(HGF)	6時間以内	○	○	やや↑
オステオカルシン	×	×	○	↓
尿中 5-HCGβ-コアフラグメント	―	―	○(酸性蓄尿)	○(酸性蓄尿)
尿中 HVA・VMA	―	―	○(酸性蓄尿)	○(酸性蓄尿)
血清補体価	○	×	○	×(↓)
C4	○	○	○	○(1週以降↑)
血清アミロイドA(SAA)	○	○	○(凍結/融解繰り返し禁)	↓
免疫複合体	○	○	○	やや↑
ループスアンチコアグラント	×	○	○	↑
血小板関連(PA)IgG	―	―	NT	↑
CD3・CD4・CD8	―	―	室温	
HLA-DR	―	―	室温	
IL(インターロイキン)-6	6時間以内	6時間以内	○	○
AFP	NT	NT	○	○(1週以降↓)
PSA	×	NT	○	○(1週以降不明)
PAP	×	NT	○	↓
NSE	NT	NT	-80℃：○ -20℃：↓	↓

全血安定性　○：24時間　△：1~2時間以内　×：ただちに分離　NT：not test

表19 専用容器採血の必要な主な臨床化学検査項目と添加剤の作用

項目	添加剤(専用容器)	作用
血糖	NaF, ヘパリン Na, クエン酸 Na	解糖阻止
アンモニア	ヘパリン Li	抗凝固
重炭酸	ヘパリン Na	抗凝固
乳酸・ピルビン酸	0.8N 過塩素酸	除蛋白
アミノ酸, 微量金属	ヘパリン Na	抗凝固
レニン活性, ACTH, セロトニン, アンジオテンシン	EDTA-2Na	抗凝固
シクロスポリン・タクロリムス	EDTA-2Na	抗凝固
ビタミン C	0.8N 過塩素酸, 除蛋白後遮光容器	除蛋白
Vit C, D, 葉酸以外のビタミン	ヘパリン Na, 遮光容器	抗凝固
ANP, グルカゴンほかペプチド系項目	EDTA-2Na, アプロチニン	抗凝固, プロテアーゼ阻害
BNP	EDTA-2Na	抗凝固

れる)は測定できないこととなり,最近はボトルを冷暗所で保存して蓄尿する方法がよいとされるようになっている.

3. 検体の処理方法

a. 前処理を必要とする検査項目の添加剤入専用容器

項目により安定性を維持するための添加剤の加えられた専用採血容器が指示されており,これを使用することが重要である.主な項目の専用容器添加剤とその作用を**表 19**に示した.

b. 検査終了後の検体の取り扱い

目的検査終了後の臨床検査検体の残存部分は原則として医療廃棄物として処理されるが,その一部は業務(精度管理,基準範囲の設定,試薬性能評価等),教育,研究にも活用されてきた.

しかし,患者中心の医療が求められ,遺伝子検査など患者の個人情報にかかわる重大な検査が実施されるなかで,その取り扱いに関しての規定が必要となった.日本臨床検査医学会は目的検査終了後の臨床検査検体の取扱いに関して国家的指針を踏まえた明確な見解を示し(2010 年),現在,臨床検査施設では,これに則って対応している.

以下にその内容を記した.

臨床検査を終了した検体の業務,教育,研究のための使用について
―日本臨床検査医学会の見解―
1. 臨床検査室の管理者(以下,管理者)および業務・研究担当者はいずれも,被検者の個人情報や検査データについての守秘義務を順守し,被検者が不利益を被らないようにしなければならない.なお,管理体制については各施設内で改めて討議し,定める必要がある.
2. 残存検体の「業務への使用」は通常,プール化および/または連結不可能匿名化して行うが,連結不可能匿名化して行う場合は,責任者を明確にした上で,被検者の個人情報に関する守秘を厳守する.「教育のための使用」についても,「業務への使用」に準じて処理,管理されなければならない.
3. 残存検体の「研究への利用」にあたっては,臨床研究に関する倫理指針を順守する.原則として被検者から同意を取得して同意に関する記録を作成し,当該施設の倫理委員会の承認と施設長の許可を得て研究を実施する.ただし,同意を得ることが

困難なときは，試料が連結不可能匿名化されている場合，あるいは当該研究が公衆衛生上のために特に必要であって，当該研究に関する試料等の利用目的を含む情報の公開，被検者による拒否の機会の確保という条件を満たす場合に，倫理委員会の承認と施設長の許可を得て研究を実施することができる．

4. 残存検体は，管理者が責任を持って廃棄する．多施設への残存検体の分与は，被検者の個人情報に関する守秘を厳重にして行う．「研究への利用」を目的とした分与の場合は，臨床研究に関する倫理指針を順守し，原則として，被検者から同意を取得して同意に関する記録を作成する．ただし，同意を得ることが困難なときは，試料が匿名化されている場合，あるいは分与に関する情報が被検者に通知あるいは公開され，被検者に拒否の機会が与えられていることにつき倫理委員会の承認を得た場合に，施設長の許可を得たうえで分与することができる．

プール化：多数の検体を集めて混和し，それを一つの検体として扱うこと
匿名化：個人情報から個人を識別することができる情報の全部または一部を取り除き，代わりにその人と関わりのない符号または番号を付すこと
連結不可能匿名化：個人を識別できないように，その人と新たに付された符号または番号の対応表を残さない方法
倫理委員会：研究の実施の適否その他の研究に関して必要な事項について，研究対象者の個人の尊厳および人権の尊重その他の倫理的観点および科学的観点から調査審議するため，大学・病院・研究機関などの長の諮問機関として置かれた会議制の機関
検体の分与：検体の一部を，精度管理調査(サーベイ)などの業務，教育や研究のために，他施設に提供すること

4. 共存物質の影響

a. 血清の色による影響

血清成分として直接測定に影響を及ぼすものに溶血(ヘモグロビン)，黄疸(ビリルビン)，混濁(乳び)がある．これらの成分は色そのものが反応呈色色調に光学的影響を及ぼす．

各成分の吸収スペクトルを図14に示した．こ

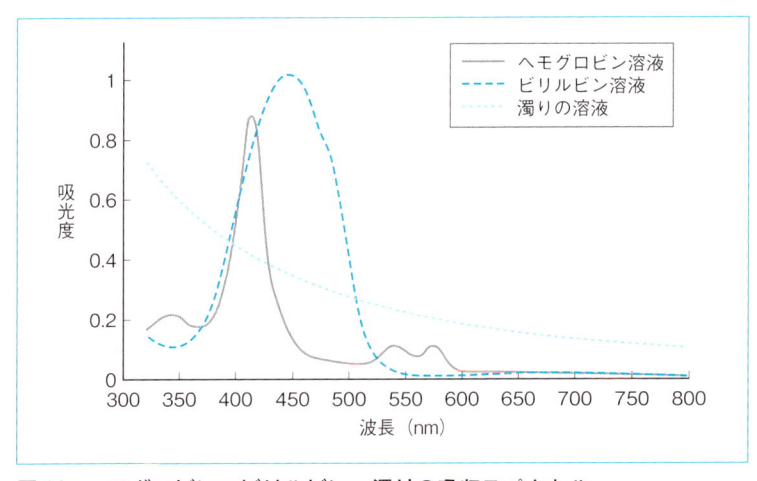

図14 ヘモグロビン，ビリルビン，濁りの吸収スペクトル
〔浦山 修，ほか：臨床化学検査学(臨床検査学講座)，医歯薬出版，2010〕

れら血清の色の影響度は測定波長が同じであれば目的成分の濃度とモル吸光係数の積に反比例する．影響の大きさはBouguer-Beer（ブーゲ-ベール）の法則を変形することで，成分濃度とモル吸光係数により，ある程度推定できる（**表20**）．これらの影響は検体ブランクをとることで回避が可能である場合が多い．

b．共存物質が反応に関与する影響

共存成分が反応に関与して測定値に影響を与える代表的な例として過酸化水素・ペルオキシダーゼ系呈色反応（**図15**）におけるアスコルビン酸（還元作用）があげられる．この場合，目的成分である過酸化水素濃度とアスコルビン酸濃度との比の大きさが問題となる．一般的に目的成分と，反応に関与する共存物質の濃度比の大きさが測定値に影響し，血清中の濃度が比較的低いクレアチニンや尿酸などでは影響が大きくなり，それに比べて血中濃度の高いグルコースや総コレステロールでは小さくなる．

c．血球破壊による溶血（ヘモグロビンの逸脱）

なんらかの要因により血球破壊が起こり，血球内成分が血清に混入した場合の測定値に与える種々の影響については本項2．「検体の安定性」の「a．採血後の検体処理・保存」の項を参照すること（➡p.31）．

参考文献

1) 石井　暢（監修）：検査値の経時的変動—採血から測定まで．エスアールエル，2003
　　※約300にわたる検査項目について，保存時間，温度による測定値の経時的変動がまとめられている

表20　目的成分濃度とモル吸光係数の関係

成分	血清中濃度*（x）(mol/L)	分析法	モル吸光係数（ε）(L·mol^{-1}·cm^{-1})	（x×ε）**
血糖	4.7×10^{-3}	酵素法§	6.5×10^3	1.0
総コレステロール	4.4×10^{-3}	酵素法§	6.5×10^3	0.93
カルシウム	2.3×10^{-3}	OCPC法	2.0×10^4	1.5
総蛋白	1.1×10^{-3}	ビウレット法	2.0×10^4	0.72
アルブミン	6.8×10^{-4}	BCG法	2.0×10^5	4.5
尿酸	3.0×10^{-4}	酵素法§§	2.0×10^4	0.20
クレアチニン	7.0×10^{-5}	酵素法§§	2.0×10^4	0.046
鉄	1.8×10^{-5}	ニトロソ-PSAP法	4.5×10^4	0.027
総ビリルビン	8.5×10^{-6}	アルカリアゾビリルビン法	7.0×10^4	0.020

＊血中濃度は基準範囲のほぼ中央値
＊＊血糖の（x×ε）値を1として算出
§フェノール，4-アミノアンチピリン法
§§TOOS，4-アミノアンチピリン法

〔浦山　修，ほか：臨床化学検査学（臨床検査学講座）．医歯薬出版，2010より改変〕

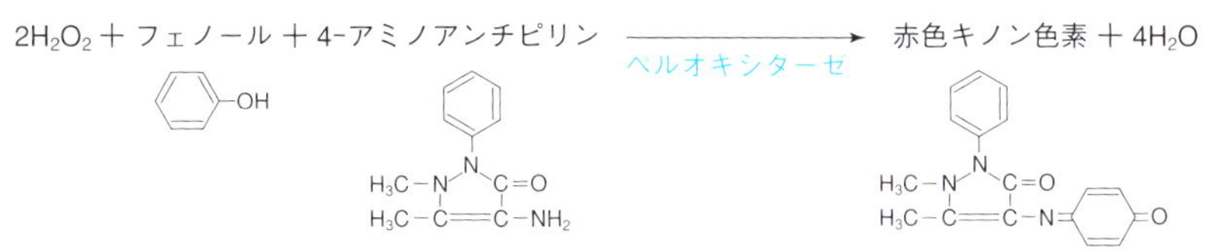

$2H_2O_2$ ＋ フェノール ＋ 4-アミノアンチピリン　$\xrightarrow{\text{ペルオキシダーゼ}}$　赤色キノン色素 ＋ $4H_2O$

図15　過酸化水素・ペルオキシダーゼ系呈色反応の原理

2) 日本生化学会(編):生化学データブック[Ⅰ].東京化学同人,1979
　※生体物質の諸性質,生体の組成が網羅集積されている
3) 北村元仕,ほか(編著):実践臨床化学,増補版.医歯薬出版,1982
　※本書は筆者らが臨床化学検査の現場で,長い間に遭遇した種々の問題点から導き出した対策をまとめたもので,真に患者の役に立つ化学検査を提供するための技術の手引書である
4) 菊池春人:特定健康診査における検査前手順.臨床化学 40:15-22,2011
　※従来から使用されてきた解糖阻止剤であるフッ化ナトリウムの解糖阻止効果とクエン酸ナトリウムを追加したときの解糖阻止効果についての実験データである
5) Mcpherson RA, et al:Henry's Clinical Diagnosis and Management by Laboratory Methods, 21 Edition. Saunders, Philadelphia, 2006
　※総論では検査前を含めた検査全工程における精度管理,各論では臨床化学,尿・体液検査,血液学,免疫学,微生物学,遺伝学,腫瘍学など広範囲の測定原理,技術が網羅されている
6) 金井正光(監修):臨床検査法提要,改訂第33版.金原出版,2010
　※文献5)に相当する日本語版臨床検査のバイブルである
7) 水谷三郎,ほか:試薬および溶媒(基礎分析化学講座3).共立出版,1966
　※基礎化学分析に必要な物質の物理化学的性質を知ることができる
8) 日本臨床検査医学会倫理委員会:会告.臨床病理 58:101-103,2010
　※臨床検査を終了した検体を業務,教育,研究のために使用する場合の取り扱いについて,日本臨床検査医学会の見解として発表されたものである
9) 日本臨床検査標準協議会標準採血法検討委員会(編):標準採血法ガイドライン GP4-A2 approved guideline. 日本臨床検査標準協議会,2011
　※「採血」という医療行為を安全に行い,正しい検査結果が得られるように多くの科学的データを収集して導き出された標準採血法ガイドラインである
10) Laurent R, et al:Effects of hemolysis and storage condition on neuron specific enolase (NSE) in cerebrospinal fluid and serum:implications in practice. Clin Chem Lab Med 43:1215-1217, 2005
　※本論文は neuron specific enolase(NSE)の保存安定性についての論文である.NSE は血清保存温度が－20℃の冷凍保存の場合には 4℃冷蔵保存以上に不安定であることが示されている

第3章 生物化学分析の原理と方法

学習のポイント

1. 吸光光度計はBouguer-Beerの法則をもとに吸光度が物質の濃度に比例することを利用している.
2. 二波長測光法は2つの異なる波長で吸光度を測定し,その差を用いてBouguer-Beerの法則を適用する.
3. 電気泳動において,蛋白質は電気浸透現象と逆方向へ泳動し,イオン強度も移動度に関与する.
4. 免疫学的測定法の地帯現象や偽反応について理解することは,検査過誤を回避することにつながる.
5. 酵素の反応速度はMichaelis-Mentenの式で与えられ,酵素活性測定は零次反応領域で実施される.

本章を理解するためのキーワード

❶ 分子吸光係数
光路長1(cm)で濃度c(mol/L)の溶液の吸光度を示す(L/mol・cm).

❷ 2ポイント二波長測光法
2ポイント測光法に光量補正を組み合わせた二波長測光法は相対誤差をかなり小さくすることが可能である.

❸ イオン強度
電気泳動用緩衝液にはイオン強度という概念が必要となり,イオン強度が大きいと分離能はよくなるが移動度は小さくなる.

❹ 抗原抗体反応の影響因子
測定対象物質の大過剰で起こる地帯現象,M蛋白,リウマチ因子,HAMAによる影響などがある.

❺ Lineweaver-Burkプロット
KmとVmaxは,Michaelis-Mentenの式の逆数プロットより算出することができる.酵素の阻害形式についても評価できる.

A 吸光光度法

1. 電磁波の波長と色の関係

光は電磁波であり波長帯によってさまざまな名称で呼ばれている. 表1は電磁波の波長による区分と名称を示す. 可視光線を境により波長が短い電磁波ほどエネルギーが高く生体に侵襲的である. 医療および臨床化学分野にはγ線から赤外線までの電磁波が利用されている.

2. 可視光線と紫外線

可視光線(400〜800 nm)は,文字通りヒトの目に見える光(紫・藍・青・緑・黄・橙・赤)で,紫より低波長および赤より高波長側の電磁波は目には見えない. 太陽光線は可視光線に加えて紫外線と赤外線を含む. 紫外線には殺菌作用(260 nm前後)と日焼け効果(300 nm前後)があることはよく知られている. 可視光線と紫外線はいずれも臨床化学領域の比色定量分析,蛋白質(280 nm)および核酸定量(260 nm)に欠かせない電磁波となる.

表1　電磁波の波長による区分と応用

波長	種類	応用
20,000 m	長波	
2,000 m		
	中波	
200 m		
50 m		
10 m	短波	
1 m	超短波	
5 mm	マイクロ波	電子レンジ・電子スピン共鳴吸収法
	赤外線	赤外線吸光光度法・サーモグラフィ
800 nm		
	可視光線	可視吸光光度法・蛍光光度法・炎光光度法
400 nm		
	紫外線	紫外吸光光度法・原子吸光分析法・殺菌効果
0.5 nm		
	X線	蛍光X線分析・発光X線分光分析
10 pm		
	γ線	γ線吸収分析・滅菌効果

表2　吸収光と透過光の色（余色）の関係

吸収光の波長(nm)	吸収光の色	透過光の色（余色）
400～435	紫	黄緑
435～480	青	黄
480～490	緑青	橙
490～500	青緑	赤
500～560	緑	紫赤
560～580	黄緑	紫
580～595	黄	青
595～610	橙	緑青
610～750	赤	青緑
750～800	紫赤	緑

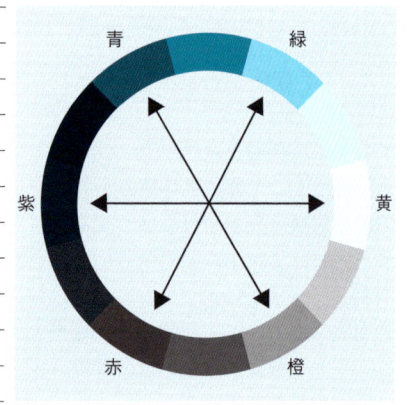

3. 可視光線と紫外線の光源

　可視吸光光度法では光源としてタングステンランプ（白熱電球）あるいは同ランプにハロゲン族元素を添加封入したハロゲンランプが用いられる．ハロゲンランプは，高熱下でフィラメントより昇華したタングステンがハロゲン化タングステンとなり，再びフィラメント側に戻るサイクルをとるため，ランプ内面の黒化現象を抑制，長持ちさせより明るい特徴をもつ．

4. 余色と補色の関係

　色相環（カラーサークル）で正反対に位置する関係の色の組み合せを補色という．すなわち赤に対しての緑，黄に対しての紫，青に対しての橙などの相補的な色のことである．またこの関係について対照色，反対色そして余色ともいう．なお，白と黒は色ではなく，輝度，明るさの差となり補色とはいわない．日光やタングステンランプの光は可視部のすべての光を含む連続スペクトルであり肉眼的には白色に見える．ある物質が着色しているということは，白色光から一部の特定の光が吸収され吸収されずに残った波長の色（余色）をわれ

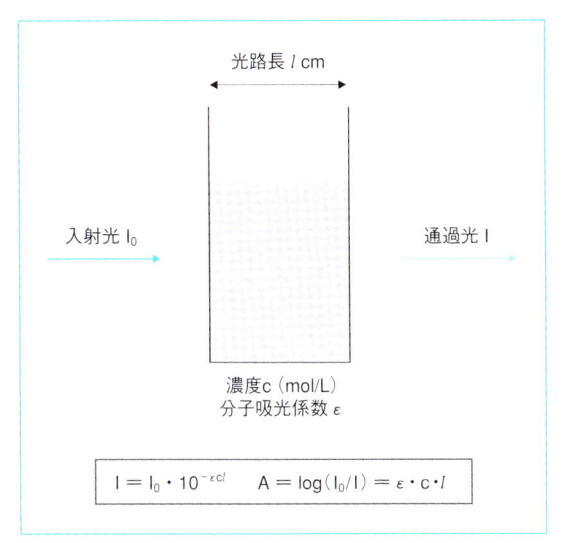

図1 Bouguer-Beer の法則

われは見ていることになる．表2に吸収光の色と透過光の色の関係について示す．表からわかるように赤く発色している溶液は，490～500 nm の青緑の光を吸収していることになる．

5. Bouguer-Beer の法則

図1に示したようにある濃度 c(mol/L)に発色した溶液に強さ I_0 の光が入射すると，光路長 l cm を通過する間に光の一部が溶液により吸収され，強度 I の透過光となり溶液を通過する．そこで透過光の強度 I は(1)式のように与えられ，指数関数的に減弱する．ただし ε は定数で発色した物質に固有の分子吸光係数(L/mol・cm)を示す．

$$I = I_0 \cdot 10^{-\varepsilon c l} \quad \cdots\cdots\cdots\cdots\cdots (1)$$

(1)式の入射光と透過光の強度の比(I_0/I)の対数を吸光度 A(absorbance)とすると A は(2)式のようになる．

$$A = \log(I_0/I) = \varepsilon \cdot c \cdot l \quad \cdots\cdots\cdots (2)$$

これらの関係式を Bouguer-Beer(ブーゲ-ベール)の法則といい，吸光度は溶液の濃度と光路長の積に比例することを示す．また，これらの考え方は吸光度が光路長に比例するという Bouguer の法則と，光路長が一定のとき，吸光度が濃度に比例するという Beer の法則を組み合わせたものである．通常の分光光度計では入射光強度 I_0 を100%としており透過光強度 I は透過率(T, transmittance, %)として表され，T は(3)式のように示される．

$$T = (I/I_0) \times 100 (\%) \quad \cdots\cdots\cdots\cdots (3)$$

そこで(2)式に(3)式を代入すると吸光度 A と透過率 T の関係は(4)式のように示される．吸光度は無次元の値を示すことになる．

$$A = \log(100/T) = 2 - \log T \quad \cdots\cdots\cdots (4)$$

上記(1)式の濃度 c(mol/L)は，最終溶液中の濃度(終濃度)であることから，試料中の目的成分の濃度 x(mol/L)との関連式は(5)式で表される．ここで，試料量を v(mL)で最終液量は V(mL)で示す．

$$c = (v/V) \cdot x \quad \cdots\cdots\cdots\cdots\cdots\cdots (5)$$

(5)式を(2)式に代入すると(6)式が得られる．

$$A = \varepsilon \cdot (v/V) \cdot x \cdot l \quad \cdots\cdots\cdots\cdots (6)$$

(6)式は，比色分析で測定される吸光度は試料量に比例し最終液量に反比例することを示し，測定法の調整に重要な考え方となる．

6. モル吸光係数

Bouguer-Beer の法則における比例定数 ε はモル吸光係数(分子吸光係数)であり，光路長1(cm)で濃度 c が 1.0(mol/L)の溶液の吸光度を示す(L/mol・cm)．SI 単位では，光路長1(m)で濃度1(mol/m^3)の吸光度が用いられ，下記のように換算される．

$$\text{L/mol} \cdot \text{cm} = 10^{-1} \cdot \text{m}^2/\text{mol}$$

比色分析法においてこの数値は感度を示し，この値が大きいほど感度の高い分析法と考えられる．酵素活性測定によく用いられている NAD(P)H のモル吸光係数は，6.3×10^3(L/mol・cm)であり SI 単位では 6.3×10^2(m^2/mol)となる．この値は，

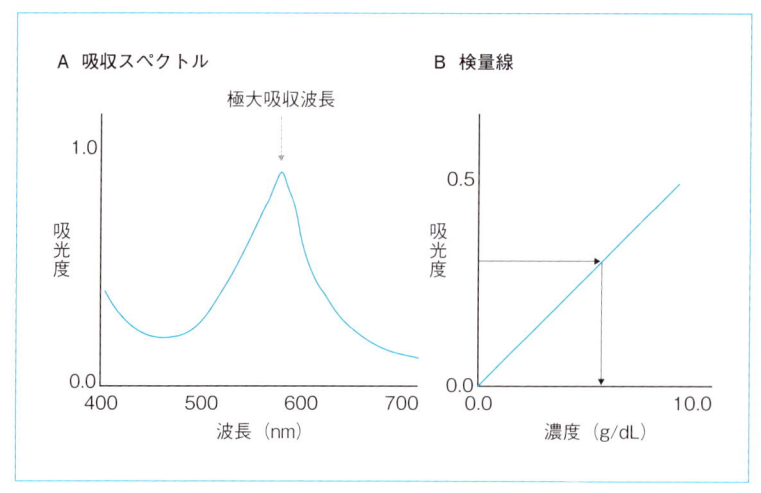

図2 発色溶液の吸収スペクトルと検量線の作成

0.1 mmol/L の NAD(P)H を 1 cm のキュベットで測定したとき，吸光度が 0.63 ということを示す．

モル吸光係数は，上述の(6)式より測定された吸光度から特定の物質の濃度を求めモル濃度を算出し，試料量そして最終液量を用いることで容易に求められる．血清中の最大成分であるアルブミン 4.5 g/dL（6.8×10^{-4} mol/L）の BCG 法によるモル吸光係数は 2.0×10^5（L/mol・cm）と最も大きい．ちなみに BCG 法による血清アルブミンの測定は，最も血清量が少なくてよい検査項目となる．

7. 分光光度計の原理と構成

a. 原理

分光光度計は Bouguer-Beer の法則にもとづき吸光光度法（分光光度法）を実施するための装置であり，生体成分のみならず化学物質，環境物質，食品成分などさまざまな物質の定性・定量分析に用いられる．Bouguer-Beer の法則は単色光または単色光に近い光で成立する．しかし，光の照射で溶液成分が反応する，解離や会合する，蛍光を発するあるいは濁りがある場合には成立しない．臨床化学検査において，分光光度計は単体としても使用されるがほとんどが自動分析装置に組み込まれた形で使用されている．

まず吸光光度法では，測定に用いる特定の波長の選択が必要となる．ある測定物質の波長の選択は基本的には，試薬盲検（空試料溶液）を対照とした試験溶液（発色溶液）の吸収スペクトルを自記分光光度計で測定し極大吸収波長を求め（図2A），この波長を測定波長として用いる．

そこで試料の分析に際しては，基本的には既知濃度の複数の標準液を用い，濃度と吸光度との関係を表す検量線を作成し，未知試料の吸光度を測定してその濃度を求める（図2B）．通常，生体成分の検量線作成に際しては，下記の点に留意し作成することが重要となる．

❶ 臨床検体において異常値として基準範囲の何倍程度の値が予測されるか．
❷ 分光光度計の吸光度を相対誤差の小さい 0.2〜0.6 の範囲にする．

実際の臨床化学分析における検量線は，1点濃度の検量線（キャリブレーション）を使用することになるが，使用する標準液は相対誤差の小さい吸光度範囲を示すものが望まれる．

b. 構成

分光光度計の基本構成は，光源部，波長選択部，試料部，測光部からなる（図3）．

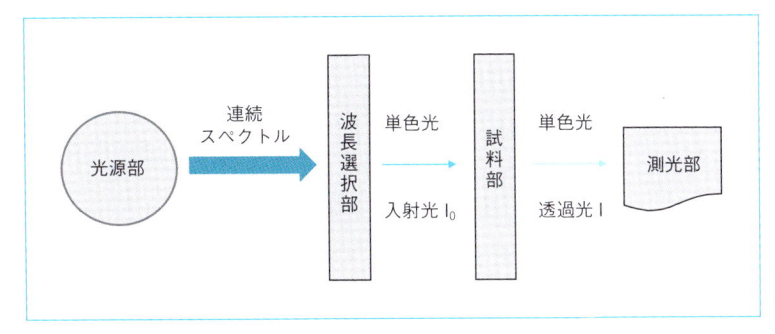

図3　分光光度計の基本構成

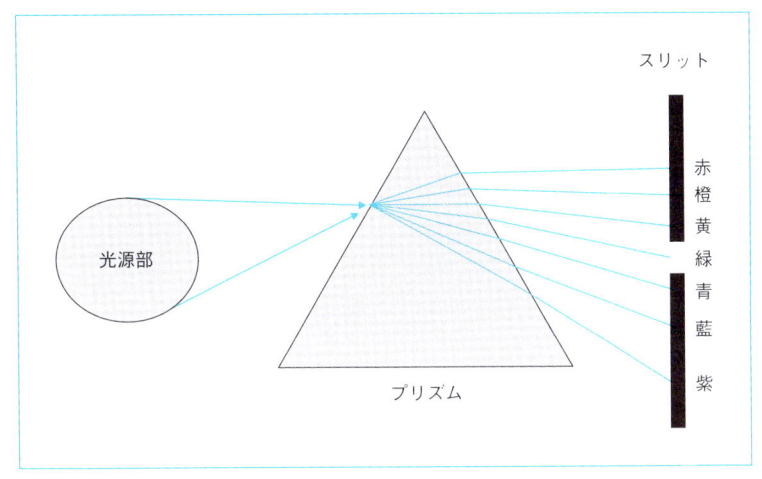

図4　モノクロメータのプリズムによる分光

1）光源部

　光源部の光源として紫外部では水素放電管，重水素放電管が180～400 nmの連続光源として，可視部ではタングステンランプ，ハロゲンランプが320～3,000 nmの連続光源として用いられる．

2）波長選択部

　波長選択部は光源部のさまざまな波長の連続スペクトルから，測定に必要な単色光だけをフィルタまたはモノクロメータにより選択する．フィルタ（色ガラスフィルタまたは干渉フィルタ）は連続的な波長選択はできないため，選択する波長ごとにフィルタの種類を変える必要があることから，用いる波長に相当する枚数が必要となる．特定の波長のみ必要となる場合はプレートリーダなども用いられるが，通常の分光光度計にはモノクロメータが用いられる．モノクロメータはプリズムと回折格子からなり，まず光源をプリズムで波長が屈折率に異なることを利用し分散させ（図4），必要な単色光を出口スリットの位置を変え選択する装置である．回折格子は光の回折現象に基づきガラス平面または金属平面に等間隔で光を反射する溝を刻んだものである．

3）試料部

　試料部は測定試料を入れた分光光度計用のセルが置かれる．このセルには試験管型，角型，キャップ付角型，ミクロ型，フローセル型があり，測定試料の性質，総液量および分光光度計の特性に応じて使用される．紫外吸光光度法では石英セルを用い，可視吸光光度法では石英セルのほか，ガラスセル，プラスチックセルが使用できる．セルは空のままでは内面で光が反射し使用できないためセルブランクの確認には精製水を入れて実施する．

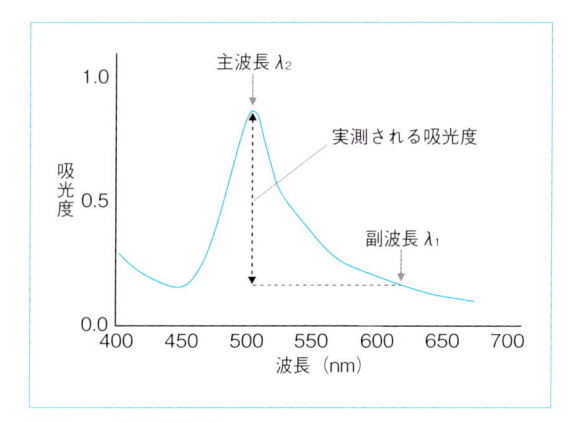

図5 二波長測光法

4) 測光部
測光部はフォトダイオード,光電池,光電管,光電子増幅管からなり,試料溶液からの透過光は電流に変換される.吸光度の測光方法により終点(平衡)分析法,定時分析法,初速度分析法がある.

c. 分析法
1) 終点分析法
目的成分と反応試薬を混合し生成物が形成され平衡に達した後に測光する分析法である.また終点分析法は測光条件によって違い,単波長および二波長それぞれによる1ポイント測光法と2ポイント測光法の計4種類がある.一般的には用手法では単波長の,自動分析法では二波長の,それぞれ1ポイントあるいは2ポイント測光法が使用されている.

二波長測光法(図5)とは,極大吸収波長の主波長(λ_2)の吸光度と,より長波長側に設定した副波長の(λ_1)吸光度をそれぞれ測定するものである.長波長側に副波長を設定する理由として,試料中のビリルビン,ヘモグロビン,濁りおよびセルの汚れによる測定値への影響を軽減できるようになることがあげられる.2ポイント測光法においても同様の軽減は可能となるが,二波長測光法の最大の利点は,光量補正効果が高くなる点と考えられる.すなわち精製水または試薬ブランクで透過率100%(吸光度ゼロ)としても反応終了後に光量が減少した場合,吸光度はわずかに増加し光量のズレに伴い測定値が正誤差を招くことになる.検量線が原点を通る直線を示す場合,二波長測光法による試料中の濃度は次式で表される.2ポイント二波長測光法は自動分析機に応用されている.

$$試料中の濃度 = \frac{試料の吸光度\lambda_2 - \lambda_1}{標準液の吸光度\lambda_2 - \lambda_1} \times 標準液の濃度$$

1ポイント測光法(図6A)とは,通常の分析法で試料と試薬を混合し反応を終了させた後,試薬ブランクを対照して吸光度を測定する.欠点として試料の色・濁りの影響を受けやすい.これに対して2ポイント測光法(図6B)は,試料と第1試薬(検体希釈緩衝液)を混合し一定時間後に1回目の吸光度を測定する.次に第2試薬(発色液)を混合し反応を終了させたあと,同じ波長で2回目の吸光度を測定する.両者の吸光度の差を用いて目的成分の濃度を算出する.1回目の吸光度を差し引くため試料の色・濁りの軽減に役立つことから自動分析法に利用されている.

2) 定時分析法
目的成分と反応試薬を混合し一定時間経過後に反応を停止(生成物の生成を停止)させ,測光する分析法である.本法は酵素反応が零次反応で進行している場合や酵素免疫分析法に応用されている.

3) 初速度分析法
試料と試薬を反応させ反応が進行しているときの速度すなわち単位時間あたり吸光度変化量を測定し,目的成分を定量する方法を初速度分析法(kinetic assay,rate assay)といい,酵素活性の測定などに用いられる.実際の測光は図7Aに示すように,試料と試薬を混合しラグタイムを経て反応が進行しているときに2点間の吸光度を測定する2ポイント測光法が通常実施される.この方法は主に検体ブランクを差し引く必要のない反応に利用される.しかし,検体ブランクを差し引いたり内因性物質の消去反応が必要な場合には,図7Bに示すよう2ポイント測光法を2回,すなわ

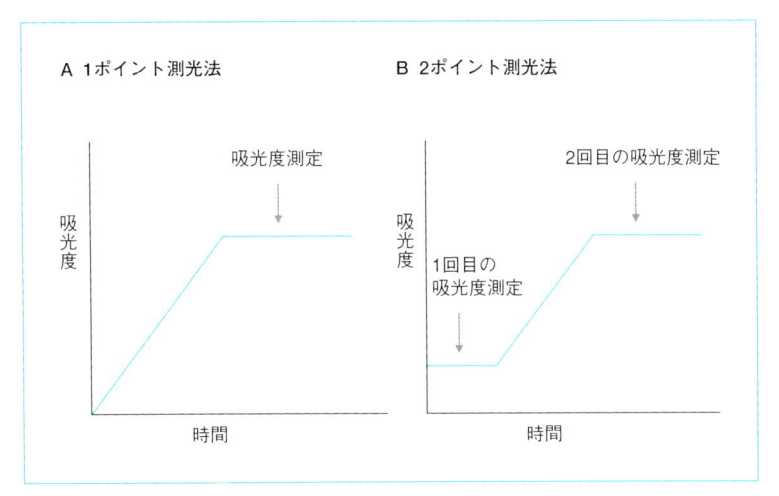

図6　1ポイントおよび2ポイント測光法

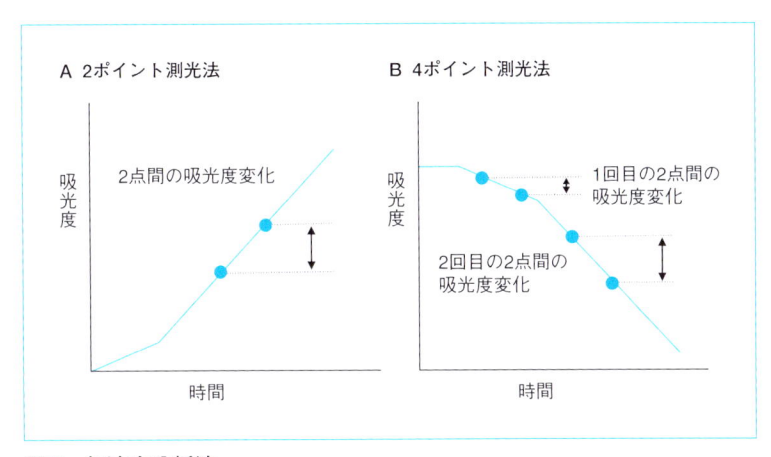

図7　初速度分析法

ち4ポイントで吸光度を測定し，両者の差を算出し目的物質を定量することになる．後者は主に2試薬系で実施される酵素活性測定の自動分析法に用いられている．

8. 原子吸光法の原理と構成

　原子吸光計は試料中のほとんどの金属元素を高感度で分析するための装置で，生体試料はもとより環境，食品など試料のマトリックスに依存せず分析可能となる特徴を有する．臨床化学分析ではカルシウムの実用基準法とされている．

　試料中の金属化合物を解離，原子化しこれと同じ元素から放射されたスペクトル線を照射すると，原子吸光と呼ばれる光吸収が観測される．この場合も溶液と同様にBouguer-Beerの法則に基本的に準じ，吸光度はフレーム中に存在する基底状態の原子数に比例することになる．フレーム中の原子数は試料の供給速度，ガス圧，ガス流量，試料中の目的物質の濃度に依存する．

　原子吸光計の基本構成は，光源部，噴霧室・バーナー部，分光部，検出部よりなる．バーナー部の炎の部分が吸光光度法のセルに相当し，光源には連続スペクトルを出す光源は使用されず，分析しようとする元素を材料にした金属製の中空陰極管（ホロカソードランプ）が用いられる．

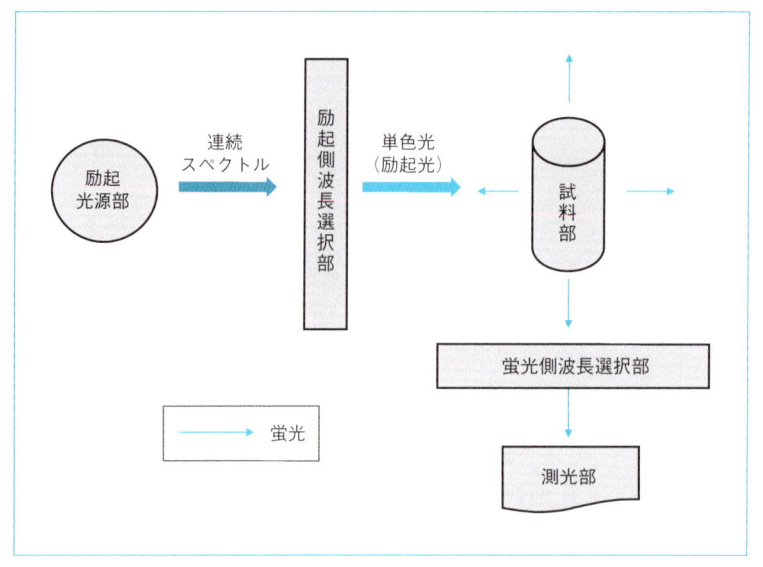

図8　蛍光光度計の基本構成

B 蛍光分析法

　蛍光分析法とは，物質から放射される蛍光を測定する蛍光光度法に基づき目的物質を定量するものである．特徴として，第一に蛍光を出す分子種が比較的限られることから目的とする成分を選択的に検出することができること，第二に試料が吸光分析法に比較して高感度測定が可能であることがあげられる．

1. 蛍光の原理

　多くの有機化合物や無機化合物のあるものは近紫外線や短波長の可視光線を吸収し，エネルギー状態が高い状態（励起状態）になる．励起状態の分子は振動のエネルギーを熱エネルギーなどで失った後，吸収したエネルギーより長波長（より低エネルギー）の光を発して元のエネルギー状態（基底状態）に戻る．このとき発せられる光が光吸収とほぼ同時の場合，蛍光という．強い吸収バンドは基底状態から，基底状態と同じスピン多重度をもつ励起状態へ遷移する．同じ多重度で光を発して基底状態に戻るときをリン光と呼んでいる．

　蛍光は物質に光が照射されているときだけ放射され，リン光は光照射された後にも放射される．

2. 励起波長と蛍光波長

　蛍光の原理より励起波長は蛍光波長より低波長（より高エネルギー）側に選択される．たとえば蛍光色素 fluorescein フルオレセインの励起波長と蛍光波長はそれぞれ 495 nm と 519 nm である．

3. 蛍光物質

　光照射により直接蛍光を発する物質は少なく，蛍光分析においては一般的には蛍光試薬で蛍光物質に誘導している．蛍光色素として fluorescein, tetramethylrhodamine テトラメチルローダミン，Texas Red テキサス レッドなどが一般に使用される．

4. 蛍光測定

　蛍光の測定は蛍光光度計あるいは蛍光分光光度計にて実施される．蛍光測定装置の基本構成として，励起光源部，励起側波長選択部，試料部，蛍光側波長選択部，測光部からなり，蛍光光度法の原理より励起光と蛍光の波長が異なることから励

起側と蛍光側の両者に波長選択部が必要となる（図8）．波長選択部がフィルタの装置を蛍光光度計，モノクロメータの装置を蛍光分光光度計という．光源には放射強度の高い水銀ランプ，キセノンランプあるいはレーザーを用いる．蛍光エネルギーと目的物質の濃度との最終関係式は次式のように与えられる．

$$E_p = A \cdot B \cdot I_0 \cdot a \cdot c \cdot l = K \cdot \phi \cdot I_0 \cdot a \cdot c \cdot l$$

　E_p：蛍光エネルギー，A：励起光の照射面積，B：定数，I_0：励起光強度，a：測定物資に固有な定数，c：溶液の濃度，l：溶液層長，ϕ：蛍光量子収率

ここでA, B, I_0, a, l, Kはいずれも測定対象物質と蛍光測定装置に依存する定数となることから，蛍光エネルギーは測定対象物質と直線関係を示すことになる．

C 発光分析法

原子吸光法が基底状態の原子が励起状態になるときの光吸収を基にしているのに対し，発光分析法は励起された原子・分子から基底状態に戻るときの発光を基にしている．すなわちある原子が励起状態から基底状態にもどるとき，対応したエネルギーが放射（発光）されることがわかっており，この時のエネルギーΔEは次式に示される．

$$\Delta E = E_1 - E_2 = h \cdot v = h \cdot c / \lambda$$

　E_1：基底状態のエネルギー，E_2：励起状態のエネルギー，H：プランク定数，v：振動数，c：光速度，λ：波長

発光分析法としては炎光光度法と発光光度法があるが，ここでは臨床検査に応用されてきた炎光光度法についてのみ述べる．炎光分析法とは霧状にされた試料中の金属元素などをガス燃焼のフレームによる加熱（試料の原子化）で発光させ，炎光光度法により発光強度から物質を定量するものである．臨床化学分析においてはNaおよびKの測定に応用されていたが，現在は使用されていない．

本装置の基本構成は試料噴霧室，バーナー部，分光部，検出部からなり，光源部は必要としない．測定に際しては標準液と比較することになるが，その方法によって外部標準法と内部標準法がある．通常，燃焼させるためのガスとしてプロパンガスが用いられる．発光スペクトルの強度はフレーム中に供給される単位時間あたりの試料量，試料中の金属濃度およびフレーム中で励起される原子数に比例することになる．炎光光度法における試料中の目的元素の濃度は次式で求められる．

$$C = \frac{\text{試料中の目的元素の発光エネルギー}}{\text{標準液中の目的元素の発光エネルギー}} \times S$$

　C：試料中の目的元素の濃度，S：標準液の濃度

D クロマトグラフィ

クロマトグラフィ chromatography はロシアの植物学者 Mikhail Tsvet によって発明された分離分析法の総称である．試料中の物質の大きさ・吸着力・電荷・質量・疎水性などの違いを利用して，単一な成分ごとに分離するもので臨床化学分析はもとより広く自然科学分野において欠くことのできない方法となっている．クロマトグラフィの移動相には液体と気体，固定相には個体と液体があり，組み合わせによって液体クロマトグラフィおよびガスクロマトグラフィに大別される．また，固定相の種類によってカラムクロマトグラフィ，濾紙クロマトグラフィ，薄層クロマトグラフィがある．

1. イオン交換クロマトグラフィ

イオン交換クロマトグラフィとは，荷電基をもつ交換体と反対の荷電基をもつ蛋白質とを静電的に結合させたあと，同様に交換体荷電基に静電結合する対イオン（カウンターイオン）の濃度を段階的あるいは直線的に高め，交換体に結合した蛋白質を対イオンと置換し溶出する手法である．対イオンとして一般に一価中性塩の食塩（Na^+Cl^-）が

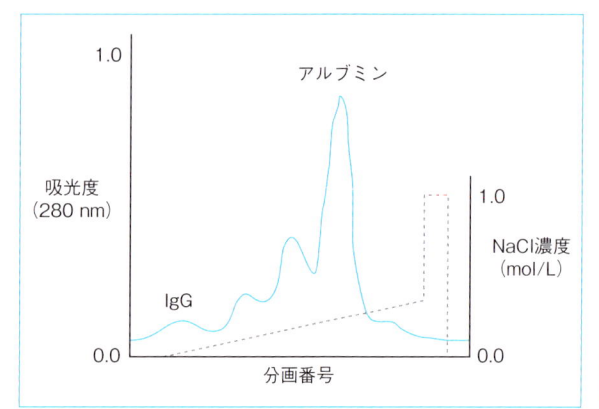

図9 ヒト血清のMono Q陰イオン交換クロマトグラフィパターン

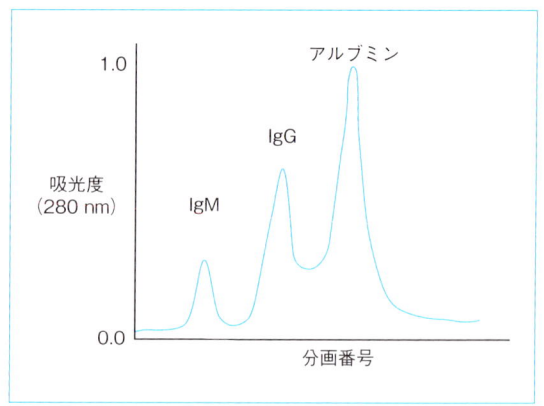

図10 正常ヒト血清のSuperose 12ゲル濾過クロマトグラフィパターン

用いられ，陰イオン交換クロマトグラフィと陽イオン交換クロマトグラフィがあり，溶出される蛋白質は交換体への静電結合の弱い順番に溶出される．一般に陰イオン交換クロマトグラフィには荷電基としてジエチルアミノエチル〔DEAE, $-(CH_2)_2N^+H(C_2H_5)_2$〕，陽イオン交換クロマトグラフィにはカルボキシメチル（CM, $-CH_2COO^-$）がそれぞれ樹脂に結合している．

交換クロマトグラフィの場合，試料蛋白質をカラムのイオン交換体に結合させる開始緩衝液のpHが重要となる．通常は目的の蛋白質の等電点±1〜2のpHでイオン交換体へ結合させる．等電点より低いpHでは蛋白質は（＋）に荷電することから陽イオン交換体，等電点より高いpHでは蛋白質は（－）に荷電することから陰イオン交換体がそれぞれ用いられる．緩衝液は開始緩衝液に加えてたとえば終濃度1.0 mol/L NaClを含む同pHおよび同組成の緩衝液が必要となり，これら両者の緩衝液を用いてグラジエントミキサーによりNaClの濃度勾配を作成し溶出することになる．もう一つ重要なこととして，試料液は原則として脱塩処理あるいは開始緩衝液にて置換（緩衝液交換）しておく必要がある．図9に正常ヒト血清の陰イオン交換クロマトグラフィパターンを示す．pH 8.0の開始緩衝液で血清蛋白は総じて陰性に荷電し，0〜0.3 mol/L NaClの直線濃度勾配で溶出すると最も荷電の弱いIgGから順に最も荷電の強いアルブミンにかけて溶出される．

2. ゲル濾過クロマトグラフィ

ゲル濾過クロマトグラフィはカラムに充填された担体に蛋白質試料を通して分子の大きさで分離する手法である．すなわち大分子はゲル粒子内には入り込めず排除され，小分子はゲル粒子内に浸透しつつ移動するという分子篩効果の結果，試料中の高分子物質が先行して低分子物質は遅延して溶出されることになる．

ゲル濾過クロマトグラフィ用（分子篩効果をもつ）の担体は，反応性や吸着性をもたない化学的・物理的に安定な多孔性のマトリックス（セファデックスゲル，ポリアクリルアミドゲル，アガロースゲルなど）でつくられている．さまざまな分画範囲・選択性の各種ゲル濾過担体（カラム）が市販されており，ペプチドのような低分子から，巨大蛋白質まで分画が可能となる．図10に正常ヒト血清のゲル濾過クロマトグラフィパターンを示す．

3. アフィニティクロマトグラフィ

アフィニティクロマトグラフィとは生体高分子（蛋白質・核酸）同士または低分子物質との親和性（アフィニティ）を利用し試料中から特異的に結合する目的物質を分離する方法である．化学的・物理的に安定な担体に親和性物質を結合させたゲルをカラムに充填し，試料を通し十分に緩衝液で洗

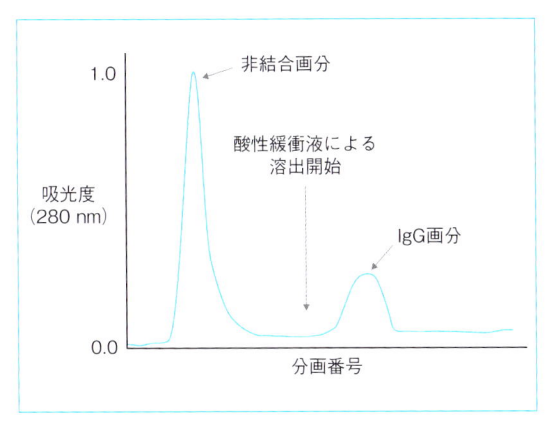

図11 プロテインGアフィニティクロマトグラフィによるヒト血清IgG分離精製パターン

浄した後,結合した目的物質を溶離させる(バッチ法も可能).溶離液として酸,高濃度の塩溶液,より親和性の高い物質を含む溶液や各種変性剤を含む溶液が用いられる.図11にプロテインGとヒト免疫グロブリンG(IgG)との親和性を利用したプロテインGアフィニティクロマトグラフィによる血清IgGの分離精製パターンを示す.

4. 高速液体クロマトグラフィ

高速液体クロマトグラフィ(high performance liquid chromatography;HPLC)とは,高性能ポンプにより移動相に高圧に加圧した緩衝液・液体を用い,高圧に耐えうるカラムによる高分解能のカラムクロマトグラフィである.試料の添加をはじめ実際の分画・記録まですべて自動化した装置が普及している.この結果,上述のイオン交換クロマトグラフィ,ゲル濾過クロマトグラフィ,アフィニティクロマトグラフィに加え吸着,逆相など各種のカラムクロマトグラフィが高性能に短時間で実施できる.図9〜11はHPLC装置で実施したものである.

HPLCは,分離分析および物質同定に欠かせない存在となっているが,アミノ酸分析,カテコールアミン分画,血中薬物濃度測定,ヘモグロビンA1c測定など臨床化学分析領域においても応用されている.また血清クレアチニンおよび尿酸の実用基準法としてもHPLCが採用されている.

HPLC装置の基本構成として,送液部(溶離液),試料導入部,カラム,検出部(フラクションコレクター),記録部よりなる.検出部には目的成分によって紫外・可視分光光度計はもとより蛍光分光光度計,示差屈折計,電気伝導度検出器,電気化学検出器,化学発光検出器,質量分析計が用いられる.特に近年,エレクトロスプレーイオン化法(electrospray ionization;ESI)および大気圧化学イオン化法(atmospheric pressure chemical ionization;APCI)の質量分析計(mass spectrometry)と連結したLC-MSは臨床化学分野の研究はもとより広く生命科学分野に応用されている.また,直結して使用はできないが,HPLCにて分離精製された試料は,マトリックス支援レーザー脱離イオン化法(matrix assisted laser desorption ionization;MALDI)にも使用可能となる.

5. ガスクロマトグラフィ

ガスクロマトグラフィとは気化しやすい試料を対象にし,移動相に気体を用い特定の化合物を分離同定・定量する方法である.測定感度は高感度な検出器を用いれば10 fg/secオーダーレベルまで分析可能とされ微量分析技術として利用されている.

ガスクロマトグラフィ装置の基本構成として,試料導入部,キャリアガス導入部(気化室),恒温槽(加熱・冷却装置),カラム,検出部,ガス排出部よりなる.キャリアガスとして一般にヘリウム,窒素,アルゴンなどの不活性ガスが用いられる.カラムは直径数mmのカラムにシリカゲル,活性炭,ゼオライト,珪藻土を固定相として充填されたものを分取用として,直径1 mm以下のキャピラリーカラムの内壁に固定相を塗布したものを分析用として用いる.検出器として熱伝導度型検出器,水素炎イオン型検出器,電子捕獲型検出器,炎光光度検出器さらに質量分析計を直結したGC-MSがある.ほぼあらゆる物質を検知でき特に有機化学分野で多用されているが,臨床化学分析においては脂肪酸の分析に応用されている.

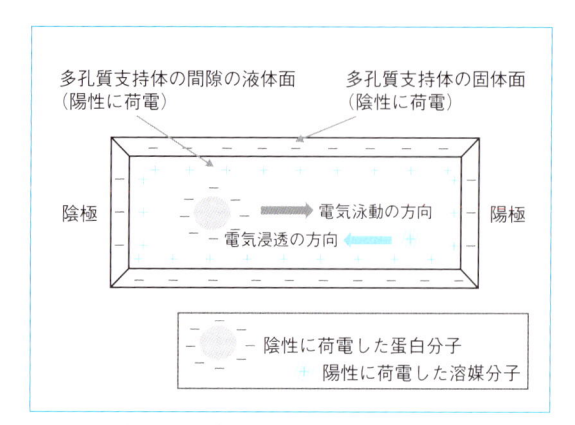

図12 電気泳動現象と電気浸透現象

E 電気泳動法

電気泳動(electrophoresis)とは，荷電粒子あるいは分子が電場中を移動する現象を示し，またこの現象を利用した分析手法を電気泳動法という．臨床化学分析における血清蛋白電気泳動，免疫電気泳動，リポ蛋白電気泳動やアイソザイム電気泳動などはもとより広く分子生物学や生化学領域において蛋白質や核酸を分離する手法としてなくてはならないものである．

1. 電気泳動の原理

電気泳動に際しては直流電流を用いるため整流器をもつ安定化電源と電気泳動槽が基本的に必要となる．蛋白質(酵素)のような荷電している物質に直流電流を流したとき，それらの荷電は蛋白質の種類により大きく異なることから移動度に差が生じることになる．荷電粒子や分子は荷電とは反対の極に向かって移動する(図12)．この移動度の度合いは，目的の分子の大きさ，形状，表面荷電数によって変わり，また溶媒中(電気泳動緩衝液)の電解質，イオン強度，pHにより左右される(セルロースアセテート膜電気泳動やアガロースゲル電気泳動)．一方，液体と固体が接しているところに電圧をかけた場合には，荷電粒子・分子の電気泳動現象とは反対方向に液体が移動する電気浸透現象(electroosmosis)が発生する(図12)．すなわち液体(電気泳動緩衝液)と個体(支持体)が接すると，その界面に正負の電気二重層が生じる．図12に示すように支持体側が負に帯電し，液体側は正に帯電する．ここに直流電流を流すと，正に帯電した溶媒分子が陰極側へ移動することになる．この現象は，セルロースアセテート膜電気泳動やアガロースゲル電気泳動において顕著にみられる．電気浸透現象はそれぞれの支持体に固有の値をもつことから，支持体の種類によって試料の原点(塗布位置)が異なることになる．セルロースアセテート膜を例にとると歴史的に，塗布位置が $\alpha 1-$, $\beta-$, そしてポスト $\gamma-$位のものが存在する．

移動中に支持体にpH勾配があると，荷電がゼロとなる点(等電点)で停止する．これが等電点電気泳動であり，蛋白質の分析に用いられる．また支持体(アガロースゲルやポリアクリルアミドゲル)に分子篩効果が働く場合には，分子量の大きいものほど移動度は小さくなる．核酸は一様に負に荷電しているので，陰極から陽極へ向かって分子量の差によって容易に分離が可能となる．一様に荷電していない蛋白質溶液も陰イオン系界面活性剤(ドデシル硫酸ナトリウム sodium dodecyl sulfate: SDS)で処理することですべての蛋白質が陰極から陽極へ分子量の差によって分離可能となる(SDS-ポリアクリルアミドゲル電気泳動：SDS-PAGE)．また，一次元目に等電点電気泳動を実施し，二次元目にSDS-ポリアクリルアミドゲル電気泳動を実施する二次元電気泳動という方法も存在し，今日のプロテオーム解析に頻用されている．

電気泳動には上述の担体(支持体)を使用する支持体電気泳動に加えて電界溶液のみで行う無単体電気泳動がある．無単体電気泳動は現在ではキャピラリー電気泳動に応用されている．キャピラリー電気泳動は，超微量・省資源型の電気泳動であり，高い分解能に加えてさまざまな電気泳動の分離モード選択が可能となる．このため，低分子物質から，糖，蛋白質，核酸にいたるまで広範囲へ応用されている．電気泳動に際してはすべてにおいてジュール熱が発生することから，対流により分離が不明瞭になり，支持体の乾燥・歪みなどさまざまな不都合が生じることになる．よってこ

の対策が最も重要となる．

2. 支持体

　試料成分における分子の荷電の差を中心に分離する電気泳動用の支持体としてはセルロースアセテート膜とアガロースゲルが一般に用いられる．特にセルロースアセテート膜は血清蛋白分画用の支持体としてさまざまな製品が開発され，近年，わが国で電気浸透ゼロの支持体が開発されるに至っている．アガロースゲルは特にアイソザイム分析，リポ蛋白電気泳動用として使用されている．アガロースは寒天成分アガーをより精製したものであるがアガーゲルのほうがより電気浸透が強いことからアガロースとの混合ゲルが免疫電気泳動の支持体として利用されている．

　分子量の差に準じた分離を目的とする場合には，より高濃度のアガロースゲル，ポリアクリルアミドゲルあるいはデンプンゲルが用いられる．ポリアクリルアミドゲルとはアクリルアミドと架橋剤である N, N'-メチレンビスアクリルアミドを重合促進剤〔過硫酸アンモニウムと N, N, N', N'-テトラメチルエチレンジアミン（TEMED）〕のもとでポリマーとしたものである．アクリルアミドと架橋剤の濃度および濃度比を変えることで分子篩効果を調節可能となる．ただし重合したポリアクリルアミドゲルは安全であるが，アクリルアミドモノマーとビスアクリルアミドは神経毒であることから，取り扱いには厳重注意が必要となる．

3. 移動度と影響因子

　電気泳動において同じ試料であっても，溶媒（電気泳動緩衝液）の種類およびイオン強度（μ）によって移動度は変化する．電気泳動に用いられる緩衝液のイオン強度は次式で定義される．イオン強度による移動度の変化は，荷電粒子の周囲には逆の荷電のイオンが集まり電気二重層が形成されたことから見かけ上の有効荷電が変化するためと考えられる．

$$\mu = 1/2 \sum (CZ^2)$$
　　　C：緩衝液イオンの濃度，Z：イオンの荷数

この電気二重層が形成されるかは緩衝液の種類と濃度により異なる．イオン強度の大きな緩衝液を用いると，荷電粒子の移動度は遅くなるが分離能は向上することになる．しかし，ジュール熱の発生により緩衝液中より水分が蒸発することになる．反対にイオン強度の小さな緩衝液を用いると移動度は速くなるが分離能は低下する．このような観点から，日本電気泳動学会の血清蛋白のセルロースアセテート膜電気泳動法の標準法では，イオン強度 0.05，pH 8.6 のバルビタール（ベロナール）緩衝液を使用することが定められている．

F 免疫学的分析法

　臨床化学分析において，電解質，グルコース，終末代謝産物，アルブミンなどは血中濃度でも mmol/L のオーダーで存在しそれぞれ化学的（酵素的）測定法により分析可能となる．しかし血清蛋白では IgG レベル（μmol/L）の蛋白質から微量蛋白質，ホルモン，血中薬物レベル（fmol/L）までの測定はすべて免疫学的分析法により実施される．

1. 抗原抗体反応

　抗原抗体反応を用いて対象物質を測定する場合，必要となるものが対象物質に対する特異抗体である．低分子ホルモンや薬物などはそれ自身では免疫原性はなくても，キャリア蛋白と結合させた免疫方法により容易に特異抗体が作成され，低分子から高分子に至るさまざまな生体物質が抗原抗体反応によって測定されている．抗原抗体反応を定量的に測定するためには，凝集反応を直接光学的に定量する方法と，試薬として使用する抗体あるいは抗原にトレーサー（放射同位元素，酵素，蛍光物質，化学発光物質など）を結合させ目的物質を測定する方法に大別される．

　いずれの抗原抗体反応においても，通常の化学

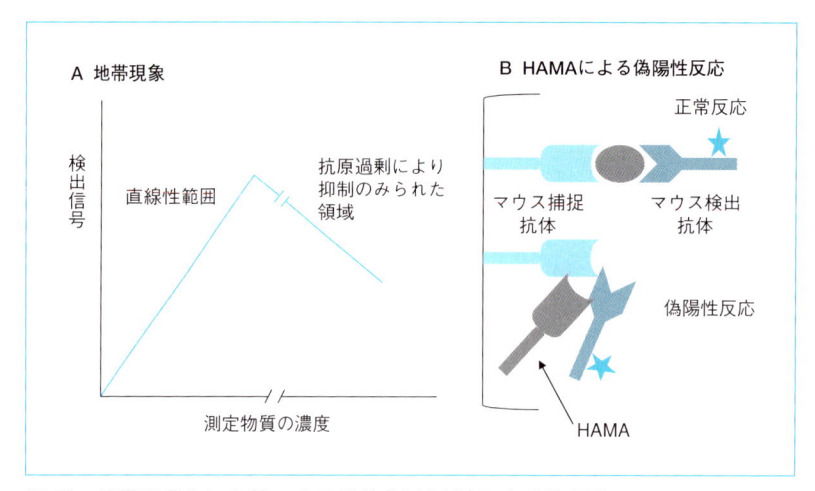

図13 地帯現象とヒト抗マウス抗体(HAMA)による偽反応

反応とは決定的に異なる免疫反応の特性を理解しておくことが重要となる．その第一は測定対象物質が圧倒的に大量に存在する場合にみられる地帯現象(プロゾーン現象，フック現象)により，見かけ上，低値を示す問題である(図13A)．地帯現象は抗原抗体反応に普遍的にみられる現象であることから，自動分析機を用いた免疫自動分析装置には抗原過剰を検知する工夫がされているが，実際の患者検体の検査に際しては慎重な対応が必要となる．このように測定対象物質が大量にみられた場合，自動分析装置のサンプルプローブによる持ち越し現象(キャリーオーバー)も時にみられることがあり注意が必要となる．

第二は測定検体中に内在するリウマチ因子，M蛋白，ヒト抗マウス抗体(HAMA)などの異好性抗体などにより，稀に非特異反応あるいは偽反応が生じる問題である(図13B)．リウマチ因子はヒトのIgGを超えて哺乳動物のIgG/Fc部分に反応することを理解しておかなければならない．多発性骨髄腫や原発性マクログロブリン血症においてみられるM蛋白は量的異常，熱依存性蛋白(パイログロブリン，クリオグロブリン)などの質的異常がみられた場合，臨床化学分析においてさまざまな異常反応を示すことがあり注意が必要である．また，マウス由来の捕捉抗体と検出抗体それぞれに反応するHAMAにより偽陽性反応が稀にみられることがある．この場合，他の関連検査所見と矛盾する検査結果を示すことになり，HAMAの関与を想定した検索が必要となる．現時点では，患者血清中に測定試薬系では吸収しきれない大量のHAMAがある場合あるいは特殊なHAMA(抗イディオタイプ抗体など)が存在する場合，図13Bに示すような偽反応が引き起こされると考えられる．ほかにもマウス以外の動物蛋白に対する抗体が干渉することもある．

2. 免疫比濁法と免疫比ろう法

免疫比濁法(turbidimetric immunoassay；TIA)と免疫比ろう法(nephelometric immunoassay)とは，いずれも溶液内の抗原抗体反応に起因する混濁溶液の吸光度および光散乱強度を標準物質と比較して，目的物質の濃度を測定する免疫学的定量法である．図14に両者の基本的な測定原理について示す．免疫比濁法は抗原抗体反応の凝集塊に光を照射して，散乱による光の減衰(吸光度)を分光光度計(自動分析装置)で測定するのに対して，免疫比ろう法は特定の角度の光散乱強度を測定することになる．両方法はいずれも対応する抗体あるいは抗原をラテックス粒子に固定化し間接抗原抗体反応を原理とする方法で測定すると検出感度が上昇する．図14でAは，直接抗原抗体反応による免疫比濁法を，Bはラテックス粒子を介した間接抗原抗体反応による免疫比ろう法を示す．

A 免疫比濁法　　　　　　　　　　　　B 免疫比ろう法

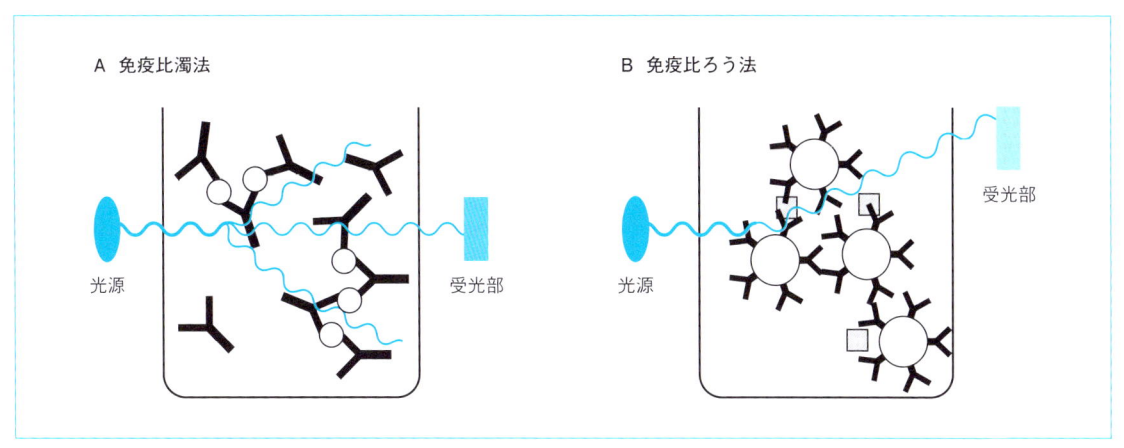

図14　免疫比濁法と免疫比ろう法

　臨床化学分析においては，免疫比ろう法は専用自動分析装置が必要である一方，免疫比濁法は汎用自動分析装置においても測定可能であるが，通常の臨床化学分析と異なり検量線がシグモイド曲線となることから多点検量線の作成が必須となる．免疫グロブリンをはじめ微量血漿蛋白や腫瘍マーカーなどに応用されている．

3. 放射免疫測定法（RIA）

　放射免疫測定法（radioimmunoassay；RIA）とは，1959年，S A Berson と R S Yalow によって発表された世界初の高感度な免疫学的測定法である．それは追跡子（トレーサー）として^{131}I-インスリンを用い検体中の血清インスリンを測定する方法であり，抗原抗体反応の特異性と放射能活性を測定するというきわめて高感度な測定法であった．本法の開発によって，これまで免疫学的測定法が困難とされていたホルモンの測定が次々と可能になり世界の内分泌学の発展に寄与した．反応操作の基本は用手法で，放射能活性はガンマーカウンターにより測定する．本法は感染症検査として初めて，B型肝炎ウイルスの HBs 抗原および HBs 抗体の高感度測定にも応用され多大な貢献を果たした．さらにはその後に開発されたさまざまなトレーサーを用いる高感度免疫学的測定法の原型となった．

　しかし，検査に伴う放射性廃棄物の問題と自動化が難しいとの観点からトレーサーを酵素，蛍光，化学発光物質に置き換える方法（non-RIA）が開発されてきた．この結果，一部の RIA でなければ分析できない項目を除いて，高感度な免疫化学的分析にて測定する項目については non-RIA 法にシフトしてきた．

4. 酵素免疫測定法（EIA）

　酵素免疫測定法（enzyme immunoassay；EIA）とは，酵素で標識した抗原（酵素標識抗原）あるいは抗体（酵素標識抗体）により，試料中の抗原物質を定量する方法である．免疫反応を用いることから特異性が高く，検出は標識酵素の活性を測定することになり一般に検出感度が高い．測定は通常の分光光度計で可能であることから広く普及してきた．96穴マイクロプレートを固相とし抗原もしくは抗体を物理的に結合した酵素標識抗体（抗原）を用いた測定法を，特にエライザ（enzyme-linked immunosorbent assay；ELISA）という．この場合はマイクロプレート用の分光光度計としてプレートリーダが必要になる．標識酵素として，一般にペルオキシダーゼ（EC 1.11.1.7）やアルカリ性ホスファターゼ（EC 3.1.3.1）が用いられる．

　EIA をより高感度にすべく方法としてアビジン-ビオチン複合体（avidin-biotinylated peroxi-

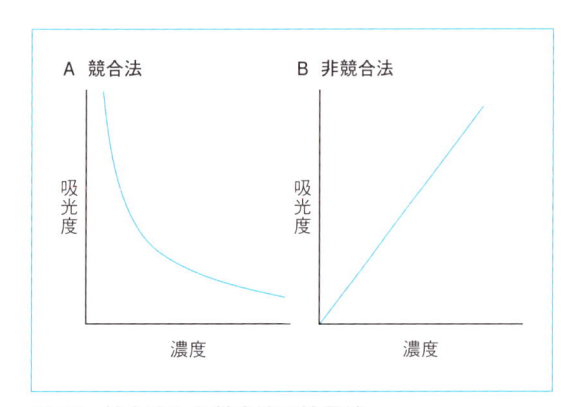

図15　競合法と非競合法の検量線

dase complex：ABC)法を応用した方法も考案され広く応用されている．本法は，アビジンとビオチンの反応が抗原抗体反応よりはるかに強い結合力を示し不可逆的な反応であることを利用したものであり，ビオチン化抗体にアビジンに結合したペルオキシダーゼ(アビジン・ペルオキシダーゼ複合体)を反応させるものである．したがってわずかの抗原抗体反応であっても酵素活性を示すことになることから検出感度が上昇する．

また，同様に検出感度を上げるための方法として，ペルオキシダーゼやアルカリ性ホスファターゼの通常の基質ではなく蛍光基質あるいは化学発光基質を用いるEIAも開発され，それぞれFEIA(fluorescent-)，CLEIA(chemiluminescence-)して普及している．現在のEIAは，専用の自動分析装置により多検体を迅速に分析可能となり，微量蛋白，ホルモン，腫瘍マーカー，血中薬物濃度などの測定に応用されている．しかし，このような高感度分析には，非特異反応防止の観点から特に分析器周辺の防塵対策，反応ライン，基質液管理などメンテナンスが重要となる．

5. ホモジニアス法とヘテロジニアス法

ホモジニアス法とヘテロジニアス法とは，酵素免疫測定法の反応系による分類である．ホモジニアス法(均一法)の測定は抗原抗体反応から検出まで完全に溶液のままで実施される．世界で初めて血中薬物の測定として開発されたEMIT(enzyme multiplied immunoassay technique)法が代表的な方法である．この反応は薬物抗原にラベルされた酵素が抗原抗体反応により立体障害を受けて酵素活性が阻害されることを利用したものである．ヘテロジニアス法(不均一法)は固相化された抗体もしくは抗原を用いて抗原抗体反応を実施し洗浄操作によりB/F分離(固相と結合する物質と遊離の物質の分離)が必要となる．

6. 競合法と非競合法

ヘテロジニアス法(不均一法)には反応原理から競合法と非競合法に分類される．競合法は，固相に抗体を結合させたところに検体と酵素標識抗原を添加し，抗原抗体反応(競合反応)をさせる．その後，洗浄により未反応物質を除去し酵素基質と反応・発色させ，吸光度を測定して検体中の抗原量を測定するものである．このとき検体中に測定抗原が多い場合は，酵素標識抗原の反応は少なくなり，逆に測定抗原が少ない場合は，反対に酵素標識抗原が固相抗体に結合することから，酵素による発色が強くなり図15Aのような検量線を示す．競合法は一般には，低分子物質で抗体の作成が複数作成できないような項目に応用される．

非競合法は，通常は2種類の特異抗体が用いられる．まず固相に抗体(捕捉抗体)を結合したところに検体を添加し抗原抗体反応をさせる(第1反応)．さらに酵素標識抗体(検出抗体)を添加し抗原抗体反応をさせ(第2反応)，洗浄により未反応の検出抗体を除去した後酵素反応を実施し検体中の抗原量を測定する．この場合，測定対象物質が多いほど酵素による発色は強くなり図15Bのような検量線を示す．非競合法の反応形式はサンドイッチ法とも呼ばれ，2回の洗浄操作があることから特異性が高く，検出感度も競合法より高い．

G 電気化学分析法

電気化学分析法とは，電位差や電気量などの電

気化学的変化量を測定し目的物質を定量する分析法の総称である．臨床化学分析において電解質や血液ガスなど分光光度計による正確な分析法が確立していない項目などの定量に応用されている．

1. イオン選択電極

イオン選択電極とは，特定のイオンに対して選択的に応答する電極であり，臨床化学分析においてはNa$^+$，K$^+$，Cl$^-$などの電解質や血液ガスの測定に使用されている．電極法の基本原理は下記のNernst（ネルンスト）の式で示されるように，測定される電位差が測定溶液のイオン活量（イオン濃度）の対数に比例することを利用したものである．実際には比較電極と組み合わせた電池の起電力の測定よりイオン濃度が測定される．

$$E = E_0 + (R \cdot T / z \cdot F) \log a$$

　　E：測定される電位(V)，E_0：電極の種類により異なる標準電位(V)，R：気体定数(J/mol)，T：絶対温度(K)，z：イオン荷数，F：Faraday（ファラデー）定数(C)，a：イオン濃度(mol)

電極の種類として，ガラス膜電極，固体膜電極，液体膜電極および隔膜型電極がある．

ガラス膜電極は，特定のイオンのみ透過性をもつ薄いガラス膜よりなり，ガラス組成によって感応イオンが異なり，H$^+$やNa$^+$の測定に利用されている．固体膜電極は，特定のイオンと結合しやすい物質の単結晶膜や難溶性金属塩を加圧加工した固体膜よりなり，代表的なものとして銀-塩化銀電極がありCl$^-$の測定に応用されている．液体膜電極は，感応物質に液状イオン交換体を用いるものとイオノホア（ionophore）といわれる新規高分子を用いる2種類がある．イオン交換体としては，Cl$^-$の測定に応用されている第4級アンモニウム塩を用いたものがある．また代表的なイオノホアとして図16に示すクラウンエーテルがありNa$^+$やK$^+$の測定に応用されている．同様にバリノマイシンを用いたものはK$^+$の測定に応用されている．現在，Na$^+$とK$^+$の測定に際しては，選択性が高く電極に対する応答が早いことからクラウ

12-クラウン-4
（Na$^+$のサンドイッチ錯体用）

15-クラウン-5
（K$^+$のサンドイッチ錯体用）

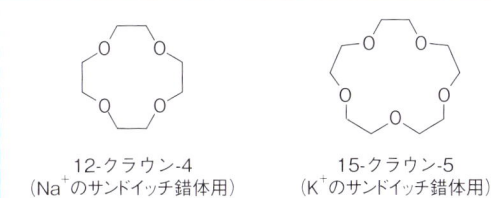

図16　クラウンエーテルの分子構造

ンエーテル膜電極が主流になっている．隔膜型電極は，1本の電極にイオン選択電極と比較電極が組み込まれたガス透過膜をもち，ガスの透過性膜を変えることによりガス感応（CO$_2$，NH$_3$など）電極となる．

イオン選択電極による測定の正確さは，目的イオンに対する特異性に左右され選択係数として数値化もされている．Na$^+$とK$^+$の測定に際しては，両者の血清濃度がかなり異なることからほとんど問題とならない．これに対してCl$^-$の測定に際しては，同じハロゲン族のBr$^-$の干渉（ブロムワレリル尿素系鎮痛剤など）に注意が必要となる．

2. 酵素電極

酵素電極とは，酵素と電極の組み合わせにより目的成分を測定するもので，臨床化学分析においては血中グルコース測定，特に自己血糖測定装置に応用されている．グルコースはグルコースオキシダーゼ（GOD）が作用すると以下のように反応し，O$_2$の消費とH$_2$O$_2$の生成がみられることになり，それぞれ酸素電極あるいは過酸化水素電極によりO$_2$消費量とH$_2$O$_2$生成量を検出することが可能となる．それらの電極ではGODを固定化した膜とO$_2$あるいはH$_2$O$_2$を選択的に透過する膜を組み合わせ血中のグルコースを測定している．GODはβ-D-グルコースに作用するので，α型をβ型に変換してから下記の反応となる．

$$\beta\text{-D-グルコース} + O_2 + H_2O \xrightarrow{GOD} \text{グルコン酸} + H_2O_2$$

3. pHメータ

pH(potential Hydrogen)とは水素イオン濃度指数を正の対数値で表現したものであり、pH指示電極により電気化学的に測定される。pH指示電極として、水素電極、ガラス電極、キンヒドロン電極、アンチモン電極、イオン感応性電界効果型トランジスタ(ISFET)がある。水素電極は、白金黒つき被膜液に浸した電極に1気圧の水素ガスを通気して使用、pH測定の標準電極となるもので、全pH領域の測定に適用される。ガラス電極は水素イオンに透過性を示す薄く加工されたガラス膜、高絶縁体ガラスまたはポリマーからなる本体、内部液、内部電極からなる。内部液には塩化カリウムが緩衝液に一定濃度溶解され内部電極の電位を一定に維持している。内部電極として銀-塩化銀電極が封入されている。ガラス電極には、電極ごとに異なる固有の不斉電位というものがあり、測定時には常にpH標準液(JIS Z8802)により校正が必要となる。pHメータは、pH指示電極、比較電極、電位差計から構成される。

4. 電量滴定

イオン選択電極が開発されるまでは、血清Na^+とK^+は炎光光度法により分析されていたのに対して、Cl^-は電量滴定を原理とするクロライドメーターにて分析されていた。試料を電解液中に加えて定電流で電気分解を開始すると、発生極からAg^+が溶出し、これに電解液中のCl^-が反応してAgClが沈澱する。この電解液中のCl^-が消費され沈澱形成が終了するまでの時間が試料中のCl^-を反映することになる。現在、臨床化学分析においては使用されてはいないが他の生物学的試料ならびに食品分析などに現在も使用されている。

5. ガス分析

臨床化学におけるガス分析は、動脈血中の酸素分圧(P_{O_2})と二酸化炭素分圧(P_{CO_2})である。これらの血液ガス分析は同時にpHを測定し生体の呼吸機能、酸塩基平衡の把握に不可欠となる。P_{O_2}とP_{CO_2}はそれぞれ酸素電極および隔膜型炭酸ガス電極で測定される。酸素電極には、隔膜型ガルバニ電池式電極と隔膜型ポーラログラフ式電極(Clark電極)がある。隔膜型ポーラログラフ式電極には、酸素透過性膜としてテフロン膜を用いている。隔膜型炭酸ガス電極では炭酸ガス透過膜をもち、試料の炭酸ガスが通過すると炭酸水素イオンが生成され、内部液の炭酸水素ナトリウム溶液のpHが変化する。このpH変化をガラス電極により検出してP_{CO_2}を測定する。

H 酵素学的分析法

酵素を測定することについては、古くから蛋白量として測定するのか活性量で測定するかで論争があった。しかし下記の理由より、活性量として測定したほうが有利となることから、現在、酵素学的分析法とは酵素の活性測定を意味することになっている。

❶ 酵素にはアイソザイムがあり単一の酵素量の測定には特異抗体が必要
❷ 酵素反応によって減少した基質あるいは生成物は容易に測定可能
❸ 基質の変化量を測定するほうが蛋白量を測定するより検出感度が高い
❹ 基質の変化量は分光光度法での定量が容易に可能

しかしながら、酵素活性を測定する場合と基質濃度を測定する場合とでは分析理論が基本的に異なることから、厳密には区別して理解すべきである。ここでは酵素を用いた基質濃度の測定を酵素学的分析法として解説する。

1. 酵素と基質

酵素の基質に対する特異性(基質特異性)は非常に高いことから、基質濃度の変化量を正確に測定することで酵素活性を求めることが可能になる。酵素を反応特異性と基質特異性の違いによって分

類すると，系統的な分類が可能となる．このような系統的分類を表す記号として，EC番号がある．酵素のなかには酵素蛋白(アポ酵素)以外に補助物質が加わって初めて活性型酵素(ホロ酵素)になるものもある．補助物質が低分子有機化合物のとき補酵素という．酸化還元反応に関与するものとしてNAD(P)，FMN，FADが，アミノ基転移酵素に関与するものとしてピリドキサルリン酸が，アシル基転移に関与するものとしてCoAがある．

酵素活性値の表現方法には，歴史的にはさまざまな慣用単位があったが，現在では国際単位(U/L)で表示される．1 U/Lとは"試料1 L中に温度30℃で1分間に1 μmolの基質量を変化させることが可能な酵素量が含まれる"と定義されている．

2. 酵素反応速度，Km，Vmax

酵素の反応速度は基質濃度によって変動することになり，下記の酵素反応の一般式より導かれるMichaelis-Menten(ミハエリス-メンテン)の式で与えられる．

$$[E] + [S] \rightleftarrows [ES] \rightarrow [E] + [P]$$

E：酵素，S：基質，ES：酵素・基質複合体，
P：生成物，$k_1 \cdot k_{-1} \cdot k_2$：反応定数，[　]：濃度

この酵素反応で生成物が形成される速度vは次式で示され[ES]に比例する．

$$v = d[P]/dt = k_2[ES] \cdots\cdots\cdots\cdots (1)$$

また反応に関わる全酵素濃度$[E_0]$は，$[E_0] = [E] + [ES]$であることから，(1)式の左辺を$[E_0]$，右辺を$[E] + [ES]$で除すと(2)式が得られる．

$$v/[E_0] = k_2[ES]/([E] + [ES]) \cdots\cdots (2)$$

上記の酵素反応の一般式で反応が定常状態すなわち[ES]が一定で進行すると考えると，ES生成速度とES分解速度は等しくなり(3)式が得られる．

$$k_1[E] \cdot [S] = k_2[ES] + k_{-1}[ES] \cdots\cdots (3)$$

そこで3つの速度定数の比率$(k_2 + k_{-1})/k_1$をKm (Michaelis定数)と定義し(3)式を変形すると(4)

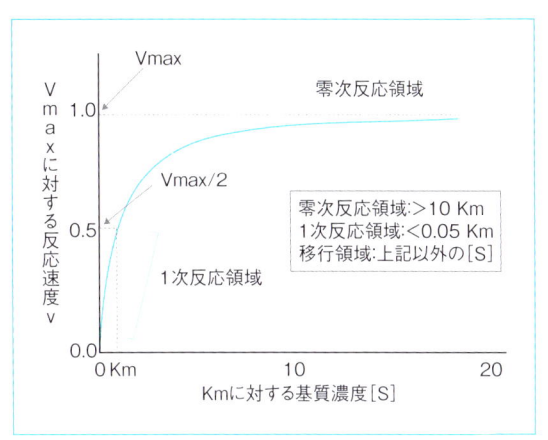

図17 Michaelis-Mentenの式
(基質濃度の変化に対応する反応速度)

零次反応領域：>10 Km
1次反応領域：<0.05 Km
移行領域：上記以外の[S]

式が得られる．

$$[ES] = [E] \cdot [S]/Km \cdots\cdots\cdots\cdots (4)$$

この式を(2)式に代入し，$k_2[E_0]$の項を最大反応速度(Vmax)と定義すると(5)式のMichaelis-Mentenの式が導かれる．

$$v = Vmax \cdot [S]/(Km + [S]) \cdots\cdots (5)$$

この式は酵素の反応速度および反応特性を理解するうえで基本となる考え方となる．

3. Michaelis-Mentenの式，零次反応，一次反応

一定条件下の酵素反応において，(5)式のvと[S]は変数と考えることができ，VmaxとKmは定数となる．そこで，[S]がKmに対して著しく高い条件の場合，分母のKmは無視され(5)式は次式に近似することになる．

$$v = Vmax \cdots\cdots\cdots\cdots\cdots\cdots (6)$$

基質濃度の変化に対応する反応速度の曲線を図17に示す．v = Vmaxの領域は零次反応領域であり，反応速度は基質濃度に関係なくVmaxで一定になることを意味する．零次反応領域は一般に[S]が10倍のKm以上で実現され，臨床化学における実際の酵素活性測定に用いられている領域で

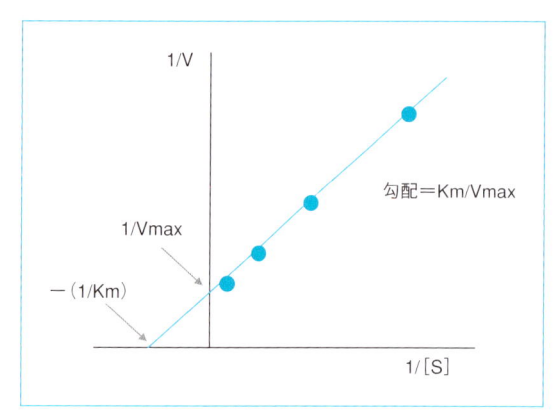

図18 Lineweaver-Burk プロット

4. Lineweaver-Burk プロット，Km と Vmax の測定

Km と Vmax の算出には，Michaelis-Menten の式 v = Vmax・[S]/Km+[S] を，逆数で表現した次式 Lineweaver-Burk（ラインウィーバー-バーク）の式が用いられる．

$$1/v = (Km/Vmax) \cdot 1/[S] + 1/Vmax \cdots\cdots (8)$$

ここで，(8)式は y=ax+b の一次関数と理解され，変数 1/v を y 軸に，1/[S] を x 軸にとると図18 に示すような図（Lineweaver-Burk プロット）が完成する．Michaelis-Menten の式からは不正確な Vmax から Km が求められることから，実際には Lineweaver-Burk プロットにより正確な Km の値が算出される．図18 に示すように，(8)式から直線の勾配は Km/Vmax を，y 切片は 1/Vmax を，x 切片は −(1/Km) をそれぞれ示すことになる．Lineweaver-Burk プロットは，ほかにも酵素の阻害形式の分析にも応用されている．図19 に示すように拮抗（競合）型，非拮抗（非競合）型あるいは混合型の阻害形式を Km と Vmax の変化より判断される．すなわち拮抗型の阻害形式を示す場合は，Vmax は変わらないが Km が大きくなる（基質親和性の低下）．非拮抗型においては，Km は変化しないが Vmax が低下する．混合型において Km は大きくなり（基質親和性の低下）Vmax は低下する．

ある．実際に [S]=10 Km のとき，(5)式に代入すると v=0.91 Vmax，また同様に [S]=20 Km のときは v=0.95 Vmax となり，零次反応領域では v は Vmax の 91％ 以上となる．

反対に [S] が Km に対して著しく低いときは，(5)式で分母の [S] は無視され (5)式は次式に近似することになる．

$$v = (Vmax/Km) \cdot [S] \cdots\cdots\cdots\cdots (7)$$

この領域は 1 次反応領域であり，反応速度は基質濃度に比例することになる．1 次反応領域は一般に [S] が 0.05 Km 以下の値で起こる反応と考えられている．この領域は酵素の反応速度から基質濃度を測定することに応用されている．

また，(4)式は Km=([E]・[S])/[ES] と変形され Km は基質濃度 (mol/L) であると理解できる．そして Michaelis-Menten の式 v=Vmax・[S]/(Km+[S]) において，[S] が Km と等しいと仮定すると v=Vmax/2 となることから，図17 に示すように Km とは Vmax の 1/2 を示すときの基質濃度を意味することになる．

Km=([E]・[S])/[ES] の考え方から，Km が小さい酵素では [ES] が高いことから，基質濃度が低くても酵素との結合が可能となり (1)式の考え方より反応速度が高くなる．Km が高い酵素ではその逆となることから，Km の大小は酵素と基質の親和性を示すことになる．すなわち Km が小さいと基質親和性が高く，Km が大きいと基質親和性が低いことを示し，広く利用されている．

5. 測定条件

同一の酵素であってもアイソザイムがある場合には，アイソザイムにより基質に対する親和性 (Km) が異なる．さらに基質濃度をはじめ下記のさまざまな変動因子により酵素活性は大きく異なる．

❶ 基質の種類
❷ 基質濃度
❸ 反応温度
❹ 緩衝液の種類
❺ 緩衝液の pH

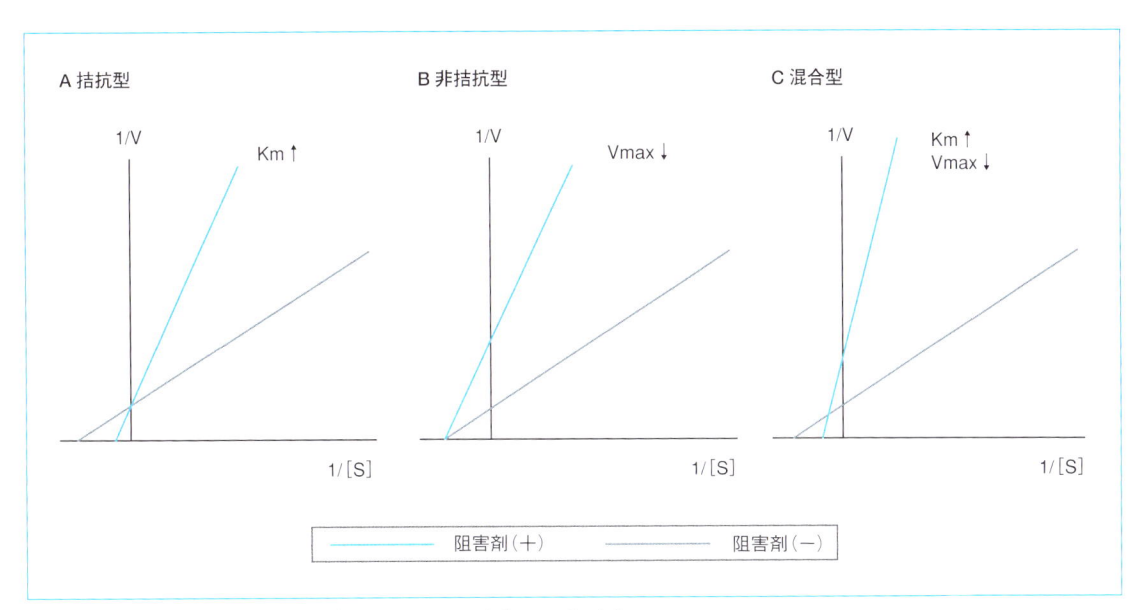

図19 Lineweaver-Burk プロットによる酵素の阻害形式

❻ 補酵素・補助因子の有無

そこで国際臨床化学連合(IFCC)および日本臨床化学会(JSCC)において各酵素の基準法が議論され今日のJSCC常用基準法が完成するに至っている．JSCC常用基準法は基本的にはIFCC基準勧告法に準じているが，測定温度がわが国では37℃であるのに対して，国際的には30℃であることから活性値の相互評価には注意しなければならない．

6. 活性検出系

臨床化学分析で用いられる酵素活性測定法の共通検出反応として，主に下記の2つの方法に大別される．

❶ 補酵素NAD(P)Hの変化量(340 nm)を検出する方法
❷ 4-ニトロフェノール系(または4-ニトロアニリン系)物質を検出する方法

補酵素NAD(P)Hの変化量を検出する方法は，一般に酸化還元酵素や転移酵素の活性に用いられる．$NAD(P)^+$および$NAD(P)H$はともに260 nmに極大吸収をもつが，還元型の$NAD(P)H$は340 nmにも極大吸収をもつことから，NAD(P)Hの吸光度を測定し酵素活性定量に応用される．実際にはLD，CK，ASTおよびALTの測定に応用されている．

$$NAD(P)^+ + H_2O \underset{}{\overset{2H}{\rightleftarrows}} NAD(P)H + H^+$$

本反応系は，アイソザイム電気泳動における酵素活性染色液にも応用されている．すなわちNAD(P)Hの増加をジアホラーゼによりテトラゾリウム色素(NTB)と反応させると紫色色素ホルマザン(不溶性色素)が生成されるものである．

これに対して，発色反応に導く共通検出系として4-ニトロフェノール系(または4-ニトロアニリン系)物質の合成基質を用いた酵素活性測定法がある．4-ニトロフェノール(4-NP)系物質はALP，AcP，AMYに，4-ニトロアニリン(4-NA)系物質はLAP，γ-GTなどの活性測定に応用されている．図20にNAD$^+$および4-ニトロフェノールの構造式を示す．他の発色系として過酸化水素(H_2O_2)を測定する検出系も多く利用されている．生成したH_2O_2をペルオキシダーゼ(POD)存在下でフェノールと4-アミノアンチピリン(4-AA)を酸化縮合させ赤色キノン色素へ導く反応が基本となる．本法の利用価値は高くさまざまな項目の酵素学的分析法に応用されているが，試料中のアス

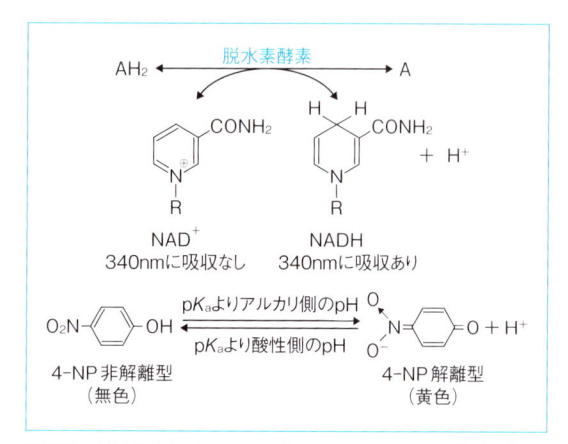

図20 NAD⁺および4-ニトロフェノールの検出系

コルビン酸やビリルビンなどの還元性物質により負の誤差を生じることが欠点となっていた．現在では，第一反応においてアスコルビン酸オキシダーゼ，ビリルビンオキシダーゼあるいは他の酸化剤を用いた方法が開発されている．しかし，還元性物質の完全な除去は難しいことを十分承知しておかなければならない．

7. 終点分析，初速度分析

終点分析および初速度分析についての実際の測定法については分光光度計のところで説明した．ここでは酵素活性測定に関して説明する．

終点分析は，酵素反応が平衡に達した状態で測定するものであり平衡分析ともいわれる．図17に示した零次反応領域で測定することを意味する．この方法は生成物の量が多いため測定感度が高く測定精度も良好であることから臨床化学分析に広く用いられている．一般に試薬盲検を差し引くことになり，Kmが小さく，Vmaxが大きく反応の平衡が安定していることが適応の条件となる．

これに対して初速度分析は，時間ゼロでの酵素反応速度を測定する方法であり，単位時間あたりの反応速度が直線的である部分を測定する．一般的な酵素活性の測定に利用されているが，基質濃度が十分高い条件でVmaxでの酵素活性を測定している．反対に希薄な基質濃度を測定するには図17に示した一次反応領域を用いる．このとき，[S]はKmに対してきわめて小さいことからMichaelis-Mentenの式で述べたように$v=(V/K_m)\cdot[S]$となり速度と[S]は直線関係になり基質濃度を測定することが可能になる．初速度分析では理論上，試薬盲検は不要となる．

I 自動分析法

すべての分析において，検体採取にはじまり，試薬分注，混合，インキュベーション，反応停止，吸光度測定，濃度演算，記録が必要となる．現在の自動分析装置はそれらの一連の作業がすべて自動化されており，さらに検体検査自動搬送システムとの融合により採血された検体自身が分析ラインへ移動し，分析された測定結果については一定のチェックの後ただちにオーダー側へ送信されるに至っている．自動分析装置の開発と発展は，あらゆる検査が迅速・正確な検査になることに大きく貢献し，臨床検査の使命と果たすべき役割を確固たるものにしてきたと思われる．また自動化により省力化された人材と時間は，時代に適合した新規検査項目の採用と業務範囲の拡大に費やされ，発展する病院検査部づくりに役立ってきた．

しかし自動分析装置を100%盲信していると少ない事例ではあるが検査過誤に陥る可能性もあることを念頭においておかなければならない．そのためには自動分析装置の特徴でもある自動チェック機能を熟知し，分析者の役割は何かということを常に考えることが重要となる．下記に主なチェック機能を示すが，自動分析機は数多くのエラーメッセージを発するので，そのつど適切かつ迅速な対処が要求される．

❶ 試料サンプリング量チェック(圧力センサー)
❷ 検体ブランクチェック(溶血，高ビリルビン，乳び)
❸ 試薬バーコードチェックと分注量チェック
❹ 試薬ブランクチェック(試薬の劣化，検体との異常反応)
❺ 反応タイムコースチェック
❻ 直線性チェック(初速度分析)

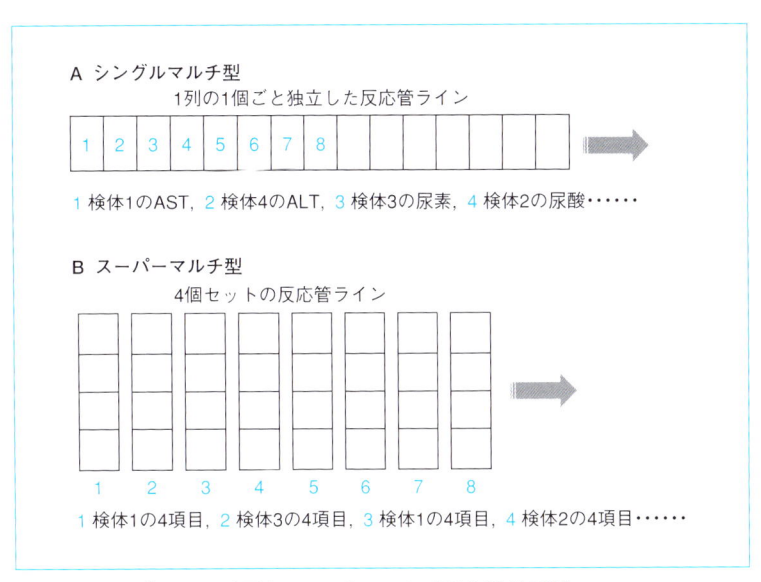

図21　シングルマルチ型とスーパーマルチ型自動分析機

❼ 反応限界吸光度チェック
❽ 標準液の吸光度チェック
❾ プロゾーンチェック（免疫比濁法）
❿ 自動再検検体チェック（分析者の判断も重要）

1. ディスクリート方式

　歴史的には，自動分析の基本原理として連続流れ方式や遠心方式あるいはドライケミストリの自動分析機もあったが，現在ではほとんどがディスクリート方式となっている．ディスクリート方式自動分析機は一見，複雑なイメージであるが原理は基本的には用手法に準じた手順を統合したものにほかならない．ディスクリート方式の反応管は吸光度測定用のセルであり，基本的な流れは検体の分注，第1試薬分注，混合，吸光度測定，第2試薬分注，混合，吸光度測定，洗浄操作，セルの乾燥の各部門よりなる．インキュベーションは室温の場合と37℃の場合があり，セルは破損・汚れをセルブランクチェックされ一定期間使用される．また，試薬類は項目により室温あるいは冷蔵庫管理される．

　精度管理上チェックすべきポイントとして，検体の分注は1本のサンプルプローブで実施することから詰まりとキャリーオーバー，多種類の反応試薬を同一の分注機で行う場合の試薬間汚染，ミキサー（撹拌棒）のセル間汚染，洗浄精製水の純度など注意すべき点は多い．また装置全体のメンテナンスには細心の注意を払わなければならない．ディスクリート方式自動分析機はその基本構造からシングルマルチ型，スーパーマルチ型あるいは両者の混合型がある．

2. シングルマルチ型

　シングルマルチ型（図21A）とは，1つの反応管ラインで多項目をランダムアクセスに分析する方法である．また，試薬吸引はピペッティング方式で各項目の試薬が分注される．これは用手法で試薬をピペットで一定量を吸引し分注する操作と基本的には同様となる．そのため，シングルマルチ型自動分析機にて分析しようとする試薬組成を熟知し，洗浄操作があったとしても同一の反応管・ピペットを用いることでクロスコンタミネーションが生じないか考慮する必要がある．例として，総蛋白の試薬中には硫酸銅が含まれることから血清銅の測定に際して，AST・ALTの測定試薬中にはLDが含まれることからLD測定に際してなどいくつかの配慮が必要となる．さらに免疫反応を用いた項目と酸・アルカリ試薬のクロスコンタ

ミネーションも重要となる．したがって本原理の自動分析機を使用するためにはあらかじめ検査項目の分析順序を検討することが重要となる．本原理の最大の利点は試薬量が必要最低限で済むため経済性に富むことにあり，分析項目をより多く設計できることにある．

3. スーパーマルチ型

スーパーマルチ型(図21B)では，通常4つの反応管で1ユニットが構成され1ユニットで4項目の測定が実施される．1検体の検査項目が4項目を超えた場合は4の倍数の測定項目が対象となることからセット検査に有効な方式となる．また，試薬の分注はディスペンシング方式が採用されている．すなわち個々の試薬ごとにディスペンサーと試薬ボトルがチューブで連結されており，そこから一定量が反応管に分注されることになる．このためスーパーマルチ型ではクロスコンタミネーションは基本的には無視できる利点がある．しかし，測定開始時に通常，試薬ラインのフラッシングを実施することになることからロスを考慮しなければならない．スーパーマルチ型の最大の特徴は時間あたりのテスト数が最大であることである．

4. ドライケミストリ

ドライケミストリとは，文字どおり乾燥した試薬と試料を多層フィルム上で反応させることにより目的成分を定量する方法である．基本的に水は不要のため廃液は発生しない．反応管内の溶液反応とは異なり，操作が簡便で試薬調製の必要が不要であることが最大の特徴となる．反応試薬に該当するものは反応試薬が固定化された多層フィルムで，それに検体をサンプリングし自然拡散により試薬と反応することとなる．多層フィルムは拡散相，試薬相，支持相よりなり，反応原理についてはそれぞれの項目の溶液内反応の原理に準じるものとなる．フィルムの呈色強度を入射光と反射光の比率から行い目的物質を定量するもので

Bouguer-Beerの法則は成立しない．通常の自動分析機に応用されている項目に加え，イオン選択電極および酵素電極で測定される項目も測定可能となっている．本法は，通常の自動分析法に対して試薬コストが高いことと分析精度がやや落ちることが欠点とされるが，全血を用いた分析が可能であり緊急検査や後述の簡易検査(POCT)に広く利用されている．

J POCT

ポイント・オブ・ケア・テスティング(POCT)とは，患者自身や患者より採取された検体が検査を実施する場所へ移動あるいは運ばれるのではなく，医療従事者(医師，看護師，臨床検査技師，その他)自身がベッドサイドへ行き簡便な方法で迅速に検査を行うことを意味する．検査法は基本的にドライケミストリを原理とする方法を採用している．このリアルタイム検査は，患者の病態把握のうえで最低限で最重要な項目のみを対象とし，得られた検査結果は迅速な診断・治療に活かされることから文字通り「患者中心の検査」となる．しかし，POCTのいずれの検査項目も本来実施している当該病院検査部あるいは外部検査機関のデータと基本的に一致あるいは相関するものでなければならない．このことから簡便な機器ではあるがPOCT機器のメンテナンス，精度管理，分析データの管理が重要となる．このような業務を担当する立場の人をPOCTコーディネーターといい，通常は当該病院検査部の臨床検査技師が担当することになる．

1. 小型簡易測定器

わが国で最も普及しているPOCTデバイスが自己血糖測定装置(self-monitoring of blood glucose；SMBG)であり，これは患者自身による検体採取と測定が容易に実施可能な設計となっている．自己血糖測定装置の反応原理は酵素電極を採用しているが，検体の微量化が進み$1.0\,\mu L$未満

量でも測定が可能となっており，測定時間は10秒前後である．

ほかにポータブル血液ガス分析機や小型臨床化学検査装置も出現しているが，いずれも手のひらに載る程度の小型簡易測定器である．また近年，救命救急現場で需要の高い項目が測定可能な小型免疫蛍光分析装置や後述のイムノクロマトグラフィを自動化した小型デンシトメトリー付分析装置なども開発されるに至っている．

2. イムノクロマトグラフィ

簡易測定機器を用いたPOCT以外で用いられる主たる原理がイムノクロマトグラフィである．一般的なイムノクロマトグラフィの原理を図22に示すが，ペーパークロマトグラフィをイメージすると理解しやすい．すべての反応は，デバイス中の多孔質膜上で展開される．イムノクロマトグラフィは，ごく微量（μLレベル）な試料により短時間（平均10分程度）でなおかつ比較的高感度で検査結果が得られることが大きな利点となる．

試料注入口に，血清をはじめとしたさまざまな試料（場合によっては前処理された試料）を挿入すると，同位置にあらかじめ塗ってある測定対象物質に対する特異抗体を感作した着色済みのラテックス粒子もしくは金コロイド粒子（反応液）とともに図22の矢印方向へ浸透していく．ここで，サンプリングした試料と反応液の量が適切であり矢印方向へ確実に浸透した場合には，C（コントロール）ラインにあらかじめ塗っておいた反応液の捕捉抗体と反応し発色することになる（正常反応）．したがって，もしCラインが発色しなければ検査は無効となり再測定となる．一方，試料中に測定対象物質があった場合は免疫複合体が形成されて浸透していくことになり，T（テスト）判定ラインであらかじめ塗っておいた測定対象物質の特異抗体により捕捉されサンドイッチを形成し発色することになる．したがって結果の判定は，Cラインのみの発色は陰性，CおよびTラインが発色した場合は陽性となる．イムノクロマトグラフィを応用したPOCTは表3に示すように，臨床化学領域

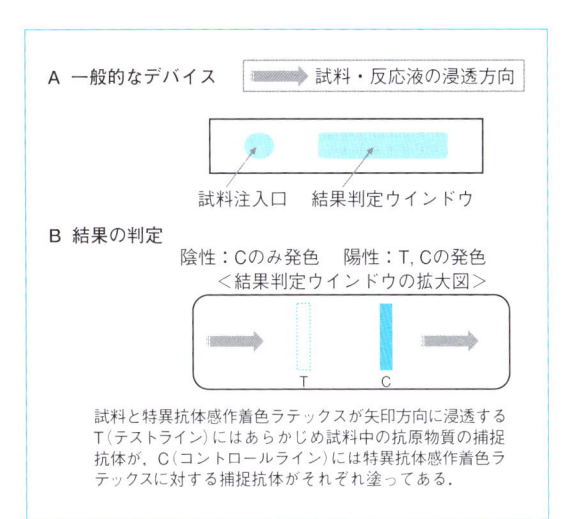

図22 イムノクロマトグラフィの原理

はもちろん感染症，薬物・毒物検査などさまざまな領域に迅速検査に応用され成果をあげている．

3. POCTの問題点と展望

これまで述べてきたように，緊急性のある検査情報を患者のそばで迅速・簡便に得られることの意味は大変大きい．当然のことであるがPOCTで得られるデータは，システム化・精度管理された本来の検査室のデータの信頼性からみるとやや劣ることになる．しかし，そこでPOCTで得られたデータが参考データにとどまるようならばPOCTの意義は果たせない．検査室との結果のバイアスを明確に把握し臨床側にも情報提供する必要があり，POCTデータも検査室のデータとともに一括管理することが重要となる．またPOCTデータの精度をあげるためには本来検査業務に携わらないPOCTの術者への検査管理教育も重要となる．POCT先進国の米国では救命救急医療への普及が拡大傾向にあり，コスト高な検査であるもののPOCTの普及が医療費抑制に貢献しているとのデータもある．患者中心のチーム医療が定着しつつある今日，意義深いPOCTの普及には今後はPOCTコーディネーターの果たす役割が大きいといえる．

表3　イムノクロマトグラフィが応用されている迅速検査

分野	検査項目
感染症 ウイルス感染症	HBs抗原, HBs抗体, HCV抗体, HIV抗体, インフルエンザウイルス抗原(A型, B型), RSウイルス抗原, ロタウイルス抗原, アデノウイルス抗原, ノロウイルス抗原
細菌感染症	肺炎球菌抗原, レジオネラ抗原, A群β溶血性連鎖球菌, 結核菌群特異抗原 MPB64, ヘリコバクター・ピロリ抗原, ヘリコバクター・ピロリ抗体, 大腸菌O-157, クロストリジウムA抗原,
クラミジア感染症	クラミジア抗原
スピロヘータ感染症	トレポネーマ抗体(TP抗体)
その他	プロカルシニン
腫瘍マーカー	尿中核マトリックス蛋白質22, がん胎児性抗原(CEA)
心筋マーカー	心筋トロポニンT, ミオグロビン, D-ダイマー, N末端プロ脳性ナトリウム利尿ペプチド(NP-proBNP), ヒト心臓由来脂肪酸結合蛋白(H-FABP), 脳性ナトリウム利尿ペプチド(BNP)
アレルギー	IgE(卵白, 卵黄, 牛乳, オボムコイド, スギ花粉, ヤケヒョウダニ, ネコ上皮)
ホルモン	尿中ヒト絨毛性ゴナドトロピン, 尿中LH, 尿中エストロン-3-グルクロニド
薬物	血中テオフィリン, 尿中覚醒剤
その他	尿中微量アルブミン, 便ヘモグロビン, 子宮頸管粘液中顆粒球エステラーゼ, 腟分泌液中ヒトインスリン様成長因子結合蛋白1型(IGFBP-1)

〔日本臨床検査自動化学会誌, 33(Suppl 2), 2008〕

K 実習

1. 血清蛋白電気泳動

　血清蛋白電気泳動には，標準操作法試案[1]および日本電気泳動学会標準法[2]が報告されている．しかし現在，こちらで紹介されている吸い口を使用した血清のピペッティングにはリスク管理上問題があることから簡便なサンプルアプリケーターを用いる方法について示す．

a. 測定原理

　血清蛋白は塩基性下ではそれぞれが負に荷電する．そこで血清を試料として塩基性緩衝液中でセルロースアセテート(CA)膜を支持体として定電流をかけると，それぞれの蛋白質は陽極に向かって泳動し移動度の違いにより主要な5分画に分離される．すなわち陽極側よりアルブミン(Alb)，$α_1$-, $α_2$-, $β$-および$γ$-グロブリン分画となる．これらの分離された蛋白質を染色し濃度計(デンシトメーター)で各分画の比率(%)を求める．

b. 測定装置

　ここではヘレナ研究所製の製品を用いて解説する．

❶ 電気泳動槽：蓋が密閉でき，ジュール熱発生のため蓋の上から冷却し泳動槽内の湿度を一定に維持することが必要となる．

❷ 定電流装置：最大容量200 Vの定電圧，60 mAの定電流を供給できる装置が必要となる．

❸ デンシトメーター：デンシトメーターもしくは汎用のクロマトスキャナーが必要となる．

❹ 支持体と支持体緩衝化槽：CA膜としてタイタン-Ⅲリポ膜(76×60 mm)を用いる．同支持体はCA膜側が表面で樹脂側(保護板)が裏面になる．CA膜の緩衝化には緩衝化槽(バッファーライザー)が必要となる．

❺ 血清塗布器具一式：マイクロピペット(20 μL)，血清を入れるサンプルウェルプレート(8検体)，支持体の塗布位置決めに用いるアライニングベース，正確に血清を均一量塗布するために用いるサンプルアプリケーター(1回塗布量

---

1) 芝 紀代子：日本電気泳動学会標準操作法の現状とその問題点. 生物物理化学，41：121-125, 1997
2) 狩野有作，ほか：セルロース膜電気泳動法. 日本電気泳動学会(編)：最新　電気泳動実験法. 13, 医歯薬出版，1999

は約 0.3 μL)が必要となる.

❻ CA 膜用ピンセット:緩衝液用,染色・脱色液用 2 本必要となる(膜を傷付けない先端が平坦なもの).

❼ 染色液用バット:蛋白染色液(ポンソ 3R 染色液)用蓋付バット 1 個

❽ 脱色液用バット:脱色液用(2%酢酸)蓋付バット 4 個

❾ その他:泳動槽用濾紙(2 枚),緩衝液拭き取り用濾紙(数枚),染色液・脱色液専用濾紙などが必要となる.

c. 試薬

❶ バルビタール緩衝液(0.06 mol/L,pH 8.6,イオン強度 0.05):5,5'-ジエチルバルビタール酸(ベロナール,$C_8H_{12}N_2O_3$,分子量 184.2)1.84 g(0.01 M)と 5,5'-ジエチルバルビタール酸ナトリウム(ベロナールナトリウム,$C_8H_{11}N_2O_3Na$,分子量 206.2)10.3 g(0.05 M)に約 800 mL の精製水を加え加熱溶解(80~90℃)する.冷却後 pH を調整し精製水を加えて 1,000 mL とする.これらの試薬購入には保健所の許可が必要になることから製品化されたものを使用することも可能である.

❷ ポンソ 3R 染色液:ポンソ 3R $(CH_3)_3 \cdot C_6H_2 \cdot N=N \cdot C_{10}H_4(OH)(NaSO_3)_2$ 0.8 g を 6 g/dL トリクロロ酢酸水溶液 100 mL に溶解する.溶解後に濾過して使用する.遮光下の室温保存で 6 か月使用可能となる.製品化された溶液を使用することも可能である.

❸ 2%酢酸溶液:氷酢酸 20 mL に精製水を加え 1L とする.

d. 被験血清

健常人血清,患者血清(溶血血清,高ビリルビン血清,M 蛋白血症,肝硬変症,ネフローゼ症候群など)を検体として用いる.

e. 測定操作

1) 支持体の緩衝化

必要な枚数の支持体を用意し,キャリーラック

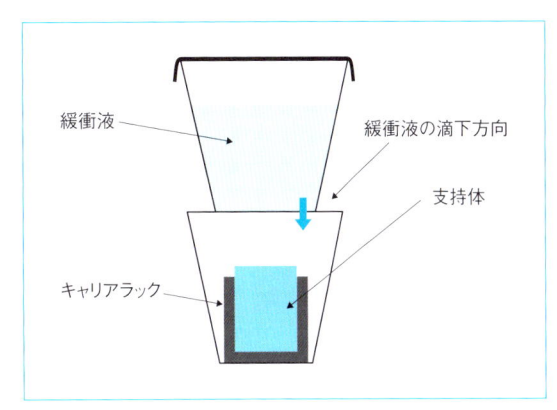

図 23 バッファライザーを用いた支持体の緩衝化

に立て図 23 のようにバッファライザーをセットし,バルビタール緩衝液 700 mL を入れ 20 分間静置する.

2) 電気泳動槽の準備

電気泳動槽の両極にバルビタール緩衝液 100 mL を入れ,泳動用濾紙を同緩衝液に浸し折り曲げブリッジをつくる.このとき,濾紙が泳動用緩衝液の中に入っていることを必ず確認する.蓋をしてアイスパックを載せて冷却しておく.

3) 試料の塗布

被験血清を 5 μL とりサンプルウェルプレートに採る.あらかじめサンプルアプリケーターを精製水に浸した濾紙に上下し,乾いた濾紙で余分な水分を拭き取り準備しておく.緩衝化を終えた支持体を取り出し濾紙で余分な水分を除きアライニングベース上に正確に設置する.なお,陰極側(3:7)が塗布位置となる.このとき,アライニングベースに一滴程度の水分があると支持体は密着する.サンプルアプリケーターをサンプルウエルプレートに装着して試料を吸引する.1 回目吸引したものは余分な濾紙に塗布し,2 回目に吸引した検体を支持体に塗布する.

4) 電気泳動

試料を塗布した支持体の CA 膜側(表面)を下にして極性を間違えないように泳動槽にセットする(図 24).支持体をセットした後,泳動槽の蓋を正

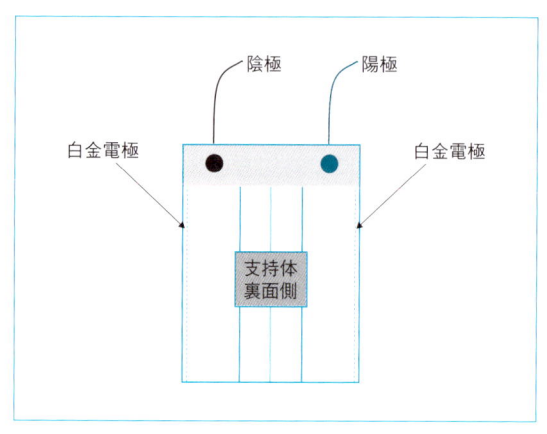

図24 電気泳動槽の平面図

確にセットし5分間静置してから冷却下で通電を開始する(180 V，25分).

5) 染色および脱色

通電が終了した支持体を泳動槽から取り出し，CA膜側(表面)を上にして濾紙上に置き，両極の泳動用濾紙と接した部分の緩衝液を濾紙で押さえて拭き取る(泳動像の乱れを防ぐために重要な操作).この泳動された支持体を染色バットに入れバットを時々揺り動かしながら2〜3分間染色する.この間にトリクロロ酢酸による蛋白固定とポンソ3Rによる蛋白染色が同時に進行する.濾紙で余分な染色液をとり脱色液に移してさらに2〜3分間揺り動かし，次の脱色バットに移し同様な操作を繰り返し，背景の着色がなくなったら綺麗な濾紙で余分な水分を拭き取る.

6) 支持体の乾燥

支持体は自然乾燥もしくは冷風ドライヤーで乾燥させる.熱風をかけると支持体が破損することになるので注意が必要である.

7) デンシトメーターによる定量

乾燥した支持体はただちに490〜540 nmの波長でデンシトメーターにより各分画比(%)を測定する.

f. 注意事項

❶ 試料は原則として血清を用いること.血漿を試料とした場合βとγ分画の間にフィブリノーゲンバンドがみられ，微量M蛋白の有無との関連で混乱することになる.

❷ 通電に際しては電圧計の確認はもとより電流計の表示も必ず確認する必要がある.

❸ 綺麗な電気泳動パターンの作製が正確な定量結果につながることから，試料の塗布，ピンセットと支持体の取り扱いには細心の注意が必要となる.特にさまざまな局面で使用する濾紙については，緩衝液を拭き取ったものは染色操作の以降には使用できないので注意が必要である.

❹ 実際の臨床検査では定量化したデータはもちろん，染色された支持体も保存することが重要なこととなる.

2. LDアイソザイム電気泳動

a. 測定原理

試料の電気泳動を実施し，図25に基づく原理でLD活性染色を実施する.すなわち電気泳動された支持体を乳酸と補酵素NAD^+の混合液で反応(37℃)し，電子伝達体であるジアホラーゼを介してテトラゾリウム塩(水溶性黄色)をホルマザン(不溶性青紫色)に発色させる.

b. 測定装置

血清蛋白電気泳動で用いた装置をそのまま使用することになる.異なる部分は，LD活性染色液を支持体に載せるゲルトレイ，酵素反応停止に用いる1%酢酸溶液のバットが必要になる点である.支持体も血清蛋白電気泳動で用いたタイタン-Ⅲリポ膜を用いる.ただし染色法として2枚染色法(サンドイッチ法)を実施することから電気泳動に用いる枚数の倍数の支持体が必要となる.

c. 試薬

❶ バルビタール緩衝液(0.06 mol/L，pH 8.6，イオン強度0.05)：血清蛋白電気泳動と同様の緩

$$\text{L-乳酸} + \text{NAD}^+ \underset{\text{LD}}{\rightleftarrows} \text{ピルビン酸} + \text{NADH} + \text{H}^+$$

$$\text{NADH} + \text{H}^+ + \text{ジアホラーゼ(FAD)} \longrightarrow \text{NAD}^+ + \text{ジアホラーゼ(FADH}_2\text{)}$$

$$\text{ジアホラーゼ(FADH}_2\text{)} + \text{テトラゾリウム塩(NTB)}$$
$$\longrightarrow \text{ジアホラーゼ(FAD)} + \text{ホルマザン} + \text{H}^+$$

図25 LD活性染色の原理

衝液を用いる．
❷ LD活性染色液：測定原理で示した組成のLD活性染色液が市販されている．
❸ 1%酢酸溶液

d．被験血清

健常者血清，各種の患者血清に加えて明瞭に5つのバンドが得られるコントロール血清を用いる．

e．測定操作

1) 支持体の緩衝化

血清蛋白電気泳動に必要な枚数の2倍の支持体を緩衝化する．緩衝化の手順については血清蛋白電気泳動に準じる（図23参照）．

2) 泳動槽の準備

血清蛋白電気泳動と同様の手順で準備する（図24参照）．

3) 試料の塗布

血清蛋白電気泳動と同様なステップで試料の塗布を実施する．ただし，LD活性値に準じた試料量を塗布回数で調節しなければならない．すなわち，LD活性値が基準範囲内であれば2～3回塗布することになり，これを基準として調節する．同じサンプルウェルプレートの8検体のなかでは，1回の塗布で十分な試料はウェルより濾紙で試料を吸い取り2回目以降の塗布を実施することになる．

4) 電気泳動

電気泳動についても血清蛋白電気泳動と同様な注意に従い，支持体をセットしたのち泳動槽の蓋を正確にセットし1分間静置してから冷却下で通電を開始する（180V，25分）．

5) 染色（2枚染色法，図26）

❶ 電気泳動終了の約5分前に余分に緩衝化した支持体をバッファーライザーより取り出し濾紙で余分な緩衝液を吸い取る．
❷ CA膜面を上にしてゲルトレイに置き，LD染色液1mLを膜へ均一に載せる．
❸ 泳動が終了した支持体を取り出し泳動用濾紙と接した部分の緩衝液を濾紙で押さえて拭き取り，LD染色液1mLを膜へ均一に載せ30秒間静置する．
❹ 同支持体の膜面に❶で準備した支持体の膜面と密着させる．このとき，裏面の保護板をサンプルウェルプレートの側面でこすり余分な染色液を除き溢れ出た染色液を濾紙で拭き取る．気泡を入れないように注意する．
❺ サンドイッチされた1組の支持体をゲルトレイに入れて37℃で反応（40分間を目安とする）する．

6) デンシトメーターによる定量

支持体はサンドイッチの状態のまま，ただちに570nmの波長でデンシトメーターによりアイソザイム分画比（%）を測定する．

7) 反応停止・固定

デンシトメトリーが終了後，サンドイッチを剥がして1%酢酸溶液に5分間浸して反応停止し，バンドを固定する．流水で酢酸を除き精製水に浸してから自然乾燥もしくは冷風ドライヤーで乾燥

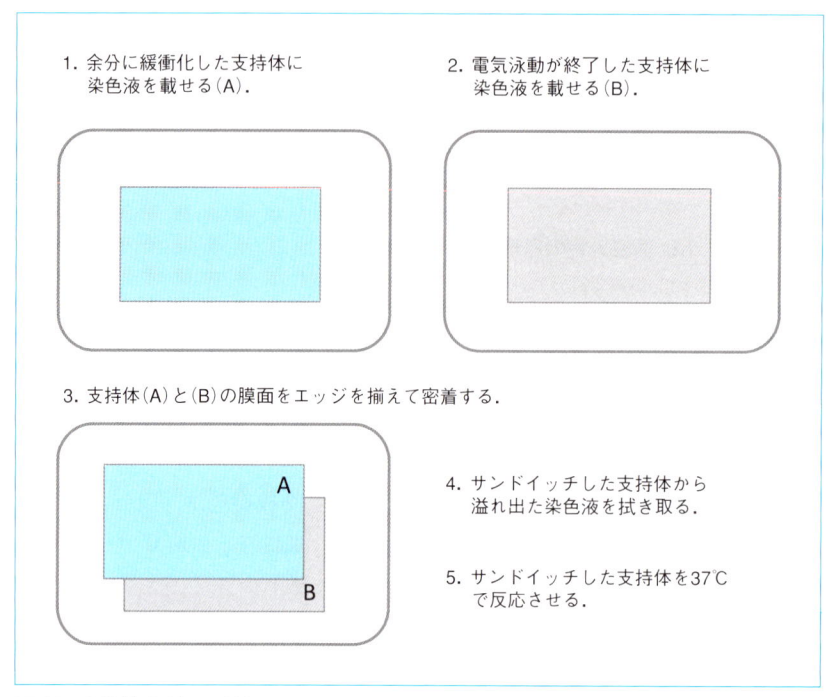

図26 2枚染色法の手技

する．反応停止・固定を終えた支持体について同様にデンシトメトリーは可能である．

f. 注意事項

❶ アイソザイム電気泳動は基本的に泳動パターンの観察が重要となる．LD アイソザイムは，通常，5本のバンドが等間隔に規則正しく分画される．
❷ 5本のバンドはコントロール血清の移動度と同じであることをチェックする．
❸ 稀にみられるサブユニット欠損症あるいはサブユニット変異ではバンドの欠損や等間隔に泳動されない．
❹ 最も高頻度でみられる異常パターンとして LD結合性免疫グロブリンがあり，過剰バンドテーリングパターンなど特徴的な異常所見が見られるので注意が必要となる．

参考文献

1) 日本電気泳動学会（編）：最新 電気泳動実験法．医歯薬出版，1999
   ※臨床検査に必要な各種の電気泳動の基礎理論と臨床応用について詳しく述べられている．
2) SPJ Higson（著），阿部芳廣，ほか（訳）：分析化学．東京化学同人，2006
   ※生物化学分析に必要な各種の機器分析法および分離分析法の基礎理論について解説されている．
3) JM Berg, et al（著），入村達郎，ほか（訳）：ストライヤー生化学．東京化学同人，2008
   ※遺伝子，蛋白質の基礎および酵素の基本概念と反応速度論について詳細に解説されている．

第4章 無機質

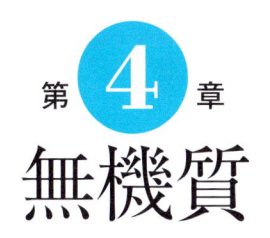

学習のポイント

❶ 臨床検査領域では，ナトリウム(Na)，カリウム(K)，クロール(Cl)，カルシウム(Ca)，無機リン(iP)，マグネシウム(Mg)などを無機質として扱っている．これらは生体内ではイオン型で存在しており，電解質と呼ばれている．

❷ 生体は，神経系と内分泌系により血液中の電解質を常に一定の濃度に保っている．これは，電解質が，酸塩基平衡，水分保持，細胞膜の電位差など生理的な働きに重要な役割を果たしているためである．

❸ 電解質の異常は主に腎臓と内分泌系の異常によることが多い．各電解質の調節因子を十分に理解することで，異常を示す病態を列挙することができる．

❹ 測定系については，化学的方法（化学物質と電解質とのキレート錯体形成による色調の変化），イオン選択電極を用いた方法が従来から用いられているが，最近では特異性に優れた酵素法が多くの電解質分析に用いられるようになってきている．

本章を理解するためのキーワード

❶ 元素

（化学的手段によっては，それ以上に分解しえない物質である．）生体に存在する元素は確認されているだけで60種類に達しており，量的に多い成分は水の構成元素である酸素(O)で，次いで有機化合物を構成する成分である炭素(C)，水素(H)，窒素(N)，リン(P)，硫黄(S)である．

❷ 電解質

電解質(electrolyte)とは溶媒中に溶解した際に，陽イオンと陰イオンに電離する物質で，電気を通す性状をもっている．生理学上で重要となるのは，ナトリウム(Na^+)，カリウム(K^+)，カルシウム(Ca^{2+})，マグネシウム(Mg^{2+})，クロール(Cl^-)，リン酸イオン(PO_4^{3-})および炭酸水素イオン(HCO_3^-)である．これらのうち，多くはイオン型およびイオン型と蛋白結合型の共存で存在している．

生体内に存在する元素の種類は，現在確認されているだけでも60種類に達しており，生体構成比率は1章表1(→p.2)に示すごとくである．量的に多い元素は，酸素(O)，炭素(C)，水素(H)，窒素(N)であり，これらは水や有機化合物の構成成分として，生体内に広く存在している．また，体液中ではナトリウム(Na)，カリウム(K)，クロール(Cl)はイオン型で，カルシウム(Ca)，マグネシウム(Mg)は蛋白質や低分子化合物との結合型とイオン型が共存して存在しており，電解質と呼ばれている．一方，鉄(Fe)，銅(Cu)，亜鉛(Zn)，マンガン(Mn)，アルミニウム(Al)などの元素は生体内では蛋白質との結合型で存在しており，微量金属と呼ばれている．

本章では，無機質のうち，生体内ではイオン型，およびイオン型と結合型の両方の型で存在している電解質について解説する．

A 電解質の総論

1. 電解質の測定単位

臨床検査では，イオンとして溶液状態にある電解質は，原子量をそれぞれの原子のイオン価数で除したg当量で表現するのが一般的である．1 g当量を1 Lに溶解したものを1Eq/L（エクイバレント・パー・リットル：equivalent per liter）で表し，その1/1000の濃度を1 mEq/Lとしている．

当量濃度（mEq/L）と重量濃度（mg/dL）との関係は次式で示される．

$$当量濃度 = \frac{重量濃度 \times 1000}{当量 \times 100}$$

$$= \frac{重量濃度 \times イオン価数 \times 1000}{原子数 \times 100}$$

たとえば，10 mg/dLのCa^{2+}（原子量 = 40）をmEq/Lで表現すると，

$$\frac{10 \times 2 \times 1000}{40 \times 100} = 5.0 \text{ mEq/L}$$

となる．

臨床検査では，Na^+，K^+，Cl^-，HCO_3^-の濃度は当量濃度（mEq/L）で表現するが，Ca，Mgは重量濃度（mg/dL）で表現される．これは，前者は血液中ではほとんどがイオン型として存在するが，後者はイオン型ばかりでなく蛋白質（アルブミンなど）と結合しているためである．また，血清リン酸イオンについてはHPO_4^{2-}と$H_2PO_4^-$の2つの型で存在し，両者の割合は血清pHにより変化するため，イオン価数が定まらないので当量濃度（mEq/L）ではなく重量濃度（mg/dL）で表記される．

なお，臨床検査領域ではSI単位のモル当量（mol/Lまたはmmol/L）表示が強く望まれているが，なかなか普及しないのが現状である．これは，電解質は陽イオンと陰イオンが対をなして存在し，mEq/Lで表現すると陽イオンと陰イオンの合計が一致し，電解質の動態を理解しやすいためである．

2. 体液の分類と電解質濃度

体重の約60％は水分であり，これら体液は細胞内液と細胞外液とに分類される．40％が細胞内液，20％が細胞外液であり，細胞外液はさらに血漿（5％）と組織間液（15％）に分けられる．これら体液に存在する電解質とその濃度を図1に示した．

細胞外液の陽イオンのほとんどはNa^+で，陰イオンのほとんどはCl^-である．一方，細胞内液の陽イオンのほとんどはK^+で，陰イオンはHPO_4^{2-}が最も多い．また，2価の陽イオンであるCa^{2+}とMg^{2+}も特異的な組成であり，Ca^{2+}は細胞外液に，Mg^{2+}は細胞内液に多く存在している．なお，多くの蛋白質も生体内pHでは陰イオンとして存在しており，細胞内液では約30％を占めている．

赤血球，白血球，血小板などの血球中に含まれるのは細胞内液で，K^+が多く，Na^+が少ない．赤血球内には血漿と比較して20～25倍の濃度のK^+が存在している．したがって，溶血ではK^+が正の誤差を与えるので，注意を要する．血球，血漿間の電解質の移動は溶血だけでなく，検体保存中にも起こるので，検体は採血後できるだけ早く，血清もしくは血漿分離を行う必要がある．また，血液凝固の際には，血球内のK^+が血清中に遊出するので，血清＞血漿となる．

3. 水・電解質バランスの調節

a. 水の出納

1日に摂取される水分は，おおよそ体外から飲料水と食物中の水として約2,400 mLが摂取され，体内では消化液として約8,200 mLが分泌され，それらが吸収および再吸収されて，体外に2,400 mL（尿として1,500 mL，不感蒸泄として800 mL，大便で100 mL）が排泄されて常に動的な平衡を保っている．

b. 水と電解質の調節

水と電解質の調節は神経系とホルモン系による体液性調節により行われている．

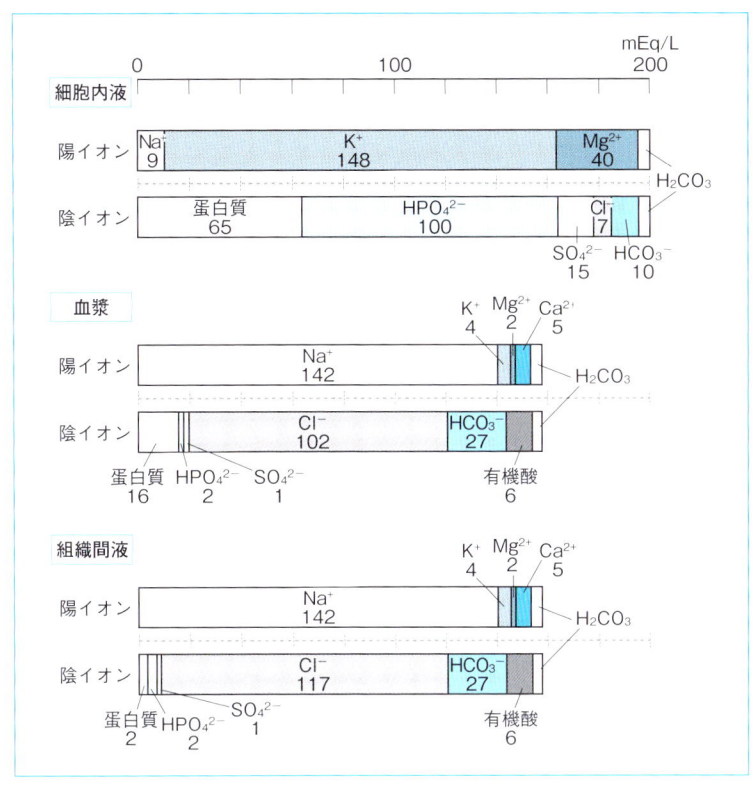

図1　体液中の電解質濃度（mEq/L）

1）渇感による水分摂取の調節

飲水の調節を行っている主たるものは渇感であり，必ずしも1つの要因によって発生するとは限らない．血液の浸透圧上昇が細胞内液の減少をきたし，大脳視床下部腹内側帯付近にある渇中枢を刺激して渇感を起こすと考えられている．

実験的には体重の約2％の水分が失われると渇感を生じ，6％の水が失われると我慢できなくなるといわれる．

2）腎臓による水分，塩分の調節

腎臓は水分調節の最も重要な臓器であり，尿細管での水の再吸収能を示す腎濃縮能と，塩分の再吸収能を示す腎希釈能によって調節されている．前者は主に抗利尿ホルモン（antidiuretic hormone；ADH）（バソプレシン）により，後者は副腎皮質のアルドステロン（aldosterone）によって調節されている．

ADHは，体液の水分量が減少して血液の浸透圧が上昇すると下垂体後葉から分泌される．ADHは，腎遠位尿細管および集合管細胞に働き，水の再吸収を促進し，細胞外液量を増加させ，一方，塩類はそのまま尿中へ排泄させ，体液を希釈させ浸透圧を正常化させる．逆に浸透圧の低下はADHの分泌抑制により，水の排泄を増加させることで浸透圧を上昇させる．

レニン-アンジオテンシン-アルドステロン系については，血液量の減少により血圧が低下すると，腎臓の傍糸球体装置が血圧の低下を感知し，レニンを分泌する．レニンはアンジオテンシノゲンをアンジオテンシンIに変換し，さらにアンジオテンシン変換酵素によってアンジオテンシンIIに変換する．アンジオテンシンIIは血管収縮作用により血圧を上昇させるとともに，副腎皮質球状層に作用してアルドステロンの分泌を促進し，脳下垂体に作用してバソプレシンの分泌を促進する．アルドステロンは腎臓の遠位尿細管に作用してNa^+の再吸収を促進させ，尿中Na^+の減少，血中

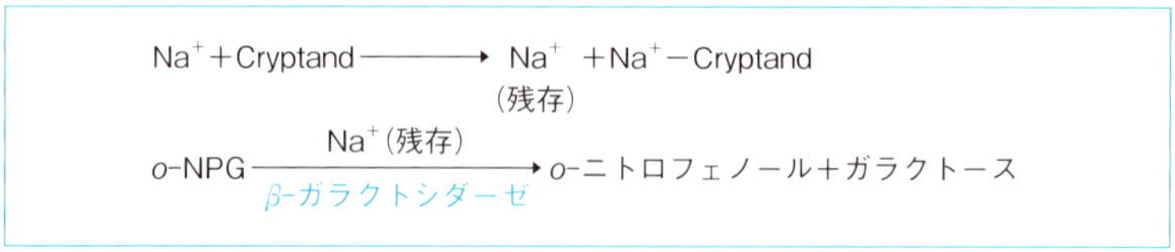

$$Na^+ + Cryptand \longrightarrow Na^+ \text{(残存)} + Na^+ - Cryptand$$

$$o\text{-}NPG \xrightarrow[\beta\text{-ガラクトシダーゼ}]{Na^+ \text{(残存)}} o\text{-ニトロフェノール} + \text{ガラクトース}$$

図2　酵素法によるナトリウム測定法の原理
o-NPG：o-ニトロフェニルガラクトサイド

および細胞外液中 Na^+ を増加させる．また，Na^+ 再吸収増加と交換に K^+ の再吸収が低下し，尿中 K^+ は増加する．

B 電解質の各論

1. ナトリウム (Na)

a. 生化学的特性と生理学的意義

ナトリウム (natrium；Na, もしくは sodium) は，生体中には約 60 mmol/kg 体重 (1.3〜1.4 g/kg 体重) 存在しており，その 95% は細胞外液中の主要な陽イオンとして存在している．ナトリウムには，細胞内外の液量や浸透圧，生体内の酸・塩基平衡，神経・筋肉の興奮性などを調整・維持する生理的機能があり，主に内分泌系により調節されている．

すなわち，ADH は腎臓の遠位尿細管と集合管に作用して水の再吸収を促進し，レニン-アンジオテンシン-アルドステロン系は，遠位尿細管での Na^+ の再吸収と K^+ と H^+ の排泄を促進して血清中 Na^+ を上昇させて血漿量を増加する．一方，ナトリウム利尿ペプチド (natriuretic peptide) は近位尿細管での尿中への Na^+ の排泄を促進し，尿量を増加させる．これには，心房性 (atrial natriuretic peptide；ANP) と脳性 (brain natriuretic peptide；BNP) とがある．これらの内分泌系は互いに調節してフィードバック機構で分泌と抑制を行い，血清中の Na^+ や水分量を調節している．

b. 検査方法

従来は炎光光度法 (3 章参照 ➡ p.47)，原子吸光法 (3 章参照 ➡ p.45) が用いられてきたが，現在ではイオン選択電極法 (3 章参照 ➡ p.55) が大多数の施設で使用されている．Na^+ に選択性のある電極には，ガラス電極とクラウンエーテル電極 (12-crown-4) が用いられている (3 章図 16 参照 ➡ p.55)．クラウンエーテル電極はガラス電極に比較して 10 倍以上も Na^+ に対する選択性が向上しており，レスポンスも早く，かつ経時的な変動が認められないなどの長所がある．

また，最近，酵素法が開発された．これは図2 に示すように，Na^+ がガラクトシダーゼの補因子として働いていることを利用した方法である．クラウンエーテルの一種であるクリプタンド (cryptand) を組合せた測定系であるが，測定温度に十分注意を払う必要がある．コストの面も含めて現状ではほとんど使用されていない．

c. 基準範囲

135〜145 mEq/L

❶ 電解質はきわめて狭い範囲で調節されており，パニック値を設定している施設が多い．
パニック値：≧165 mEq/L，≦120 mEq/L

d. サンプリングや検体保存に関する注意事項

❶ 血漿中の Na^+ は血球のそれと比較して高濃度 (約 10 倍) であるので，全血で低温保存すると Na^+ が血球内に拡散して，血清濃度はやや低下する．

❷ 1% の蒸発によっても 1〜2 mEq/L 高値になるので，夏場では採血後迅速に血清分離して，ただちに測定する必要がある．

e. 臨床的意義 (表 1)

ナトリウムは水の調整と重要な関係があり，関与する腎臓，副腎皮質，下垂体などの疾患で大き

表1 血清ナトリウムが変動する病態

低ナトリウム血症(<135 mEq/L)
1. 水とNa$^+$の喪失
   ・腎性喪失(Addison病, 利尿薬), 腎外性喪失(嘔吐, 下痢)
2. 水分の貯留
   ・SIADH(抗利尿ホルモン分泌異常症), 浮腫性疾患(慢性および急性腎不全, うっ血性心不全, 肝硬変, ネフローゼ症候群)
3. 偽性低Na$^+$血症
   ・正常浸透圧(脂質異常症(高脂血症), 高蛋白血症), 高浸透圧(高血糖)

高ナトリウム血症(>145 mEq/L)
1. 水分喪失
   ・腎性喪失(浸透圧利尿, 尿崩症), 腎外性喪失(発汗, 下痢, 嘔吐)
2. 水分摂取低下
   ・高齢者・乳幼児, 意識障害, 消化器疾患
3. Na$^+$の貯留
   ・原発性アルドステロン症, 副腎皮質機能亢進症(Cushing症候群)

く変動する.

血清Na$^+$が低下する病態には, Na$^+$と水を喪失するNa$^+$欠乏型と, 水分が貯留する希釈型がある. 欠乏型は腎性と腎外性に区別され, 嘔吐, 下痢, 熱傷などによる大量のNa$^+$喪失では尿中Na$^+$排泄は低下し, 利尿薬の投与では尿中Na$^+$排泄が増加する. 副腎皮質機能低下症(Addison(アジソン)病)や腎機能不全によるアルドステロン分泌低下では低ナトリウム高カリウム血症でアシドーシスとなる. 希釈型はNa$^+$の貯留を上回る水分の貯留により発症し, ネフローゼ症候群, うっ血性心不全, 肝硬変などの慢性浮腫性疾患で認められ, 尿中Na$^+$は低下する. 偽性低ナトリウム血症は, 脂質異常症(高脂血症)や高蛋白血症によるもので, 血清水分中のNa$^+$濃度は正常であるが, グルコースや尿素の蓄積で高浸透圧になると代償的にNa$^+$濃度が低下するために起こる.

一方, 血清Na$^+$が上昇する病態は水分の喪失, 水分排泄障害, Na$^+$の貯留などにより起こる. ADHの分泌が低下する尿崩症では水分喪失がNa$^+$の喪失を上回るため, 高ナトリウム血症となる. 原発性アルドステロン症や副腎皮質機能亢進症(Cushing(クッシング)症候群)ではNa$^+$の再吸収が亢進してK$^+$とH$^+$が排泄されるため, 高ナトリウム低カリウム血症でアルカローシスとなる. また, 意識障害のある高齢者や乳幼児では水分摂取が障害されるため, 高ナトリウム血症となる.

2. カリウム(K)

a. 生化学的特性および生理学的意義

体内の総カリウム(kalium;K, もしくはpotassium)量は, 約50 mmol/kg体重(1.6〜1.8 g/kg体重, 成人で約200 g)で約98%が細胞内に存在する. 血清K$^+$濃度は, 食事からの摂取, 細胞内外の分布, 腎臓からの排泄により調節されている. 1日に2〜4 gが採取され, 消化管, 特に小腸上部で吸収される. K$^+$の排泄は腎臓で行われ, 糸球体で濾過されたK$^+$の大部分は近位尿細管で再吸収され, 遠位尿細管でアルドステロンによりNa$^+$と交換される形で排泄される.

K$^+$は赤血球や細胞内に多量(110〜150 mEq/L)に存在し, 陽イオンの80%前後を占めている. 一方, 血清中には3.5〜4.5 mEq/Lときわめて低濃度で, しかも狭い範囲で調節されている. K$^+$の細胞内外の移動は, 主として細胞膜のNa$^+$/K$^+$ ATPaseで調節されており, また, 酸・塩基平衡の変化に即応して変動する.

K$^+$は細胞内酵素反応, 糖代謝, 蛋白代謝に重要な働きを果たしているばかりでなく, 神経および筋肉の活動(興奮性の維持)に重要である. 筋肉の収縮は膜電位の変化により惹起されるので, わずかな血清K$^+$濃度の変動であっても特に心臓の収縮に鋭敏に影響を及ぼす. 心電図上ではK$^+$の増加とともにテント状に尖ったT波が出現し, 血清カリウム濃度が7 mEq/Lを超えるとT波がR波を越えるようになり, 9 mEq/L以上では心停止の危険もある. また, 高カリウム血症では, 四肢のしびれ感, 筋脱力感, 弛緩性麻痺, 不整脈がみられる.

一方, 低カリウム血症では, 脱力感, 弛緩性麻痺が起こり, 次いで神経過敏, 昏睡などの重篤な症状が見られるようになる. 心電図上ではT波の平坦化, U波の出現, STの下降などがみられる.

表2 血清カリウムが変動する病態

低カリウム血症(<3.5 mEq/L)
1. 腎からの排泄増加
   ・副腎機能亢進(原発性アルドステロン症,Cushing症候群,Bartter症候群,ステロイド長期投与)
   ・遠位尿細管への尿量増加(サイアザイド系利尿薬,浸透圧利尿)
   ・尿細管性アシドーシス,糖尿病性ケトアシドーシス
2. 腎外性の喪失
   ・下痢,嘔吐,発汗
3. 細胞内移行
   ・代謝性アルカローシス
4. 摂取不足
   ・輸液管理不良

高カリウム血症(>5.0 mEq/L)
1. 腎臓からの排泄障害・低下
   ・腎不全,アルドステロン分泌低下・感受性低下,循環血漿量低下,薬物〔利尿薬(スピロノラクトン),アンジオテンシン転換酵素(ACE)阻害薬〕
2. 細胞内から細胞外への放出
   ・代謝性アシドーシス,組織破壊・異化亢進
3. 摂取過剰
   ・カリウム投与,保存血輸血

b. 検査方法

ナトリウムと同様にほとんどの施設がイオン選択電極法を用いて測定している.従来は,炎光光度法,原子吸光法が用いられており,最近,酵素法も開発された.

イオン選択電極としては,従来はバリノマイシン電極が用いられていたが,最近K^+の選択特異性に優れたクラウンエーテル電極(15-crown-5)が多くの測定機器で使用されている(3章図16参照➡p.55).

酵素法はK^+がピルビン酸キナーゼのアクチベータとして働いているのを利用した方法であるが,コスト面などから日常検査ではほとんど用いられていない.

c. 基準範囲

3.5〜4.5 mEq/L

❶ 血清K^+はきわめて狭い範囲で恒常性が維持されている.異常高値,低値では危機的状況となるため,パニック値が設定されている施設が多い.

血清パニック値:≧6.0 mEq/L, ≦2.0 mEq/L

d. サンプリングや検体保存に関する注意事項

❶ 採血時での機械的溶血では偽高値となる.
❷ 全血の冷蔵保存ではNa^+/K^+ ATPaseが十分に働かずに血球内から血漿/血清中に逸脱するため偽高値となる.
❸ 血清では血液凝固の際に血球からK^+が逸脱するため,血清>血漿であり,特に血小板数は大きな影響を与える.
❹ 分離剤入り試験管で保存後,再遠心すると偽高値となる.

e. 臨床的意義(表2)

血清カリウムの低下は,K^+の摂取不足,腎臓や消化管からの喪失,細胞内移行などで起こり,脱力感,弛緩性麻痺,神経過敏などの症状が出現する.原発性アルドステロン症やCushing症候群,肝硬変,ネフローゼ症候群,Bartter(バーター)症候群などの続発性高アルドステロン症,K^+喪失性利尿薬投与では尿中へK^+を喪失して血清K^+は低値になる.アルカローシスでは細胞外へのH^+の放出と交換に血清K^+が細胞内に移行し,嘔吐ではHClの喪失による代謝性アルカローシスのために血清K^+が細胞内に移行して低カリウム血症になる.

一方,血清カリウムの上昇は大量のK^+摂取や投与,細胞内から細胞外へのK^+の移行,腎臓からのK^+排泄障害が原因で起こる.K^+の主要排泄経路は腎尿路系であり,腎不全や尿路系の閉塞では高カリウム血症となる.Addison病,下垂体機能不全,抗アルドステロン薬(スピロノラクトン)投与では,低ナトリウム高カリウム血症となる.代謝性アシドーシスでは,血清中のH^+と交換に細胞内K^+が血清中に移行するため高カリウム血症となる.

溶血では赤血球中の大量のK^+が血清中に放出され,また血清分離せずに全血のまま冷蔵保存するとNa^+/K^+ ATPase活性が抑制*されるため血清K^+は高値となる(次ページ脚注参照).

3. クロライド(Cl)

a. 生化学的特性および生理学的意義

クロライド(chloride；Cl，もしくはクロール)は生体内に 1.7～1.9 g/kg 体重存在する．Cl^- は細胞外液に分布して，HCO_3^- とともに細胞外液中の陰イオンの大部分を占めており，酸・塩基平衡の調節，浸透圧の維持，水分平衡などに関与している．また，胃液，十二指腸液，膵液，腸液などの消化液中に分泌され，胃液中の塩酸産生に重要である．消化液中に分泌された Cl^- や糸球体で濾過された Cl^- は大部分が再吸収される．

血清 Cl^- 濃度は Na^+ と平衡して変動する場合が多く，Na^+/Cl^- 比は 1.4 程度に維持されている．血清 Cl^- 濃度が異常で Na^+/Cl^- 比が維持されていれば Na^+ の異常と同じ原因が，Na^+/Cl^- 比が異常であれば酸・塩基平衡の異常が考えられる．Cl^- は HCO_3^- などの他の陰イオンと逆の変動をとり，血清 Cl^- が増減すると，総陰イオンを一定に保つために HCO_3^- は代償的に増減する．したがって，細胞外液の電解質バランスは，陽イオンでは Na^+ と K^+，陰イオンでは Cl^- と HCO_3^- で総合的に判断する必要がある．

1) アニオンギャップ(anion gap；AG)

アニオンギャップ(AG)は $[(Na^+ + K^+) - (Cl^- + HCO_3^-)]$ で計算されるが，実際には K^+ の変動はきわめて小さいので，$[Na^+ - (Cl^- + HCO_3^-)]$ で表される．AG は血漿中で測定されていない陰イオン，たとえば蛋白質，有機酸，硫酸塩およびリン酸塩を反映し，代謝性アシドーシスの鑑別診断の手助けとなる．すなわち，AG の増大を伴う場合には有機酸の増大を意味し，乳酸アシドーシス，糖尿病性ケトアシドーシス，腎不全，中毒などが原因であり，AG が正常な場合には，重炭酸イオンの喪失を意味し，下痢，尿細管性アシドー

表3 血清クロールが変動する病態

低クロール血症(<100 mEq/L)
1. 代謝性アルカローシス
 ・消化管からの Cl^- 喪失(嘔吐，胃液吸引)
 ・腎臓からの Cl^- 排泄増加(サイアザイド系利尿薬，ループ利尿薬)
2. 呼吸性アシドーシス
 ・肺疾患・麻酔などでの呼吸抑制
3. アニオンギャップ増大
 ・リン酸，硫酸，有機酸，ケトン体の増加
4. 低ナトリウム血症
 ・低浸透圧血症(Na 欠乏，水分過剰)

高クロール血症(>110 mEq/L)
1. 代謝性アシドーシス
 ・消化管からのアルカリ喪失(下痢)
 ・腎臓からの Cl^- 排泄低下(尿細管性アシドーシス，炭酸脱水酵素阻害薬)
 ・Cl^- 過剰投与
2. 呼吸性アルカローシス
 ・過呼吸，過換気症候群
 ・サリチル酸中毒
3. 高ナトリウム血症
 ・高浸透圧血症(水分摂取障害，水分喪失)

シス，尿毒症性アシドーシスなどが考えられる．
基準値は 12±2 mEq/L である．

b. 検査方法

かつてはジフェニルカルバゾンを指示薬として硝酸第二水銀で滴定する Schales-Schales 法が使用されていたが，水銀を使用する滴定法であることから現在では使用されていない．現在では 4 級アンモニウム塩を選択電極としたイオン選択電極法がほとんどの施設で用いられており，銀電極によるクロライドメータ法(電量滴定法)も種々の検索・研究用に用いられている．

また，Cl^- と Ca^{2+} が α-アミラーゼのアクチベータであることを利用した酵素法も開発されているが，コスト面などから日常検査ではほとんど使用されていない．

c. 基準範囲

100～110 mEq/L

d. サンプリングや検体保存に関する注意事項

❶ 摂食により胃液が分泌されるとわずかであるが血清 Cl^- は低下する．

＊酵素活性は種類により異なるが，温度が 10℃ 低下すると活性は約 1/2 となる．赤血球は解糖系によりエネルギーを供給しており，解糖系には多くの酵素が関与している．冷蔵保存すると酵素活性が極端に低下するため，エネルギーの供給が十分に行われず，Na^+/K^+ ポンプが働かず，赤血球内の K^+ が細胞外へ逸脱する．

表4　血清カルシウムと無機リンのホルモンによる調節

	副甲状腺ホルモン		カルシトニン		ビタミン D_3	
	Ca	iP	Ca	iP	Ca	iP
腸管からの吸収	直接作用はない				↑	↑
尿細管での再吸収	↑	↓	↑	↓	→	↑
骨からの動員	↑	↑	↓	↓	↑	↑
血清濃度	↑	↓	↓	↓	↑	↑

❷ イオン選択電極法ではBr系薬剤大量服用では偽高値となる.

c. 臨床的意義(表3)

血清 Cl^- が低下するのは，代謝性アルカローシス，呼吸性アシドーシス，腎疾患，嘔吐，Addison病，利尿薬投与などでみられる. HCO_3^- が増加する代謝性アルカローシスや呼吸性アシドーシスではAGは正常であるが，ケトアシドーシス，乳酸アシドーシス，腎不全などでは，有機酸や無機酸が増加してAGが増加する.

血清 Cl^- が上昇するのは多くの場合高ナトリウム血症を伴う. 過呼吸，呼吸性アルカローシス，Cushing症候群，炭酸脱水素酵素阻害薬や塩化アンモニウム投与などでみられる. 代謝性アシドーシスでは HCO_3^- の喪失の代償として高 Cl^- 血症となるが，ケト酸や乳酸などの陰イオンの増加では血清 Cl^- は上昇しない.

4. カルシウム(Ca)

a. 生化学的特性および生理学的意義

体内の総カルシウム(calcium；Ca)量は約1.0～1.5 kg(体重の約2～3％；人体で5番目)で，99％がリン酸カルシウム(ヒドロキシアパタイト) $[Ca_{10}(PO_4)_6(OH)_2]$ として骨や歯にあり，細胞外液には約1％存在するにすぎない.

血清カルシウム濃度は，腸管吸収，尿細管再吸収，骨からの動員によって決定し，副甲状腺ホルモン(PTH)，甲状腺のカルシトニンおよび腎臓で活性化されるビタミン D_3 で調節されている(表4). 通常1日500～800 mgが食物として摂取され，そのうちの約50％が小腸から吸収される. 腎糸球体で濾過されたCaの約99％は尿細管で再吸収され，尿中に排泄されるのは100～150 mg/日程度であり，最も多量に生体外に排泄されるのは糞便である.

ビタミン D_3，PTH，成長ホルモンはカルシウムの小腸からの吸収を促進させ，カルシトニン，甲状腺ホルモン(T_4)，副腎皮質ホルモンは吸収を抑制するように働く. 一方，尿細管での再吸収はPTH，カルシトニン，甲状腺ホルモンにより促進され，成長ホルモン，副腎皮質ホルモンは抑制的に働く. 血清カルシウムが低下するとPTHが副甲状腺から分泌され，骨を分解し，血清カルシウム濃度を上昇させる. 一方，血清カルシウムが上昇するとカルシトニンが分泌され，骨形成を促進して血清カルシウム濃度を低下させる.

血清カルシウムは，約50％がイオン型，残りが蛋白結合型(約40％)やリン酸，重炭酸，乳酸などの塩(約10％)として存在し，蛋白結合型は，大部分(～90％)がアルブミンと結合している. アルブミン1 g/dLあたりカルシウムは0.8～1.0 mg/dL結合しているので，血清アルブミンが低値であると血清カルシウムは低値になり，臨床的にイオン型で評価するとき，血清アルブミン濃度で補正した補正カルシウム値が利用される.

補正カルシウム濃度(mg/dL) ＝ 測定血清カルシウム(mg/dL) ＋ [4 － 血清アルブミン値(g/dL)] × 0.8

また，生理的役割を果たしている Ca^{2+} 濃度は血液pHにより左右され，アルカローシスでは蛋白質の陰荷電が大きくなることで多くの Ca^{2+} と結合するため，血清 Ca^{2+} 濃度は低下する. 逆にアシドーシスでは血清 Ca^{2+} 濃度は上昇する.

o-CPC	MXB	アルセナゾ-Ⅲ
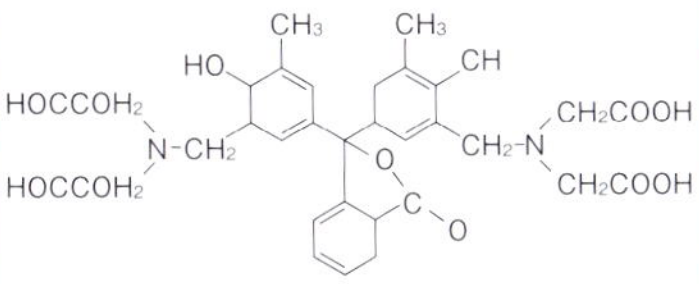 (構造式)	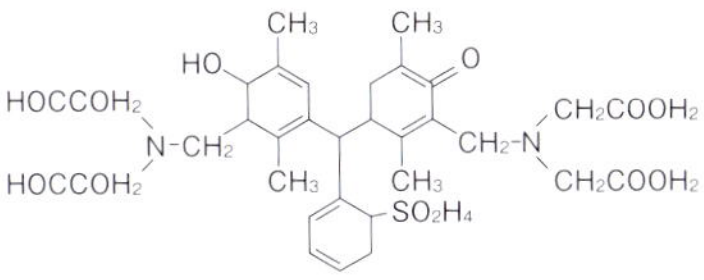 (構造式)	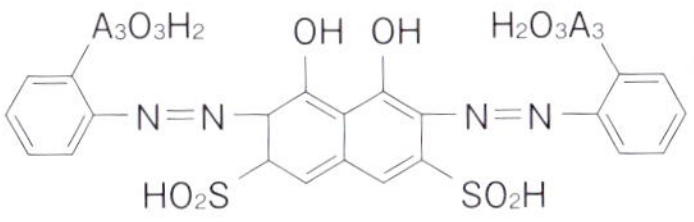 (構造式)
発色条件：pH11	pH12	pH8
測定波長：575nm	660nm	660nm

図3　カルシウム測定に利用されるキレート発色剤

カルシウムは骨の成分以外に血液凝固，神経・筋肉機能維持，細胞膜での輸送，ホルモン作用(二次メッセンジャー)，酵素活性(酵素の補因子および賦活剤)などに重要な役割を演じている．

なお，血清カルシウムと無機リン濃度は，[カルシウム]×[無機リン]が維持され，逆比例関係にある．

b．検査方法

古典的なシュウ酸カルシウム沈殿法に始まり，比色法，炎光光度法，原子吸光法，電極法，酵素法などが開発されたが，現在日常的に用いられているのは比色法と酵素法である．

1) 比色法

カルシウムが各種キレート剤によって有色化合物を生成するので，これを比色定量する方法である．o-クレゾールフタレインコンプレキソン(o-cresolphthalein complexone；o-CPC)法，メチルキシレノールブルー(methylxylenol blue；MXB)法，近年開発されたアルセナゾ-Ⅲ〔arsenazo-Ⅲ：2,7-bis(2-arsonophenylazo)-1,8-dihydroxy-3,6-naphthalendisulfonic acid〕法(図3)が現在多くの施設で用いられている．

o-CPC法は，o-CPCとCa^{2+}の錯体により深紅色を呈する反応を利用した方法で，感度が高く，除蛋白を必要としない直接法が可能であったため最近まで広く用いられてきた．しかし，①検量線がシグモイド状である，②発色条件がアルカリ側(pH=11.0)であるため，温度の影響を受けやすく調整後の試薬が不安定，③共存するMg^{2+}などの陽イオンの影響を受けやすい，などの問題点がみられた．このため，緩衝液の変更や陽イオンの隠蔽剤として8-ヒドロキシキノリンを添加するなどの工夫により改善がみられている．

MXB法は，MXBとCa^{2+}との錯体が青色を呈する反応を利用した方法で，温度やpHの影響を受けにくいが，Mg^{2+}の影響を受けやすく，試薬ブランクが高く，感度が低いなどの問題点を抱えている．

アルセナゾ-Ⅲ法は，アルセナゾ-ⅢとCa^{2+}の錯体が赤紫～青紫色を呈する反応を利用した方法で，中性領域(pH=8.0)で錯体を形成し，感度もよく，試薬の保存安定性に優れている長所をもっている．しかし，水に溶けにくく，ヒ素を含む医薬用外毒素であることなどの問題点もある．

クロロホスホナゾ-Ⅲ(chlorophosphonazo-Ⅲ)法は弱酸性領域で発色し，試薬の安定性に優れており，EDTA塩血漿での測定も可能なことから最近使用され始めている．クロロホソナゾ-Ⅲとアルブミンとの結合はバナジン酸イオンをブランク抑制剤として用いることで解消している．

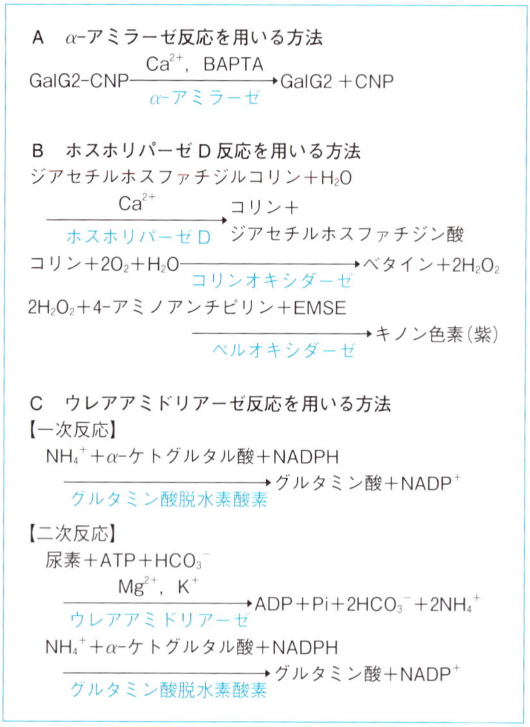

図4 酵素法によるカルシウム測定法の原理

A α-アミラーゼ反応を用いる方法

$$GalG2\text{-}CNP \xrightarrow[\alpha\text{-アミラーゼ}]{Ca^{2+},\ BAPTA} GalG2 + CNP$$

B ホスホリパーゼD反応を用いる方法

$$\text{ジアセチルホスファチジルコリン} + H_2O \xrightarrow[\text{ホスホリパーゼD}]{Ca^{2+}} \text{コリン} + \text{ジアセチルホスファチジン酸}$$

$$\text{コリン} + 2O_2 + H_2O \xrightarrow{\text{コリンオキシダーゼ}} \text{ベタイン} + 2H_2O_2$$

$$2H_2O_2 + 4\text{-アミノアンチピリン} + EMSE \xrightarrow{\text{ペルオキシダーゼ}} \text{キノン色素(紫)}$$

C ウレアアミドリアーゼ反応を用いる方法

【一次反応】

$$NH_4^+ + \alpha\text{-ケトグルタル酸} + NADPH \xrightarrow{\text{グルタミン酸脱水素酵素}} \text{グルタミン酸} + NADP^+$$

【二次反応】

$$\text{尿素} + ATP + HCO_3^- \xrightarrow[\text{ウレアアミドリアーゼ}]{Mg^{2+},\ K^+} ADP + Pi + 2HCO_3^- + 2NH_4^+$$

$$NH_4^+ + \alpha\text{-ケトグルタル酸} + NADPH \xrightarrow{\text{グルタミン酸脱水素酵素}} \text{グルタミン酸} + NADP^+$$

BAPTA：1,2-ビス(2-アミノフェノキシ)エンタテトラ酢酸，GalG2-CNP：α-2-クロロ-4-ニトロフェニル-ガラクトピラノシルマルトシド

表5 血清カルシウムが変動する病態

低カルシウム血症（<8.5 mg/dL）
1. 副甲状腺機能低下症，副甲状腺摘出術後
2. 慢性腎不全
3. ビタミンD_3欠乏症
4. 骨へのカルシウム蓄積亢進：前立腺癌転移，hungry bone 症候群

高カルシウム血症（>10.0 mg/dL）
1. 原発性副甲状腺機能亢進症
2. 悪性腫瘍：副甲状腺ホルモン関連蛋白産生腫瘍，腫瘍の広範な骨転移・浸潤
3. ビタミンD_3過剰：ビタミンD_3中毒，活性型ビタミンD産生肉芽腫性疾患（サルコイドーシス，結核）
4. その他：甲状腺機能亢進症，ビタミンA・サイアザイド系利尿薬

2）酵素法

α-アミラーゼやホスホリパーゼDなどの酵素反応にはCa^{2+}が活性剤として作用することを利用した方法で，酵素活性を測定することで間接的にCa^{2+}濃度を測定する方法（図4）である．

α-アミラーゼ反応を利用する方法は，特異的キレート剤〔BAPTA：1,2-bis-(o-aminophenokine)ethane tetraacetic acid〕によってCa^{2+}を解離させた後に，Ca^{2+}濃度に応じて活性化するアミラーゼ活性を測定してCa^{2+}濃度を定量する方法である．直線性は良好で，Mg^{2+}の影響も受けにくく，蛋白質結合型Caとの反応も良好，試薬安定性にも優れている．また，EDTA塩血漿も測定可能である．合成基質α-クロロ-4-ニトロフェニル-ガラクトピラノシルマルトシド（GalG2-CNP）をアミラーゼが分解する際に遊離するCNPを405 nmで測定する方法が市販されている．

ホスホリパーゼD反応を用いた方法も同様に，Ca^{2+}濃度に応じて活性化したホスホリパーゼD活性を，特異基質（BPNPP）を用いて測定することでCa^{2+}濃度を定量する方法である．

ウレアアミドリアーゼ（urea amidolyase）反応を利用した方法は，ウレアアミドリアーゼ反応がCa^{2+}の存在下で阻害されることを利用した方法であり，この反応で生じたアンモニウムイオンをグルタミン酸脱水素酵素で測定することでCa^{2+}を定量する方法である．内因性アンモニアは一次反応で消去する必要がある．

3）本邦での使用状況（日本医師会精度管理調査）

- 平成22年度　o-CPC法：26.9%，MXB法：19.2%，アルセナゾ-Ⅲ法：26.9%，酵素法：17.3%，クロロホスホナゾ-Ⅲ法：4.2%
- 平成5年度　o-CPC法：80.4%，MXB法：12.1%，アルセナゾ-Ⅲ法：3.7%，キレート滴定法：1.9%

c．基準範囲

総カルシウム：8.5～10.0 mg/dL

イオン型 Ca：4.6～5.7 mg/dL（1.15～1.42 mmol/L）

d．サンプリングや検体保存に関する注意事項

❶ キレート発色剤を用いる方法ではEDTA塩血漿で異常低値となり，検体として使用できない．

❷ 臥位での採血では立位や座位での採血と比較

して低値である．

❸ アルブミン結合型 Ca はアルブミンの日内変動に並行して，深夜に最低値，昼間に最高値の日内変動がある．

❹ 新生児では成人の 1.1 倍程度高値であり，その後漸減して 5 歳くらいで成人値となる．

❺ 低アルブミン血症ではアルブミン結合型 Ca が低下するために低値となる．

c．臨床的意義(表5)

血清カルシウムが上昇するのは，原発性あるいは慢性腎不全に伴う続発性副甲状腺機能亢進症や骨萎縮，骨結核，多発性骨髄腫や腫瘍の骨転移などの骨疾患やビタミン D_3 中毒である．前者では無機リンは低下し，後者では上昇する．血清カルシウム濃度が 12.0 mg/dL 以上の高カルシウム血症では，筋力の低下，腎結石，骨の空洞化，全身倦怠感，不整脈，心電図の異常，悪心，興奮やうつ状態などの症状が出現する．

血清カルシウムが低下するのは副甲状腺機能低下症，くる病や骨軟化症などのビタミン D_3 欠乏症，腎疾患などである．副甲状腺機能低下症は甲状腺手術による副作用での副甲状腺摘除で起こることが多く，骨吸収が障害されて無機リンは高値となる．また，ビタミン D_3 欠乏症では代償的に副甲状腺機能が亢進し，無機リンは著しく低下する．尿細管性アシドーシスでは尿細管再吸収が低下し，腎不全では活性型ビタミン D_3 の低下により腸管吸収が低下し，無機リンも低下する．ネフローゼ症候群や肝疾患で血清アルブミンが低下するとアルブミン結合型カルシウムが低下して血清総カルシウム濃度は低下する．低カルシウム血症では，手足の痺れ，テタニー様症状，抑うつや苛立ち，心電図の異常などの症状が出現する．

5．無機リン(iP)

a．生化学的特性および生理学的意義

体内の総リン量は 500〜800 g であり，85〜90% 以上が骨に，筋肉に 10% 程度存在する．リンはATP，クレアチンリン酸などの高エネルギー化合物としてエネルギー代謝に関与し，核酸，リン脂質の構成成分，リン酸として中間代謝産物の構成成分として，また，血液の酸・塩基平衡の維持にも重要な役割を果たしている．

血清中のリンの 2/3 (4〜8 mg/dL) は有機リンであり，残りの 1/3 (2〜4 mg/dL) が無機リン (inorganic phosphorus；iP) である．血清中の無機リンの約 1/4 は蛋白質と弱い結合をしており，残りの 3/4 は HPO_4^{2-} と $H_2PO_4^-$ のイオン型で存在している．これらは pH 調節の役割を果たしているばかりでなく，組織細胞内エネルギー代謝，窒素代謝などの基礎代謝に重要な役割を果たしている．

活性型ビタミン D_3 はリンの腸管吸収を促進し，副甲状腺ホルモンは尿細管再吸収を抑制して血清無機リン濃度を調整するが，カルシウム代謝ほど厳密でない．

b．検査方法

モリブデン酸を用いる化学法と酵素法が用いられている．

1) 化学法

モリブデン酸還元法は，無機リンを含む酸性溶液にモリブデン酸を添加すると，リンモリブデン酸になり，これが還元されると青色の化合物が生成する反応(図5)を利用したものである．汎用される Fiske-Subbarow 法は還元剤として 1-アミノ-2-ナフトール-4-スルホン酸を用いている．なお，反応生成物のモリブデン錯体は蛋白質のアミノ基と結合性が強いため，以前は除蛋白操作を行っていたが，現在ではラウリル硫酸ナトリウムや Tween 20 などの界面活性剤によりモリブデン錯体とアミノ基の結合を阻止する方法が用いられている．

2) 酵素法

酵素法には，プリンヌクレオシドホスホリラーゼやスクロースホスホリラーゼなどの加リン酸分解酵素を用いる方法がある．基質としてイノシンやキサントシンを用いたプリンヌクレオシドホス

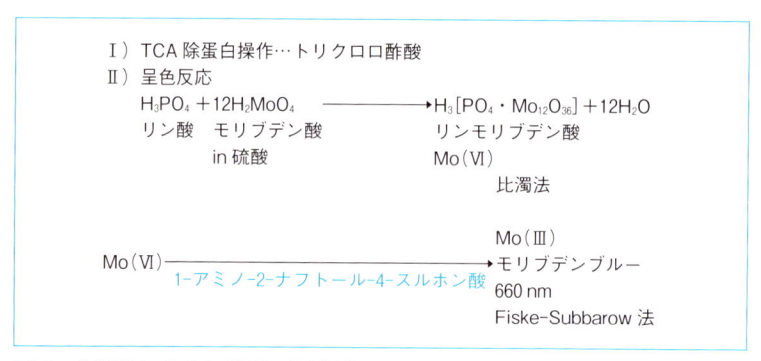

```
Ⅰ) TCA 除蛋白操作…トリクロロ酢酸
Ⅱ) 呈色反応
   H₃PO₄ ＋12H₂MoO₄ ─────→ H₃[PO₄・Mo₁₂O₃₆] ＋12H₂O
   リン酸   モリブデン酸              リンモリブデン酸
   in 硫酸                            Mo(Ⅵ)
                                      比濁法

                                      Mo(Ⅲ)
   Mo(Ⅵ)─────────────────→ モリブデンブルー
         1-アミノ-2-ナフトール-4-スルホン酸   660 nm
                                      Fiske-Subbarow 法
```

図5 化学法による無機リン測定法の原理

```
A  PNP-XOD-POD 法
1) イノシンを基質とする方法
HPO₄²⁻＋イノシン ──PNP──→ ヒポキサンチン
                              ＋リボース-1-リン酸
ヒポキサンチン＋O₂＋H₂O ──XOD──→ キサンチン＋H₂O₂
キサンチン＋O₂＋H₂O ──XOD──→ 尿酸＋H₂O₂
2H₂O₂＋4-AA＋HDAOS＋H⁺ ──POD──→ キノン色素＋4H₂O
                                    λmax 585 nm

2) キサントシンを基質とする方法
HPO₄²⁻＋キサントシン ──PNP──→ キサンチン
                                ＋リボース-1-リン酸
キサンチン＋O₂＋H₂O ──XOD──→ 尿酸＋H₂O₂
2H₂O₂＋4-AA＋HDAOS＋H⁺ ──POD──→ キノン色素＋4H₂O
                                    λmax 585 nm

B  SP-PGM-G6PDH-UV 法
HPO₄²⁻＋スクロース ──SP──→ グルコース-1-リン酸
                              ＋フルクトース
グルコース-1-リン酸 ──PGM──→ グルコース-1,6-ニリン酸
                                グルコース-6-リン酸
グルコース-6-リン酸 ──G6PDH──→ 6-ホスグルコン酸
              NADP  NADPH
```

図6 酵素法による無機リン測定法の原理
PNP：プリンヌクレオシドホスホリラーゼ，XOD：キサンチンオキシダーゼ，4-AA：4-アミノアンチピリン，POD：ペルオキシダーゼ，HDAOS：N-(2-ヒドロキシ-3-スルホピロピル)-3,5-ジメトキシアニリン，SP：スクロースホスホリラーゼ，PGM：ホスホグルコムターゼ，G6PDH：グルコース-6-リン酸脱水素酵素

ホリラーゼ-キサンチンオキシダーゼ-ペルオキシダーゼ(PNP-XOD-POD)酵素法が汎用されている．この方法は図6に示したように，HPO_4^{2-}の量に応じて生成するキノン色素を 585 nm で比色定量する方法である．イノシンを基質とすると 1 mol のリンに対して 2 mol の過酸化水素を発生して感度がよすぎるため，1 mol の過酸化水素しか発生しないキサントシンを基質とする方法が開発された．

3) 本邦での使用状況(日本医師会精度管理調査)
・平成 22 年　酵素法：76.3％，モリブデン酸・UV 法：13.2％，直接モリブデン青法：8.4％
・平成 5 年　酵素法：57.4％，直接モリブデン青法：38.3％，除蛋白直接モリブデン青法：1.1％

c. 基準範囲
2.0〜4.0 mg/dL

d. サンプリングや検体保存に関する注意事項
❶ 小児では高値である．(4〜7 mg/dL)．
❷ 日内変動が認められる(2 mg/dL の変動で早朝低く，午後高値)．

e. 臨床的意義(表6)
血清無機リンの低下は，副甲状腺機能亢進症やビタミン D_3 欠乏症でみられるが，副甲状腺機能亢進症では高カルシウム血症，ビタミン D_3 欠乏症では低カルシウム血症となる．尿細管の再吸収障害である尿細管性アシドーシスや Fanconi (ファンコーニ)症候群でも無機リンは低下する．

一方，血清無機リンが上昇するのは，腎不全や副甲状腺機能低下症であり，慢性腎不全では糸球体濾過が低下して高無機リン血症となり，カルシ

表6 血清無機リンが変動する病態

高無機リン血症(>4.0 mg/dL)
1. 無機リンの再吸収の促進
   - 副甲状腺機能低下症
2. 無機リンの尿中排泄の抑制
   - 成長ホルモン分泌亢進(下垂体性巨人症,先端肥大症),慢性腎不全,甲状腺機能亢進症
3. 骨吸収の促進
   - 甲状腺機能亢進症
4. 摂取過剰
   - ビタミンD_3中毒
5. 細胞内からの移行
   - 横紋筋融解症

低無機リン血症(<2.0 mg/dL)
1. 無機リンの再吸収の抑制・排泄亢進
   - 副甲状腺機能亢進症,腸管からの吸収の抑制(ビタミンD_3の不足(くる病,骨軟化症),吸収不良症候群,低栄養状態),尿細管の再吸収の低下(尿細管性アシドーシス,Fanconi症候群)
2. 摂取不足
   - リン吸着制酸薬(水酸化アルミニウムなど)
3. 細胞内への移行
   - 呼吸性アルカローシス,高カロリー輸液
4. その他
   - 特発性低無機リン血症

ウムの正常化のために続発性副甲状腺機能亢進症となる.副甲状腺機能低下症では,無機リンの尿細管再吸収が亢進して軽度高値を示し,カルシウムは低下する.また,ビタミンD_3中毒では,腸管からの吸収が亢進して無機リンとカルシウムがともに高値となる.

6. マグネシウム(Mg)

a. 生化学的特性および生理学的意義

体内の総マグネシウム(magnesium;Mg)量は約20〜30 g(Ca,K,Naに次いで4番目に多い)であり,約60〜65%が骨組織に存在し,約30〜35%は軟部組織,特に筋肉中に存在する.血中に存在するのは総量のわずか約0.5〜1.0%にすぎない.交換可能なマグネシウムは総量の約10%あり,骨組織中の約1%,軟部組織中の約20%が比較的速やかに交換される.血清中では,イオン型が50〜60%,リン酸・クエン酸との結合型が25%,蛋白結合型が20%である.蛋白結合型は主にアルブミンとの結合であるため,低アルブミン血症ではカルシウムと同様に低値となる.

マグネシウムはリン酸マグネシウムとして骨や歯の形成に重要であるばかりでなく,リン酸伝達反応とATPが関与する酵素反応系で補因子および賦活剤として重要な役割を担っており,神経・筋興奮伝導系やDNA合成等で不可欠である.

マグネシウムは200〜300 mg/日摂取され,小腸での能動輸送によって体内に吸収される.血中のマグネシウムは,腎糸球体で濾過されるが,そのうちの3〜5%が尿中へ排泄されるだけで,大部分は尿細管,特にHenle上行脚で再吸収される.

b. 検査方法

重量法,キレート滴定法,キレート比色法,炎光分析法などが提唱されていたが,現在ではキシリジルブルー法,酵素法が用いられている.

1) キレート比色法

キシリジルブルーの水溶液は青色であるが,Mg^{2+}との錯体はエタノールの共存下ではサーモンピンク(極大吸収510 nm)となるため,これを利用して定量している.Ca^{2+}などの陽イオンの干渉を完全に除去できない欠点もある.従来はチタンイエローが用いられていたが,現在ではほとんど使用されていない.そのかわり,クロロホスホナゾ-Ⅲ,メチルチモールブルーが用いられている.

クロロホスホナゾ-Ⅲは最近用いられるようになったが,これはクロロホスホナゾ-ⅢとMg^{2+}の錯体を比色定量する方法で,同時に錯体を形成するCa^{2+}を特異的なキレート剤で解離させ,残存するMg^{2+}の錯体を測定するものである.

2) 酵素法

Mg^{2+}がグルコキナーゼやグリセロールキナーゼ,イソクエン酸脱水素酵素のアクチベータであることを利用した方法である.グルコキナーゼ-G6PHD法ではアクチベータとしてのMg^{2+}の濃度がグルコース→G-6-Pの反応速度を決定するため,生じるG-6-PをG-6-PDHによりNADP→NADPHの共役反応として340 nmで比色定量

```
グルコース + ATP ──Mg/GK──→ G-6-P + ADP
G-6-P + NADP ──G-6-PDH──→ 6-ホスホグルコン酸 + NADPH + H⁺
```

図7　酵素法によるマグネシウム測定法の原理
GK：グルコキナーゼ，G-6-P：グルコース-6-リン酸，G-6-PDH：グルコース-6-リン酸脱水素酵素

するもの(図7)である．グリセロールキナーゼ(GK)-グリセロリン酸オキシダーゼ(GPO)法やイソクエン酸脱水素法も開発されている．これら酵素法は他の陽イオンの影響を受けない長所があり，広く使用されている．

3) 本邦での使用状況（日本医師会精度管理調査）

- 平成22年　キシリジルブルー法：36.5%，クロロホスホナゾ-Ⅲ法：1.7%，メチルチモールブルー法：1.0%，酵素法：56.6%

c. 基準範囲

1.8〜2.5 mg/dL（1.5〜2.1 mEq/L）
＊Mg　1 mEq/L = 1.2 mg/dL

d. サンプリングや検体保存に関する注意事項

❶ 低アルブミン血症では偽低値となる
❷ EDTA塩血漿では化学法は低値となる．
❸ 血中には全量のわずか1%しか存在しないので，血中のマグネシウムの高低は必ずしも生体内でのマグネシウム欠乏症，過剰症を反映していない．

e. 臨床的意義（表7）

血清マグネシウムが低下するのは，吸収障害や腎臓からの喪失が原因であり，種々の内分泌疾患でも起こる．マグネシウム欠乏が副甲状腺ホルモンの分泌を刺激し，過剰では分泌を抑制する．糖質コルチコイドや鉱質コルチコイドの慢性投与やアルドステロン過剰症，甲状腺機能亢進症では，マグネシウムの尿中排泄が増加する．低マグネシウム血症では，嗜眠，振戦，テタニー，痙攣，不整脈などの症状が出現する．

表7　血清マグネシウムが変動する病態

高マグネシウム血症（>2.5 mg/dL）
1. 腎臓からの排泄の低下
   - 腎不全（急性，慢性）
2. 負荷量の増大（薬剤）
   - 制酸薬・下剤，抗子癇薬
3. その他
   - 副腎不全，糖尿病性ケトアシドーシス，テオフィリン中毒，リチウム摂取

低マグネシウム血症（<1.8 mg/dL）
1. 消化管からの喪失
   - アルコール依存症，低栄養，潰瘍性大腸炎
2. 腎臓からの排泄促進
   - 薬物（利尿薬，アミノグルコシド・アムホテリシンBなど）
3. その他
   - Hungry bone 症候群，高血糖

血清マグネシウムが上昇するのは腎不全によるものが大部分であり，Addison病や重症糖尿病で認められ，神経・筋収縮能が抑制される．腎不全患者が制酸薬または瀉下薬などのマグネシウム含有薬物を服用して起こることが最も一般的である．

C　実習

1. カルシウム

方法：o-CPC法

a. 測定原理

アルカリ性下で，血清中のカルシウムとo-CPCがキレート結合して呈する紫紅色を575 nmで比色定量する．共存するマグネシウムも同様に発色して正誤差となるため，8-ヒドロキシキノリンを隠蔽剤として添加して回避する．

b. 試薬および器具

❶ 試料（血清）
❷ 標準液：炭酸カルシウムを250 mg秤量し，100 mLのメスフラスコに入れ，1M-HCl 10 mLで完全に溶解させた後，精製水を加えて100 mLとする．これは100 mg/dLの標準液であるた

め，標準原液と精製水とで5.0，10.0，15.0，20.0 mg/dLの標準液希釈系列を作製する．

❸ CAPS緩衝液（0.1M，pH11.0）：CAPS 2.21 gを精製水に溶解し，1N-NaOHでpHを11.0とした後，精製水で100 mLとする．密栓保存で長期保存可能．

❹ 隠蔽剤〔8-ヒドロキシキノリン酸（5 g/dL）5 mL作製〕：8-ヒドロキシキノリン0.25 gをエタノール5 mLに溶解する．

❺ 呈色試薬〔o-CPC溶液（20 mg/mL）100 mL作製〕：o-CPC 20 mgを0.1 mLの1N-KOHに完全に溶解した後，酢酸0.1 mLと隠蔽剤溶液5 mLを加え，精製水で100 mLとする．さらにトリトンX-100を0.1 mL加えて混和する．冷所で2〜3か月安定．

c．操作

❶ 試験管に精製水，標準水，試料（血清）をそれぞれ50μLとり，これにo-CPC溶液1.0 mLを加えて混和する．

❷ 次に，試験管にCAPS緩衝液4.0 mLを加えて混和して，15分間室温で反応させる．

❸ 試薬盲検を対照として575 nmで吸光度を測定して，標準曲線から濃度を求める．

d．注意

❶ o-CPCは酸性下では安定であるが，アルカリ下では不安定となり分解しやすい．このため，試薬調製は酸性で行い，測定時にアルカリ性にする．

❷ o-CPCは酸性下では無色であるが，アルカリに移行するに従い桃色から深紅色となる．

2．無機リン

方法：Fiske-Subbarow法

a．測定原理

無機リンは酸性下でモリブデン酸塩と結合して6価のリンモリブデン酸となる．これを1-アミノ-ナフトール-4-スルホン酸で還元すると，青色物質である3価のモリブデンブルーを生成するので，660 nmで比色定量する．血清蛋白はこの反応を干渉するため，従来はトリクロロ酢酸などで除蛋白した濾液を試料としていたが，ラウリル硫酸ナトリウムなどの界面活性剤と添加することで，血清蛋白の影響がなく，直接測定が可能となった．

b．試薬および器具

❶ 試料（血清）

❷ 標準液（20 mg/dL）：市販のリン基準液（100 mg/dL）をホールピペットで40 mLとり，メスフラスコで200 mLにする．これから，2.5，5.0，7.5，10 mg/dL標準液を作製する．

❸ 発色試薬：モリブデン酸試薬と還元剤試薬を1：1の割合で混合したもの．

・モリブデン酸試薬（1,000 mL作製）：モリブデン酸アンモニウム1.5 gを約800 mL蒸留水に溶解後，濃硫酸10 mLを徐々に加える．さらに，ラウリル硫酸ナトリウム32 gを入れて溶解し，最終的に1,000 mLにする．

・還元剤試薬（1,000 mL作製）：亜硫酸水素ナトリウム15 g，無水亜硫酸ナトリウム0.5 g，1-アミノ-2-ナフトール-4-スルホン酸250 mgを蒸留水1,000 mLに溶解する．褐色ビンに保存する．

c．操作

❶ 試験管に蒸留水，各濃度標準液，試料（血清）をそれぞれ50μLとる．

❷ 各試験管に発色試薬4.0 mLを加えて混和し，37℃で20分間加温する．

❸ 流水で冷却後，試薬盲検を対照として660 nmで吸光度を測定し，標準曲線から濃度を求める．

d．注意

❶ 反応が完全に平衡に達しないので，発色後，測定するまでの時間は厳守し，標準液と試料の反応時間は同じにする．

第5章 糖質

学習のポイント

1. 糖質は生命活動の維持に重要なエネルギー源で、グリコーゲンとして肝臓に貯蔵される.
2. グルコースが、解糖系、クエン酸回路、電子伝達系で代謝されると、ATPが産生される.
3. グルコースが不足している場合は、グリコーゲンの分解と糖新生によりグルコースがつくられる.
4. グルコースの血中濃度(血糖値)は、種々のホルモンによる調節を受けている.
5. グルコースは、さまざまな蛋白質を糖化する. 血糖値や糖化蛋白(HbA1cなど)は、糖尿病の診断や血糖管理の指標として用いられている.
6. HbA1cの国際的な標準化には、まだ解決すべき問題が多い.

本章を理解するためのキーワード

❶ 解糖系
嫌気的条件でグルコースからエネルギーを産生する回路. 最終産物のピルビン酸から乳酸が産生される.

❷ 糖新生
グルコース不足の際に、解糖系をほぼ逆にたどるようにグルコースを新生する経路. 脂質やアミノ酸を材料とすることもできる.

❸ クエン酸回路(TCAサイクル)
好気的条件で、効率よくエネルギーを産生する回路. 糖代謝だけでなく、脂質・アミノ酸代謝とも関係する.

❹ 酵素電極法
酵素反応を電子の流れとして検出する方法. 簡易血糖測定器では、バイオセンサー技術の進歩により、機器が小型化・高性能化した.

❺ 糖化蛋白
高血糖状態の持続により糖化を受けた蛋白質. これらの血中濃度は、血糖コントロールの指標に用いられる.

❻ 血糖自己測定(SMBG)
患者が簡易血糖測定器を用いて血糖を測定すること. 医療者が、検査室外で用いて行うPOCTと混同してはならない.

❼ HbA1cのJDS値、NGSP値、IFCC値
HbA1cの値には、JDS値(日本)やNGSP値(米国他)などがある. 国際臨床化学連合は、IFCC値で世界的な標準化を目指している. 日本糖尿病学会は、2012(平成24)年4月1日よりHbA1cの値にNGSP値を用いることを決めた.

A 糖質の構造と生体内での機能

1. 糖質の構造と分類

a. 糖質の定義と種類

　糖質とは、アルデヒド基またはケトン基をもつ多価アルコール分子とその誘導体・重合体の総称と定義できる. 多くの糖質は、$C_n(H_2O)_m$ ($n=m$ または $n=m+1$)という組成式で表せるため、炭化水素とも呼ばれる. 糖質は、多くのヒドロキシ基(-OH、＝水酸基)をもつため水に溶けやすい. アルデヒド基をもつ糖質はアルドース、ケトン基をもつ糖質はケトースに分類される.

　単糖類は、それ以上加水分解することのできな

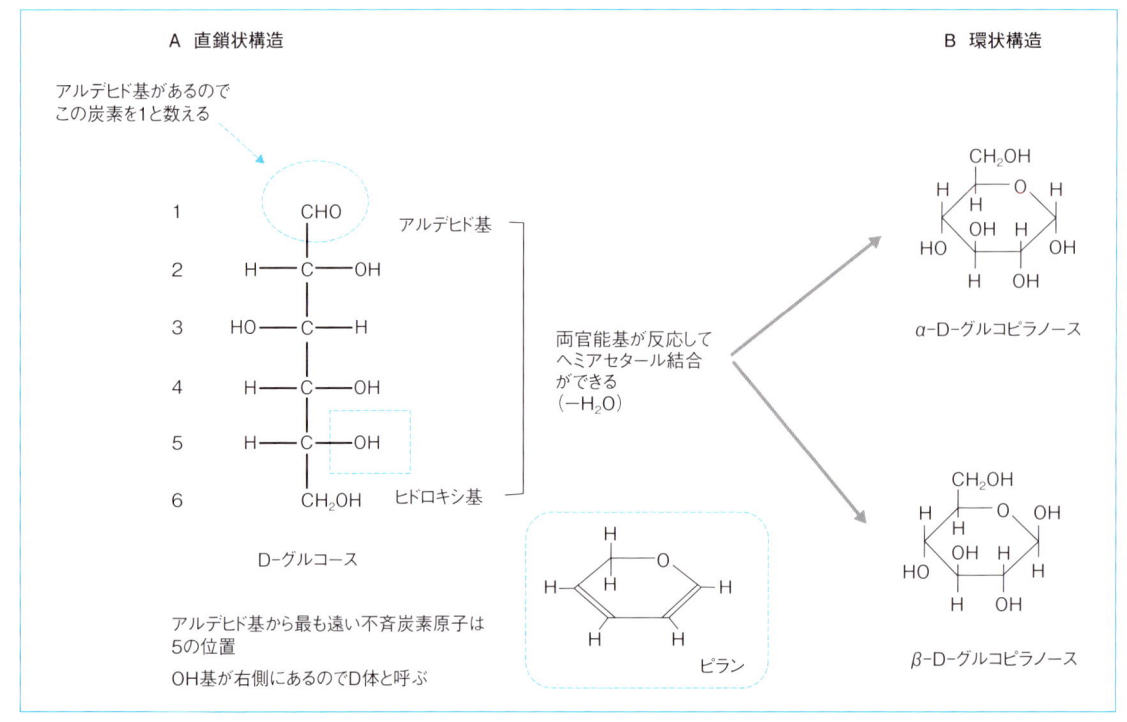

図1 グルコースの直鎖状構造と環状構造

い糖質の基本単位である．単糖類を構成する炭素数は，生体内では通常3～6個である．単糖類は，その炭素数により三炭糖（トリオース），四炭糖（テトロース），五炭糖（ペントース），六炭糖（ヘキソース）と呼ばれる．

2分子の単糖類は，それぞれのヒドロキシ基から1分子の水分子がとれて結合できる（脱水縮合）．この結合を，グリコシド結合（glycosidic bond）と呼ぶ．グリコシド結合は，通常のエーテル結合より加水分解を受けやすい．単糖類が数個（明確な個数の定義はない）結合したものは少糖類，多数結合したものは多糖類と呼ばれる．

b．糖質の異性体

同じ分子式だが異なる化合物であるものは，異性体と定義される．糖質には多くの異性体が存在し，非常に多様な構造を示す．異性体には，構造式が異なる構造異性体と，構造式は同じだが立体構造が異なる立体異性体がある．後者は，さらにエナンチオマー*（鏡像異性体）とジアステレオマー（エナンチオマー以外の立体異性体．シス・トランス異性体や配座異性体はここに含まれる）に分けられる．エナンチオマーは，不斉炭素原子（それに結合する4つの原子または原子団がすべて異なる炭素原子）をもつ化合物に存在し，互いに鏡像関係にあるものを指す．エナンチオマーのうち，最も大きな数の不斉炭素原子に結合している水酸基の位置が右側に存在するものをD体，左側に存在するそれをL体と呼ぶ．生体内のグルコース（ブドウ糖）やフルクトース（果糖）はほとんどがD体である．

c．糖質の環状構造

炭素原子数が4つ以上の単糖類は，環状構造をとることができる．単糖のアルデヒド基（またはケトン基）と，アルコール性ヒドロキシ基の間で形成されるエーテル結合の一種をヘミアセタール結合（またはヘミケタール結合）と呼ぶ．環状構造

＊：エナンチオマーは，光学異性体と呼ばれているものにほぼ等しい．IUPAC（国際純正・応用化学連合）では，光学異性体という言葉を使用することは推奨していない．

表1 主な糖質とその特徴

	代表的な糖質	構成する単糖類	生体や医療との関連
単糖類	五炭糖		
	リボース		RNA(リボ核酸)の構成成分である.
	キシロース(A)		植物に分布する. 還元してできる糖アルコールのキシリトールは, 甘味料や輸液(糖尿病患者用)に利用されている.
	アラビノース(A)		植物に分布する. スクロースに似た風味をもつ. スクロースの吸収を抑制する.
	六炭糖		
	グルコース(ブドウ糖)(A)		輸液の成分として広く利用されている.
	ガラクトース(A)		先天的な代謝酵素の欠損でガラクトース血症(新生児マススクリーニングの対象疾患の一つ)をきたす.
	マンノース(A)		糖鎖の構成成分として重要である.
	フルクトース(果糖)(K)		輸液(糖尿病患者用)に用いられる.
少糖類	二糖類		
	マルトース(麦芽糖)	グルコース+グルコース	輸液(糖尿病患者用)に用いられる.
	ラクトース(乳糖)	グルコース+ガラクトース	乳糖不耐症(牛乳不耐症)の原因である.
	スクロース(蔗糖)	グルコース+フルクトース	いわゆる砂糖のこと. 蛋白の安定化剤として用いられる.
	三糖類		
	マルトトリオース	グルコース	デンプンがアミラーゼで消化されてできる.
	四糖類		
	アカルボース		放線菌の培養液由来. 血糖降下剤として使用される.
多糖類	動物由来		
	グリコーゲン	グルコース	先天的な分解酵素の欠損で糖原病をきたす.
	植物由来		
	デンプン	グルコース	水に溶かして加熱すると糊化するため, 増粘剤・糊・片栗粉などに利用されている. 以前は電気泳動用のゲルとして使用された.
	セルロース	グルコース	硫酸と硝酸の混酸で処理して得られるニトロセルロースは, ウエスタンブロット法の膜として使用される.

A:アルドース, K:ケトース

をとることにより, 1番目の炭素(糖質の炭素は, アルデヒド基またはケトン基の炭素を1として順番に数える)が不斉炭素原子となり, α型およびβ型の2つの異性体(アノマー)を生じる. 六員環(5つの炭素原子と1つの酸素原子)をもった糖は, 構造がピランに似ていることからピラノースと呼ばれる. 同様に, 五員環(4つの炭素原子と1つの酸素原子)をもった糖は, 構造がフランに似ているためフラノースと呼ばれる. D-グルコースは水溶液中でほとんど環状構造をとり, αおよびβ-D-グルコピラノースという2つの鏡像異性体がある(図1).

2. 生理的意義

糖質は分解されてエネルギーを産生する. そのため, 糖質は脂質とならんで動植物のエネルギー貯蔵の役割を果たす. 多糖類のなかには, 生体の構造を保つ働きをしているものもある.

単糖類のうち, 六炭糖の代表的なものに, アルドースとしてグルコース, ガラクトース, マンノースが, ケトースとしてフルクトースがある(表1). グルコースは, 光合成でつくられる主要な単糖類で, 最も効率のよいエネルギー源である. フルクトースは, 蜂蜜や果実に含まれる単糖類で, 最も甘みが強い. 五炭糖のリボースは, リン酸・核酸塩基とともにRNA(リボ核酸)を構成する成分の

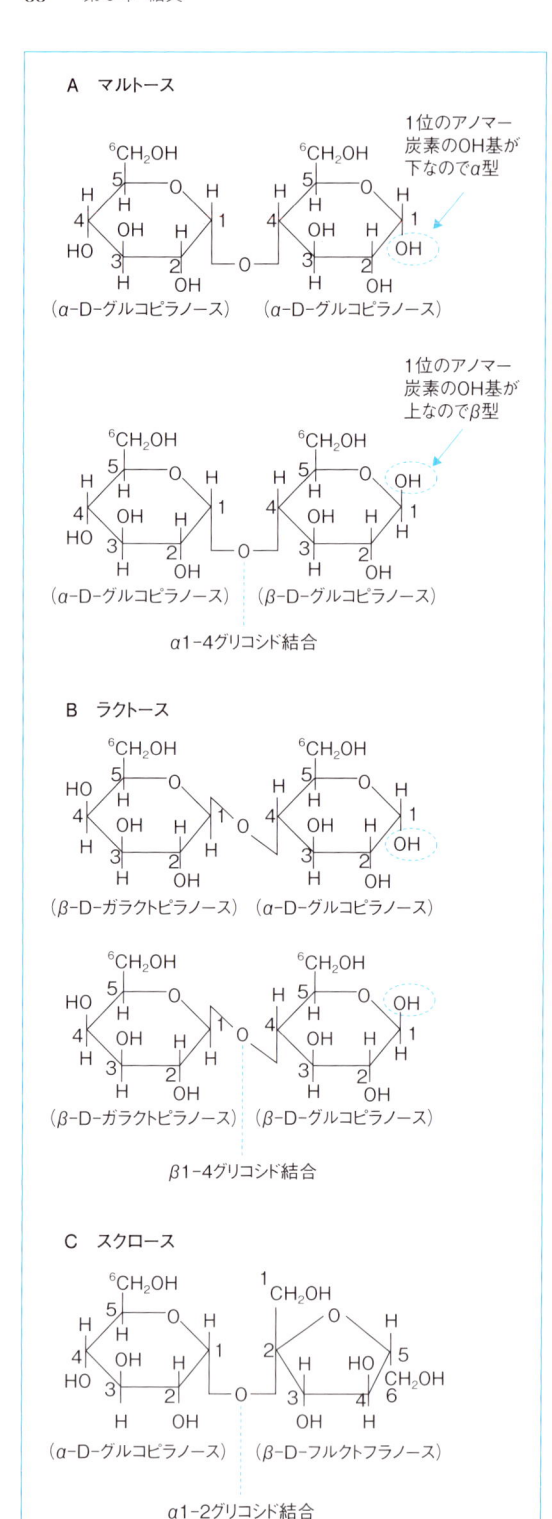

図2 代表的な二糖類とその構造

A マルトース
(α-D-グルコピラノース) (α-D-グルコピラノース)
1位のアノマー炭素のOH基が下なのでα型
(α-D-グルコピラノース) (β-D-グルコピラノース)
1位のアノマー炭素のOH基が上なのでβ型
α1-4グリコシド結合

B ラクトース
(β-D-ガラクトピラノース) (α-D-グルコピラノース)
(β-D-ガラクトピラノース) (β-D-グルコピラノース)
β1-4グリコシド結合

C スクロース
(α-D-グルコピラノース) (β-D-フルクトフラノース)
α1-2グリコシド結合

一つである.

自然に存在する少糖類は，大部分が二糖類である．マルトース（麦芽糖），ラクトース（乳糖），スクロース（蔗糖）は代表的な二糖類である（図2）．マルトースはD-グルコース2分子が結合したもので，デンプンやグリコーゲンを分解する過程で生じる．ラクトースはD-グルコースとD-ガラクトースが結合したもので，乳汁に含まれている．スクロースはD-グルコースとD-フルクトースが結合したもので，砂糖の主成分である．

アカルボースは，Actinoplanes属（放線菌の一種）のアミノ糖産生菌の培養液中から分離・精製された四糖類である．腸管内において，多糖類の消化酵素であるα-アミラーゼやα-グルコシダーゼ（マルターゼ，スクラーゼ，グルコアミラーゼなど二糖類のα1-4結合を分解する酵素の総称）などの酵素を阻害する作用がある．そのため，アカルボースは経口糖尿病治療薬として用いられている．類似の効能を示すボグリボースは，放線菌培養液中に発見された擬似アミノ糖をもとに，化学合成された単糖類類似の構造をもつ経口糖尿病治療薬である．

イコデキストリンは，トウモロコシデンプンを加水分解したものを精製した平均分子量が1万3000〜1万9000のグルコース重合体で，α1-4およびα1-6グリコシド結合をもつ少糖類の混合物である．透析膜を移行しにくいのでコロイド浸透圧が維持されやすく，血糖の上昇効果もない．グルコースの代わりに，イコデキストリンを浸透圧物質として使用している腹膜透析液がある．

多糖類には，デンプン，セルロース，グリコーゲンなどがあり，これらはD-グルコースのみからできている．植物ではデンプンが，動物ではグリコーゲンが，貯蔵エネルギー源として重要な役割を果たしている．デンプンは，アミロースとアミロペクチンの混合物である．アミロースはα1-4グリコシド結合によりグルコースが枝分かれのない直鎖構造をしたもので，立体的にはらせん状をしている（図3A）．アミロペクチンはα1-4グリコシド結合で重合した直鎖に，α1-6グリコシド結合によって側鎖がつながり，枝分かれをしたら

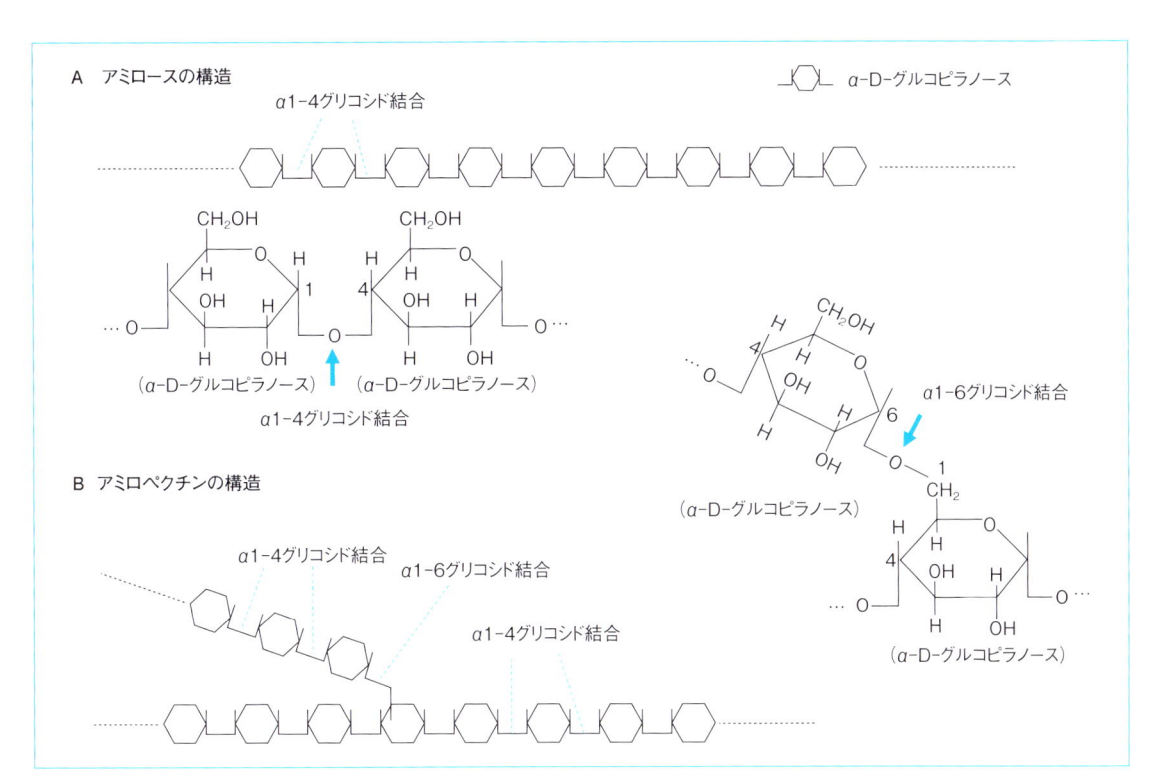

図3 デンプンの構造

せん構造をとる(図3B)．側鎖がさらに枝分かれすることもある．すなわち，構造的には枝分かれをしたアミロースとみなすこともできる．セルロースは，βグルコースが重合したもので，植物の細胞壁や繊維の主成分である．グリコーゲンは，主に筋肉や肝臓に存在し，細胞質にグリコーゲン顆粒として存在する．グリコーゲンはアミロペクチンよりさらに枝分かれをしたらせん構造をとる．

B 糖質の代謝

1. 糖質の消化と吸収

デンプンは，口腔内で唾液腺アミラーゼにより大まかに分解される(アミラーゼは，ヒトでは α-アミラーゼのみ存在する)．α-アミラーゼはエンドグリコシダーゼ活性をもち，両端以外の α1-4 グリコシド結合を切断する．したがって，α-アミラーゼは，デンプンの成分であるアミロースを，マルトース(グルコースが2分子結合したもの)またはマルトトリオース(グルコースが3分子結合したもの)にまで分解できる．しかし，α-アミラーゼは，α1-6 グリコシド結合とこれに隣接する α1-4 グリコシド結合は切断できない．そのため，α-アミラーゼがデンプンのもう一方の成分であるアミロペクチンを分解すると，マルトースとマルトトリオース以外に，さまざまな長さの限界デキストリンを生じる．これらの分解産物が十二指腸まで到達すると，膵アミラーゼによりデンプンはほぼ完全に分解され，マルトース，マルトトリオース，限界デキストリンにまで消化される．これらの分解産物は，マルターゼ，グルコアミラーゼ(非還元末端から α1-4 結合と α1-6 結合を切断できる)，限界デキストリナーゼ(α1-4 結合と α1-6 結合を切断できる)によってグルコースにまで分解された後にほとんど小腸細胞から吸収される(図4)．これらは門脈を通って肝臓に運ばれる．

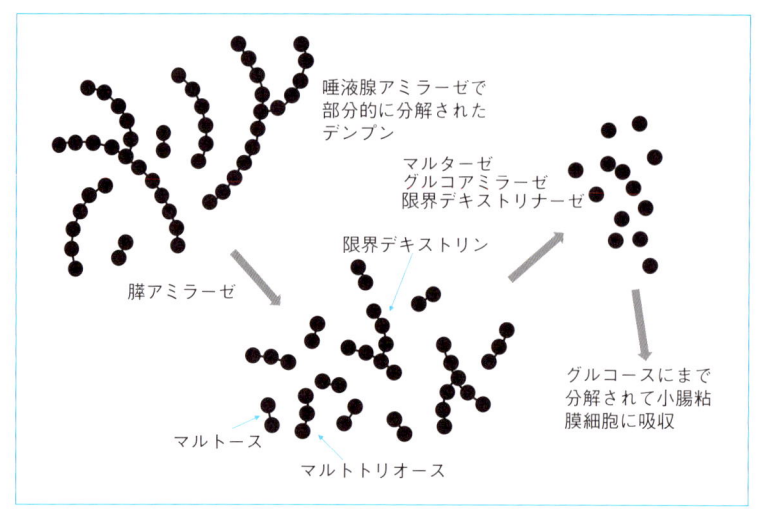

図4　デンプンの消化

サイドメモ：SGLT1 と SGLT2

　水溶性であるグルコースは，そのままでは小腸管腔から小腸上皮細胞内へは取り込めない．この過程に，SGLT1(sodium/glucose cotransporter-1，ナトリウム依存性グルコース輸送担体)*というトランスポーターが関与している．小腸上皮細胞の血管側にある Na^+/K^+ ATPase(Na^+ポンプ)は，小腸上皮細胞から細胞外へ Na^+ イオンをくみ出す．そのため，細胞内の Na^+ イオンが低下する．そこで，SGLT1 は小腸管腔側から Na^+ イオンを取り込むが，これに連動してグルコースも一緒に細胞内へと取り込まれる．現在，食後高血糖治療薬として，SGLT1 の阻害薬が開発されている．

　腎臓の近位尿細管には，SGLT1に加えて，同じトランスポーター・ファミリーであるSGLT2も発現している．腎臓では，グルコースは糸球体で濾過されたあと，尿細管で再吸収される．SGLT1とSGLT2は，この過程に関与している．SGLT1やSGLT2の遺伝子変異により，血糖が高くなくても尿糖が出現する腎性糖尿が発症することが確認されている．SGLT2の阻害薬は，糖尿病患者の尿細管でのグルコースの再吸収を抑制することにより，高血糖を改善することが期待される．

＊：HGNC(Human Gene Nomenclature Committee)が認めている名称は，solute carrier family 5(sodium/glucose cotransporter)の member 1(略称 SLC5A1)

2. 血中濃度の調節機構

　多くのホルモンにより，血糖は一定範囲に保たれている．血糖を低下させるホルモンは，膵臓のランゲルハンス島のβ細胞から分泌されるインスリンのみである．インスリンは，肝臓での糖新生を抑制しグリコーゲン合成を促進することにより，肝臓からの糖の放出を低下させる．また，インスリンは筋肉や脂肪組織でグルコースの細胞内への取り込みを促進させる．これらの作用により，インスリンは血糖を低下させる．

　消化管からはインスリン分泌を調節するインクレチンというホルモンが分泌される．インクレチンには，グルコース依存性インスリン分泌刺激ポリペプチド(glucose-dependent insulinotropic polypeptide；GIP，別名　胃抑制ポリペプチド；gastric inhibitory polypeptide)と，グルカゴン様ペプチド1(glucagon-like peptide-1；GLP-1)の2種類がある．GIPは十二指腸に存在するK細胞から，GLP-1は小腸下部(特に回腸)と結腸に存在するL細胞から分泌される．インクレチンは，血糖依存性にインスリン分泌を促進する．血中のインクレチンは，dipeptidyl peptidase 4(DPP-4)という蛋白分解酵素により不活化されるため，半減期は数分と短い．インクレチンには，膵臓のランゲルハンス島のβ細胞数を増加させる作用がある

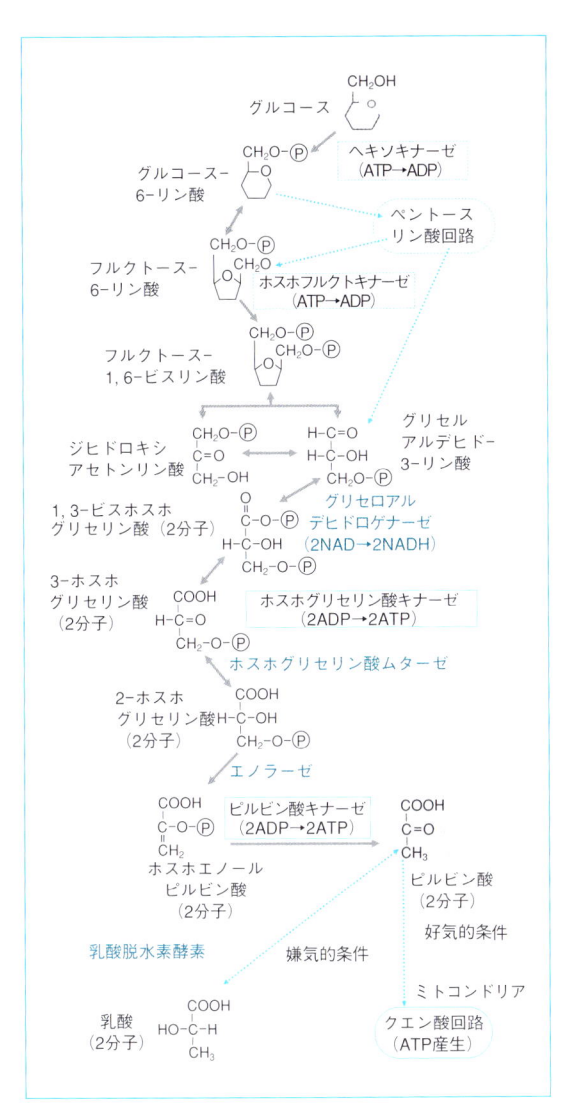

図5 解糖系
実線の矢印は解糖系の反応を，色破線の矢印は他の代謝経路と関連する反応を示す．色破線で囲った酵素はATPを消費する反応を，色実線で囲った酵素はATPを産生する反応を，着色した酵素は，その他の重要な酵素をそれぞれ示す（グルコースとフルクトースの代謝産物では，水素原子と水酸基を一部省略している）．

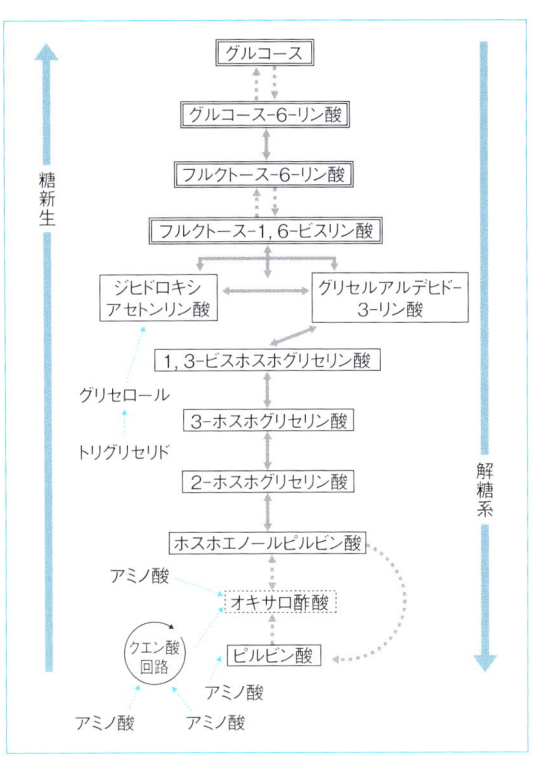

図6 解糖系と糖新生の関係
解糖系と糖新生の両方に関与する代謝産物は実線で，糖新生にのみ関与する代謝産物は破線で囲んである．また，二重線で囲ったものは炭素数が6の代謝産物を，一重線で囲ったものは炭素数が3の代謝産物を示す．実線の矢印は，解糖系と糖新生を同じ酵素が触媒する反応を，破線の矢印は解糖系と糖新生を別の酵素が触媒する反応を示す．

と報告されている．現在，糖尿病治療薬として，GLP-1受容体作動薬とDPP-4阻害薬が使用されている．

一方，血糖を上昇させるホルモンは，膵臓のα細胞から分泌されるグルカゴン，下垂体前葉から分泌される成長ホルモン，副腎皮質から分泌される糖質コルチコイド（コルチゾールが代表的），副腎髄質から分泌されるアドレナリンなど複数存在する．中枢神経系はエネルギーのほとんどをグルコースに依存しているため，低血糖状態では昏睡となる．複数のホルモンが血糖上昇に関与しているのは，低血糖の防止機構として重要である．

3. 細胞内糖代謝

a. 解糖系と糖新生

解糖系は，グルコースから酸素を利用せずにエネルギーを産生する嫌気的代謝回路である．グルコース1分子は，解糖系で代謝を受けると最終的に2分子のピルビン酸となる（図5）．これらの一連の反応は，すべて酵素反応により細胞質内で行われる．これらの過程で，2分子のATPを消費し

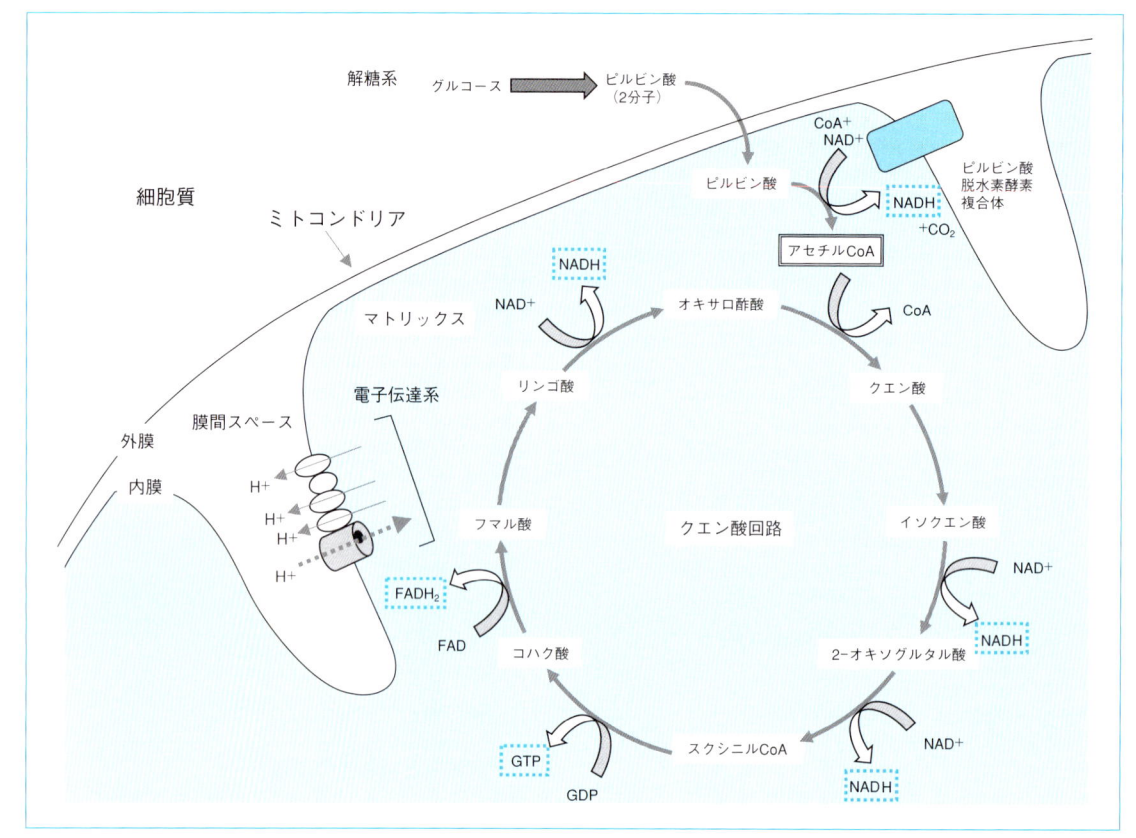

図7　クエン酸回路

4分子のATPをつくるため，差し引き2分子のATPが増加する．ピルビン酸は，無酸素の条件では乳酸脱水素酵素（乳酸デヒドロゲナーゼともいう，lactate dehydrogenase；LD）により乳酸となるが，酸素がある条件では次項で述べるクエン酸回路でエネルギー産生に利用される．

　一方，グルコースが不足した状態では，グルコースが合成される．この過程を糖新生と呼ぶ．糖新生は，グルコースが解糖系によって分解されてピルビン酸になる経路を，ほぼ逆にたどるように行われる（図6）．糖新生は，グルコースの分解産物を材料とするだけでなく，アミノ酸や脂質を材料とすることも可能である．アミノ酸から糖新生を行う場合には，ピルビン酸からホスホエノールピルビン酸ができる途中で，オキサロ酢酸が中間産物として産生される．アミノ酸は，直接オキサロ酢酸に変換されるだけでなく，ピルビン酸を経由してオキサロ酢酸になったり，クエン酸回路（次項参照）に取り込まれてオキサロ酢酸に変換されたりする．また，トリグリセリドの分解産物であるグリセロールは，ジヒドロキシアセトンリン酸に変換されて糖新生に利用される．

b. クエン酸回路と電子伝達系

　クエン酸回路は，効率的なエネルギー産生に重要な役割を果たしている好気的代謝経路で，TCA（トリカルボン酸，tricarboxylic cycle）サイクルとも呼ばれる．解糖系で産生されたピルビン酸は，好気的な条件では，ミトコンドリアのマトリックスに取り込まれると，ミトコンドリアの内膜に結合しているピルビン酸脱水素酵素複合体（pyruvate dehydrogenase complex）によって，アセチルCoAとなる．この反応により，ピルビン酸は脱炭酸を受けてNADHが1分子産生される．アセチルCoAは，オキサロ酢酸と反応してクエン酸回路に取り込まれ，ATP産生に必要な物質

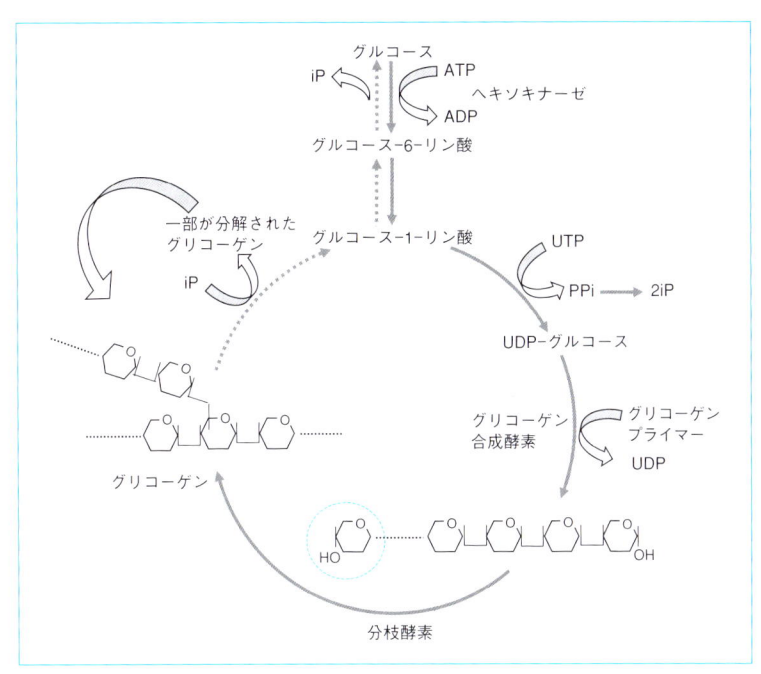

図8 グリコーゲンの合成と分解
グルコースからグリコーゲンの合成は実線で，グリコーゲンの分解によるグルコースの生成は破線で示す．UDPグルコースは，α1-4結合した短いグルコース鎖(グリコーゲンプライマー)と反応し，非還元末端にグルコースが結合する．これに分枝酵素が働き，グリコーゲンになる．
UTP：ウリジン3リン酸，UDP：ウリジン2リン酸，PPi：ピロリン酸，iP：無機リン酸

(NADHが3分子，FADH$_2$が1分子，GTPが1分子)を産生して，再びオキサロ酢酸に戻る(図7)．

クエン酸回路で産生されたNADHとFADH$_2$は，ミトコンドリアの内膜にある電子伝達系で処理される．電子伝達系は5つの複合体(Ⅰ～Ⅴ)からなり，複合体Ⅰ～Ⅳの一連の反応によってミトコンドリアの外膜と内膜に挟まれた膜間スペースにH$^+$を蓄える(すなわちマトリックスにあったH$^+$を膜間スペースへ移動させる)．このH$^+$が複合体Ⅴを通ってマトリックスに再流入するエネルギーを利用して，ADPをリン酸化してATPを産生する(酸化的リン酸化)．1分子のNADHとFADH$_2$が電子伝達系で処理されると，それぞれ3および2分子のATPが産生される．

c．グリコーゲンの合成と分解

筋肉や肝臓の細胞内に取り込まれたグルコースは，グルコース-6-リン酸となり，グリコーゲン合成酵素によってグリコーゲンに合成される(**図8，実線矢印**)．筋肉と肝臓のグリコーゲン合成は，異なったアイソザイムにより行われ，ホルモン調節も別である．肝臓に蓄積したグリコーゲンがある程度たまると，グルコースからグリコーゲンではなく脂肪が合成されるようになる(栄養素の相互変換)．

絶食状態になると，肝臓に貯蔵していたグリコーゲンが分解されてグルコースが作られ，血中に放出される．グリコーゲンの分解反応は，合成反応とは別の経路によって行われる(**図8，破線矢印**)．肝臓に蓄積しているグリコーゲンは，絶食状態では一日ももたずに枯渇してしまう．一方，筋肉は肝臓の約3～5倍に相当するグリコーゲン量を蓄積している．しかし，筋肉にはグリコーゲンを分解して生じるグルコース-6-リン酸を脱リン酸化する酵素がないため，筋肉のグリコーゲンでは血糖を上げることができない．

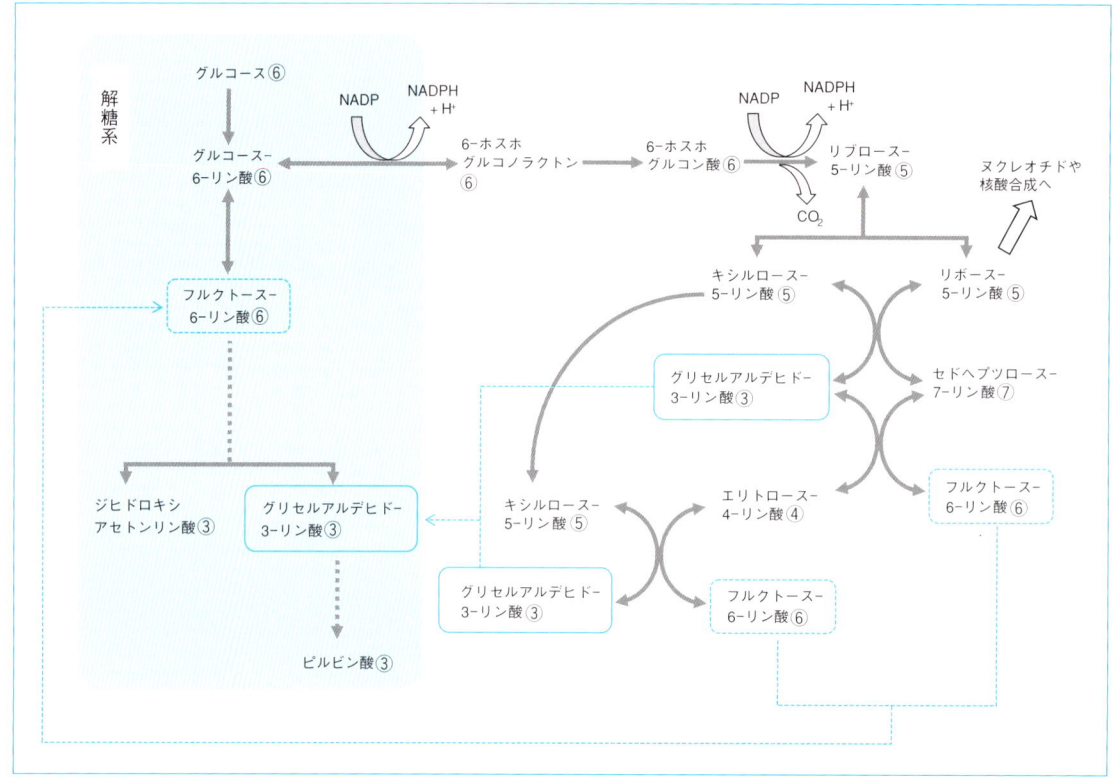

図9 ペントースリン酸回路
それぞれの分子の炭素数を丸の中に示した.

d. ペントースリン酸回路

　グルコースの酸化経路の一つで，グルコース-6-リン酸からフルクトース-6-リン酸とグリセルアルデヒド-3-リン酸を産生する．両者とも，解糖系の中間代謝産物であり，本経路は解糖系の副路である．その過程で，NADPHとリボース-5-リン酸が中間代謝産物として作られる．NADPHは，生体内の還元反応の補酵素で，脂肪酸やステロイド合成などに使われる．リボース-5-リン酸は，五炭糖(ペントース)であるリボースのリン酸化物で，核酸の原料として使われる(図9)．

C 糖質および関連項目の検査法

1. グルコース

a. 血糖

　血清グルコース(血糖)の測定は，病院等の検査室で大型自動分析機を用いて行う方法と，病棟や外来(医療機関)または自宅で簡易測定機を用いて行う方法に分けることができる．検査室では，血糖はほとんどが酵素法で測定され，ヘキソキナーゼ(HK)法，グルコースオキシダーゼ(GOD)電極法が主要な測定法である．以前は，還元法(アルカリ性の条件下で加熱して鎖状構造に変換し，そのアルデヒド基の還元性を検出)や縮合法(強酸性の条件下で芳香族アミンと縮合して呈色するのを検出)なども行われていたが，前者は他の還元性物質の影響を，後者は他のアルドースの影響を受け

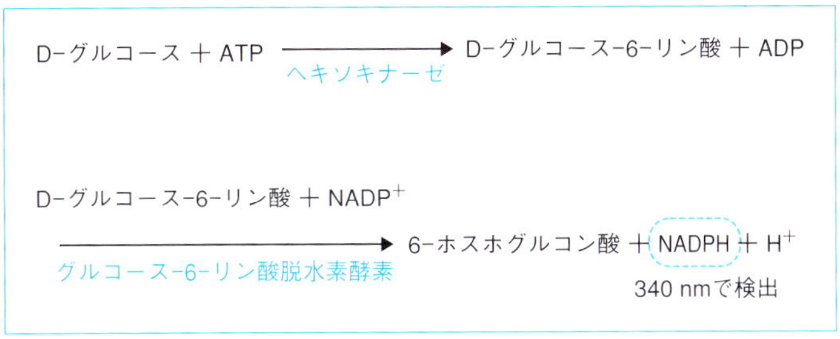

```
D-グルコース ＋ ATP  ──ヘキソキナーゼ──▶  D-グルコース-6-リン酸 ＋ ADP

D-グルコース-6-リン酸 ＋ NADP⁺
  ──グルコース-6-リン酸脱水素酵素──▶  6-ホスホグルコン酸 ＋ NADPH ＋ H⁺
                                              340 nmで検出
```

図10　ヘキソキナーゼ法の原理

るため，現在はほとんど使用されていない．

　一方，医療従事者が行うPOCT（point of care testing）や患者が行う血糖自己測定（self-monitoring of blood glucose；SMBG）では，初期はグルコースオキシダーゼ比色法によって測定されていた．それがグルコースオキシダーゼ電極法やグルコース脱水素酵素（glucose dehydrogenase；GDH）電極法へと測定原理が変わってきている．それに伴い，機器が軽量化し必要検体量も数μL～1μL未満へと少なくなっている．現在，近赤外線や細胞間液の吸引などを利用した採血を必要としない非侵襲的な血糖測定機器が開発中である．

1）ヘキソキナーゼ（HK）法

　血清や尿中グルコースの国際標準法である．グルコース-6-リン酸脱水素酵素法と組み合わせた方法は，日本臨床化学会（JSCC）勧告法となっている．本法で測定したグルコースの値は，IDMS（isotope dilution mass spectrometry）法との相関もよい．検査室では，グルコース測定法として，本法が最も多く採用されている．ヘキソキナーゼは，α-およびβ-グルコースの両方に作用し，グルコースをリン酸化してグルコース-6-リン酸を生ずる反応を触媒する酵素である（図5）*．グルコース-6-リン酸は，グルコース-6-リン酸脱水素酵素の存在下にNADP⁺を還元し，NADPHを生じる（図9）．こうして生じたNADPHを，波長340 nm

で検出する（図10）．

2）酵素電極法

　酵素電極法は，測定時間が短く緊急検査に適していることから，病院検査室で多く用いられている．しかし，専用の分析装置を必要とする．一方，SMBGやPOCT用の簡易測定機には，本法が広く採用されている．

　酵素電極法では，グルコースオキシダーゼとグルコース脱水素酵素の2つの酵素が用いられ，いずれもグルコースをグルコノ-1,5-ラクトンへ酸化して水素イオンと電子を引き抜く．グルコノ-1,5-ラクトンは，非酵素的に加水分解されてグルコン酸となる．グルコースオキシダーゼによる反応では，酸素が消費され過酸化水素が産生される．一方，グルコース脱水素酵素による反応では，酸化型補酵素が還元型補酵素になる（図11）．これらの反応を電位差として検出するのが酵素電極法である．

a）グルコースオキシダーゼ（GOD）電極法

　検査室で使用されるグルコース測定の専用機には本法が用いられている．グルコース濃度の測定のための電極には，過酸化水素電極と酸素電極がある．過酸化水素電極の場合は，過酸化水素が陽極で電気分解されて水素イオンと酸素と電子となる．電子が陰極まで移動することにより，回路に電流が流れる（図12）．この電流値は，グルコース濃度に比例するため，血中濃度を測定できる．一方，酸素電極の場合は，酵素反応の結果減少する酸素の量を検出する．

　SMBG用の測定機器には，グルコースオキシダーゼ電極法を用いたものがある．現在使われて

＊：大型自動分析機の試薬として現在ほとんど使われなくなった方法に，グルコースオキシダーゼ法がある．グルコースオキシダーゼはβ-グルコースしか反応基質としないため，ムタロターゼによってα-グルコースをβ-グルコースに変換して基質とする．

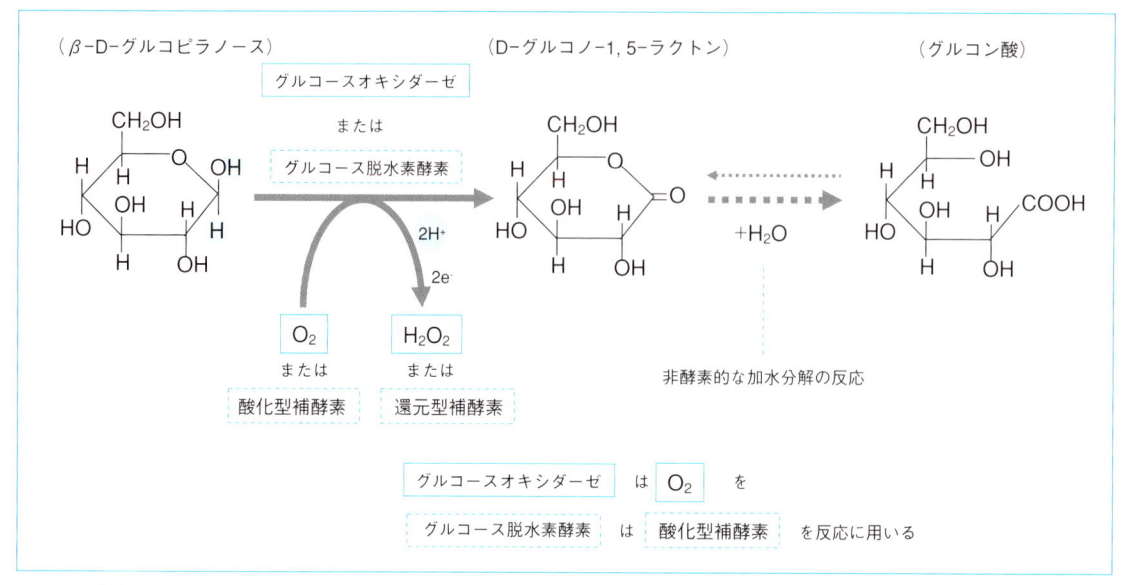

図11 酵素電極法におけるグルコースの酸化と電子の放出
血中では，グルコノラクトンとグルコン酸は平衡状態にある．両者の割合は，それぞれの濃度，温度，溶液のpHなどにより変わる．

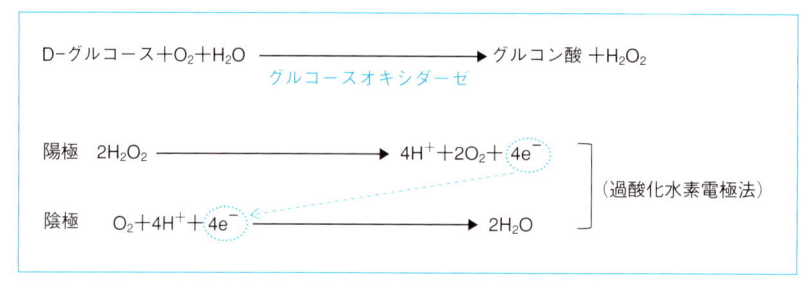

図12 グルコースオキシダーゼ電極法（過酸化水素電極）の原理
逆反応の酸素電極法もあるが，その場合は溶存酸素などの影響を受ける．

いる多くの機器では，電子メディエーターがセンサー中に含まれている．フェリシアン化イオン〔ヘキサシアノ鉄(Ⅲ)イオン：$[Fe(CN)_6]^{3-}$〕は，その代表的なものである．電子メディエーターは，グルコースの酸化反応に伴って発生する電子を受け取って還元型になる．電極に一定の電圧をかけると，電子メディエーターは電子を放出して酸化型に戻り，再び電子を受け取ることができる（図13）．電子メディエーターを使うことにより，非特異的な酸化物質による過酸化水素の発生を減少させることができる．

グルコースオキシダーゼ電極法では，酵素で被覆した電極を用いる．水溶液中でα-Dおよびβ-D-グルコースが平衡状態にある（図1）．ムタローゼは本法には用いられていない．

b) グルコース脱水素酵素（GDH）電極法

最近のSMBG用の測定機器に用いられている．グルコース脱水素酵素は，グルコースオキシダーゼと異なり，グルコースを酸化する際に酸素を電子受容体としない．そのため，溶存酸素の影響を受けない利点がある．グルコース脱水素酵素には，補酵素が必要である．

グルコースオキシダーゼと同様に，グルコースが酸化される際に放出される電子は電子メディエーターが受け取り，電極に電圧をかけて流れる電流を測定する．電流の量はグルコース濃度に比

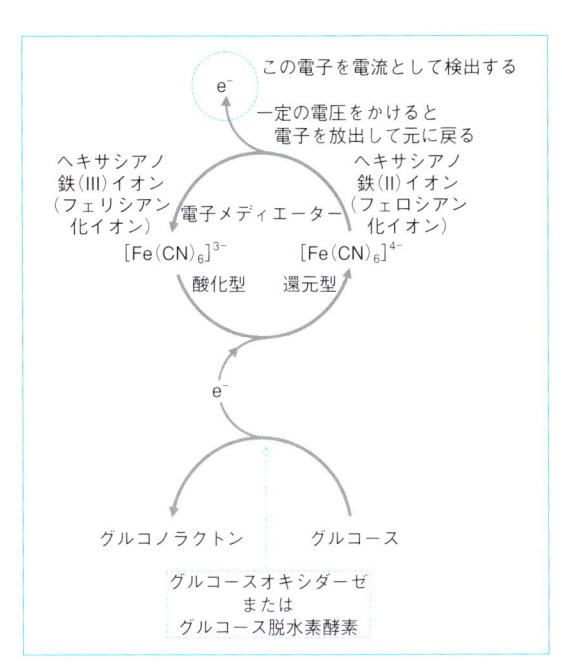

図13 電子メディエーターを介したグルコース濃度の検出
電子メディエーターとしてフェリシアン化イオンを用いた例を示す.

例するため，グルコース濃度を求めることができる（図13）．

3）分析上の注意点

採血後の検体を室温で放置すると，グルコースは解糖系の酵素により代謝をうけて時間とともに血糖の測定値が低下する．この低下は温度が高いほど大きく，4℃で保存しても完全に阻止できない．そこで，解糖系の酵素のエノラーゼ（図5）を阻害するフッ化ナトリウム（NaF）入りの採血管で採取した血液を用いる．しかし，酵素阻害の効果が発揮されるまでに約3時間程度かかるため，採血後はできるだけ早く測定する．やむをえない場合は，検体を4℃で保存する．検査のオンライン化が進み，採血してから1時間以内に結果を報告している施設も多くなった．そこで，ヘパリン・リチウム採血管を用いて分離した血漿を使って血糖測定を行っている施設もある．

糖尿病患者の増加や測定機器の改良に伴い，現在はSMBGが普及している．POCTガイドライン第2版（2008年）では，被験者自らが行うSMBGはPOCTに含めていないが，機器の説明や管理などに検査技師がかかわる必要がある．SMBGは，主に指頭血による全血を用いて測定する．医療施設で行われる検査と異なり，測定時の温度や採血部位，採血量などにより，正確な血糖測定が行われない可能性があるので注意が必要である．特にSMBGを用いて血漿や静脈血などの試料は測定に適さず，正しい結果が得られないので注意が必要である．

なお，有機リン中毒の解毒薬であるプラリドキシムヨウ化メチル（PAM）が投与されている患者で，グルコースの偽高値が報告されている．これは，(1)PAMの紫外部吸収特性がpHにより変化することと，(2)測定時の電圧負荷でPAM分子内のヨウ素イオンが電子的なシグナルとなることが関与していると推定されている．レート法（検体ブランクを測定しない方法）や測定波長が可視部にある試薬（500 nm≦波長）では(1)の影響を受けないと推定される．また，PAM由来の電子的シグナルの軽減措置がとられている測定試薬では(2)の影響を受けないと考えられるが，各試薬メーカーへ確認が必要である．

血糖は血清，血漿，全血で測定される場合があるが，全血で測定した場合は，血清や血漿に比べて約10％程度測定値が低くなる．

b. 尿糖

尿糖は，試験紙を用いた定性的検査が広く行われている．試験紙法ではグルコースオキシダーゼ法が用いられており，正確にはグルコース尿を検出している．以前は，これらの試薬の尿糖検出感度が，メーカーにより異なっていた．そこで，日本臨床検査標準協議会（JCCLS）が中心となって，尿糖定性反応の標準化が行われた．現在では，尿中グルコースが100 mg/dL以上の場合に1+という結果が報告されるようになった．しかし，2+以上の定性値と尿糖の濃度の関係はまだ統一されておらず，結果の解釈には注意が必要である．

試験紙法では，グルコースにグルコースオキシダーゼが反応して過酸化水素が発生し（図12），色

サイドメモ：酵素電極法を詳しく学ぶ

　SMBG用の機器は，初期に採用されていた比色システムから電気化学的システムに変わった．これにより，装置の小型化，必要血液量の減少，測定時間の短縮，精密度・正確度の向上などが達成された．特にセンサー部分には，電極を被覆する技術（血液や血清蛋白質で電極が不動態化するのを防ぐ），血液を毛細管現象で吸引する空間をつくる技術，電子メディエーターの技術，特異的な酵素の使用など，最先端の技術が結集されている．

　すでに述べたように，SMBG用の機器に使用されている酵素には，グルコースオキシダーゼとグルコース脱水素酵素の2つがある．グルコースオキシダーゼは，一般試薬として入手が容易で基質特異性が高いという長所をもつが，電子メディエーターを用いても溶存酸素の影響を完全には除去できないという欠点がある（図中A）．

　一方，グルコース脱水素酵素は，溶存酸素の影響を受けない長所があるが，酵素反応に補酵素を必要とする．現在，SMBG用のグルコース脱水素酵素として，必要とする補酵素が異なるNAD型，PQQ（ピロロキノリンキノン）型，FAD型が使用されている．NAD型グルコース脱水素酵素は，一般試薬として入手が容易だが，酵素試薬にNADを添加する必要がある（NADと酵素の結合が非共有結合でゆるいため）．また，還元型のNADHが電子メディエーターに電子を受け渡して酸化型のNAD$^+$になる反応が遅いので，ジアフォラーゼという別の酵素が必要である（図中B）．

　PQQ型とFAD型のグルコース脱水素酵素は，比較的新しく見つかった酵素であり若干入手が困難である．しかし，

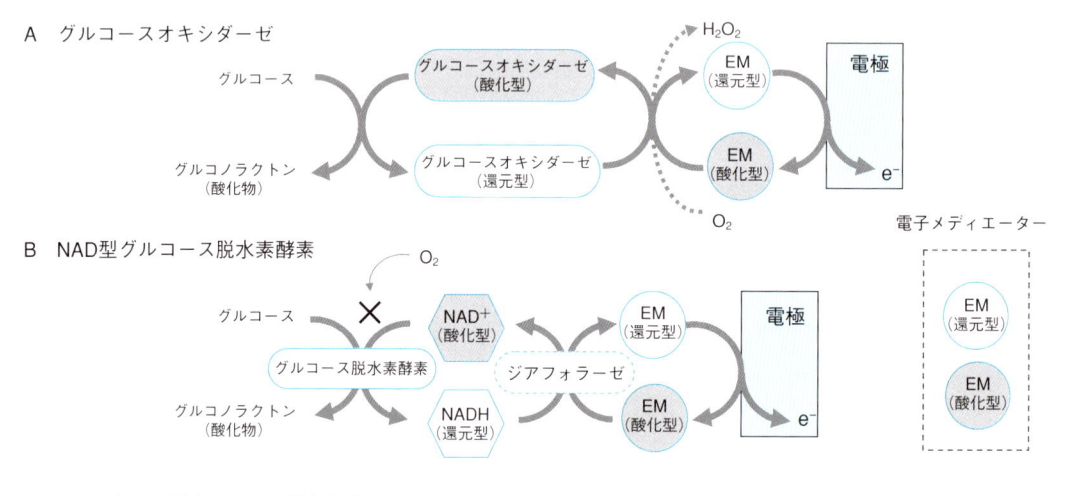

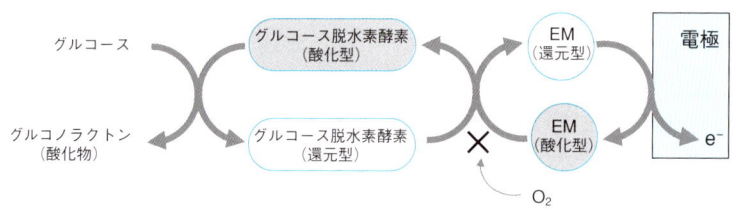

図　酵素種によるセンサーにおける反応の比較

表　SMBGのセンサーに用いられている酵素の比較

酵素の種類		溶存酸素の影響	反応系への補酵素（NAD）の添加	基質特異性	その他
グルコースオキシダーゼ		あり	不要	非常によい	
グルコース脱水素酵素	NAD型	なし	必要	よい	さらにジアフォラーゼの添加が必要
	PQQ型	なし	不要	悪い	基質特異性に問題があり，今後FDAの承認が得られない可能性が大
	FAD型	なし	不要	よい	SMBGセンサーの主流になりつつある

酵素と補酵素との結合が強く，補酵素が酵素に組み込まれているため，酵素試薬に補酵素を添加する必要がない（図中C）．

臨床では，PQQ型グルコース脱水素酵素の基質特異性の低さが問題となっている．PQQ型では，マルトースやイコデキストリンなど，グルコース以外の糖にも反応してしまう．その結果，マルトース入りの輸液を点滴されている患者や腹膜透析患者では，測定値が実際の血糖値より高くなる．これまでに，PQQ型グルコース脱水素酵素を使った機器で血糖が偽高値となり，必要以上のインスリンが投与されて低血糖を引き起こした例が報告されている．NAD型およびFAD型では，マルトースやイコデキストリンなどによる影響はないとされている．表中に，これらの酵素の特徴をまとめた．

表2　75g OGTTの判定基準

グルコース濃度（静脈血漿）	血糖測定時間		判定区分
	空腹時	負荷2時間	
	126 mg/dL 以上　and/or	200 mg/dL 以上	糖尿病型
	糖尿病型にも正常型にも属さないもの		境界型
	110 mg/dL 未満　　　and （100〜110 mg/dL）	140 mg/dL 未満	正常型 （正常高値）

（清野　裕，ほか：糖尿病の分類と診断基準に関する委員会報告．糖尿病 53：450-467, 2010より改変して引用）

素を発色させる．自動分析機を用いて定量的に尿中のグルコースを測定する場合は，ヘキソキナーゼ法などの酵素法が用いられている（図10）．

c. 75g-経口ブドウ糖負荷試験（75g-oral glucose tolerance test：OGTT）

75gのグルコースを含む水溶液を飲んでもらい，経時的に静脈血を採取して血糖を測定する．同時にインスリンを測定する場合も多い．尿糖を同時に測定することにより，腎性糖尿（血糖は正常にもかかわらず尿糖が出現する病態）の診断が可能である．軽症の糖尿病では，空腹時血糖は正常で，食後血糖だけが高値を示す場合がある．判定基準を表2に示す．

2. 糖化蛋白

糖は，血清中のさまざまな蛋白質と非酵素的に結合する．持続的な高血糖状態が続くと，まずグルコースが結合して不安定型糖結合蛋白（アルジミン）が生成し，最終的にはアマドリ転位が起こり安定な糖化蛋白（ケトアミン）が生成する（図14）．臨床検査の分野では，糖化されたヘモグロビン，アルブミンが測定されている．以前は血漿蛋白のケトアミン型糖化蛋白の指標としてフルクトサミンが測定されていた．フルクトサミンは，糖化ヘモグロビンと異なり，貧血・溶血・異常ヘモグロビンなどの影響を受けない．しかし，フルクトサミンは，血漿蛋白濃度に影響されること，単一な蛋白の糖化量を表さないこと，大部分がグリコアルブミンであることから，2006（平成18）年に保険収載項目から削除された．

a. 糖化ヘモグロビン（HbA1c）

ヘモグロビンは，赤血球に存在する鉄を含む色素（ヘム）と蛋白質（グロビン）の複合蛋白である．ヘモグロビンは2本のα鎖と2本の非α鎖からなり，成人にはHbA（$\alpha_2\beta_2$），HbA2（$\alpha_2\delta_2$）およびHbF（$\alpha_2\gamma_2$）の3種類が存在する．HbFは胎児ヘモグロビンと呼ばれ，新生児のヘモグロビンの80〜85％を占めるが，出生後その産生は急激に減少し，1年で2％未満に，大人では1％未満になる．

ヘモグロビンは，α鎖の7，16番目のアミノ酸であるリジン，β鎖のN末端のアミノ酸であるバリン，17，20，66番目のアミノ酸であるリジンなど，複数の部位で糖化をうける．このうち，β鎖のN末端のバリンが，最もグルコースによる糖化を受けやすい．国際臨床化学連合（IFCC）では，

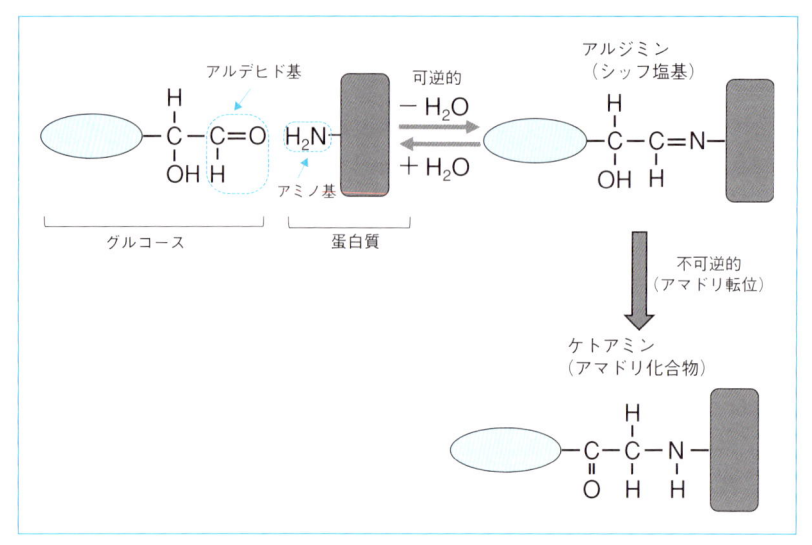

図14 グルコースによる蛋白質の糖化反応

β鎖N末端のバリンが糖化された6個のペプチドを糖化ヘモグロビンと定義している．

ヘモグロビンをイオン交換カラムクロマトグラフィで分離すると，ヘモグロビンはA_{1a}，A_{1b}，A_{1c}，AⅡ（AまたはA_0とも呼ばれるメインのピーク），AⅢ$_a$，AⅢ$_b$などのピークに分離できる．すなわち，HbA1c*は本来クロマトグラムの分画の名前であるが，臨床では「糖化ヘモグロビン」の意味で用いられることが多い．ヘモグロビンのβ鎖N末端にグルコースが結合したものはA1c分画に含まれる．ヘモグロビンが糖化されてできる中間物質のアルジミンは可逆性であり，不安定型HbA1cと呼ばれている．一方，最終物質のケトアミンは安定型HbA1cと呼ばれている．報告値は，安定型A1cのみを測定し，全ヘモグロビンに対するHbA1cの割合（%）で与えられる．赤血球寿命は約120日，半減期は約30日であることから，HbA1cは平均して1～2か月の血糖値を反映する〔基準範囲：4.6～6.2%（NGSP値）〕．

反応の全過程は血糖値に依存性があるため高血糖の程度に応じて生成物は増加する．

以前はアフィニティクロマトグラフィも臨床検査に用いられていたが，現在は使用されなくなった．

1）高速液体クロマトグラフィ（HPLC）法

HbA1cの国際的標準法はIFCC法である．IFCC法は，エンドプロテアーゼを用いてβ鎖-N末端ヘキサペプチド（アミノ酸が6個つながったもの）を定量的に切断する．総ヘモグロビンに対するHbA1cの割合（mmol/mol）は，ヘモグロビンの糖化β鎖-N末端ヘキサペプチド（A1c）と非糖化β鎖-N末端ヘキサペプチド（A_0）の比率を測定して求める〔A1c/（A1c＋A_0）〕．測定は液体クロマトグラフィ質量分析法（LC-MS）または，高速液体クロマトグラフィ分離濃縮後キャピラリー電気泳動法（HPLC-CE法）が用いられる．

日本の基準法は，JSCC法（KO500法）である．本法では，イオン交換モードを用いた高分離の液体クロマトグラフィを用い，ヘモグロビンのβ鎖-N末端にグルコースが1分子結合したβ-N-〔1-deoxyfructosyl〕-hemoglobin（St-GHbA1c）を測定する．

検査室では，陽イオン交換基を有する非多孔性充填剤を用いた高速液体クロマトグラフィにより，電荷の差異でHbA1cを分離する．実際には，溶血させた検体を，陽イオン交換樹脂カラムを

＊：臨床検査項目として表記する場合は「HbA1c」の1cの部分は原則として下つきにしない（日本糖尿病学会）

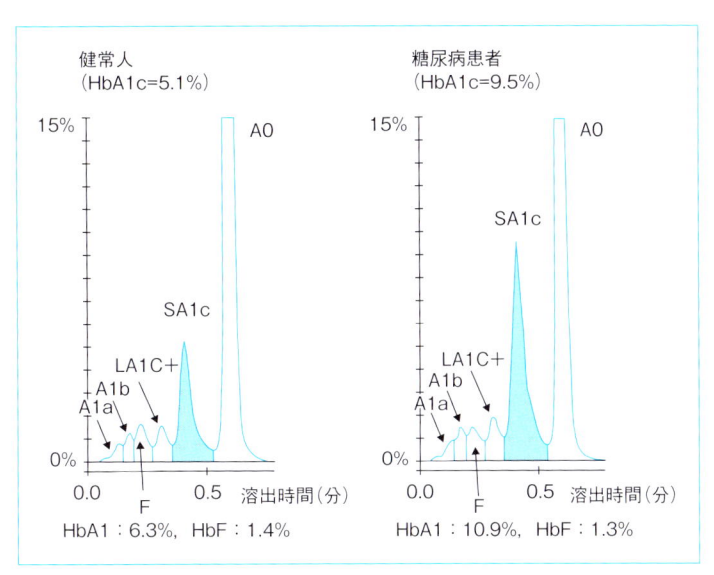

図15 健常人および糖尿病患者のHPLCクロマトグラム

セットした専用機で測定する．ヘモグロビン全体の面積に対するHbA1c分画の面積のパーセントで値を表す(図15)．前処理(溶血処理)は不要で，最近の機種では1分以下で分析が終了するようになっている．

2) 免疫法

糖化ヘモグロビンのβ鎖-N末端にあるエピトープを認識する特異抗体を用いて，糖化ヘモグロビンを測定する．前処理により，溶血させる必要がある．

未感作ラテックスを用いたラテックス凝集法やポリハプテン[*1]を用いた免疫阻害比濁法を原理とする測定法が多い．前者では，ラテックス粒子表面に検体中のHbA1cを吸着させ，これに抗HbA1c抗体を反応させる．こうして生じたラテックスの凝集を，濁度として測定する．後者では，検体中のHbA1cと試薬中の特異抗体が結合する．検体のHbA1cと反応しなかった試薬中の抗体は，ポリハプテンと結合して免疫複合物を形成する．免疫複合体の量は，未反応の抗体の量に比例するので，反応液の濁度よりHbA1c濃度を求める．2つの方法とも，総ヘモグロビンを測定し，それに対するHbA1cの比率(％)で濃度を表す．米国で多い異常ヘモグロビン(HbSやHbC)でもヘモグロビンβ鎖-N末端を認識するようになっている[*2]．

3) 酵素法

プロテアーゼの作用により，ヘモグロビンβ鎖-N末端から，糖化されたジペプチドを切断する．第2反応として，フルクトシルペプチドオキシダーゼ(糖化ジペプチドに特異的に反応する酵素)を作用させ，過酸化水素を発生させる．過酸化水素は，ペルオキシダーゼの存在下で発色剤と反応するため，HbA1cが定量できる．ヘモグロビン濃度は別途測定し，HbA1cの割合をパーセントで報告する．腎不全時に出現するカルバミル化ヘ

[*1]：ハプテンとは，抗体と結合できるが低分子のために単独では抗原性を示さない低分子物質と定義される．本法では，複数のハプテンを高分子物質に結合させたポリハプテンを用いている．

[*2]：現在まで，多数の異常ヘモグロビン症が報告されている．これらは，等電点電気泳動やキャピラリー電気泳動などで検出される．グロビン(ヘモグロビンのヘムを除いた蛋白成分)遺伝子の点突然変異，ナンセンス変異，脱落，挿入，遺伝子融合などが原因となる．異常ヘモグロビンは，HPLCで正常と異なった位置に溶出し，正しくHbA1c濃度を測定できないので注意が必要である．免疫法や酵素法では，抗体または酵素での切断の認識部位に変異がない異常ヘモグロビンは，測定値に影響がない．

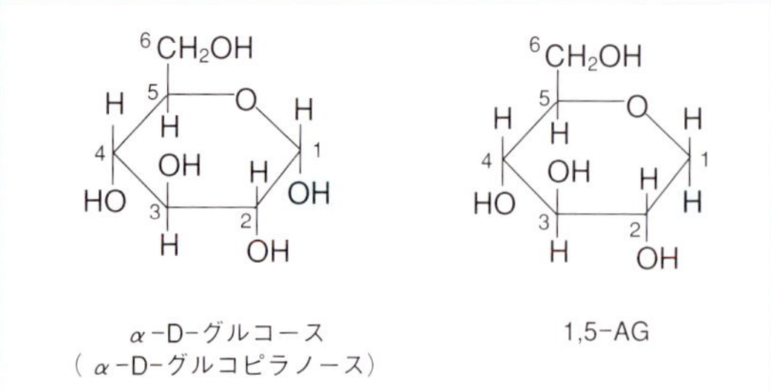

図16 グルコースと1,5-AG（アンヒドログルシトール）の構造
網掛け部分以外は，同じ構造を示す．

モグロビンの影響は受けない．本法は，前処理した検体を用いる必要があるが，汎用型自動分析機を用いて測定が可能な方法である．

b. グリコアルブミン

アルブミンは，4か所のリジンが糖化される．その測定法は，現在は酵素法が主流である．酵素法では，まずグリコアルブミンをプロテアーゼで切断する．次に，切り出された糖化アミノ酸に特異的な酵素（ケトアミンオキシダーゼ）を反応させて，グルコソンと過酸化水素を発生させる．この過酸化水素を，ペルオキシダーゼの作用により発色系に導きグリコアルブミン濃度を測定する．同時に，アルブミンを改良BCP（bromocresol purple）法で測定する．

本検査は，糖化したアルブミンを総アルブミンに対する比率（％）で表すため，低蛋白血症の影響は考慮しなくともよい．アルブミンの血中半減期が約17日のため，採血前の約2～3週間前の血糖平均値を反映する（基準範囲：11.0～16.0％）．

c. 1,5-アンヒドログルシトール（1,5-AG）

1,5-アンヒドログルシトール（1,5-AG）は，グルコースと類似した構造をもつ多価アルコールである（図16）．ほとんどすべての食物に含まれていて，体内にも豊富に存在する．一日あたりの食物からの1,5-AGの摂取量は，尿中排泄量とほぼ等しく，血中濃度はほぼ一定に保たれている．血糖と異なり，日内変動はない．また，体内では代謝されず，糸球体で濾過されるが，尿細管で活発に再吸収される．高血糖状態では，グルコースが尿細管での1,5-AGの再吸収と競合する．このため，1,5-AGの尿中排泄が増加し，結果的に1,5-AGの血中濃度が低下する．たとえば，食後の高血糖があっても，血糖はインスリンの作用で数時間すると低下してくるが，1,5-AGは一度低下すると，血中濃度が回復するのに数日かかる．

本検査は，採血直前（数日の単位）の血糖値を鋭敏に反映する指標として用いられる．注意すべき点として，糖尿病以外に，腎性糖尿，腎不全（クレアチニン3mg/dL以上）でも低値となることがあげられる．また，著明な高血糖状態となると，高度に血中濃度が低下してしまい，血糖値が変動しても1,5-AG値の変化には反映されない．

1,5-AGの測定法は，現在は酵素法が主流である．ADP依存性ヘキソキナーゼを使用しているものと，ピラノースオキシダーゼを使用しているものがある．前者では，まず6位の水酸基が酸化されて1,5-AG-6-リン酸が産生される．これがAG-6-リン酸脱水素酵素のもとでNADP$^+$と反応し，NADPHができる．これによりホルマザン色素を発色させ，1,5-AGを定量する．一方後者では，1,5-AGの2位の水酸基が酸化され，過酸化水素が発生する．この過酸化水素を，ペルオキシダーゼを用いて発色系に導く．なお，ピラノースオキシダーゼはグルコースとも反応するので，前処理としてグルコキナーゼによりグルコースをリン酸化する．これは，ピラノースオキシダーゼに反応しないため，1,5-AGを特異的に測定できる（基準範囲：14.0μg/mL以上）．

3. 糖代謝産物

a. ピルビン酸・乳酸

ピルビン酸は，グルコースが解糖系で代謝された最終産物で，嫌気的条件下では乳酸脱水素酵素が作用して乳酸が産生される．この反応は可逆的である（図5）．好気的条件下では，ピルビン酸はミトコンドリアに取り込まれてクエン酸回路で利用される（図7）．この最初の反応で生成するアシルCoAは，脂肪酸合成にも利用される（6章「遊離

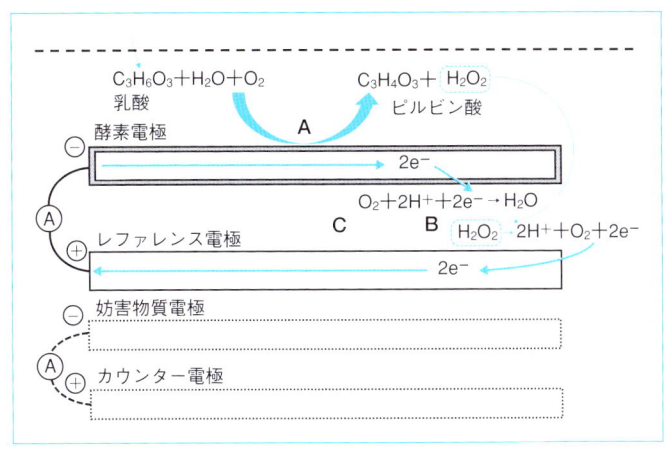

図17 乳酸バイオセンサーによる乳酸測定法

脂肪酸」の項を参照➡p.129).また,ピルビン酸は,オキサロ酢酸を経由して糖新生に利用される(図6).一部のアミノ酸は,ピルビン酸に変換されて糖新生に関与する.

乳酸が著しく蓄積すると,乳酸アシドーシスとなる.経口糖尿病薬の一種であるビグアナイド剤の副作用として発生する場合もある.

ピルビン酸・乳酸とも,無酸素運動で増加する.駆血帯を使用して採血すると,嫌気的な状態となるために測定値は高くなる.また,採血後に室温で放置すると,解糖系によるグルコースからの産生が増加するためピルビン酸も乳酸も高値となる.

1) 乳酸測定法(酵素電極法)

血液ガス分析装置の多くでは,乳酸を同時に測定できる.代表的な機器(SIEMENS社,ラピッドラボ1200)では,多孔質膜を通過した血漿成分が,乳酸測定用電極(陰極)の表面に塗布して固定化させた酵素(乳酸オキシダーゼ)と反応する.その結果,ピルビン酸と過酸化水素が発生する(図17A).発生した過酸化水素は,一定の電圧がかかった陽極(レファレンス電極)で電気分解により消費される(図17B).この際に,乳酸濃度に比例して生じた電子($2e^-$)が回路を流れる.この電子が,陰極の乳酸測定用電極で,水素イオンおよび酸素と反応して水になる(図17C).これらの一連の反応により,回路内に電流が流れる.レファレンス電極は一定の電位をとるため,両電極に流れる電流により乳酸濃度を求める.なお,妨害物質電極とカウンター電極を流れる電流を差し引くことにより,乳酸により発生した特異的な電流のみを測定することができる(図17).乳酸は,採血後の全血を放置すると,グルコースが解糖系で代謝されて数値が上昇する.血液ガスの測定と同様に,採血後はすぐに測定する必要がある.なお,緊急検査,糖尿病診療,スポーツ医学などを目的に,簡易型の乳酸測定装置も市販されている.

現在,一般の生化学項目とともに,乳酸を大型の自動分析機で測定することはあまりない.測定する場合には,解糖阻止剤・抗凝固剤入り採血管で採血後すぐに低温で分離した血漿を用いるか,除蛋白後の試料(0.8N過塩素酸と全血を1:1で混合して遠心分離した上清)を用いて測定する.除蛋白後の検体では,血漿検体と比べて測定値は低めとなる.現在市販されている自動分析機用の試薬には,酵素電極法と同じ乳酸オキシダーゼが用いられており,乳酸から生成する過酸化水素を,ペルオキシダーゼの存在下に発色系に導いて乳酸濃度を測定する.

2) ピルビン酸測定法

ピルビン酸の自動分析機での測定は,乳酸と同じく採血後速やかに測定するか,除蛋白後の血漿

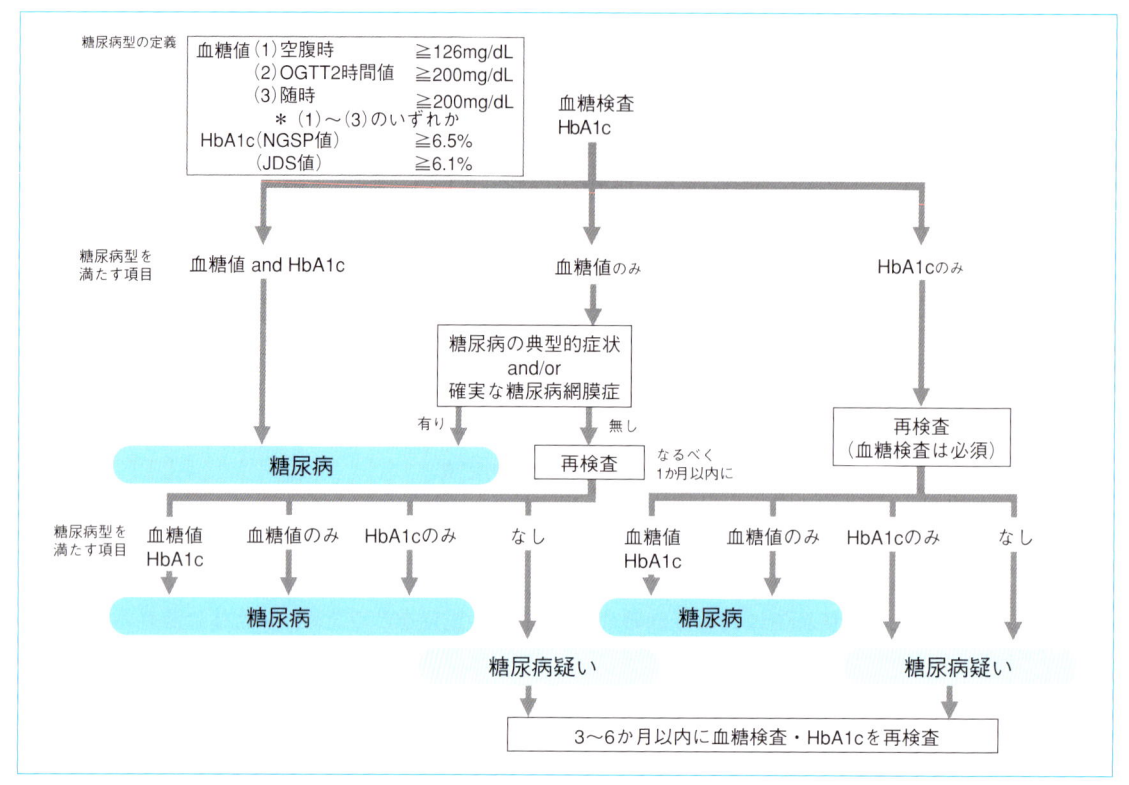

図18 糖尿病の臨床診断のフローチャート
糖尿病型は，血糖値およびHbA1cの値で定義されている．平成24年3月31日までは従来のJDS値を用いて診断し，6.1%以上を糖尿病型とする．平成24年4月1日以降はNGSP値を用いて診断し，6.5%以上を糖尿病型とする．
(清野 裕，ほか：糖尿病の分類と診断基準に関する委員会報告．糖尿病 53：450-467, 2010 より改変して引用)

を使用する．ピルビン酸にピルビン酸オキシダーゼを反応させ，アセチルリン酸とCO_2とともに発生する過酸化水素を発色系に導いてピルビン酸を測定する．

D 糖質検査データの評価

1. 糖尿病の診断

日本糖尿病学会は，2010年に新しい糖尿病の診断基準を発表した．今回の改訂の大きな特徴は，診断基準にHbA1cの値を加えたことがあげられる．HbA1cのカットオフ値は，HbA1c値と75g-OGTTの血糖値および網膜症発症との関係などから決められた．また，2012年4月1日からHbA1cの国際化のために，従来からわが国で用いられてきたHbA1c値(Japan Diabetes Society；JDS値)に代えて，NGSP値を用いることになった＊(章末の注を参照)．

診断のための検査値の基準は，大きく血糖の基準とHbA1cの基準に分けられ，前者には，(1)空腹時血糖が126 mg/dL以上，(2)75 g OGTTの2時間値が200 mg/dL以上，(3)随時血糖が200 mg/dL以上の3つの基準がある．HbA1cの基準は，NGSP値で6.5%以上(JDS値で6.1%以上)である．糖尿病の診断は，これらの検査値と，糖尿病の典型的な症状および糖尿病性網膜症の存在をもって，図18のようなフローチャートに従って

＊：NGSP値(%) = 1.02×JDS値(%) + 0.25%
　　JDS値(%) = 0.980×NGSP値(%) − 0.245%
　　JDS値5.0〜9.9%では，NGSP値 = JDS値 + 0.4%
　　ただし，NGSP：National Glycohemoglobin Standardization Program

表3 血糖コントロールの指標と評価

指標	優	良	可		不可
			不十分	不良	
HbA1c(NGSP値)(%)	6.2未満	6.2～6.9未満	6.9～7.4未満	7.4～8.4未満	8.4以上
空腹時血糖値(mg/dL)	80～110未満	110～130未満	130～160未満		160以上
食後2時間血糖値(mg/dL)	80～140未満	140～180未満	180～220未満		220以上

〔日本糖尿病学会(編):糖尿病治療ガイド 2010. 25頁, 文光堂, 2010 より改変して引用〕

診断する．再検査の場合は，別の日に検査を行う．

なお，上記の基準を満たさないが，空腹時血糖が 110～125 mg/dL の場合や OGTT の2時間値が 140～199 mg/dL の場合は，境界型に分類される．境界型は糖尿病へ移行するハイリスク群であり，定期的な検査が推奨される．

2. 血糖コントロールの評価

日本糖尿病学会では，HbA1c，空腹時血糖値，食後2時間血糖値の3項目による血糖コントロールの指標を示している(表3)．ヘモグロビンの半減期が約30日であることより，HbA1c は過去1～2か月間の血糖コントロールを反映する．血糖コントロールが不良な場合(HbA1c が NGSP 値で 6.9%以上)，糖尿病網膜症が進展しやすいことが示されている．

妊婦の糖尿病の場合は，グリコアルブミンをコントロールの指標として用いることが推奨され，児の合併症を予測できるとの見解が出された．

3. インスリン分泌能とインスリン抵抗性の評価

2型糖尿病の発症には，インスリン抵抗性の存在が重要である．肥満，過食，運動不足などで，インスリンの作用が減弱すると(インスリン抵抗性)，血糖を正常に保つため代償的に膵臓の β 細胞からインスリンが分泌される．インスリンは，血糖を低下させるだけでなく，脂質の合成や異化，交感神経の活性，ナトリウムや水の腎臓での再吸収，細胞増殖なども調節している．インスリン抵抗性によって高インスリン血症となると，血糖の上昇は抑えられるが，インスリンの血糖低下以外の効果が過剰となり，脂質異常症や高血圧などが生じる．メタボリックシンドロームでは，内臓脂肪の蓄積がインスリン抵抗性を引き起こし，さまざまな代謝異常を合併すると考えられている．長期間このような状態が続くと，やがて膵臓の β 細胞が疲弊して，インスリン分泌不全の状態となる．

厳密にインスリン抵抗性を評価するには，グルコースクランプ法が用いられる．本法では，片方の腕から高濃度のインスリンを持続的に経静脈投与し，血中インスリン濃度を一定にする(これをクランプと呼ぶ)．この状態で，血糖値が一定(90～100 mg/dL 程度)になるように，もう一方の腕からグルコースを経静脈投与する．この時に必要なブドウ糖の量(注射しているブドウ糖の量)が少ない場合は，インスリンの効きが悪い(インスリン抵抗性がある)ことになる．グルコースクランプ法は，被験者への負担が大きいため，臨床的にはより簡便な指標が用いられている．

a. 空腹時インスリン

インスリンは食後に上昇するため，インスリン抵抗性の指標として用いるのは空腹時のインスリンに限られる．インスリン抵抗性があると，血糖を適正レベルに保つインスリンの必要量が増し，空腹時インスリンが高値となる．10 μU/mL 以上ではインスリン抵抗性が疑われ，15 μU/mL 以上では確実なインスリン抵抗性がある．抗インスリン抗体の陽性者では，異常高値となる．検査試薬により，外因性のインスリンアナログ製剤にも反応するものと反応しないものがあるため，インスリン治療中の患者では，結果の解釈に注意が必要である．

$$\text{HOMA-IR} = \frac{\text{空腹時インスリン値}(\mu\text{U/mL}) \times \text{空腹時血糖値}(\text{mg/dL})}{405}$$

判定　1.6 以下　　正常
　　　2.5 以上　　インスリン抵抗性あり

図 19　HOMA-IR の算出法

b. HOMA-IR (homeostasis model of assessment-insulin resistance)

空腹時の血糖とインスリン値から計算で求められる(図 19). 主に, 肝臓でのインスリン抵抗性の指標である. 1.6 以下の場合は正常, 2.5 以上ではインスリン抵抗性があると判定する. ただし, 空腹時血糖が 140 mg/dL 以上の場合, HOMA-IR は信頼度が低くなる点に注意すべきである. 近年, この欠点を補う指標として, HOMA2-IR が提唱されている. HOMA2-IR は, コンピューターを用いた非線形モデルを用いており, 計算用のソフトがオックスフォード大学のホームページからダウンロードできる.

c. インスリン分泌指数

インスリンの初期分泌の指標で, 75 g OGTT 施行時の血糖とインスリン値を使って以下の式で求められる.

$$\Delta \text{IRI}/\Delta \text{血糖} = \frac{\text{IRI}_{30分値} - \text{IRI}_{前値}}{\text{血糖}_{30分値} - \text{血糖}_{前値}}$$

0.4 未満の場合は初期分泌能が低下しており, 糖尿病があるか, 将来糖尿病へ移行する可能性が高い.

d. 血中および尿中 C-ペプチド

インスリンの前駆物質であるプロインスリンが分解されると, インスリンと C-ペプチドになる. したがって, C-ペプチドはインスリンと同程度に血中へ分泌され, その後腎臓から排泄される. インスリンの測定試薬のなかには, インスリン注射による外因性のインスリンと, 患者自身の膵臓から分泌される内因性のインスリンを一緒に測るものがあるが, 血中および尿中の C-ペプチドは, 内因性のインスリンのみを反映する. 腎機能が低下した患者では, 腎臓からの排泄が減少するため血中濃度が高くなることに注意する. 詳細は, 14 章「インスリン」の項を参照のこと(➡p. 296).

4. 検査法の選択における注意すべき病態

HbA1c は, 赤血球寿命との関連があり, 大量出血後, 溶血性疾患, 肝硬変(脾機能亢進症の状態), 慢性腎不全では, 赤血球寿命が短縮するため低値となる. 鉄欠乏性貧血の回復期は低値, 一方, 鉄欠乏性貧血(慢性期)では高値を示す. 異常ヘモグロビンでも, HbA1c は異常値を示す. 免疫法にも影響する異常ヘモグロビンもあるため, このような場合はグリコアルブミンによる血糖コントロールが望ましい.

ネフローゼ症候群を呈するような高度の蛋白尿症例では, アルブミンの代謝が亢進して見かけ上グリコアルブミンが低値を示す.

E グリコヘモグロビンの標準化

現在わが国では, HbA1c という言葉を, グリコヘモグロビンとほぼ同義に用いている. しかし, HbA1c には, 米国を中心とする NGSP 値, わが国の JDS 値, スウェーデンを中心とした北欧の Mono-S 値, 国際的な標準化を目標として定められた IFCC 値がある. HbA1c の値が複数ある理由は, 従来は HbA1c の明確な化学的定義がな

かったことによる．

わが国のHbA1cの標準化は1994年に始まった．HbA1cは，もともとヘモグロビンをHPLCで分離した分画の名称である．その当時，HbA1cは主に2つの機器メーカーのHPLCで測定されており，測定値に明らかな機種間差があった．そこで，(1)不安定型HbA1cを除いて安定型HbA1cを測定する，(2)共通の標準物質（JDS Lot 1)を使う，という2点によりHbA1cの標準化を行った．その結果，HbA1cの測定値の施設間は著しく縮小した．しかし，その当時のHPLCでは，HbA1cの分画に「ヘモグロビンβ鎖-N末端のバリンが糖化されたもの」以外のものも溶出されていた．その後，高分解能のHPLCを使うことによりHbA1cの正確な測定が可能となったが(KO500法)，HbA1cの測定値が従来の値と大きく変わらないようキャリブレーターにJDS値の値付けをしている．すなわち，現在使われているJDS値は，最初にわが国でHbA1cの標準化が行われた当時の値を反映している(HbA1c以外の成分を含む値に換算している)．一方，米国では，血糖コントロールと合併症の関係などを調査したDCCT(diabetes control and complication trial)が行われた際に，標準物質を配ってHbA1C(cは大文字で表す)の標準化を行った．わが国の場合と同じく，このときの値が現在まで継承されてNGSP値となっている．そこでIFCCは，HbA1cを「ヘモグロビンのβ鎖-N末端のバリンに糖が共有結合した6個のペプチド(糖結合ヘキサペプチド)」と定義し，標準物質と基準測定法を定めた．IFCC値では，「糖結合ヘキサペプチド(HbA1c)」をmmolで表し，これを「糖非結合および糖結合ヘキサペプチドの総量(mol)」で割った比(mmol/mol)をHbA1c値としている．

このような状況のなか，2010(平成22)年に日本糖尿病学会ではJDS値に0.4%を加えたものを国際標準値(NGSP相当値：厳密にはNGSP値ではない)として使用するという決定を行った．しかし，JDS値とNGSP値はHbA1c以外の物質を含んでいる値であり，さらに両者の関係は濃度ごとに異なることがわかっていた(章末の換算式参照)．日本糖尿病学会は方針を転換し，2012年4月1日以降は，HbA1cの値に国際標準値ではなくNGSP値を使用することになった．これは，検査医学標準物質機構(ReCCS)がNGSPの基準測定施設の認証を取得し，JDS値とNGSP値の関係を国内で求めることができるようになったためである（両者の換算式はp.104の脚注を参照)．HbA1cは糖尿病の診断や治療に重要な検査項目であり，NGSP値への移行期間には臨床での混乱が予想される．また，本来測り込むべきでないものを含んだNGSP値を，この先も使い続けることの妥当性については今後議論されるべきであろう．

F 実習

1. 用手法キットによる血糖の測定

「GLUネオ"シノテスト"(シノテスト：グルコースオキシダーゼ法)」を例として解説する．

a. 試薬の調製
酵素試薬1瓶を溶解液1瓶で溶解する．

b. 装置と器材
・試験管
・ピペット(試料採取用，試薬分注用)
・恒温水槽(37℃)
・分光光度計または500 nmのフィルターをもつ比色計

c. 測定法
1) 操作

標準液(グルコース濃度200 mg/dL)を蒸留水またはイオン交換水で2倍に希釈し，検量線作成用に100 mg/dLの濃度の試料を作成する(次表中No.1)．

| No. | 標準液 | 蒸留水または
イオン交換水 | 試料
採取量 | 濃度 |
|---|---|---|---|---|
| 1 | 1.0 mL | 1.0 mL | 0.02 mL | 100 mg/dL |
| 2 | 原液 | — | 0.02 mL | 200 mg/dL |
| 3 | 原液 | — | 0.04 mL | 397.4 mg/dL |
| 4 | 原液 | — | 0.06 mL | 592.2 mg/dL |

　試験管に，測定試液を 3.0 mL ずつ分注する．これらを，あらかじめ 37℃ で約 3 分間加温しておく．血清 0.02 mL，グルコース標準液 0.02～0.06 mL，精製水を，0.02 mL ずつ加温した測定試薬に添加してよく混和し 37℃ で 5 分間加温する．試薬盲検（ブランク）を対照として検体（S）の吸光度 Es および標準（Std）の吸光度 Estd を分光光度計を用いて 500 nm で測定する．

| | 検体
(S) | 標準
(Std) | 試薬盲検
（ブランク） |
|---|---|---|---|
| 測定試液 | 3.0 mL | 3.0 mL | 3.0 mL |
| 37℃で約3分間予備加温 | | | |
| 試料 | 血清（尿）
0.02 mL | 標準液 No.1～4
0.02～0.06 mL | 精製水
0.02 mL |
| 混和後，37℃ 5分間加温 | | | |

2）検量線の作成と濃度の計算

　吸光度を縦軸に，グルコース濃度を横軸にとり，検量線を作成する．検量線を用いて，検体の吸光度 Es に相当するグルコース濃度を求める．標準液の原液の 1 濃度のみを用いて測定する場合は，以下の計算式からグルコース濃度を求める．

$$\text{グルコース濃度}(mg/dL) = E_s/E_{std} \times 200$$
$$(200：標準液表示値)$$

2. 自動分析装置用試薬による血糖の測定

　「ピュアオート S GLU-R（積水メディカル：ヘキソキナーゼ法，レートアッセイ）」を例として解説する．

a. 試薬の調製

　試薬 ① と試薬 ② は調製済みである．別途，標準物質〔「アナセラム GLU 標準液（積水メディカル：液状品）」〕を用意する．

b. 装置と器材

・精製水
・ホールピペット（標準液溶解用）
・ピペット（試料採取用）
・サンプルカップ
・自動分析装置

c. 測定法

1）操作

　試料と標準液をそれぞれサンプルカップに適量（0.5 mL）加えて，あらかじめパラメーターを設定した自動分析装置にて測定する．測定操作と濃度計算が全自動で実施される（血清分離用採血管をセットすれば自動的に試料がサンプルカップに添加される装置もある）．

測定例

検体[*1] 13 μL + 試薬 ① 260 μL $\xrightarrow[5分]{37℃}$ 試薬 ② 130 μL $\xrightarrow[96～252秒]{37℃}$ 測定（吸光度[*2]）

＊1：検体が血清もしくは血漿の場合は 13 μL，尿の場合は 4 μL を使用する．

＊2：450 nm と 340 nm の吸光度差

3. 簡易血糖測定値による血糖の測定

　「グルテスト Neo スーパー（三和化学研究所）」を例として解説する．

　POCT や SMBG 用の機器を用いて血糖を測定する場合，環境温度や血液の採取部位，ヘマトクリットが測定値に影響することが知られている．また，不適切な機器の使用により，血液を介した感染が起こりうる．ここでは，採血部位による測定値の違いや，適切な測定手技について学ぶ．

a. 装置と器材

・消毒綿

・ディスポーザブル採血針
・採血用器具
・センサー(「グルテスト Neo センサー」)
・血糖測定機(「グルテスト Neo スーパー」)
・ヘマトクリット毛細管〔「テルモ　キャピラリー(テルモ)」〕
・キャピラリー用パテ
・ヘマトクリット遠心機

b. 測定法

❶ センサーを血糖測定機に差し込む(自動的に電源が入る).

❷ 採血部位(指先または手掌)を消毒し,十分に乾燥させる.

❸ ディスポーザブルのランセットで穿刺し,血液を採取する.針は必ずシャープスコンテナに廃棄する.

❹ 指先では(1)押し出し法または(2)揉み出し法で,手掌では(3)絞り出し法で,穿刺部位に米粒大の血液を出す.

(1) 押し出し法:近位指関節(指先から2番目の関節)に反対側の拇指を押し付けながら,ゆっくりと指先へ移動させて血液を押し出す.

(2) 揉み出し法:穿刺部周囲をマッサージするようにして血液を揉み出す.

(3) 絞り出し法:穿刺側の手掌と手の甲を,非穿刺側の指で挟み,穿刺部位に向かって絞り出す.

❺ センサーの先端部分を下にして,同部に血液を接触させる.吸引確認窓の全面が赤くなるまで血液が吸引されていることを確認する.

❻ ブザーがなった時点で指を離すと,自動的に血糖が測定される.

❼ 指の残りの血液は,ヘパリン処理をしたヘマトクリット管にも吸引し,遠心操作(11,000 rpm, 5分)によりヘマトクリットを測定する.

・HbA1c 値に関する注

注1: p.104 の換算式を用いると,およそ以下のような関係になる.

　JDS 値で 4.9% 以下　　:
　　NGSP 値(%) = JDS 値(%) + 0.3%
　JDS 値で 5.0〜9.9%　　:
　　NGSP 値(%) = JDS 値(%) + 0.4%
　JDS 値で 10.0〜14.9%　:
　　NGSP 値(%) = JDS 値(%) + 0.5%
　NGSP 値で 5.2% 以下　　:
　　JDS 値(%) = NGSP 値(%) − 0.3%
　NGSP 値で 5.3〜10.2%　:
　　JDS 値(%) = NGSP 値(%) − 0.4%
　NGSP 値で 10.3〜15.2%　:
　　JDS 値(%) = NGSP 値(%) − 0.5%

注2: 2012年4月1日〜2013(平成25)年3月31日までの期間は特定健診・保健指導では JDS 値のみ用いる.それ以降については未定.

注3: 2010年7月から2012年3月まで,HbA1c(JDS 値)+0.4% を HbA1c(国際標準値)として暫定的に使用した.

参考文献

1) 日本臨床化学会試薬専門委員会:血清グルコース測定勧告法.臨床化学 33(Suppl 1):116a-123a, 2004
　※日本臨床化学会の学会誌「臨床化学」の補冊に掲載されている.測定原理,測定試薬の調製法と測定法,留意事項などが文献とともにまとめられている.

2) 岩本安彦,ほか(監修),渥美義仁,ほか(編):糖尿病診療2010(生涯教育シリーズ79).日本医師会雑誌 139(特別号2), 2010
　※2010年7月に改訂された糖尿病の診断基準に沿って,病態から検査,治療,最近のトピックスまで幅広く解説されている.

3) HOMA calculator, Oxford 大学. http://www.dtu.ox.ac.uk/homacalculator/download.php
　※HOMA2 モデルにより HOMA2-IR が計算できるソフトを,無料でダウンロードできる.Windows だけでなく Mac でも利用可能.

4) 山崎家春:Self-monitoring of blood glucose(SMBG)の問題点と正しい採血方法―血糖自己穿刺採血時の手技と部位が測定値に与える影響.臨床病理 59:281-287, 2011
　※SMBG において,機器の管理や採血法の違いが血糖測定値にどのように影響するか詳しく解説している.

第6章 脂質

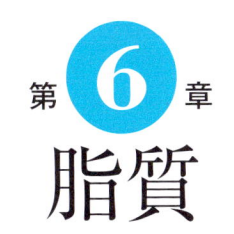

学習のポイント

1. 脂質は，脂肪組織にエネルギー源として蓄えられたり，細胞膜，胆汁酸，生体活性物質の材料としても使われる．また，細胞内シグナル伝達のセカンドメッセンジャーとしての役割も果たしている．
2. 血清中では，脂質は蛋白質と結合し，リポ蛋白として存在する．
3. リポ蛋白は，肝臓と各組織との間で脂質の運搬を行う．
4. 脂質項目の評価は，集団における分布から求めた基準範囲ではなく，疾患の発症から求めた病態識別値を用いて行う．
5. 血清脂質の測定項目のなかでも，総コレステロールは米国のCDC(Centers for Disease Control and Prevention)が中心となったネットワークにより標準化が進んでいる．一方，リポ蛋白は標準物質の作成が困難なことと基準法が確立されていないことより，標準化が困難である．

本章を理解するためのキーワード

1 コレステロール
動脈硬化性病変に蓄積する脂質だが，生理的に重要な作用をもつステロイドホルモンの材料としても使われている．総コレステロールの血中濃度の日内変動は少ない．

2 トリグリセリド
日内変動が大きいが，食後の高トリグリセリド血症と動脈硬化との関連性が注目されている．

3 脂肪酸
コレステロールやトリグリセリドとエステル結合する．

4 リポ蛋白
超遠心法(重力よりも強い力で遠心する)により5つのクラスに分類される．臨床検査では，主にリポ蛋白中のコレステロールが測定される．

5 脂質異常症
リポ蛋白が増加または減少する状態．リポ蛋白が増加する場合は高脂血症とも呼ばれ，その表現型はⅠ～Ⅴ型に分類されている．

A 脂質の構造と生体内での機能

1. 脂質の構造と分類

a. 脂質の定義と種類

脂質とは，生体からクロロホルムやエーテルなどの脂溶性溶剤によって抽出できる物質の総称である．脂質は，分子中に鎖状または環状の長い炭化水素の部分をもつという構造的な特徴がある．この構造により，脂質は疎水性の性質を示し，水に溶けにくい．脂質は，生体内に幅広く分布し，以下に示すような多様な機能を発揮している．

臨床検査で測定している脂質は，血液中に溶解しているコレステロール(遊離型およびエステル型)，トリグリセリド(中性脂肪)，リン脂質，遊離脂肪酸が主なものである．コレステロール・トリグリセリド・リン脂質の3者は，蛋白質と結合してリポ蛋白(後述)という複合体を形成している．臨床検査では，リポ蛋白に結合している蛋白質(アポ蛋白や転送蛋白)や酵素も脂質関連検査として測定する．

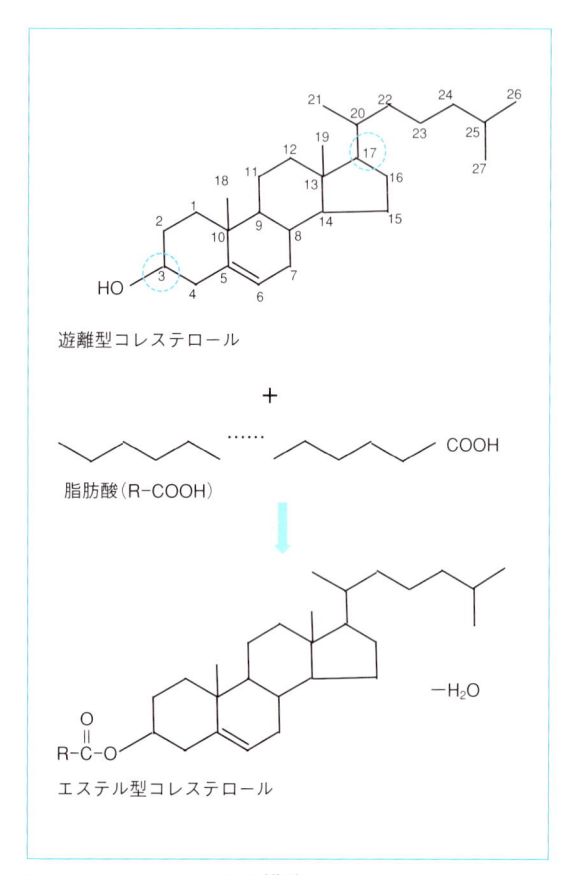

図1　コレステロールの構造

図2　トリグリセリドの構造

では，コレステロールの代謝産物である胆汁酸と，脂肪酸の代謝産物であるケトン体についても一緒に学ぶ．

b. コレステロール

コレステロールは，4環のステロイド骨格の3β位にヒドロキシ基が，17位に炭化水素の側鎖が付いたステロールの一種である．以前はコレステリンという名前で呼ばれていたが，アルコールを意味する語尾の「-ol」がついてコレステロールと呼ばれるようになった．遊離型コレステロールの3β位のヒドロキシ基に脂肪酸がエステル結合したものは，エステル型コレステロールと呼ばれる（図1）．エステル型コレステロールは，ヒドロキシ基がマスクされるうえに，疎水性の強い炭化水素の鎖である脂肪酸が結合するため，非常に水に溶けにくい．

人体のコレステロールの約1/4は中枢神経系にある．大部分の組織では，コレステロールはエステル型より遊離型が優位である．しかし，血中のリポ蛋白，アテローム性動脈硬化巣，副腎ではエステル型が優位である．血中リポ蛋白のコレステロールのうち，約7～8割はエステル型が占める．

一方，脂質を生化学的に分類すると，①単純脂質，②複合脂質，③誘導脂質の3つに分けられる．単純脂質は，脂肪酸とアルコールがエステル結合した化合物，複合脂質は，脂肪酸とアルコールのエステルにその他の物質（リン酸，糖，窒素化合物など）が結合した化合物，誘導脂質は，単純脂質や複合脂質を加水分解して得られる化合物のことである．単純脂質にはトリグリセリドやエステル型コレステロールが含まれ，複合脂質にはリン脂質と糖脂質が含まれる（リポ蛋白も複合脂質に含めることがある）．誘導脂質には遊離型コレステロール，遊離脂肪酸，プロスタグランジン（エイコサノイドの一種）などが含まれる．しかし，臨床検査の分野においては，脂質を上記の3つのグループに分ける分類は，検査項目を理解するために使い勝手が悪い．そこで，ここでは臨床検査で行われる検査項目ごとに解説することとする．また，本章

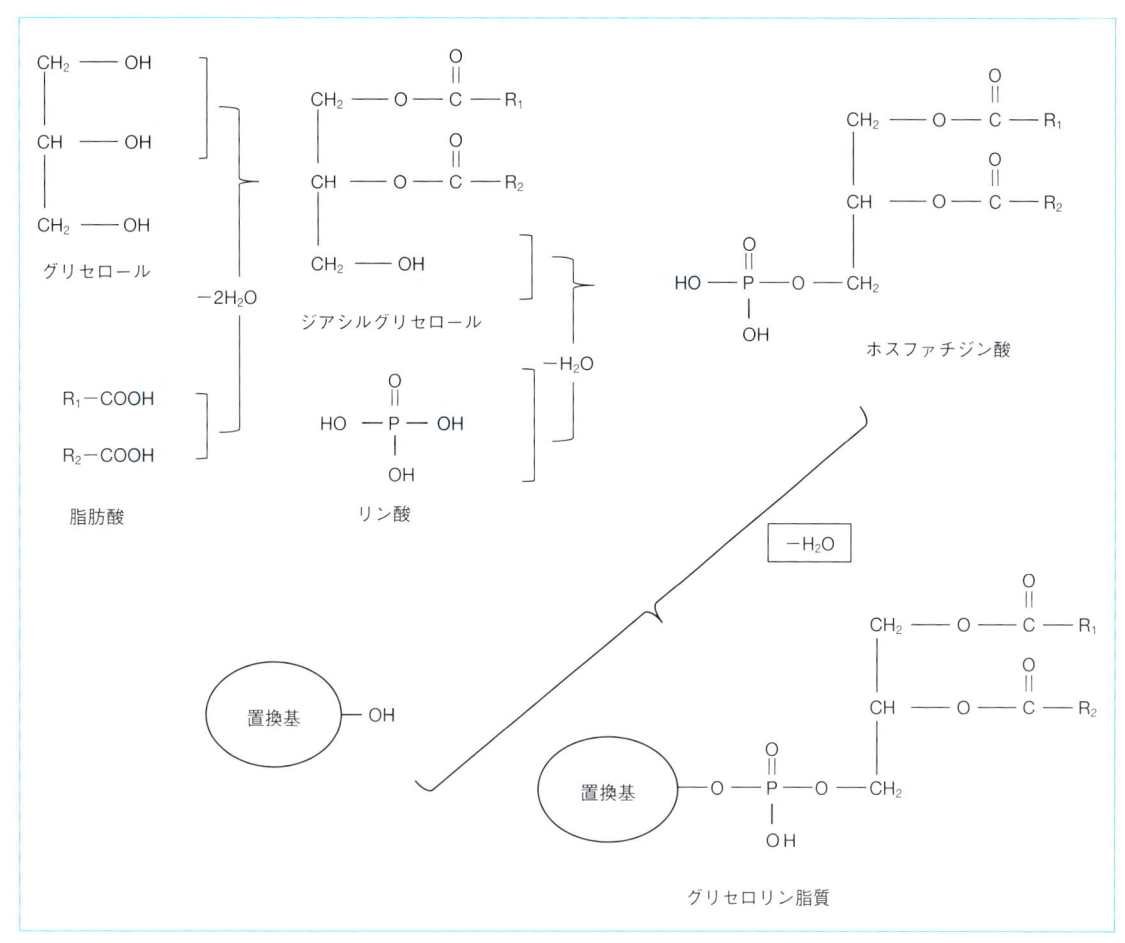

図3 グリセロリン脂質の構造
置換基の違いにより，複数のグリセロリン脂質が存在する．例(コリン→ホスファチジルコリン，エタノールアミン→ホスファチジルエタノールアミン，セリン→ホスファチジルセリン，ミオイノシトール→ホスファチジルイノシトール)
脂肪酸が結合している炭化水素の鎖の部分は疎水性が強く，一方置換基やリン酸がついている部分は親水性を示す．

c. トリグリセリド(中性脂肪，TG)

トリグリセリドは，グリセロール(3価のアルコール，グリセリンに同じ)に，3つの脂肪酸がエステル結合したものである(図2)．IUPAC(国際純正・応用化学連合)の命名法では，トリアシルグリセロールと呼ばれるが，臨床医学ではトリグリセリドという名称が現在でも一般的に使われている．トリグリセリドは，脂肪組織に存在する脂肪細胞に貯蔵されている．脂肪酸(後述)は，種類によりグリセロールに結合しやすい部位が決まっており，1位，2位，3位にパルミチン酸，リノール酸，オレイン酸が結合する．

d. リン脂質

リン脂質は，加水分解によって脂肪酸とリン酸が生じるものの総称と定義できる．細胞を取り囲む細胞膜は，リン脂質の2重膜であり，リン脂質は全身の細胞に分布する．構造上の特徴から，グリセロールを含むグリセロリン脂質とスフィンゴシンを含むスフィンゴリン脂質の2種類に分けられる．グリセロリン脂質は，ジアシルグリセロールのもう一つのOH基にリン酸がエステル結合し(ホスファチジン酸)，このリン酸のOHの部分に他のOH基をもつ物質がエステル結合している(図3)．スフィンゴリン脂質は，ちょうどグリセロリン脂質のグリセロールの部分がスフィンゴ

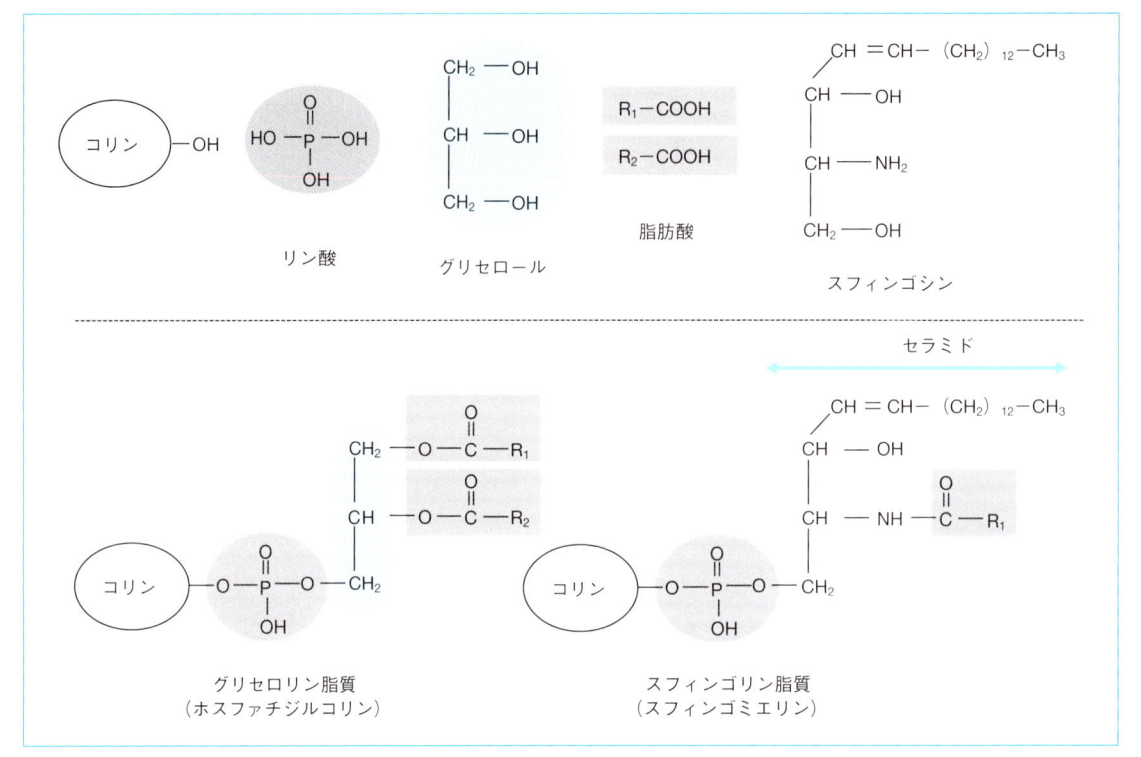

図4　グリセロリン脂質とスフィンゴリン脂質の構造の違い
スフィンゴシンと脂肪酸が結合したものはセラミドと呼ばれる．スフィンゴリン脂質では，セラミドにリン酸とコリンが結合する．

シンに置き換わった構造をしている(図4)．

グリセロリン脂質には，ホスファチジルコリン(PC)，ホスファチジルエタノールアミン(PE)，ホスファチジルセリン(PS)，ホスファチジルイノシトール(PI)などが，スフィンゴリン脂質にはスフィンゴミエリン(SM)がある．グリセロリン脂質のうち，グリセロールのsn-1位またはsn-2位が脂肪酸と結合していないものをリゾ型と呼ぶ．リン脂質は，血中だけでなく胆汁や腸液中などにも存在する．

e. 糖脂質

糖脂質は，リン脂質と同様に複合脂質の一つである．構造上もリン脂質に似ており，グリセロールを含むグリセロ糖脂質と，スフィンゴシンを含むスフィンゴ糖脂質がある．細菌や植物ではグリセロ糖脂質が，動物ではスフィンゴ糖脂質が主要な糖脂質である．スフィンゴシンと脂肪酸が結合したものをセラミドと呼ぶが(図4)，スフィンゴ糖脂質はこのセラミドに糖が結合している．糖脂質は，体内のさまざまな組織(特に神経組織)に広く分布している．糖脂質は，疎水性が高い炭化水素の鎖の部分を細胞膜内に差し込み，親水性が高い糖鎖部分を細胞外に出して存在する．ABO式の血液型は，赤血球膜の糖脂質や糖蛋白質の糖鎖末端部分の構造によって決まる．

f. 脂肪酸

脂肪酸は，炭化水素の鎖をもつ1価のカルボン酸〔カルボキシル基(-COOH)をもつ化合物〕と定義される．炭素数は，通常偶数個である．血中ではコレステロールやグリセロールのようなヒドロキシ基をもつアルコールとエステル結合しているものがほとんどである(図1, 2)．一方，エステル結合していない脂肪酸を，"遊離"脂肪酸と呼ぶ．「遊離」といっても血中に単独で溶解しているわけ

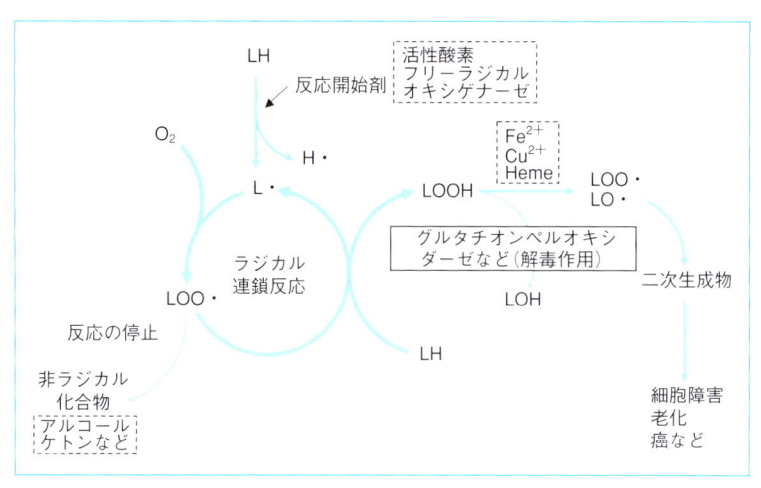

図5 ラジカル連鎖反応

ではなく，大部分がアルブミンと結合していることに注意する．慣用的に，FFA（free fatty acid）またはNEFA（non-esterified fatty acid）などの略号でも呼ばれている．

炭素数が14以上のものは長鎖脂肪酸と呼び，食事由来の脂肪酸はほとんどこれに相当する（通常は18個程度）．一方，炭素数が8〜12個のものは中鎖脂肪酸と呼ぶ．また，二重結合のないものは飽和脂肪酸，二重結合をもつものは1価不飽和脂肪酸と多価不飽和脂肪酸に分類される．

血中の遊離脂肪酸は，トリグリセリドが分解されて放出される．血中での半減期は数分と短く，不安定である．脂肪組織に蓄えられている脂肪酸は，主にパルミチン酸（C16：0）とオレイン酸（C18：1），リノール酸（C18：2）である．

g. 過酸化脂質

過酸化脂質とは，脂質（LH）の酸化により産生される化合物の総称である．生体内の脂質は，酵素反応および非酵素反応のいずれによっても過酸化される．これらの脂質は，種々の反応開始剤（活性酸素，フリーラジカル，リポキシゲナーゼなど）によって，最初に脂質ラジカルとなる（L・）．脂質ラジカルは，すみやかに酸素を取り込んで脂質ペルオキシラジカル（LOO・）になり，さらに未反応の脂質（LH）から水素を引き抜いて脂質ヒドロペルオキシド（LOOH）になる．この時に，脂質ラジカル（L・）が再生され，先ほど述べた一連の反応を繰り返す．こうして1分子の脂質ラジカルから，多数の脂質ヒドロペルオキシド分子が産生される（図5）．

ラジカル連鎖反応で生じたLOOHは安定な化合物だが，遷移金属イオンやヘムと反応してLOO・やLO・が生じる．これらによりアルデヒドなどの多様な二次生成物が産生され，生体膜やリポ蛋白，DNAを損傷し，最終的に細胞障害，老化や動脈硬化，認知症，癌などを引き起こすと考

サイドメモ：活性酸素とフリーラジカル

活性酸素は，生体内での酸化反応に関わる酸素種で，反応性が高く半減期が短いものと定義される．一方，フリーラジカルは，「不対電子」をもつ分子または分子と定義される．したがって，活性酸素は，フリーラジカルであるものと（ヒドロキシラジカル（HO・），アルコキシラジカル（LO・），ヒドロペルオキシラジカル（HOO・），一酸化窒素（NO・），二酸化窒素（NO$_2$・），スーパーオキサイドアニオンラジカル（O$_2^-$）など），フリーラジカルでないもの（一重項酸素（^{1}O$_2$），オゾン（O$_3$），過酸化水素（H$_2$O$_2$），脂質ヒドロペルオキシド（LOOH）など）がある．生体内で重要なフリーラジカルは，酸素を含むものがほとんどであることから，両者はしばしば混同されて用いられている．しかし，パラコート（農薬）や四塩化炭素，ハロセン（麻酔薬）などの代謝産物は，フリーラジカルであるが活性酸素ではない．

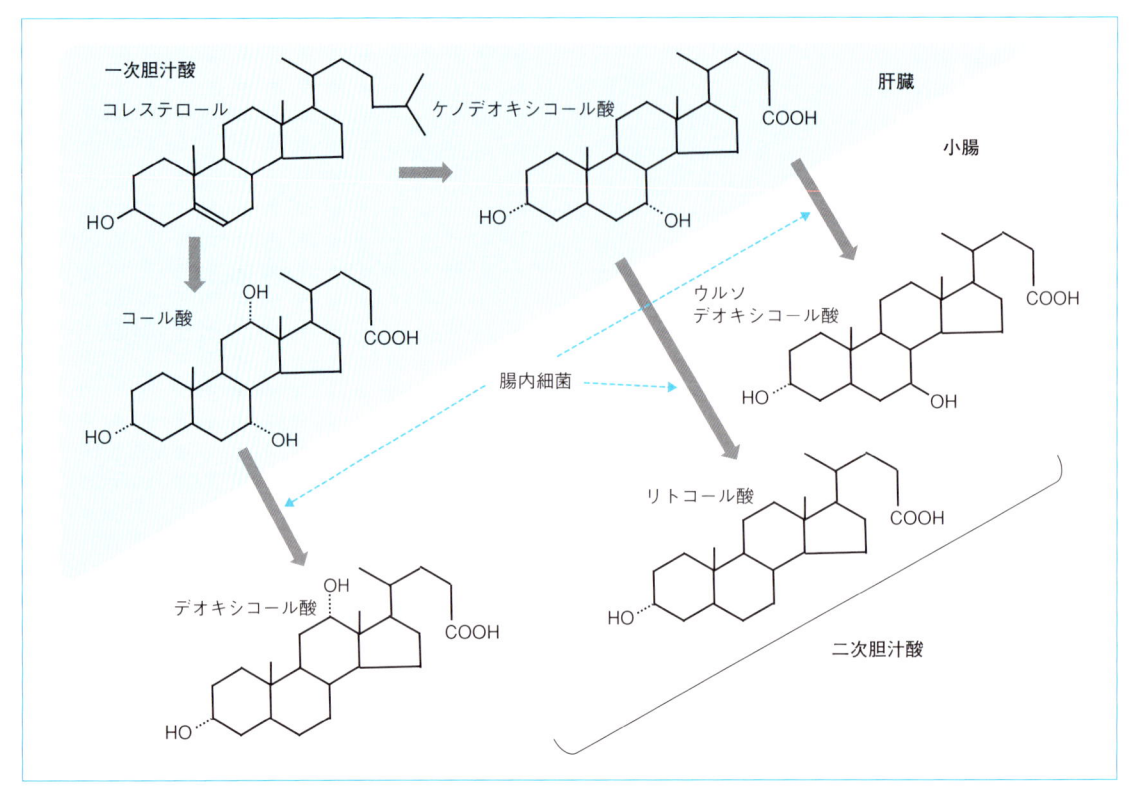

図6 一次および二次胆汁酸の構造
胆汁酸は，肝臓で一次胆汁酸として合成され，小腸に分泌されるとその一部に腸内細菌が作用して二次胆汁酸となる．

えられている．生体内では，抗酸化ビタミン(ビタミンEなど)や酵素(グルタチオンペルオキシダーゼ，カタラーゼなど)による消去系によって，脂質ラジカルの有害事象を防いでいる．

多価不飽和脂肪酸や，これらが結合しているエステル型コレステロール，トリグリセリド，リン脂質などは，炭素と水素の結合力が弱い二重結合の部分があるので，ラジカル連鎖反応によって水素が引き抜かれて過酸化を受けやすい．一方，酵素反応による脂質の過酸化物のなかには，プロスタグランジンやロイコトリエンなどの生理活性物質がある(「プロスタグランジン」の項を参照➡p. 117)．

h. 胆汁酸

コレステロール骨格は強固で，生体内では容易には壊れない．そのため，コレステロールを材料として産生される胆汁酸は，コレステロールを排泄する重要な経路である．胆汁酸は肝細胞でつくられ(一次胆汁酸)グリシンやタウリンなどのアミノ酸と結合(抱合)する．毛細胆管側に発現しているATP-binding cassette transporter type B11 (ABCB11)は，胆汁酸を胆汁中に分泌するトランスポーターである．抱合胆汁酸のほうが，胆汁中に分泌されやすい．一次胆汁酸の一部は，腸内細菌により二次胆汁酸に変換される．一次胆汁酸の代表的なものにコール酸とケノデオキシコール酸があり，前者は二次胆汁酸のデオキシコール酸に，後者は二次胆汁酸のリトコール酸になる(図6)．胆汁酸の構造は，原料であるコレステロールによく似ている．

i. ケトン体

臨床検査の項目として測定されている「ケトン体」は，脂肪酸のβ酸化によってつくられるアセト酢酸(アセトアセテート)，3-ヒドロキシ酪酸(3-

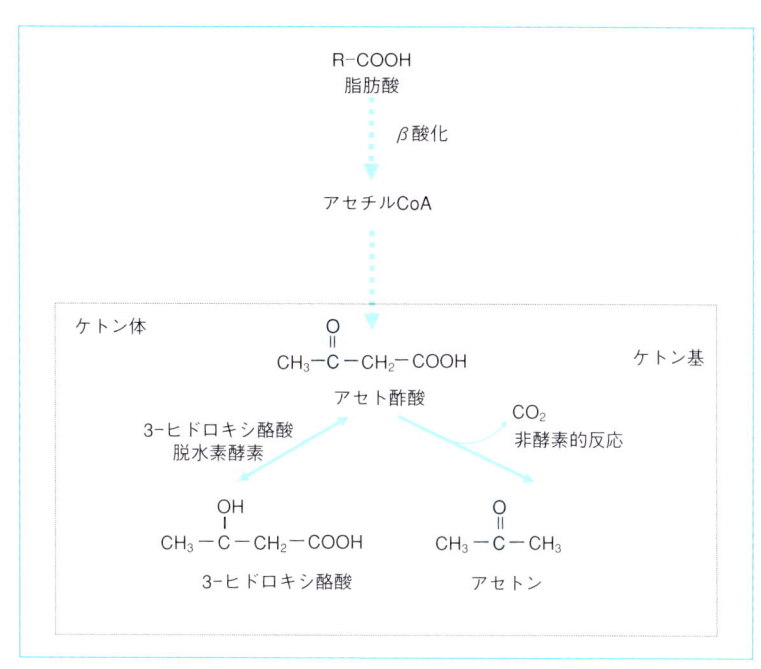

図7 ケトン体の構造

ヒドロキシブチレート），アセトンの3者をまとめたものである．有機化学では，2級アルコールを酸化して産生するものをケトンと呼ぶ．ケトンは，ケトン基（>C=O，ただし両側に炭化水素基が結合する）をもつが，3-ヒドロキシ酪酸にはケトン基はなく（図7）化学用語でいうケトンではないので混乱しないように注意する．

j. プロスタグランジン

細胞膜のリン脂質に結合している炭素数が20の多価不飽和脂肪酸（主にアラキドン酸，エイコサペンタエン酸）は，ホスホリパーゼ A_2（グリセロリン脂質の2位のエステル結合を加水分解して脂肪酸を産生する酵素：図3参照）によって細胞膜から切り出されて細胞質へ放出される．これらが，酵素反応により，周囲の細胞へ強い生理活性作用を示す脂質化合物に代謝されたものをエイコサノイドという．エイコサノイドには，プロスタグランジン，トロンボキサン，ロイコトリエンの3つのグループがある．プロスタグランジンは，プロスタン酸を基本骨格とし，二重結合やヒドロキシ基などが加わった不飽和脂肪酸の総称である．現在までに，20種以上のプロスタグランジンが報告されている．プロスタグランジンは，オータコイド（ホルモンと神経伝達物質の中間的性質をもつ物質）の一種である．アラキドン酸とエイコサペンタエン酸は，二重結合をそれぞれ4および5個もつ．アラキドン酸に由来するエイコサノイドはn-6系，エイコサペンタエン酸に由来するエイコサノイドは，n-3系と呼ばれる．図8に，アラキドン酸から産生されるエイコサノイドを図示した．

2. 生理的意義

コレステロールは，細胞膜の重要な構成成分の一つである．コレステロールは細胞膜に均一に分布しているわけではなく，ところどころでコレステロールに富む領域（ラフト）を作っている．ラフトには，シグナル伝達や種々の細胞機能に関連する受容体や蛋白があり，これらの反応の場として機能している．また，コレステロールは，細胞に取り込まれて代謝を受けると，胆汁酸やステロイドホルモン（副腎皮質ホルモンや性ホルモン）がつ

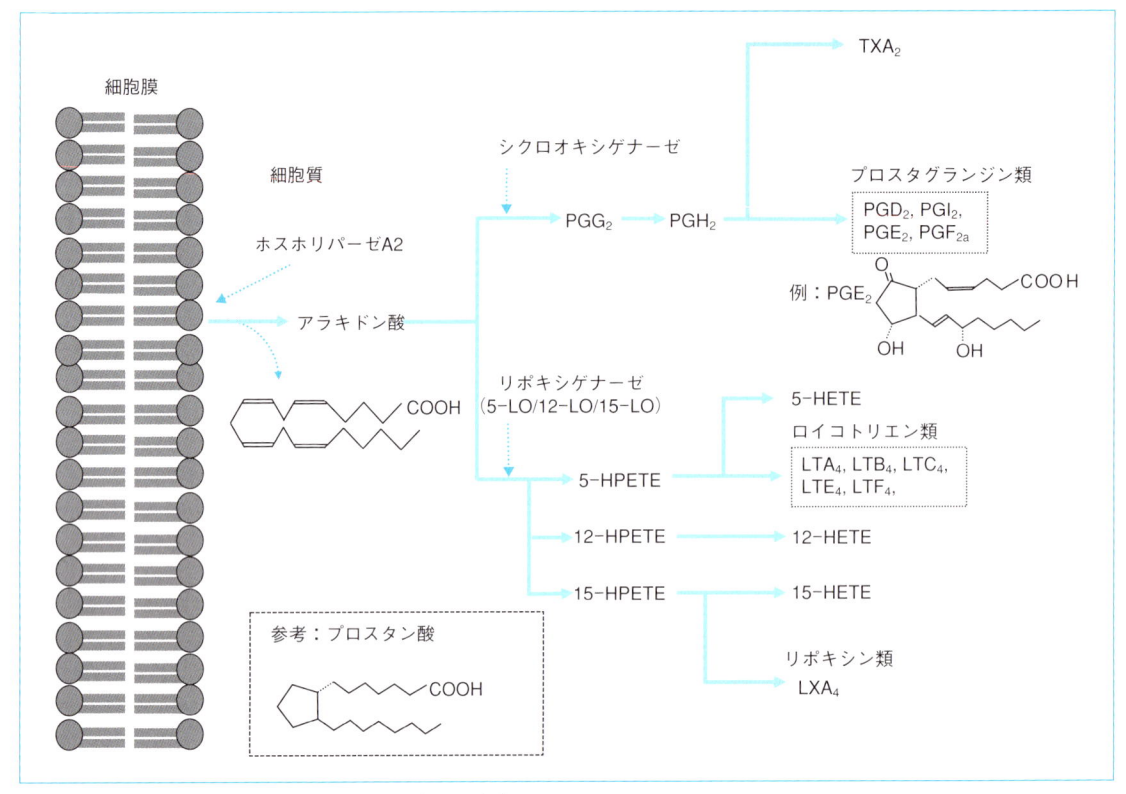

図8 細胞膜リン脂質からのエイコサノイドの産生
細胞膜から切り出されたアラキドン酸の代謝を示した（アラキドン酸カスケード）．
TX：トロンボキサン，PG：プロスタグランジン，LO：リポキシゲナーゼ，HPETE：ヒドロペルオキシエイコサテトラエン酸，HETE：ヒドロキシエイコサテトラエン酸，LT：ロイコトリエン，LX：リポキシン

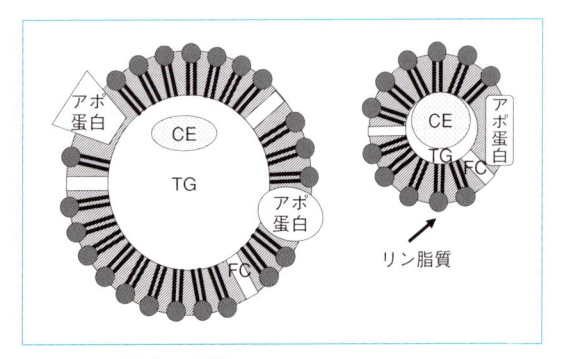

図9 リポ蛋白の構造
CE：エステル型コレステロール，TG：トリグリセリド，FC：遊離型コレステロール

くられる．トリグリセリド(TG)は，脂肪組織に豊富に存在し，エネルギーの貯蔵の役割を果たしている．トリグリセリドが分解されて放出される脂肪酸は，心筋や骨格筋に取り込まれてエネルギーとして使われる．リン脂質は，細胞膜やリポ蛋白（後述）の外郭の主成分である．その他に，リン脂質はアクチン細胞骨格の制御，アポトーシス細胞の認識，血液凝固因子の活性化，膜融合などに関与する．

プロスタグランジンは，局所で産生されて血管の収縮や拡張，血小板機能の調節などの作用をもつ．プロスタグランジンのうちのいくつかは，治療薬としてすでに臨床的に使用されている．たとえば，血管拡張薬(PGE_1)，子宮収縮薬(PGE_2，$PGF_{2\alpha}$)，消化性潰瘍治療薬(PGE_1，PGE_2誘導体)などである．胆汁酸は，小腸内で食事中の脂質とミセルを形成し，小腸上皮細胞への吸収を促進する．二次胆汁酸の一つのウルソデオキシコール酸は，胆石溶解剤として臨床で使用されている．ケトン体は，肝臓以外の臓器に取り込まれるとアセチルCoAに変換され（図7），クエン酸回路で

表1　アポ蛋白の種類とその機能

	分子量	アミノ酸数	起源	リポ蛋白中の分布	機能
アポAI*	2万8016	243	腸管・肝臓	HDL, CM	HDLの構造蛋白，LCATの活性化
アポAII*	1万7414	77×2	腸管・肝臓	HDL, CM	HDLの構造蛋白，LCATの活性抑制，HTGLの活性化
アポAIV	4万6465	371	腸管	HDL, CM	腸管での脂肪の吸収と食欲の制御
アポB*　アポB48	26万4000	2,152	腸管	CM	CMの構造蛋白
アポB100	54万	4,563	肝臓	VLDL, IDL, LDL	VLDL, IDL, LDLの構造蛋白　LDL受容体への結合
アポCI	6630	57	肝臓	CM, VLDL, IDL, HDL	不明
アポCII*	8838	73	肝臓	CM, VLDL, IDL, HDL	LPLの活性化
アポCIII*	8800	79	肝臓	CM, VLDL, IDL, HDL	LPLの活性抑制
アポE*	3万4145	299	肝臓・その他全身臓器	CM, VLDL, IDL, HDL	アポEを認識する受容体(LDL受容体やレムナント受容体)への結合

*保険収載されている項目

表2　リポ蛋白の分類と性質

分画	比重	直径(nm)	組成	アガロース電気泳動上の移動度
カイロミクロン	〜0.950	100〜1,000	脂質98%(TC：7%，TG：84%，リン脂質：7%)　蛋白質2%[主要アポ蛋白：B48, C2, C3, E(A-I, A-II)]	原点
VLDL	0.950〜1.006	30〜80	脂質90%(TC：19%，TG：50%，リン脂質：21%)　蛋白質10%[主要アポ蛋白：B100, C2, C3, E]	preβ
IDL	1.006〜1.019	25〜30	脂質82%(TC：45%，TG：28%，リン脂質：9%)　蛋白質18%[主要アポ蛋白：B100, C2, C3, E]	broadβ
LDL	1.019〜1.063	20〜25	脂質75%(TC：45%，TG：10%，リン脂質：20%)　蛋白質25%[主要アポ蛋白：B100]	β
HDL	1.063〜1.210	7.0〜10	脂質50%(TC：22%，TG：4%，リン脂質：24%)　蛋白質50%[主要アポ蛋白：AI, AII, (C2, C3, E)]	α

TC：総コレステロール，TG：トリグリセリド，VLDL：very low-density lipoprotein，IDL：intermediate-density lipoprotein，LDL：low-density lipoprotein，HDL：high-density lipoprotein

ATP産生が起こる(5章図7参照➡p.92)．脳は，筋肉とは異なり脂肪酸を利用できないため，糖が不足した場合には肝臓が産生したケトン体を取り込み，アセチルCoAを経由してATP産生を行う．ケトン体には脳保護作用があることが知られている．

3. リポ蛋白の分類と機能

脂質は，基本的に単独で血液には溶けないため，蛋白質と結合して血管内に存在している．この複合体を，リポ蛋白と呼ぶ．リポ蛋白は，水に親和性が低いトリグリセリドとエステル型コレステロールを芯にして，外郭を水にも親和性のあるリン脂質が取り囲んでいる．遊離型コレステロールは，外郭にあるリン脂質の層に分布している．蛋白質は，このような脂質の二重構造をした粒子に結合して，リポ蛋白という複合体を形成する(図9)．リポ蛋白に結合している蛋白質の大部分は，アポ蛋白と呼ばれる．アポ蛋白には，アルファベットの名前がつけられ，リポ蛋白の構造を維持するほか，リポ蛋白の代謝を調節する(表1)．アポ蛋白のなかには，アポBのように脂質との結合力が強く，リポ蛋白が代謝されても最後まで粒子上に

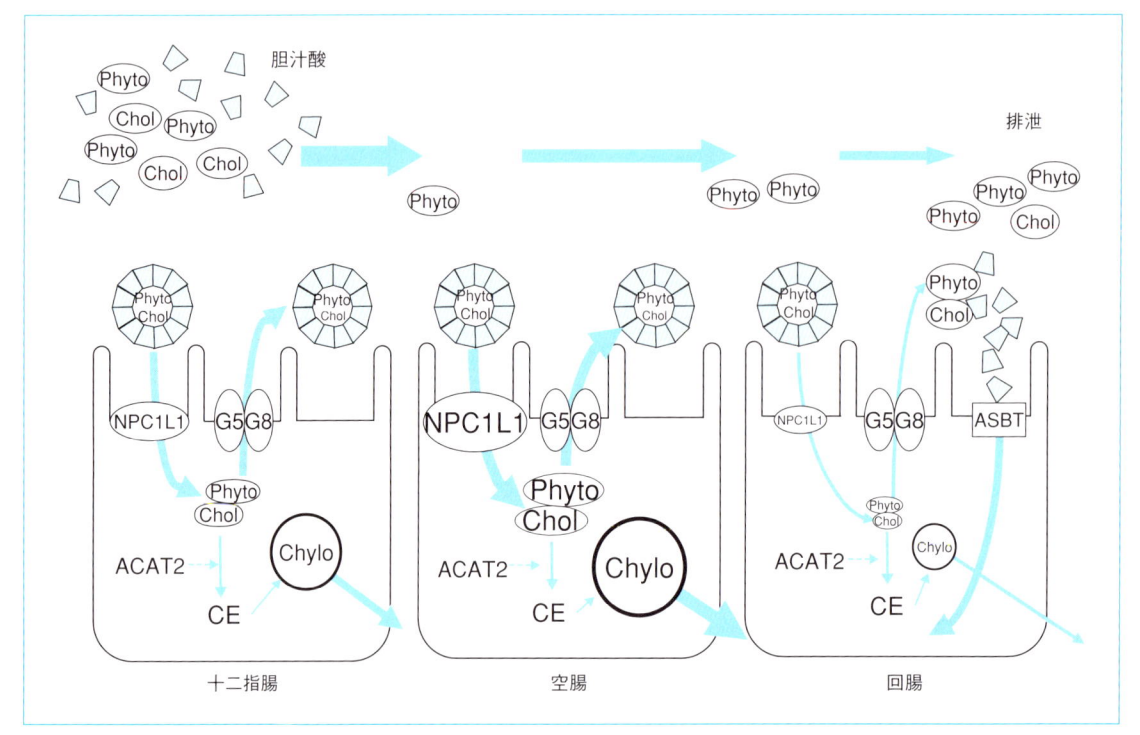

図10　小腸からのコレステロールの吸収
Chol：コレステロール，Phyto：植物ステロール，ACAT2：アシルCoAコレステロールアシルトランスフェラーゼ-2，CE：エステル型コレステロール，Chylo：カイロミクロン，G5, G8：ATP-binding cassettes G5 and G8（ABCG5/G8），NPC1L1：Niemann-Pick C1-like 1，ASBT：apical sodium-dependent bile acid transporter
注）活字の大きさが吸収量を示す．

とどまるものがある一方，アポC群やアポEのように，物理的な力やリポ蛋白の水解などのストレスにより容易にリポ蛋白から外れるものもある．リポ蛋白には，アポ蛋白以外にも，酵素や転送蛋白などが結合している．

血中のリポ蛋白は，表2に示す5つのクラスに分類される〔HDLは，さらに HDL_2（比重1.063～1.125）と HDL_3（比重1.125～1.210）に分けることがある〕．リポ蛋白の名前は，古典的な分離方法である超遠心法の用語に由来する．それぞれのリポ蛋白は，比重で定義されている．リポ蛋白は，比重の軽いものほど粒子径が大きく，トリグリセリドの含量が多い（表2）．逆に比重が重いものほど蛋白質の含量が多く粒子径が小さい．血清中の総コレステロール（TC）やTGは，それぞれのリポ蛋白に含まれる脂質成分の総和を表している．

B 脂質の代謝

1. コレステロールの消化・吸収と生体内での合成

食事中の脂肪には，コレステロールや植物ステロール（構造はコレステロールに類似），トリグリセリドなどが含まれている．脂肪は胃では消化されず，小腸に達すると膵液や胆汁と混じり合う．コレステロールは，膵液中のコレステロールエステラーゼの作用により，遊離コレステロールと脂肪酸に分解される．これらは，胆汁酸と混合し，トリグリセリドの分解産物やリン脂質とともにミセルを形成する．コレステロールと植物ステロールは，小腸上皮細胞の刷子縁に発現しているNiemann-Pick C1-like 1（NPC1L1）により，小腸

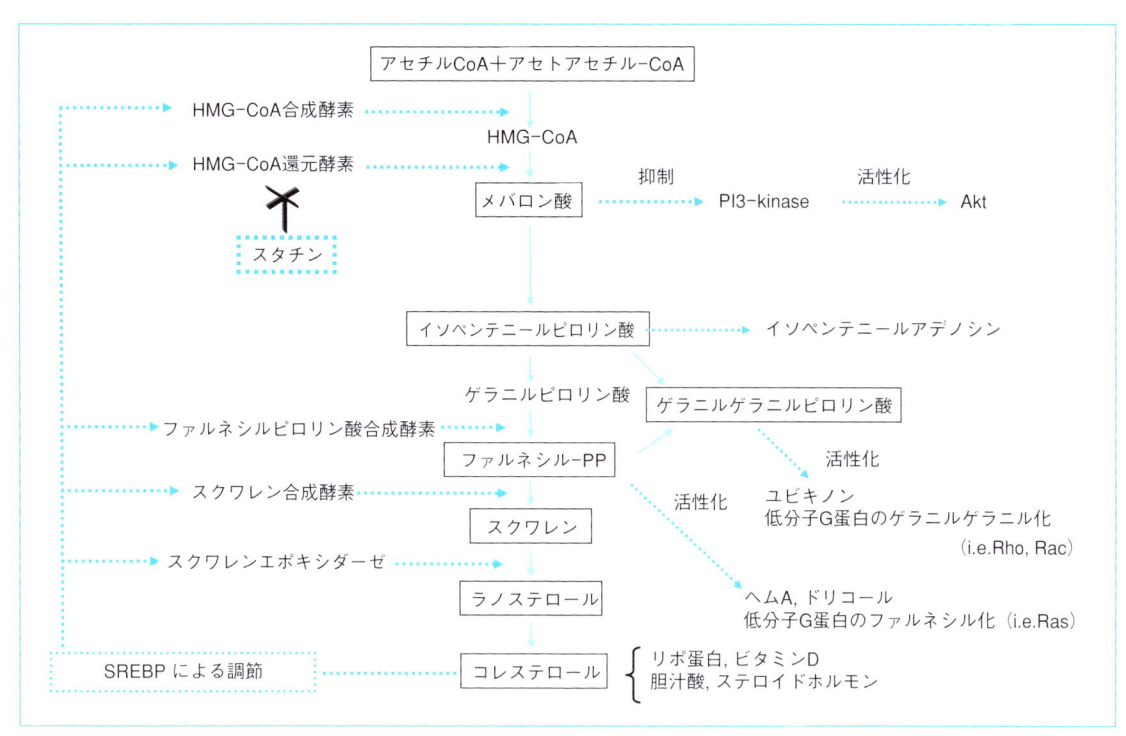

図11　コレステロールの生合成経路
SREBP：sterol regulatory element binding protein

上皮細胞へ取り込まれる（図10）．コレステロールは，上皮細胞内のアシルCoAコレステロールアシルトランスフェラーゼ-2（ACAT-2）によってエステル型コレステロールになり，カイロミクロン（表2）に組み込まれてリンパ管へ放出される．一方，植物ステロールは，上皮細胞の膜に存在するトランスポーターのABCG5/G8によって，小腸管腔へ再分泌されるため，血中ではほとんど検出されない．

成人では，コレステロールはアセチルCoAから約30のステップを経て，主に肝臓で合成される（図11）．この経路の途中で作られるゲラニルゲラニルピロリン酸やファルネシルピロリン酸は，イソプレノイドと呼ばれ，低分子G蛋白を修飾してさまざまな細胞機能を調節する役割を果たしている．

コレステロール合成のオン・オフは，sterol regulatory element binding protein（SREBP）という核内受容体によって調節されている．SREBPにはSREBP-1a, -1c, -2の3つのメンバーが存在するが，コレステロールの代謝調節は主にSREBP-2によって行われている．

SREBPは，SREBP-cleavage-activating protein（SCAP）と呼ばれる蛋白と結合して小胞体膜に存在する．SCAPは，細胞内のコレステロール量が減少すると，SREBPを小胞体からゴルジ体へ移動させる（図12A）．SREBPは，ゴルジ体でプロテアーゼにより切断され，遊離型となったSREBPが核内へ移行する（図12B, C）．コレステロール合成系の酵素やLDL受容体の遺伝子のプ

> **サイドメモ：カイロミクロンの合成**
>
> 中鎖脂肪酸は，カイロミクロンの合成には関与せずに門脈に直接流入する．カイロミクロンが著明に増加するリポ蛋白リパーゼ（LPL）欠損症に中鎖脂肪酸を投与すると，高カイロミクロン血症を改善させる場合がある．また，高カイロミクロン血症のコントロールが困難な場合には，一時的に経腸栄養を中止し，中心静脈栄養でカロリーを摂取させることによって，小腸でのカイロミクロン合成を抑制できる．

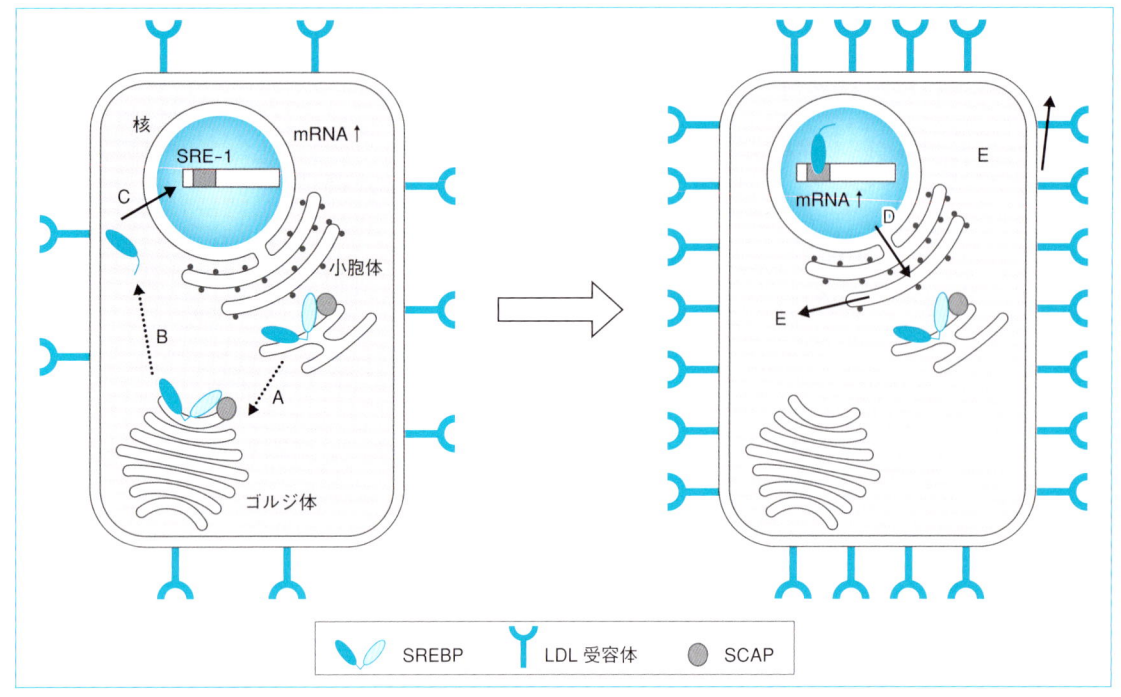

図12 SREBPによる細胞内のコレステロール量の調節
細胞内コレステロール量が減ると，SREBPの核内への移行が起こり，その結果LDLの取り込みやコレステロールの生合成が亢進する．

ロモータ部分には，sterol regulatory element-1 (SRE-1)と呼ばれる配列がある．SRE-1にSREBPが結合すると，各遺伝子の発現を高め，コレステロールの生合成とLDL受容体を介した細胞外からのLDLの取り込みが増加する（図12D，E）．細胞内のコレステロール量が少ないときは，SREBPは小胞体にとどまり，各種遺伝子の発現は抑制される．

2. トリグリセリドの消化・吸収と生体内での合成

酸性のpHで作用する舌および胃リパーゼにより，食物中の脂肪に含まれるトリグリセリドの一部において，グリセロールの3位にエステル結合している脂肪酸が切り離される．トリグリセリドとその分解産物が小腸に達すると，アルカリ性のpHで作用する膵リパーゼにより，1位と3位の脂肪酸が切り離される．膵リパーゼは，2位にエステル結合している脂肪酸は切り離せない．その

ため，大部分のトリグリセリドは，2-モノアシルグリセロールと脂肪酸にまで分解される．一部（全体の1/4以下）の2-モノアシルグリセロールは，イソメラーゼにより脂肪酸の位置が1位に転位したのち，膵リパーゼによってグリセロールと脂肪酸にまで分解される．

炭素数の短い（10個以下）の脂肪酸は，疎水性がそれほど強くないため，血管へ直接吸収され，門脈を経由して肝臓へ運ばれる．一方，炭素数の長い脂肪酸は，大部分はモノアシルグリセロールの形で小腸上皮細胞へ吸収される．上皮細胞内で，グリセロールと脂肪酸は再び結合してトリグリセリドになり，他の脂質やアポ蛋白と一緒にカイロミクロン（「リポ蛋白の分類と機能」の項を参照➡p.119）になってリンパ管へ分泌される（図13）．

トリグリセリドは，解糖系の途中の代謝産物を使って，肝臓でも合成される．ジヒドロキシアセトンリン酸（5章図6参照➡p.91）は，最終的にはグリセロール部分となり，これに3つのアシル基（「脂肪酸の合成と分解」の項を参照➡p.124）がつ

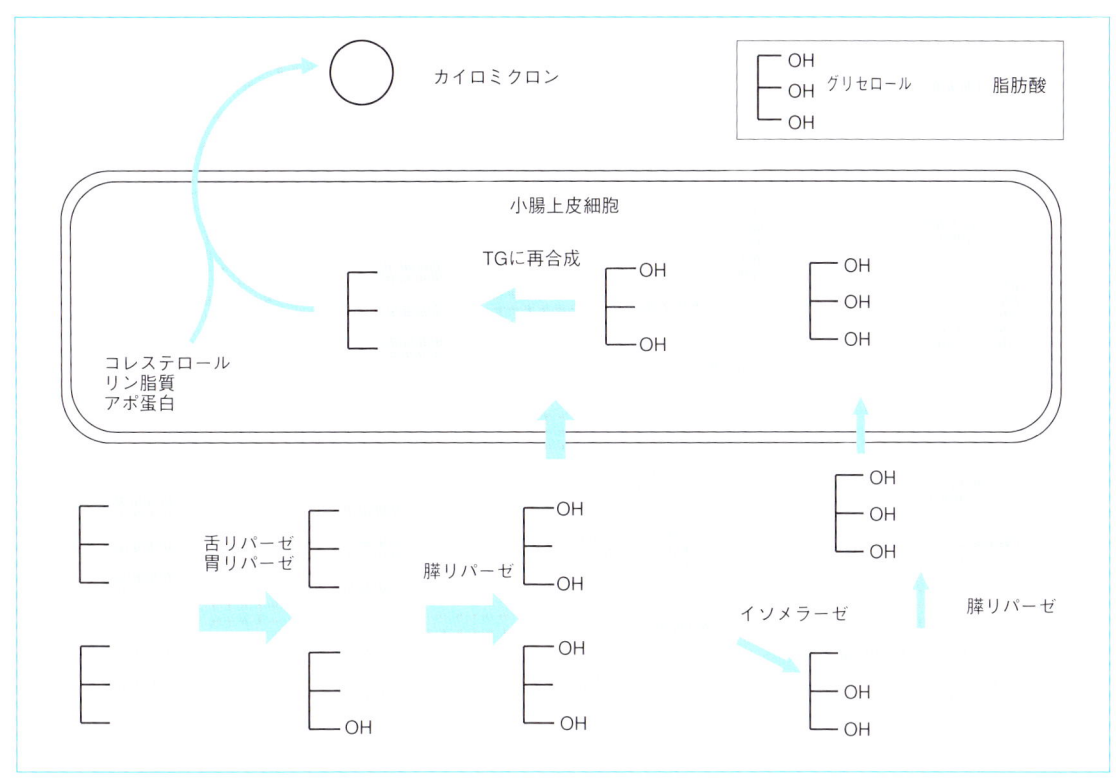

図13 トリグリセリドの消化・吸収とカイロミクロンの分泌
図には示さないが，炭素数の短い脂肪酸は，直接門脈へ吸収される．

いて小胞体とミトコンドリア内でトリグリセリドとなる．このように，グルコースが過剰となると，肝臓ではトリグリセリドの合成が高まる．

3. リン脂質と糖脂質の代謝

　グリセロリン脂質は，ホスファチジン酸（トリグリセリドのsn-3位のアシル基がリン酸に置き換わったもの）の水酸基の一つに，置換基が結合した構造をしている（図3）．そのためグリセロリン脂質は，トリグリセリド合成の中間代謝産物であるジアシルグリセロール（グリセロールに2つの脂肪酸が結合したもの）やホスファチジン酸を利用して合成される．

　食事由来のコリンやエタノールアミンは，ATPでリン酸化され，CTP（シチジン3リン酸）と反応してCDP-コリンやCDP-エタノールアミンという高エネルギー物質になる．これらが，ジアシルグリセロールと結合してホスファチジルコリン（PC）やホスファチジルエタノールアミン（PE）になる．また，食事のミオイノシトールは，ホスファチジン酸のリン酸部分にCDPが結合したCDP-ホスファチジン酸と反応してホスファチジルイノシトール（PI）になる．スフィンゴリン脂質は，セラミド（図4）の1位の水酸基へ，ホスファチジルコリンからホスホコリン基が転位してできる．

　グリセロリン脂質は，ホスホリパーゼによって加水分解を受ける．その結果生じた二次産物は，大部分はリン脂質の合成に再利用される．しかし，一部の分解産物は，種々の生理活性をもつ物質へと代謝される．たとえば，アラキドン酸は，グリセロリン脂質の2位に結合する傾向がある脂肪酸である．細胞膜から切り出されたアラキドン酸が代謝されて，エイコサノイド（図8）が産生される．また，細胞内情報伝達のセカンドメッセンジャーとして重要なイノシトール-3リン酸（IP_3）とジア

シルグリセロールは，細胞膜のホスファチジルイノシトールが，ホスホリパーゼCによって分解されて産生される．

スフィンゴ糖脂質はリソソームで酵素により糖鎖が外れて分解される．スフィンゴ脂質が分解されてできるセラミドは，皮膚のバリア機能や水分保持機能（保湿機能）を担っている．また，スフィンゴ糖脂質を分解する酵素が欠損すると，スフィンゴ脂質が蓄積し，スフィンゴリピドーシスと呼ばれる種々の神経系の異常をきたす．

4. 脂肪酸の合成と分解（β 酸化）

人体の脂肪酸は，食事由来のものと体内で合成されるものがある．前項で述べたように，食事中のトリグリセリドが分解されてできた脂肪酸のうち，炭素数の短いものは血管へ吸収されて，直接門脈を経由して肝臓へ取り込まれる．肝臓でこれらの脂肪酸は炭素数の大きな脂肪酸へと変換され，VLDLに組み込まれて血中へ放出される．一方，小腸上皮細胞からリンパ管へ分泌されたカイロミクロンには，トリグリセリドに組み込まれた長鎖脂肪酸が存在する．カイロミクロンは，リンパ管から胸管を通って鎖骨下静脈へ流入する．VLDLやカイロミクロンが血管を通ると，血管に結合しているリポ蛋白リパーゼ（LPL）が，これらのリポ蛋白中のトリグリセリドの一部をグリセロールと脂肪酸に分解する．こうして血中に放出された脂肪酸は，ほとんどがアルブミンに結合して血管内を移動し，心筋や骨格筋に取り込まれてエネルギーとして使われたり，脂肪組織に取り込まれてトリグリセリドに再合成されて貯蔵される．

a. 脂肪酸の分解（β 酸化）

細胞質に取り込まれた脂肪酸は，まず細胞質でアシル CoA となり，カルニチンによってミトコンドリア内のマトリックスに取り込まれる．4つの酵素反応により，取り込まれたアシル CoA はアセチル CoA と炭素数が2個少なくなったアシル CoA となる．この過程で，$FADH_2$，NADH が1分子ずつ産生される．脂肪酸の酸化は，α位とβ位*の炭素2つが酸化されるためβ酸化と呼ぶ．炭素数が2つ短くなった脂肪酸（アシル CoA）は，再び同じステップを繰り返し，炭素数が2個ずつ短くなるたびにアセチル CoA，$FADH_2$，NADHを1分子ずつ産生する．脂肪酸の炭素数は通常偶数のため，最終的には炭素数の半分の分子数のアセチル CoA が産生される（図14）．

アセチル CoA は，クエン酸回路（前述）でエネルギー産生に利用される（5章図7参照➡p.92）．また，β酸化でアセチル CoA と同時に産生される $FADH_2$，NADH は，酸化的リン酸化経路のADPからATPの産生に使われる（5章「クエン酸回路と電子伝達系」の項を参照➡p.92）．

脂肪酸の代謝調節は，SREBP ファミリー（「コレステロールの消化・吸収と生体内での合成」の項を参照➡p.120）のうち SREBP-1c によって行われている．SREBP-1c は，小胞体から切り出されると，脂肪酸合成酵素の遺伝子の転写を高め，脂肪酸合成を高める．糖質やアルコールの過剰摂取は，SREBP-1c の発現を増加させ，絶食は発現を低下させる．

b. 脂肪酸の合成

脂肪酸は，肝臓をはじめ腎臓，脂肪組織，脳など多くの組織で合成される．脂肪酸合成に必要な酵素は複合体を形成しているため，アセチル CoA から効率よくアシル基を合成できる．β酸化と逆に，2個ずつ炭素数が増えていく．脂肪酸合成に

> **サイドメモ：脂肪酸の分解と産生物**
>
> 炭素数が16のパルミチン酸の場合，アセチル CoA が（16÷2＝）8分子と，$FADH_2$とNADHが7分子ずつ（炭素数が2個のアセチル CoA を7回切断するので）産生される．すでに述べたように，1分子のアセチル CoA がクエン酸回路を回ると，3分子のNADHと1分子の$FADH_2$と1分子のGDPが産生され，これらがATP産生に使われる（5章「クエン酸回路と電子伝達系」の項を参照➡p.92）．

＊：一般的に，官能基の隣の炭素から順にα位，β位，γ位……と呼ぶ．脂肪酸の場合は，カルボキシル基の2つ隣がβ位である．

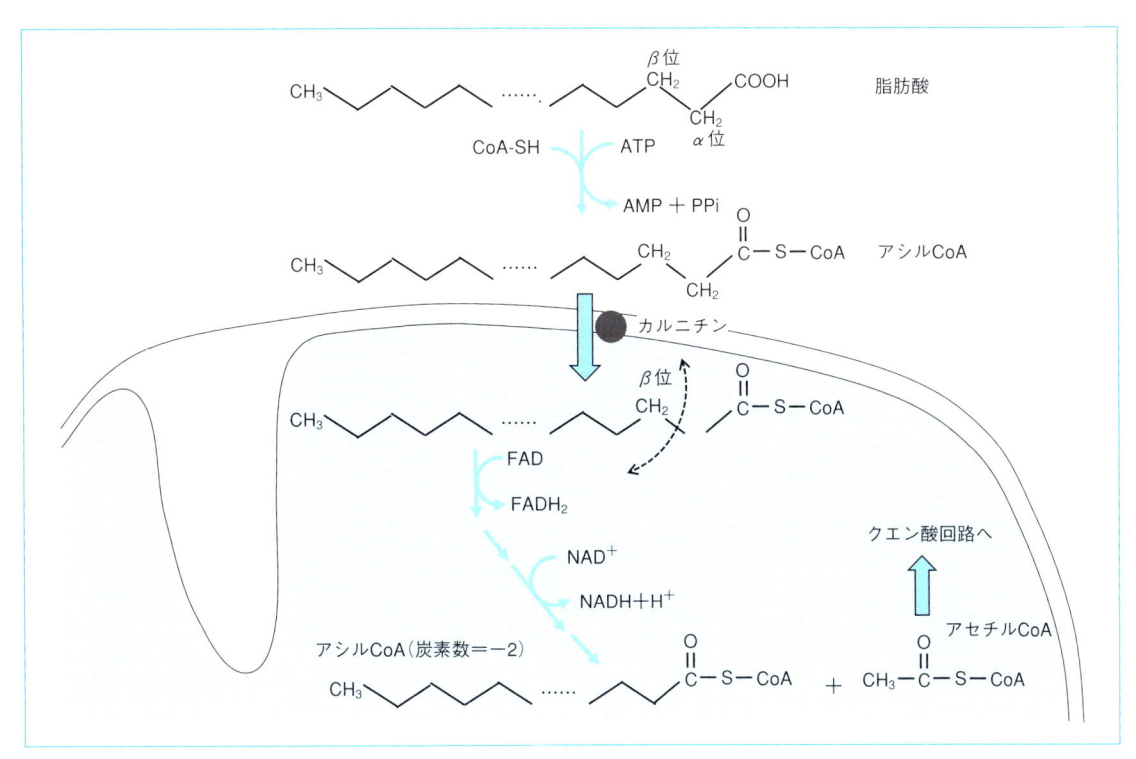

図14 脂肪酸のβ酸化
PPi：ピロリン酸

使われるアセチル基は，主に解糖系から産生されたもの（グルコースが代謝されてできるピルビン酸がミトコンドリア内で変換されたもの）が使われる．グルコースが不足する場合は，アミノ酸がピルビン酸を経由してアセチル基の供給源になる．

5. ケトン体の代謝

エネルギー源としてのグルコースが不足すると，脂肪酸のβ酸化（前項参照）が促進して肝臓でケトン体が生成される．ケトン体とは，アセト酢酸，3-ヒドロキシ酪酸，アセトンの3者の総称である（図7）．まず，脂肪酸のβ酸化により，アセチルCoAが産生される．肝臓でアセチルCoAが過剰になると，ケトン体を産生する酵素（肝臓にしかない）によってアセチルCoAはアセト酢酸と3-ヒドロキシ酪酸へ変換される．この両者は，酵素反応で相互に変換しうる．アセト酢酸は，不安定な化合物であるため，自然に脱炭酸反応が起こってアセトンになる．揮発性のあるアセトンは，肺から呼気中に排泄されてアセトン臭がするようになる．ケトン体が血中にある程度増加すると，尿中にも排泄される．ケトン体は酸性のため，その血中濃度の増加はケトアシドーシスを引き起こす．

肝臓で産生されたケトン体は，水溶性であるため血液を介して心筋や骨格筋に取り込まれ，エネルギー源として使われる．これは，肝臓以外の臓器は，ケトン体を代謝してアセチルCoAに再分解する酵素をもっているからである．

6. リポ蛋白の代謝

血管内では，コレステロール，トリグリセリド，リン脂質は，リポ蛋白粒子として代謝を受ける．リポ蛋白の生理的な役割は，血中脂質を別の組織へ輸送することである．代謝経路は，以下の3つに分けられる．

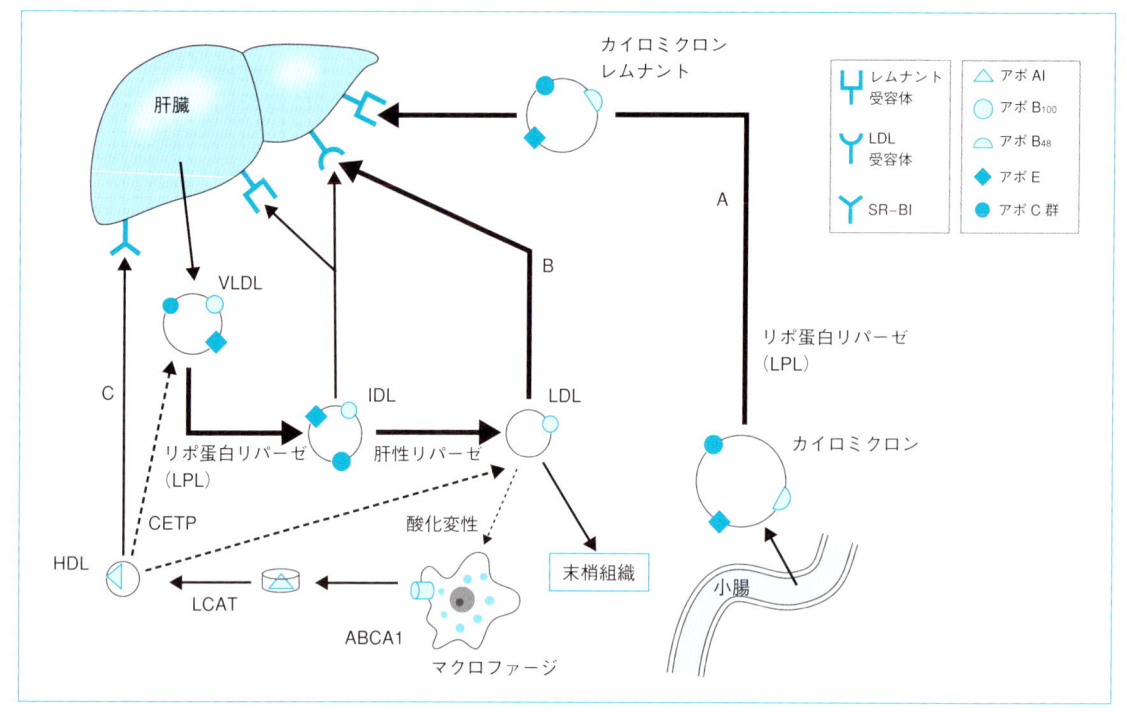

図15 リポ蛋白の代謝経路
CETP：コレステリルエステル転送蛋白，LCAT：レシチンコレステロールアシルトランスフェラーゼ，SR-BⅠ：スカベンジャー受容体クラスB-タイプⅠ

a. 外因性脂質代謝経路(図15A)

すでに述べたように，食事中の脂質は腸管で消化され，胆汁酸と混じり合ってミセルを形成する．小腸上皮細胞に脂質が吸収されると，細胞内でエステル型コレステロールとトリグリセリドが再合成される(図10, 13)．これらの脂質は，小腸上皮細胞で合成されたアポ蛋白と結合し，カイロミクロン(CM)としてリンパ管へ分泌される．CMは，胸管から血管へ入り，血管内皮に結合しているLPLによりトリグリセリドが水解されてカイロミクロンレムナントとなる．肝臓に発現しているレムナント受容体は，CMレムナントのアポEを認識してCMレムナントを取り込む．

b. 内因性脂質代謝経路(図15B)

肝臓は，成人では生体内の脂質を合成する主要臓器である．肝臓で合成された脂質は，MTP (microsomal triglyceride transfer protein：ミクロソームトリグリセリド転送蛋白)の働きでアポBを含む粒子と結合し，アポC群やアポEと一緒にVLDLとなって血中に分泌される．VLDLは，血管内皮表面に結合したLPLにより，トリグリセリドが加水分解されてIDLになる．IDLの一部は，肝臓に発現しているアポEを認識する受容体により血中から除去される．残りのIDLは，肝性リパーゼによって，トリグリセリドがさらに水解されてLDLになる．LDLは，アポBを認識するLDL受容体により末梢組織へ取り込まれ，肝臓からのコレステロールを供給する．血中に残ったLDLは，LDL受容体を介して肝臓へ取り込まれる．肝臓に戻ったコレステロールは，最終的には胆汁酸またはコレステロールそのものとして胆汁中に排泄される．

なお，LDLが血中(または内皮下)で変性すると，LDL受容体に認識されなくなる．一方，マクロファージに発現しているスカベンジャー受容体は，変性LDLを認識し，これらを取り込んで動脈硬化病変を形成する．なお，カイロミクロンや

```
(1)  エステル型コレステロール ＋ H₂O ─────────────→ 遊離型コレステロール＋脂肪酸
                                 コレステロールエステラーゼ

(2)-1  遊離型コレステロール ＋ O₂ ─────────────→ コレステノン＋ H₂O₂
                                コレステロールオキシダーゼ
                                                        ペルオキシダーゼを用いる発色系で測定

(2)-2  遊離型コレステロール ＋ NAD⁺ ─────────────→ NADH
                                コレステロール脱水素酵素
                                                        340nmで測定
```

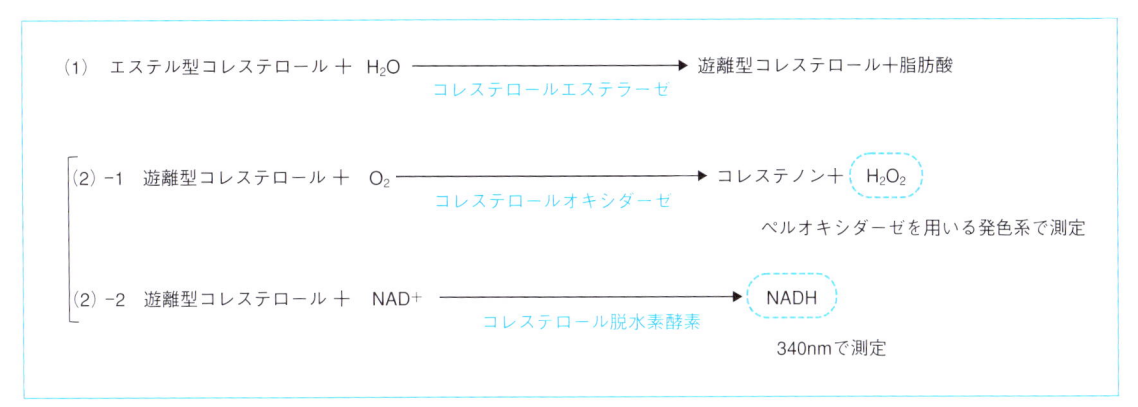

図16　酵素法によるコレステロール測定法の原理
検体中に混在しているエステル型コレステロールをすべて遊離型にしたのち，酵素を用いて発生した過酸化水素またはNADHを定量する．

VLDLなどのトリグリセリドに富むリポ蛋白が水解されて放出される遊離脂肪酸は，筋肉に取り込まれてエネルギー源として利用される．

c. コレステロール逆転送系 (図15C)

末梢組織の過剰なコレステロールは，遊離型コレステロールの形で血中に引き抜かれる．マクロファージに蓄積したエステル型コレステロールは，まず中性コレステロールエステラーゼにより遊離型コレステロールとなり，細胞膜まで輸送される．細胞膜にはATP-binding cassette transporter A1 (ABCA1)があり，脂質の乏しいHDLが，細胞膜表面に発現しているABCA1と結合すると，HDLへの遊離型コレステロールの引き抜きが亢進する．一方，球状の大型HDLは，細胞膜に存在する別のトランスポーターであるABCG1を介する系で末梢組織からコレステロールを引き抜く．HDLに移動したコレステロールは，lecithin：cholesterol acyltransferase (LCAT)の働きでエステル化されHDLの中心部へと移動し，大型の球状HDLになる．HDL中に貯め込まれたエステル型コレステロールは，cholesteryl ester transfer protein (CETP)の作用でVLDLやLDLに転送されて再利用させたり，HDLに結合しているアポAⅠを認識する受容体scavenger receptor class B type Ⅰ (SR-BⅠ)を介して肝臓へ取り込まれる．

C 脂質・リポ蛋白および関連項目の検査法

1. 総コレステロール

コレステロールの測定法には，化学法，酵素法，Abell-Kendall (アベル-ケンダル)法，同位体希釈質量分析法 (IDMS)などがある．現在検査室で測定されている日常検査法のほとんどは，酵素法である．コレステロールの測定体系は，IDMSが絶対基準法 (definitive method)で，標準物質を介して日常検査法へと正確さが伝達される．これとは別に，米国のCDC (Centers for Disease Control and Prevention)は，Abell-Kendall法を実用上の基準法とした国際ネットワークをつくって標準化を行っている．日本では，日本臨床化学会が，酵素法を用いた勧告法を設定している．

a. 酵素法

血中には，エステル型と遊離型のコレステロールが混在している．酵素法では，最初にコレステロールエステラーゼの作用により，エステル型コレステロールを遊離型コレステロールと脂肪酸に分解する〔図16(1)〕．次に，コレステロールオキシダーゼの作用により，遊離型コレステロールを酸化して過酸化水素を発生させる〔図16(2)-1〕．発生した過酸化水素は，ペルオキシダーゼの作用

により発色系へ導かれる.

酵素法のなかには，コレステロールオキシダーゼの代わりに，コレステロール脱水素酵素（CDH）を用いる方法がある〔図16(2)-2〕．コレステロール脱水素酵素は，β-ニコチンアミドアデニンジヌクレオチド酸化型（β-NAD$^+$）の存在下で，遊離型コレステロールを酸化してβ-NADH量を発生させる．これを，波長340 nm（紫外部）で測定するUV法も広く用いられている．

酵素法に用いられる酵素の基質特異性は，必ずしも高いとはいえない．しかし，これらの酵素が反応する可能性のある植物ステロールやコレステロール酸化物などの血中濃度は，臨床検体中のコレステロール濃度に比べて非常に低い．そのため，日常検査の報告値の誤差要因としては，ほとんど問題にならない．

b. 化学法

化学法にはLiebermann-Burchard（リーベルマン-バーチャード）反応による方法（クロロホルム溶液中のコレステロールが無水酢酸，濃硫酸により青紫色～緑色を呈する），Kiliani（キリアニ）反応（氷酢酸中のコレステロールが塩化第二鉄，濃硫酸により赤紫色を呈する），o-フタルアルデヒド反応（酢酸中のコレステロールがo-フタルアルデヒド共存下において硫酸により赤紫色を呈する）などがある．

CDCの基準法であるAbell-Kendall法では，まずエステル型コレステロールをアルコール性水酸化カリウムで鹸化して遊離型コレステロールにする．その後に遊離型コレステロールを石油エーテルで抽出し，Liebermann-Burchard反応で発色させる．

Liebermann-Burchard反応は，ステロイド骨格の二重結合が開裂する際にできる共役ジエンを化学的に検出する方法であり，コレステロールに構造が似ている植物ステロールなどとも（酵素法より特異性は高いが）一部反応する．

2. トリグリセリド（TG）

酵素法と化学法のいずれも，トリグリセリドをグリセロールと脂肪酸に分解し，産生したグリセロールを測定する．コレステロールと同様に，化学的にトリグリセリドを測定する方法は，日常検査としては現在行われていない．大部分の検査施設では，酵素法が用いられている．

a. 酵素法

血清中には少量だが遊離型グリセロールが存在する．また，古い検体やサーベイ試料，市販のコントロール血清では遊離型グリセロールが高いことが多い．以前の試薬は，遊離型グリセロールを消去せずトリグリセリドを測定するものが少なくなかった．現在のほとんどの試薬では，遊離型グリセロールを最初に消去してからトリグリセリドを測定している（図17）．グリセロール消去法では，まずATPの存在下でグリセロールキナーゼを作用させ，遊離型グリセロールをグリセロール-3-リン酸とADPに変換する．これにグリセロール-3-リン酸オキシダーゼを作用させて発生した過酸化水素を，カタラーゼにより水と酸素に分解する．

遊離型グリセロールを消去後の検体にLPLを作用させ，トリグリセリドをグリセロールと脂肪酸に加水分解する．生成したグリセロールは，ATPの存在下でグリセロールキナーゼの作用によって，グリセロール-3-リン酸とADPになる．これにグリセロール-3-リン酸オキシダーゼを作用させ，過酸化水素を発生させる．過酸化水素は，ペルオキシダーゼによって発色系へ導く．

日本臨床化学会で設定している勧告法は，トリグリセリドをアルコール性水酸化カリウムで加水分解し，その後酵素法で測定する化学的加水分解を含んだ酵素的測定法である．グリセロールキナーゼの作用により生成したADPの存在下で，ホスホエノールピルビン酸は，ピルビン酸キナーゼの作用によりピルビン酸とATPを生成する．このピルビン酸は乳酸デヒドロゲナーゼの作用でL-乳酸となり，同時にNADHはNAD$^+$になる．この時の吸光度の減少を測定する．

```
遊離型グリセロールの消去
  遊離型グリセロール ＋ ATP ──グリセロールキナーゼ──→ グリセロール-3-リン酸＋ADP
  グリセロール-3-リン酸 ＋ O₂ ──グリセロール-3-リン酸オキシダーゼ──→ ジヒドロキシアセトンリン酸＋H₂O₂
                                                              カタラーゼでH₂O＋½O₂に分解

トリグリセリドの測定
  (1) トリグリセリド ──リポ蛋白リパーゼ──→ グリセロール＋脂肪酸(3分子)
  (2) グリセロール ＋ ATP ──グリセロールキナーゼ──→ グリセロール-3-リン酸＋ADP
  (3) グリセロール-3-リン酸 ＋ O₂ ──グリセロール-3-リン酸オキシダーゼ──→ ジヒドロキシアセトンリン酸＋H₂O₂
                                                      ペルオキシダーゼを用いる発色系で検出

JSCC勧告法
  (1) トリグリセリド ──KOH──→ グリセロール ＋ 脂肪酸(3分子)
  (2) グリセロール＋ATP ──グリセロールキナーゼ──→ グリセロール-3-リン酸 ＋ ADP
  (3) ADP＋ホスホエノールピルビン酸 ──ピルビン酸キナーゼ──→ ピルビン酸 ＋ ATP
  (4) ピルビン酸＋NADH＋H⁺ ──乳酸デヒドロゲナーゼ──→ L-乳酸 ＋ NAD⁺ (340nmで測定)
```

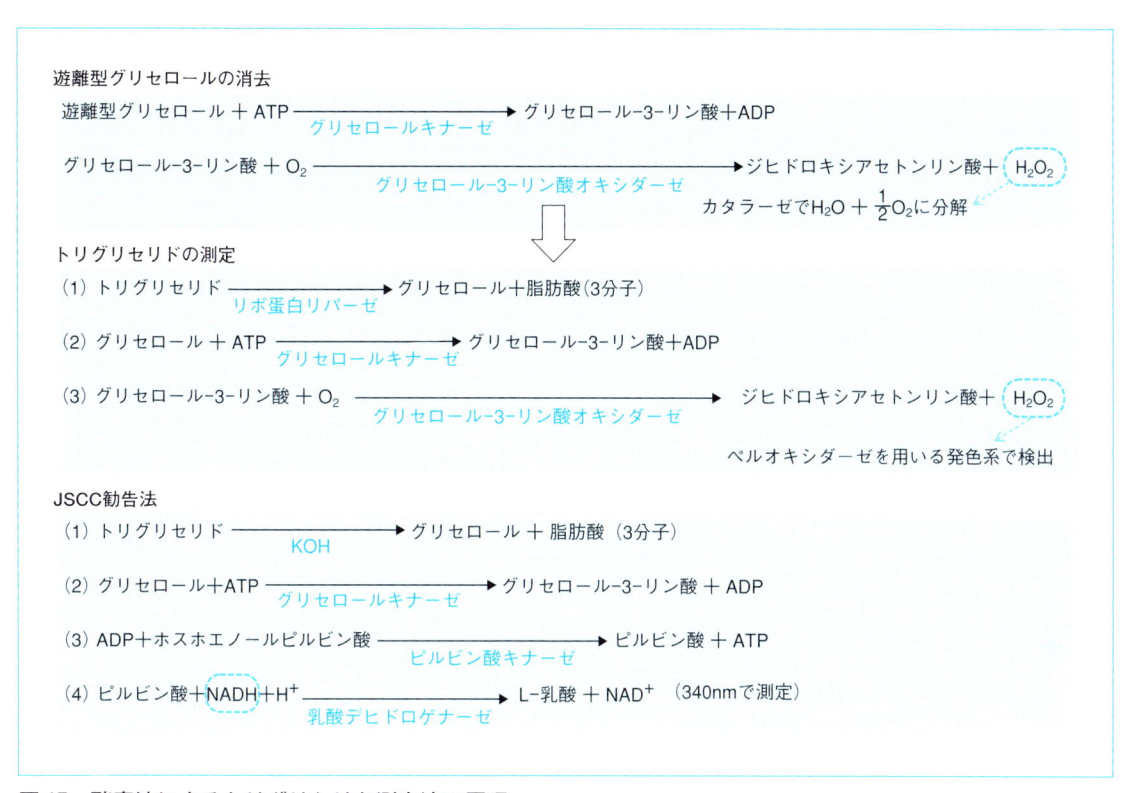

図17 酵素法によるトリグリセリド測定法の原理
現在使用されているほとんどの試薬で，遊離型グリセロールを消去したのちに，トリグリセリドを測定している．

b. 化学法

化学法では，まず血清よりトリグリセリドをイソプロパノールなどで抽出する．抽出物を鹸化し，グリセロールと脂肪酸に分離する．こうして得たグリセロールを，過ヨウ素酸などで酸化し，生成したホルムアルデヒドをアセチルアセトン法などで測定する．

3. リン脂質

臨床検査では，ホスホリパーゼDを用いた酵素法が一般的に用いられている．その原理は，酵素反応によりリポ蛋白中のコリン含有リン脂質(PC，SM，リゾPC)からコリンを遊離させ，その量からリン脂質量を計算で求めるというものである．つまり，コリンを含まないリン脂質は酵素法では測定されない．しかし，血中のリン脂質は，ほとんどがコリンを含有している．また，酵素法ではホスホリパーゼで遊離するコリンがすべてPC由来であると仮定し，リン脂質濃度を算出している点にも注意が必要である．

4. 遊離脂肪酸

遊離脂肪酸の測定法には，ヘプタン抽出層を用いた滴定法や，クロロホルムにより脂肪酸を抽出後に銅錯塩形成法によって行う比色法などがあるが，現在は酵素法が主流である[*]．

a. 酵素法

ATPとCoAの存在下で，脂肪酸にアシルCoA合成酵素(acyl-CoA synthetase)を作用させて，アシルCoA，AMP，ピロリン酸を生成させる(脂

---

[*]：遊離脂肪酸は，食後減少し，空腹になると増加するので，採血は早朝空腹時に行う．また，遊離脂肪酸の濃度は，試料を保存することよって増加してしまうので，採血後は速やかに測定する．やむを得ない場合は，検体を凍結保存する．

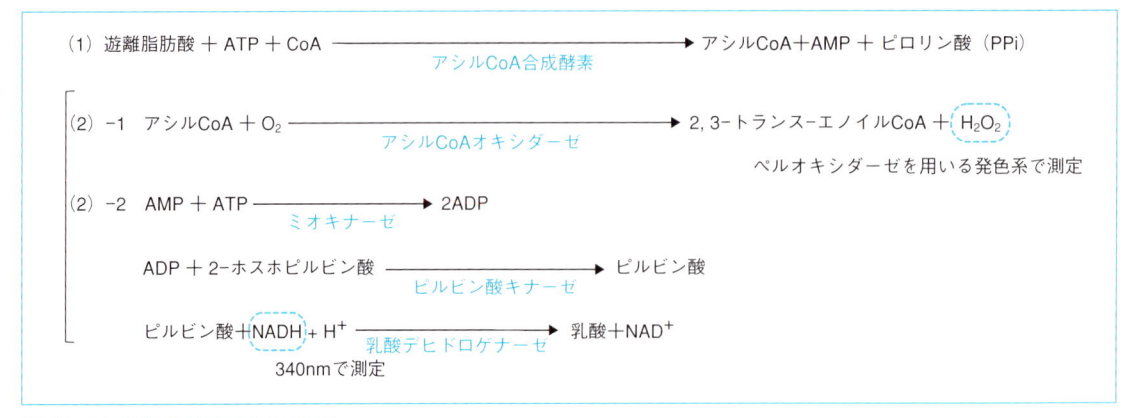

図18 遊離脂肪酸測定法の原理
遊離脂肪酸を(1)の反応で分解したのち，アシルCoA((2)-1)またはAMP((2)-2)を検出することにより，濃度を測定している．

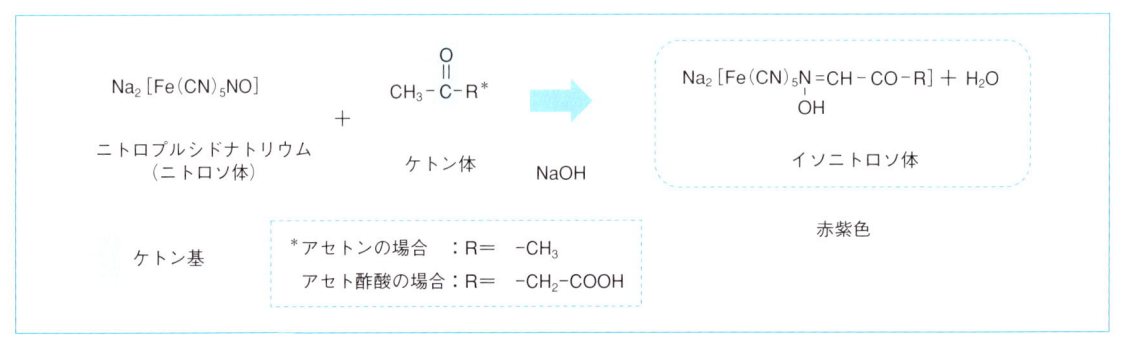

図19 ニトロプルシド反応を利用したケトン体の試験紙法

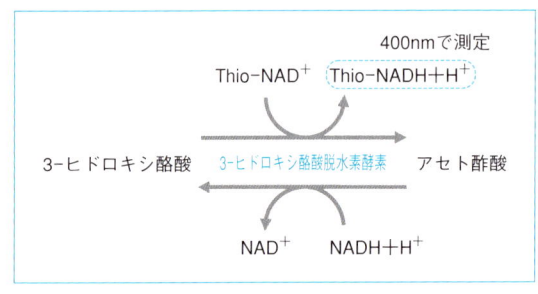

図20 Thio-NADHサイクリングを利用したケトン体の測定

肪酸のβ酸化における第一段階：図14)．この反応の検出は，(1)生成したアシルCoAにアシルCoAオキシダーゼを反応させて過酸化水素を発生させ，ペルオキシダーゼを用いる発色系に導く方法と，(2)生成したAMPにアデニル酸キナーゼ(別名ミオキナーゼ)を反応させてADPに変換し，2-ホスホピルビン酸をピルビン酸キナーゼと乳酸デヒドロゲナーゼに共役させてNADHによる吸光度変化を検出する方法がある(図18)．

5. 過酸化脂質

生体内での過酸化脂質は，非常に微量かつ不安定である．よって，これらを正確に定量することはきわめて困難である．種々の方法が報告されているが，臨床検査として簡便に測定できる方法は確立されていない．TBA法は，過酸化脂質の分解産物であるマロンジアルデヒド(MDA)が2-チオバルビタール酸(TBA)と反応して赤色となるのを検出する方法である．本法では，MDA以外のアルデヒドも反応してしまうため，特異性が低いという欠点がある．実験室レベルでは，高速液体クロマトグラフィ(HPLC)法を用いて脂質ヒドロペルオキシドを測定する方法の報告がある．

$$\text{LDL-コレステロール} = \text{TC（総コレステロール）} - \frac{\text{TG（トリグリセリド）}}{5} - \text{HDL-コレステロール}$$

・空腹時採血　・TG＜400 mg/dL

図21　Friedewald の式

6. ケトン体

a. ニトロプルシド反応

尿中ケトン体の測定には，試験紙法が用いられている．ケトン体のうち，ケトン基を有するアセト酢酸とアセトンは（図7），アルカリの条件下でメチル基（$-CH_3$）がカルバニオン（$-CH_2^-$）に変わる．これが試験紙のニトロプルシドナトリウム（ニトロソ体）と結合して赤紫色を呈する化合物（イソニトロソ体）となる（図19）．

本反応の欠点として，以下のことがあげられる．アセト酢酸はよく反応するが，アセトンはアセト酢酸の 1/5～1/10 程度しか反応しない．3-ヒドロキシ酪酸にはケトン基がないので，試験紙には反応しない．また，アセト酢酸は，3-ヒドロキシ酪酸より尿中の濃度が低い．糖尿病性ケトアシドーシスの治療による血中濃度の変化が，アセト酢酸では3-ヒドロキシ酪酸に比べると小さい．さらに，尿中のアセト酢酸の濃度は，治療でケトン体が減少しても，すぐにはそれを反映しない．

b. 酵素法

血中に存在するケトン体として，3-ヒドロキシ酪酸とアセト酢酸を測定する．3-ヒドロキシ酪酸脱水素酵素は，Thio-NAD^+ の存在下に 3-ヒドロキシ酪酸を特異的に酸化して，アセト酢酸と Thio-NADH を生成する．また，この酵素は，NADH の存在下にアセト酢酸を特異的に還元して，3-ヒドロキシ酪酸と NAD^+ を生成する（図20）．したがって，微量のケトン体があると，3-ヒドロキシ酪酸脱水素酵素により反応が繰り返されて Thio-NADH の生成量が増加する．このような反応系を Thio-NADH サイクリングと呼ぶ（可逆的脱水素反応を触媒する1種類の酵素と2種類の補酵素を使用）．Thio-NADH の生成速度は検体中のケトン体濃度に比例するので，Thio-NADH に特徴的な吸収を 400 nm で定量し，総ケトン体値を求める．

7. LDL-コレステロール

a. Friedewald の式

空腹時に採血し，トリグリセリドが 400 mg/dL 未満の場合，本計算式で LDL-コレステロールを求めることができる（図21）．ただし，トリグリセリド値がこの範囲であっても，トリグリセリドが高くなるほど超遠心法で求めた LDL-コレステロール値より低めになる傾向があるので注意する．

b. ホモジニアス法（直接法）

前処理を必要とせず，LDL-コレステロールを血清から直接測定する方法である．一口にホモジニアス法といっても，原理の異なる複数の試薬がある．大きく分けると，選択阻害法と選択消去法に分けられる．

前者では，第一反応で添加する界面活性剤などにより，LDL 以外のリポ蛋白と酵素の反応を選択的に阻害する．続く第二反応で，LDL を可溶化してそのコレステロールを酵素反応させ発色系に導き測定する．後者では，第一反応で界面活性剤などにより LDL 以外のリポ蛋白を可溶化して消去する．第二反応で，ブロックしていた LDL を可溶化してそのコレステロールを酵素反応させ発色系に導き測定する．

c. β-quantification 法（BQ 法）

CDC/Cholesterol Reference Method Laboratory Network（CRMLN）の基準分析法に採用されている LDL-コレステロールの測定法である．まず，

血清を超遠心して，比重が1.006より軽いリポ蛋白（カイロミクロン，VLDL）をチューブスライサーを使って切断除去する．この下層（分画①）にヘパリン-マンガン（46 mmol/L）を加えてLDLを含む分画を沈殿除去して上層を得る（分画②）．分画①と②のコレステロールを抽出乾固させ，Abell-Kendall法によりコレステロールを定量する．LDL-コレステロールは，〔分画①のコレステロール濃度〕−〔分画②のコレステロール濃度〕として求める．

8. HDL-コレステロール

以前は，2価の陽イオンとポリアニオンでアポBを含むリポ蛋白を沈殿させ，その上清のHDL分画のコレステロールを酵素法で測定するポリアニオン沈殿法が広く用いられていた．現在では，前処理を行わずに血清を用いて直接HDL-コレステロールを測定するホモジニアス法が普及している．

a. ホモジニアス法

LDL-Cのホモジニアス法と同様に，HDL-Cのホモジニアス法も大きく選択阻害法と選択消去法の2つのグループに分けられる．アポEを含むHDLに対する反応性の違いが，試薬間の値の主な要因である．初期の試薬に比べると，メーカー間差は小さくなってきている．

b. 比較対照法（designated comparison method；DCM法）

本法は，CRMLNが行っているHDL-コレステロール標準化プログラムにおいて，基準として用いられている測定法である．BQ法とは異なり，超遠心法は使用しない．アポBをもつリポ蛋白〔カイロミクロン，VLDL，IDL，LDL，Lp(a)〕は，デキストラン硫酸と塩化マグネシウムで沈殿させる．遠心で上清を得て，コレステロール濃度をAbell-Kendall法で定量する．本法でHDL-コレステロールを測定するにあたっては，検体のトリグリセリドの値は，200 mg/dL未満でなければならない．

9. アポ蛋白

保険診療では，現在6項目のアポ蛋白が測定可能である．アポAⅠとAⅡは，HDLの主要なアポ蛋白である．著明にカイロミクロンが増加する場合以外は，HDLを反映する検査項目である．アポAⅠはHDLの増減とともに大きく変動するが，アポAⅡはあまり変動しない．アポBには，小腸から分泌されるカイロミクロンに含まれるアポB_{48}と，肝臓から分泌されるVLDLに含まれるアポB_{100}の2種類ある．空腹時の検体では，通常はアポB_{48}はアポB_{100}の1％未満しかなく，血清アポBのほとんどはアポB_{100}を測定していると考えてよい．アポB_{100}は，VLDL，IDL，LDLの1粒子それぞれに1分子ずつ結合しており，アポB濃度は上記のリポ蛋白の個数を反映している．アポCⅡ，アポCⅢ，アポEは，トリグリセリドを含むリポ蛋白とHDLに結合している．これらのアポ蛋白は，トリグリセリドが増加する場合や著明な高HDL血症で高値となる．アポCⅡはLPLの補酵素であり，欠損症ではカイロミクロンが増加するⅠ型高脂血症を呈する．アポCⅢは，LPLを抑制することが知られている．

アポEは，IDLがリポ蛋白受容体に認識されて血中から除去される際に重要な役割を果たしている（図15）．アポEにはアポE2，E3（野生型），E4のアイソフォームがあり，E2/2，E3/2，E3/3，E4/3，E4/2，E4/4の6つの表現型が存在する．E2/2では，IDLの肝臓での取り込みが障害されており，肥満や過食，糖尿病などが誘因となってVLDLの合成が亢進すると，著明な脂質異常症を発症する（家族性Ⅲ型高脂血症）．血中アポEの著明な増加は，診断に有用である．現在は，免疫比濁法によって測定されている．

10. Lp(a)

LDLのアポB_{100}に，1分子のアポ(a)がS-S結合したものをLp(a)〔lipoprotein(a)：リポ蛋白

(a)〕と呼ぶ．アポ(a)は，プラスミノーゲンの繰り返し構造であるクリングル4に相同性のある繰り返し構造をもっている．クリングルの数は，遺伝的に規定されており，血中濃度は，繰り返し構造の数と負の相関がある．構造的には LDL に類似しているが，LDL-C とは独立した動脈硬化の危険因子である．わが国では，ラテックス凝集免疫比濁法で測定されている．

11. リポ蛋白分画

脂質異常症が，どのリポ蛋白の増減により生じているのか知るために，リポ蛋白分画を測定する．リポ蛋白の荷電，粒子サイズ，比重などの違いにより粒子を分離する．

a. アガロースゲル電気泳動

リポ蛋白を，電荷の違いによって分離する方法である．プラスチックフィルムに1%アガロースゲルを薄く作成したキットが市販されている．泳動終了後のゲルを乾燥させてプラスチックフィルムに貼り付け，その後に Fat Red 7B でリポ蛋白の脂質を染色する．本法では，カイロミクロンは原点からテーリングを起こしてうまく分離できない．その他のリポ蛋白は，原点側から LDL(β位)，VLDL(preβ位)，HDL(α位)の順番に分離される．Ⅲ型高脂血症では，β〜preβ位にかけての幅広いバンド(broadβバンド)が出現するのが特徴である．泳動終了後，酵素液を反応させてコレステロールやトリグリセリドを発色させて定量する方法も行われている．

b. ポリアクリルアミドゲル電気泳動

リポ蛋白を，粒子サイズの違いにより分離する方法で，小さいリポ蛋白ほど遠くまで泳動される．カイロミクロンは，粒子サイズが大きすぎるためサンプルゲルにとどまる．原点から VLDL，LDL，HDL の順に分離される．VLDL から LDL にかけてのバンドは，midband と呼ばれ，IDL やレムナントリポ蛋白が含まれる．また，Ⅲ型高脂血症では，LDL のバンドが消失し，VLDL から LDL 領域にかけての幅広いバンドが出現する．ガラス管にすでに作成済みの3%のポリアクリルアミドゲルをセットしたキットが販売されている．血清中のリポ蛋白は，泳動前に Sudan Black B で前染色してから泳動する．

c. HPLC 法

現在，ゲル濾過カラムと陰イオン交換カラムを用いた2種類の HPLC によるリポ蛋白分離法が報告されている．前者は粒子サイズにより，後者は主に電荷によりリポ蛋白を分離する．いずれも10 μL 以下の血清量で30分以内でリポ蛋白を定量できる．溶出ラインのリポ蛋白と脂質測定用の酵素液を反応させ，リポ蛋白中のコレステロールやトリグリセリドを検出する．ゲル濾過カラムは，粒子径の近い VLDL〜IDL〜LDL の分離は悪いが，LDL と HDL の分離はよい．コンピューターのプログラムを用いて，デンシトグラムを正規分布(Gauss 分布)する20個のピークに分離して定量する方法が報告されている．陰イオン交換カラムは，イオン強度の異なるリポ蛋白をオーバーラップなく分離できるため，IDL-C の測定に優れている．

d. 超遠心法

リポ蛋白を分離・採取する古典的だが基本的な方法である．リポ蛋白は他の血清成分より比重が軽いが，その差は小さい．そこで，検体を真空の条件下で高速度に遠心して大きな重力加速度をかけ，リポ蛋白を浮上させる．比重は，KBr または NaBr を血清に加えて調整する．分離する時間と回転数は，使用するローターの半径(リポ蛋白の移動距離)によって決まる．比重の軽いリポ蛋白から順に分離していく段階的分取法と，あらかじめ遠心チューブに塩溶液で密度勾配をつくり一度の遠心でリポ蛋白を分離する密度勾配遠心法がある．卓上型の超遠心機を使えば，HDL まで一日で分離が可能である．分離したリポ蛋白の脂質やアポ蛋白濃度などを測定する．

12. レムナントリポ蛋白

　レムナントリポ蛋白とは，トリグリセリドを多く含むリポ蛋白（カイロミクロンやVLDL）が血中で代謝される過程で生じる中間代謝産物の総称である．レムナントには，カイロミクロンレムナント，VLDLレムナント，中間比重リポ蛋白（IDL）などが含まれる．これらはもとのリポ蛋白よりコレステリルエステルとアポEに富み，粒子サイズが小さく動脈硬化惹起作用が強い．前項の「ポリアクリルアミドゲル電気泳動」で述べたmidbandは，レムナントリポ蛋白を反映する．その他に，臨床検査では2つの方法でレムナントリポ蛋白が定量されている．

a. RLP-C 　（レムナント様リポ蛋白-コレステロール）

　RLP-Cは，remnant-like particle-cholesterolの略で，アフィニティークロマトグラフィの手法を用いたレムナントの測定法である．本法では，前処理として，アポA I とアポB-100に対するモノクローナル抗体を結合させたゲルを血清と反応させ，ゲルに吸着されないレムナント様リポ蛋白（RLP）を分離する．RLP中のコレステロールを，コレステロールエステラーゼとコレステロールオキシダーゼに反応させて過酸化水素を生成させる．この過酸化水素を利用してキノン系色素を発色させ，コレステロールを定量する（「総コレステロール」の項を参照➡p.127）．

　RLP-Cは，トリグリセリドが著明に増加するが動脈硬化をほとんど合併しないⅠ型やⅤ型高脂血症でも著明な高値を示すので注意が必要である．

b. RemL-C

　RemL-Cは，RLPを測定するホモジニアス法である．本法では，RLPを界面活性剤とホスホリパーゼDを使用して選択的に可溶化する．RLP以外のリポ蛋白は，反応液中に未反応のまま残る．その後はRLP-Cと同様に，RLPに含まれるコレステロールを，コレステロールエステラーゼとコレステロールオキシダーゼに反応させて過酸化水素を発生させ，これを利用してキノン系色素を発色させる．

　一般にRLP-CとRemL-Cはよい相関を示すが，RLP-CはRemL-Cよりカイロミクロンとの相関が強く，逆にRemL-CはRLP-CよりIDLとの相関が強いとの報告もある．

D 脂質検査データの評価

1. 脂質異常症の診断

　血清脂質の基準範囲には，多くの項目で健常者の分布から求めた値ではなく，疾患発症のリスクから求めた病態識別値を用いている．特定のリポ蛋白が増加または減少している状態は，脂質異常症と定義される（表3）．

　トリグリセリドが高い場合，血清は白く濁っている．増加しているリポ蛋白がカイロミクロンかVLDLか鑑別するために，血清を4℃に一晩放置する（血清静置試験）．カイロミクロンが増加している場合は，クリーム状になって血清の上層に浮上する．VLDLが増加している場合は，血清全体が白濁するが，クリーム層は認めない．LDLとHDLは，粒子サイズが小さく光を散乱しないため，増加しても血清は混濁しないので注意する．

2. 脂質異常症の分類

　脂質異常症は，大きく高脂血症と低脂血症に分けられる．両者とも，脂質代謝の異常が原因となって発症する原発性のものと，他の疾患に伴って発症する続発性のものに分類される．脂質異常症の診断の手順は，最初にどのリポ蛋白が増加（または低下）しているかを明らかにして表現型を決定する．次に，原発性および続発性脂質異常症を除外していく．脂質異常症の表現型のWHO分類（Fredrickson分類）と，代表的な原発性および続発性脂質異常症を示した（表4）．

表3 脂質異常症の診断基準(空腹時採血)

ガイドラインに示されている項目*		
高LDL-コレステロール血症	LDL-C	≧140 mg/dL
低HDL-コレステロール血症	HDL-C	<40 mg/dL
高トリグリセリド血症	TG	≧150 mg/dL
臨床研究から提唱されている項目		
高RLP-C血症	RLP-C(RemL-C)	>7.5 mg/dL
(糖尿病・冠動脈疾患既往あり)		≧5.2 mg/dL
高Lp(a)血症	Lp(a)	≧30 mg/dL
集団での分布から求めた項目		
低LDL-コレステロール血症	LDL-C(男性・閉経前女性)	<65 mg/dL
	(閉経後女性)	<86 mg/dL
高HDL-コレステロール血症	HDL-C	≧100 mg/dL

＊動脈硬化性疾患予防ガイドライン2007年版に診断基準が掲載されているもの．なお，ガイドラインでは「トリグリセリド」の表記は「トリグリセライド」で統一されている．
注1：2007年版のガイドラインより，総コレステロールは高コレステロール血症の診断基準から除外された．
注2：LDL-Cは直接測定法を用いるかFriedewaldの式で計算する．ただし，トリグリセリド値が400 mg/dL以上の場合は直接測定法にてLDL-Cを測定する．
注3：2012年に動脈硬化性疾患予防ガイドラインが改訂予定となっており，境界域高LDL-コレステロール血症(120～139 mg/dL)の採用が検討されている(詳細は日本動脈硬化学会ホームページで確認のこと)．

3. 脂質異常症の管理目標値

日本動脈硬化学会から，『動脈硬化性疾患予防ガイドライン2007年版』が出ている．まず，脂質異常症の患者を，冠動脈疾患の既往がない一次予防群と既往のある二次予防群に分ける．一次予防群は，他の危険因子の数により低・中・高リスクの3つのカテゴリーにさらに分ける．LDL-Cの管理目標値は，最も厳しい二次予防群で100 mg/dL未満に，その他のカテゴリーは20 mg/dLずつ高い値に設定されている(図22)．一方，トリグリセリドとHDL-Cについては，どの群においてもトリグリセリドは150 mg/dL未満，HDL-Cは40 mg/dL以上に設定している．

4. メタボリックシンドロームの診断

内臓脂肪の蓄積があり，それに続いて脂肪細胞から分泌される生理活性物質(アディポサイトカイン)が異常となって，糖代謝異常，脂質代謝異常，高血圧を合併する病態をメタボリックシンドロームと呼ぶ．わが国では，2005年にメタボリックシンドロームの診断基準が発表された．脂質検査では，トリグリセリドとHDL-Cが選択項目に採用されている(表5)．メタボリックシンドロームとその予備軍を拾い上げ，早期介入によって心血管イベントを減少させることを目的に，2008年度から特定健康診査(特定健診，いわゆる「メタボ健診」)が始まった．

5. 異常リポ蛋白の出現

脂質異常症では表1にあげた各分画のリポ蛋白の量の増減だけでなく，組成が異なる異常リポ蛋白が出現することがある．たとえば，原発性胆汁性肝硬変などの胆汁うっ滞やLCAT欠損症では，Lp-Xと呼ばれるリン脂質に富んだリポ蛋白が検出される．また，原発性高HDL-コレステロール血症では，通常認められないような大型でアポEに含むHDLが増加する．このような場合は，LDL-コレステロールやHDL-コレステロールの直接法でうまく測定できない場合があるため，アポ蛋白や電気泳動法などの検査を参考にする必要がある．

表4 原発性および続発性脂質異常症

増加・減少するリポ蛋白 （WHO 表現型）	原発性脂質異常症	続発性脂質異常症
A．リポ蛋白が増加するもの ＊カイロミクロン （Ⅰ型）	先天的 LPL 欠損症 LPL 機能異常症 先天的アポ CⅡ欠損症	SLE，多発性骨髄腫 糖尿病性ケトアシドーシス
＊カイロミクロン+VLDL （Ⅴ型）	家族性高トリグリセリド血症	コントロール不良糖尿病 甲状腺機能低下症 アルコール過剰摂取
＊VLDL （Ⅳ型）	家族性高トリグリセリド血症 家族性複合型高脂血症（FCH）	アルコール過剰摂取 糖質過剰摂取，糖尿病 メタボリックシンドローム ステロイドホルモン使用
＊IDL （Ⅲ型）	家族性Ⅲ型高脂血症 アポ E 欠損症 アポ E 変異体	甲状腺機能低下症 SLE コントロール不良糖尿病
＊LDL （Ⅱa 型）	常染色体優性高コレステロール血症 　a）家族性高コレステロール血症（FH） 　b）家族性異常アポ B100 血症（FDB） 　c）PCSK9 遺伝子異常 常染色性劣性高コレステロール血症（ARH） 家族性複合型高脂血症（FCH）	甲状腺機能低下症 動物性脂肪過剰摂取 更年期障害 ポルフィリン症 神経性食思不振症
＊VLDL+LDL （Ⅱb 型）	家族性複合型高脂血症（FCH）	甲状腺機能低下症 ネフローゼ症候群 肝障害 閉塞性肝疾患 糖尿病
＊HDL （該当なし）	CETP 欠損症 肝性リパーゼ欠損症	飲酒（高度）
B．リポ蛋白が減少するもの ＊カイロミクロン （該当なし）	Anderson 病	
＊LDL （該当なし）	MTP 欠損症 家族性低 β リポ蛋白血症 短縮アポ B 血症	甲状腺機能亢進症 肝硬変 低栄養状態 悪性腫瘍
＊HDL （該当なし）	LCAT 欠損症 魚眼病 アポ AⅠ異常症 Tangier 病 家族性低 HDL 血症	プロブコール 喫煙 肥満 高 TG 血症

A．B とも，各表現型をリポ蛋白の比重の軽いものから順に並べかえてある．

E 脂質検査の標準化の動向

血清脂質の異常が虚血性心疾患や脳血管障害の危険因子であることは，古くから多くの疫学調査により明らかにされてきた．血清脂質の値が施設ごとに異なっていては，これらの調査から正しい結論を得ることは不可能であり，逆に得られた結果を日常診療に還元することもできない．そこで，脂質検査の標準化は，米国の CDC を中心とする世界 7 か国（米国，オランダ，日本，カナダ，イタリア，アルゼンチン，中国）の 8 施設からなる国際ネットワーク（CRMLN）が行ってきた．総コレステロールにおいては，化学的な純品が存在するた

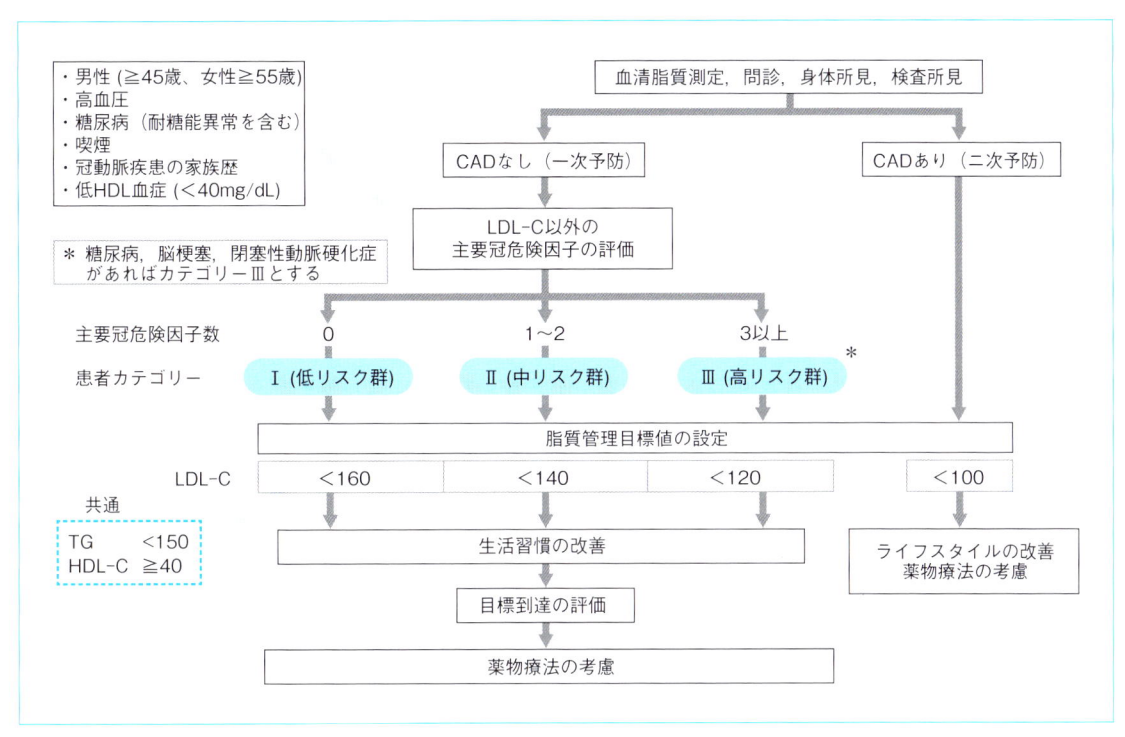

図22 カテゴリーとLDLコレステロールの管理目標値からみた治療指針（動脈硬化性疾患予防ガイドライン2007年版）

```
                    血清脂質測定，問診，身体所見，検査所見
                              │
          ┌───────────────────┴───────────────────┐
       CADなし（一次予防）                    CADあり（二次予防）
          │
     LDL-C以外の
     主要冠危険因子の評価
          │
    ┌─────┼─────┐
    0    1～2   3以上
    │     │     │
  Ⅰ(低   Ⅱ(中  Ⅲ(高
  リスク群) リスク群) リスク群)
          │
     脂質管理目標値の設定
    <160  <140  <120          <100
          │                      │
     生活習慣の改善         ライフスタイルの改善
          │                 薬物療法の考慮
     目標到達の評価
          │
     薬物療法の考慮
```

主要冠危険因子:
- 男性（≧45歳，女性≧55歳）
- 高血圧
- 糖尿病（耐糖能異常を含む）
- 喫煙
- 冠動脈疾患の家族歴
- 低HDL血症（＜40mg/dL）

＊糖尿病，脳梗塞，閉塞性動脈硬化症があればカテゴリーⅢとする

共通
TG ＜150
HDL-C ≧40

注1：2012年にガイドラインが改訂予定で，冠動脈疾患の絶対リスクで患者カテゴリーをⅠ～Ⅲに層別化する案が発表されている．新ガイドライン案では，StageⅢ以上の慢性腎臓病（CKD）がある場合も，カテゴリーⅢに分類するよう提案されている．
注2：高トリグリセリド血症を合併する場合，LDL-Cの管理目標を達成した後に，Non-HDL-C（＝総コレステロール － HDL-C）をLDL-Cの管理目標値＋30 mg/dL 未満になるよう考慮する．
注3：新ガイドラインの詳細については，日本動脈硬化学会ホームページで確認のこと．

めに大きな問題は生じない．しかし，LDL-コレステロールやHDL-コレステロールのようにリポ蛋白中の脂質を測定する検査項目においては，絶対的な基準法がないことや，採血後に時間が経つとリポ蛋白自身が変化してしまうことから，その標準化は非常に困難である．

わが国では，1995年にHDL-コレステロールの，1997年にLDL-コレステロールの直接法が相次いで報告された．これらは沈殿や遠心などの前処理を必要とせず，血清を用いて自動分析機で測定することが可能である．現在では，両者とも複数のメーカーから試薬が発売されているが，測定値が一致しない場合があることが問題となっている．

表5 わが国のメタボリックシンドロームの診断基準（2005年）

	基準値
必須項目	
肥満	ウエスト周囲径＊ 男性≧85 cm，女性≧90 cm （内臓脂肪面積 　男女とも≧100 cm²に相当）
選択項目	
脂質代謝異常	トリグリセリド≧150 mg/dL または HDL-C＜40 mg/dL
高血圧	血圧≧130/85 mmHg
糖代謝異常	空腹時血糖≧110 mg/dL
診断	必須項目＋選択項目2項目以上

＊ウエスト周囲径は，立位，軽呼気時，臍レベルで測定する．脂肪蓄積が著明で臍が下方に偏移している場合は，肋骨下縁と前腸骨棘の中点の高さで測定する．

F 実習

1. 総コレステロールの測定

「コレステロール E-テストワコー(和光純薬工業)」を例として解説する.

a. 試薬の調製
発色試薬:発色剤 1 瓶を緩衝液 1 瓶で溶解し,発色試液とする.

b. 装置と器材
- 試験管
- ピペット(試料採取用,試薬分注用)
- 恒温水槽(37℃)
- 分光光度計または 600 nm のフィルターをもつ比色計

c. 測定法
1) 操作

標準液(コレステロール濃度 200 mg/dL)を蒸留水またはイオン交換水で希釈し,検量線作成用に 100 mg/dL の濃度の試料を作成する(下表 No. 1).

No.	標準液	蒸留水またはイオン交換水	試料採取量	濃度
1	1.0 mL	1.0 mL	0.02 mL	100 mg/dL
2	原液	―	0.02 mL	200 mg/dL
3	原液	―	0.04 mL	397.4 mg/dL
4	原液	―	0.06 mL	592.2 mg/dL

試験管に血清 0.02 mL または検量線用標準液を 0.02〜0.06 mL とり,発色試液を 3.0 mL 加えてよく混和する.試薬盲検は,発色試液のみ試験管に入れる.

	検体 (S)	標準 (Std)	試薬盲検 (ブランク)
試料	血清 0.02 mL	標準液 No. 1〜4 0.02〜0.06 mL	―
発色試液	3.0 mL	3.0 mL	3.0 mL

準備した試験管を,37℃ の恒温水槽で 5 分間加温する.試薬盲検(ブランク)を対照として,検体(S)の吸光度 Es および標準(Std)の吸光度 Estd を,分光光度計を用いて 600 nm で測定する.

2) 検量線の作成と濃度の計算

吸光度を縦軸に,濃度を横軸にとり,濃度が既知の試料 4 本から検量線を作成する.検量線を用いて,検体の吸光度からコレステロール濃度を求める.標準液の原液の 1 濃度のみを用いて測定する場合は,以下の計算式からコレステロール濃度を求める.

総コレステロール濃度$(mg/dL) = Es/Estd \times 200$

2. HDL-コレステロールの測定-1 (デキストラン硫酸マグネシウム沈殿法)

HDL にはアポ E に富む HDL と少ない HDL があり,胆汁うっ滞や高 HDL 血症では前者が増加する.アポ E に富む HDL に対する反応性の違いが,HDL のホモジニアス法の試薬間差の主な原因になっている.本法では,アポ E を含む HDL は沈殿する.

a. 試薬の調製
❶ 沈殿試薬:デキストラン硫酸(名糖産業)2.0 g を水 100 mL に溶解し,デキストラン硫酸原液とする.次に塩化マグネシウム六水和物(99.9%,和光純薬工業)14.22 g に水 100 mL を加えて溶解し,塩化マグネシウム原液とする.各々原液を 1:1 に混合する.
❷ コレステロール測定試薬の調製:「総コレステロールの測定」の項参照.

b. 装置と器材
- 100 mL メスフラスコ
- 電子天秤
- 試験管
- ピペット(試料採取用,試薬分注用)
- 恒温水槽(37℃)
- 分光光度計または 600 nm のフィルターをもつ

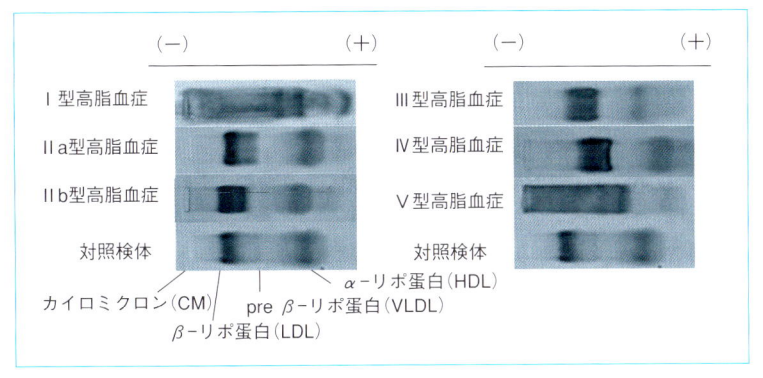

図23 アガロース電気泳動によるリポ蛋白分画

比色計

c. 測定法

血清 1.0 mL に沈殿試薬溶液 0.1 mL を添加してよく混和し，25℃で 15 分間静置する．その後，1,500 g，30 分，4℃の遠心条件で冷却遠心し，上清を得る．上清中の HDL-C を前述した総コレステロール測定試薬により定量し，得られた測定値に希釈倍数の 1.10 を乗じて，HDL-C 値とする．

3. HDL-コレステロールの測定-2 〔13%ポリエチレングリコール（PEG）法〕

本法では，アポ E に富む HDL が沈殿せず HDL コレステロールとして測定される．

a. 試薬の調製
❶ 沈殿試薬：分子量 6000 の 13%ポリエチレングリコール水溶液を作成する．
❷ コレステロール測定試薬の調製：「総コレステロールの測定」の項参照．

b. 装置と器材
「HDL-コレステロールの測定-1」の項参照．

c. 測定法
検体と沈殿溶液を 1：1 で混合し，室温（20〜25℃）で 10 分間放置する．3,000 rpm で 10 分間遠心分離し，上清を得る．上清中のコレステロール濃度を，総コレステロール測定試薬により定量し，得られた測定値に希釈倍数の 2 を乗じて HDL-C 値とする．

4. リポ蛋白分画電気泳動-1 （アガロース電気泳動法）

「タイタンジェル リポ蛋白（ヘレナ研究所）」を例として解説する．

a. 試薬の調製
❶ アガロースゲルフィルム：0.6%アガロース，15.2 mM バルビタール，37.3 mM バルビタールナトリウム，68.1 mM トリス，10.2 mM トリシン，1.8 mM EDTA，0.5 g/L 牛血清アルブミン（BSA）を含むゲルがポリスチレン製の支持板に調製されている．
❷ 泳動用緩衝液：12 g/L バルビタールナトリウム，1.35 g/L トリシン（pH8.6〜9.0）
❸ 染色液：Fat Red 7B 試薬 1 袋を 500 mL のメタノールで溶解し，5〜6 時間スターラーで撹拌後，濾過して使用する．調製後の FatRed7B の濃度は 0.5 g/L である．
❹ 脱色液：70%エタノール

b. 装置と器材
・ピペット（試料塗布用）
・電気泳動槽

- 乾燥器（70℃前後）
- デンシトメーター

c．測定法

❶ 泳動用緩衝液をゲルチャンバーの内側の槽に30 mLずつ入れる．
❷ アガロースゲルフィルムをテンプレートにセットし，スリット部に血清2 μLを塗布する．
❸ 試料がゲルに吸い込まれた後，テンプレートをはずしてから，フィルムのアガロース面を下向きにして泳動槽にセットする．
❹ 90 Vで25分間泳動した後，フィルムを乾燥機で完全に乾燥させる．
❺ 染色液5 mLに精製水1 mLをゆるやかに撹拌しながら加え，この液を乾燥したアガロースゲル面にかけて染色する．
❻ 脱色液で約30秒ずつ2回脱色し，50〜60℃で乾燥する（図23）．
❼ デンシトメーターでリポ蛋白分画を定量する．

5．リポ蛋白分画電気泳動-2（ポリアクリルアミドディスク電気泳動法）

「リポフォー（常光）」を例として解説する．

a．試薬の調製

キットに入っているバッファ1本（トリスヒドロキシメチルアミノメタン2.97 g，ホウ酸8.03 g）を，1,200 mLの蒸留水またはイオン交換水で溶解する．

b．装置と器材

- ピペット（試料添加用）
- 丸型ディスク電気泳動槽
- デンシトメーター

c．測定法

❶ ゲル管をゲル管立てに立て，ゲル管上部に血清25 μLを分注し，その上にローディングゲル200 μLを加え，よく混合する．リポ蛋白は，この操作で染色される．
❷ 30〜45分前後，蛍光灯の下で光重合させる．
❸ ゲル管の上下が十分浸るように，バッファを上下の泳動槽に適量注ぎいれる．
❹ ゲル管の上を陰極，下を陽極にしてゲル管1本あたり5 mAで通電する．
❺ HDL分画がゲル管の末端から4〜5 mm程度になったら電気泳動を終える（約25分）．
❻ デンシトメーターでリポ蛋白のパターンを測定する．

参考文献

1) 日本臨床化学会試薬専門委員会：ヒト血清コレステロール測定の勧告法—実試料の測定値を評価するための比較対照法．臨床化学 33（Suppl 1）：294a-321a，2004
   ※日本臨床化学会の学会誌「臨床化学」の補冊に掲載されている．測定原理，測定試薬の調製法と測定法，留意事項などが文献と共にまとめられている．
2) Cholesterol reference method laboratory network. http://www.cdc.gov/labstandards/crmln.html
   ※CDCのホームページ内でCRMLNやLDL-C・HDL-Cの認証試験の情報が得られる．
3) 日本動脈硬化学会（編）：動脈硬化性疾患予防ガイドライン，2007年版．日本動脈学会，2007
   ※2002年に日本動脈硬化学会から発表されたガイドラインの改訂版である．診断基準や管理目標に加え，食事療法の解説，リスク評価チャートなどが掲載されている．要約と掲載図表は，日本動脈硬化学会のホームページ（http://jas.umin.ac.jp/publications/guideline.html）でダウンロード可能である．2012年に改訂の予定．
4) 日本動脈硬化学会（編）：動脈硬化性疾患予防のための脂質異常症治療ガイド 2008年版．日本動脈学会，2008
   ※日本動脈硬化学会から出版され，病態から診断（検査を含む），治療まで，カラー刷りでわかりやすく解説している．巻末には，脂質異常症の診療に関するQ＆Aがついている．

謝辞
　第5章，第6章を執筆するにあたり，助言をいただいた伊藤耐子さん，阿部聡子さん，内容のチェックをしていただいた平山　哲准教授・三宅一徳助教，また協力をいただいた千葉周子さんをはじめとする皆様に感謝します．

第7章 蛋白質

学習のポイント

❶ 生体内には，多くの蛋白質が存在する．蛋白質の基本構造と機能を知ることは個々の血清（血漿）蛋白の構造と機能を知るうえで重要である．

❷ 蛋白質は多数のアミノ酸のペプチド結合による重合体であり，蛋白質を構成するアミノ酸配列のことを一次構造といい，蛋白質中の規則的な構造配置のことを二次構造という．二次構造には α-ヘリックス構造，β-シート，ランダム構造がある．

❸ 生体中の蛋白質を構成するアミノ酸には20種類が存在し，体内で合成できないアミノ酸を必須アミノ酸といい，人間には8つある．

❹ アミノ酸には種々の性質があり，両性電解質，呈色反応は特に重要である．また，個々のアミノ酸には特有の呈色反応がある．

❺ 蛋白質はアミノ酸が多数結合したポリペプチドであり，アミノ酸代謝と蛋白代謝は密接に関連している．

❻ アミノ酸の分解はアミノ基の除去により行われ，除去されたアミノ基はアンモニアとして神経毒があるため，肝臓で尿素に無毒化される．

❼ 体液中のアミノ酸は全身のアミノ酸の約1％にすぎないが，先天性アミノ酸代謝異常症や後天性の肝障害などで種々のアミノ酸の変動を生じる．

❽ アミノ酸から種々の窒素化合物（クレアチンや生理活性アミンなど）が合成され，生体内で重要な役割を果たしている．

❾ 生体内の蛋白質合成は遺伝暗号をもとにリボゾーム上で行われる．細胞内蛋白質，分泌蛋白質，膜蛋白質が合成される．

❿ 細胞内の蛋白質分解はユビキチン-プロテアソームシステムとリソソームで行われる．

⓫ 血清（血漿）蛋白は，生体内での蛋白代謝を反映しており，血中の蛋白質の分析を行うことで病態解析が可能となる．

⓬ 血清蛋白は電気泳動により，アルブミン，α_1-グロブリン，α_2-グロブリン，β-グロブリン，γ-グロブリンの5つの分画に分類される．

⓭ 血清に存在する個々の蛋白はそれぞれ重要な役割を果たしており，生化学的特性や生理学的意義を十分理解する必要がある．

⓮ サンプリングや検体保存でのピットフォールは各蛋白の変動を解釈するうえで重要であり，大きく変動する事項については記憶する必要がある．

⓯ 基準範囲は，大まかな数値で十分であるが，総蛋白，アルブミン，免疫グロブリンについてはある程度詳細に知っておく必要がある．

⓰ 血清蛋白電気泳動により，血清蛋白の大まかな変動が判定できる．慢性肝障害型，蛋白漏出型（ネフローゼ型），感染症型（急性炎症型，慢性炎症型），M蛋白（単クローン性）型の4型は特徴的なパターンであり，その病態メカニズムとともに記憶する必要がある．

⓱ 血清各蛋白の変動については，それぞれの蛋白の生理的意義を知ることで，異常値のメカニズム，病態を理解することができる．

本章を理解するためのキーワード

❶ アミノ酸
アミノ酸は分子内にアミノ基とカルボキシル基をもつ化合物である．結合する側鎖により，中性アミノ酸，酸性アミノ酸，塩基性アミノ酸，脂肪族アミノ酸，芳香族アミノ酸などに分類される．

❷ 蛋白質
蛋白質は多数のアミノ酸がペプチド結合した化合物である．蛋白質は生体を構成している主要成分であるとともに，酵素による化学反応の触媒機能，ヘモグロビンやアルブミンなどの微量成分の運搬機能，抗体が関与する免疫能，ホルモンや受容体などが関与する生体内情報交換，など生体の生命現象を行ううえでの重要な役割を果たしている．

❸ 呈色反応
アミノ酸あるいはアミノ酸が構成する蛋白質は種々の試薬と反応して呈色する．アミノ酸のニンヒドリン反応，キサントプロテイン反応，ミロン反応，蛋白質のビウレット反応は特に有用である．

❹ 必須アミノ酸
哺乳動物の体内では合成できないアミノ酸を必須アミノ酸といい，食物から摂取しなければならない．ヒトではイソロイシン，ロイシン，リジン，メチオニン，フェニルアラニン，トレオニン，トリプトファン，バリン（，ヒスチジン）が必須アミノ酸である．

❺ アミノ基転移酵素
アミノ酸からアミノ基を転移する酵素であり，新たなアミノ酸を合成したり，分解したりする．臨床化学では ALT と AST が重要であり，AST はほぼすべての臓器に存在している．

❻ 尿素回路
アミノ酸の分解により生じるアンモニアは神経毒性があるため，肝臓で尿素回路により尿素に無毒化される．

❼ Fischer 比
分枝鎖アミノ酸と芳香族アミノ酸との比を Fischer 比といい，肝障害では分枝鎖アミノ酸が低下するため，Fischer 比は低下する．

❽ 蛋白質の生合成
蛋白質のアミノ酸配列に関する遺伝情報リボソーム上で翻訳され，アミノ末端から合成される．遺伝情報は塩基3個の配列であるコドンにより伝達される．

❾ リソソーム
細胞内小器官であり，内部にある加水分解酵素により高分子蛋白を分解する．

❿ ユビキチン-プロテアソームシステム
細胞内の蛋白質はユビキチンにより標的として認識され，蛋白分解酵素であるプロテアソームにより分解される．

⓫ 血清（血漿）蛋白分画
血清蛋白は蛋白電気泳動により，アルブミン，α_1-グロブリン，α_2-グロブリン，β-グロブリン，γ-グロブリンの5分画に分類される．血漿では，β と γ-グロブリン分画の間に ϕ 分画としてフィブリノゲンが分画される．

⓬ 電気泳動
血漿蛋白質は両性電解質であり，各蛋白の等電点と溶液の pH により，陽性もしくは陰性に荷電している．これを利用して，通電することで荷電量にしたがって陽極もしくは陰極に移動する．日常検査ではセルロースアセテート膜-ベロナール緩衝液（pH＝8.6）が用いられる．

⓭ 糖蛋白
糖鎖を結合した蛋白質のことで，生体内に存在する蛋白質の大部分は糖蛋白である．蛋白質に特定の糖鎖が結合することにより，蛋白質の親水性を増大させたり，特定の立体構造を安定させたり，プロテアーゼ（蛋白分解酵素）に対する抵抗性を高めたり，シアル酸や硫酸基の付加により荷電を調整するなどの役割がある．

⓮ 運搬蛋白
血清蛋白の大きな役割の1つに各種物質を血液中で運搬する能力がある．微量金属，蛋白，脂肪などが対象である．アルブミンは多くの物質（カルシウム，脂肪酸）を運搬するが，微量金属については特異な蛋白が運搬蛋白となっている．鉄のトランスフェリン，銅のセルロプラスミン（，ヘモグロビンのハプトグロビン）はその代表である．

⓯ 急性相反応蛋白
組織に炎症や破壊・変性が発生すると活性化されたマクロファージから産生される腫瘍壊死因子（TNF）-α やインターロイキン（IL）-1 や IL-6 などの炎症性サイトカインの誘導により主に肝臓で

合成され，血中に分泌される蛋白を急性相反応蛋白と呼ぶ．各蛋白の血中半減期によるが，炎症や変性・壊死機転から数時間後に血中に出現し，1～3日で基準範囲に復するため，これら機転の発生・重症化・回復の指標として測定される．

⓰ 栄養評価蛋白
栄養状態を評価する蛋白として，血中半減期の短い蛋白（rapid turnover protein）が利用されている．レチノール結合蛋白，トランスサイレチン，トランスフェリンが用いられている．

生体を構成する固形成分の約60%が蛋白質であり，これらは細胞・組織・器官形態の維持（構造蛋白質），物質代謝の触媒（酵素），身体機能調節（ペプチドホルモン）など，生命活動の維持のために必須な機能を担っている．血液中には多くの蛋白が存在し，生体構成蛋白と密接に関連して代謝されている．本章では，血清蛋白のうち，ホルモンや酵素，血液凝固因子などを除外した蛋白について，それらの生化学的性状と生理学的意義，変動のメカニズムと臨床的意義，測定方法と基準範囲などについて解説する．

なお，「たんぱくしつ」の表記であるが，ドイツ語のEiweißの訳であり，日本語では「蛋白質」と表記されるのが一般である．これは「蛋白質」の「蛋」には「卵」の意味があり，卵白が蛋白質を主成分とすることから名づけられた．また，学術用語としては，「タンパク質」が用いられているが，本書では「蛋白質」あるいは「蛋白」と表記する．

A アミノ酸と蛋白質の構造と機能

1. アミノ酸とペプチド

a. アミノ酸の基本的な構造

アミノ酸は，1個の炭素原子にアミノ基（-NH$_2$）とカルボキシル基（-COOH）が結合した化合物である．さらに，この分子には水素原子（-H）と原子

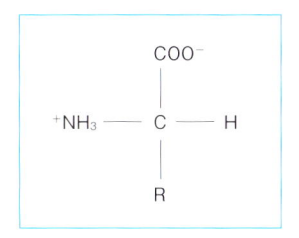

図1 アミノ酸の基本構造

団（-R）が結合しており，この原子団はアミノ酸ごとに異なっており，側鎖と呼ばれている．哺乳動物の蛋白質を構成しているアミノ酸は20種類あり，すべては α-アミノ酸で，基本構造は図1に示すごとくである．最も単純なアミノ酸はグリシンであり，側鎖は「H」である．他の19種類のアミノ酸はそれぞれ特徴のある側鎖をもっている．

b. アミノ酸の種類と構造

アミノ酸は，側鎖の性質から疎水性アミノ酸と親水性アミノ酸に分類され，側鎖の構造上から中性アミノ酸（脂肪族，芳香族，含硫，酸アミド，複素環式，分枝鎖），塩基性アミノ酸および酸性アミノ酸に分類できる（表1）．また，脱アミノ化を受けたあとの代謝経路から糖原性とケト原性アミノ酸に分類することもできる（表2）．

c. アミノ酸の性質

1) 溶解性

アミノ酸は一般に無色の結晶で水に溶けやすい（シスチン，チロシン，フェニルアラニン，トリプトファン，ロイシン，イソロイシンはやや溶けにくい）が，アルコールやエーテルには溶けない．ただし，プロリンとヒスチジンはアルコールに溶ける．

2) 両性電解質と等電点

アミノ酸は水溶液中では解離して，両性電解質（ampholyte）の性質を示す．アミノ酸のカルボキシル基のpKaは約2.2，アミノ基のpKaは約9.4である．アミノ酸の分子内の陽イオン数と陰イオン数が等しくなるpHを等電点（pI：isoelectric point）といい，それより酸性側ではカルボキシル

表1 アミノ酸の種類

分類		アミノ酸*	側鎖構造	略号	一文字表記
中性アミノ酸	脂肪族アミノ酸	グリシン	H-	Gly	G
		アラニン	CH_3-	Ala	A
	分岐鎖アミノ酸	バリン	$(CH_3)_2CH-$	Val	V
		ロイシン	$(CH_3)_2CH-CH_2-$	Leu	L
		イソロイシン	$CH_3-CH_2-CH(CH_3)-$	Ile	I
	オキシアミノ酸	セリン	$HO-CH_2-$	Ser	S
		トレオニン	$CH_3-CH(OH)-$	Thr	T
	含硫アミノ酸	システイン	$SH-CH_2-CH(NH_2)COOH$	Cys	C
		メチオニン	$CH_3-S-CH_2-CH_2-$	Met	M
	芳香族アミノ酸	フェニルアラニン	$C_6H_5-CH_2-$	Phe	F
		チロシン	$HO-C_6H_4-CH_2-$	Tyr	Y
		トリプトファン	(インドール)-CH_2-	Trp	W
	イミノ酸	プロリン	(ピロリジン環-COOH)	Pro	P
	酸アミドアミノ酸	アスパラギン	$H_2NOC-CH_2-$	Asn	N
		グルタミン	$H_2NOC-CH_2-CH_2-$	Gln	Q
酸性アミノ酸		アスパラギン酸	$HOOC-CH_2-$	Asp	D
		グルタミン酸	$HOOC-CH_2-CH_2-$	Glu	E
塩基性アミノ酸		リジン	$NH_2-(CH_2)_4-$	Lys	K
		アルギニン	$(NH_2)(NH)C-NH-(CH_2)_3-$	Arg	R
	複素環式アミノ酸	ヒスチジン	(イミダゾール)-CH_2-	His	H

＊緑字は必須アミノ酸8種類を示す.
 小児では必須アミノ酸であるヒスチジンを加えて9種類とする考え方もある.
 さらに，アルギニンも幼児に限った必須アミノ酸とする考え方もある.

基の解離が抑えられて（＋）の荷電をもち，アルカリ側ではアミノ基の解離が抑えられて（－）の荷電をもつ（図2）．アミノ酸が多数集まったポリペプチドである蛋白質にも同様な等電点がある．この荷電の多寡を利用して試料（血清）中の蛋白質を分離・分画する方法が電気泳動である．

3）アミノ酸の呈色反応
a）ニンヒドリン（ninhydrin）反応
　アミノ酸溶液にニンヒドリンを加えて加熱すると青色（プロリンのようなイミノ酸では黄色）に呈色し，アミノ酸の検出・定量に用いられる．

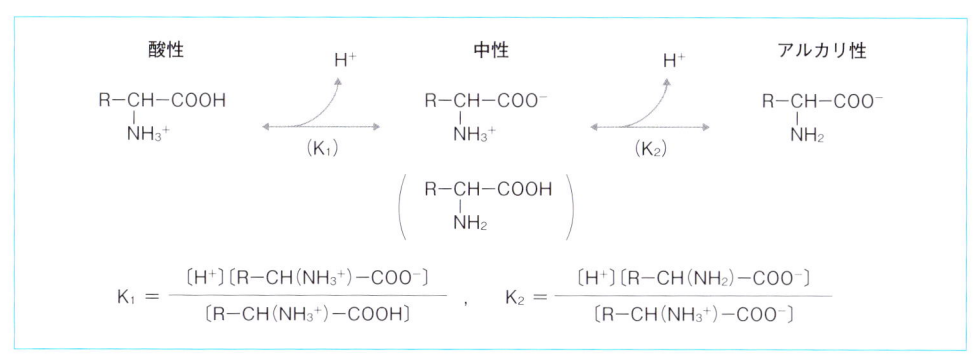

$$\text{酸性} \quad R-\underset{\underset{NH_3^+}{|}}{CH}-COOH \xrightleftharpoons[(K_1)]{H^+} \text{中性} \quad R-\underset{\underset{NH_3^+}{|}}{CH}-COO^- \xrightleftharpoons[(K_2)]{H^+} \text{アルカリ性} \quad R-\underset{\underset{NH_2}{|}}{CH}-COO^-$$

$$\left(R-\underset{\underset{NH_2}{|}}{CH}-COOH \right)$$

$$K_1 = \frac{[H^+][R-CH(NH_3^+)-COO^-]}{[R-CH(NH_3^+)-COOH]}, \quad K_2 = \frac{[H^+][R-CH(NH_2)-COO^-]}{[R-CH(NH_3^+)-COO^-]}$$

図2 両性電解質としてのアミノ酸

表2 アミノ酸の分類

疎水性, 親水性による分類
1. 親水性アミノ酸
  - 塩基性アミノ酸:リシン, アルギニン, ヒスチジン
  - 酸性アミノ酸:アスパラギン酸, グルタミン酸
  - 中性アミノ酸:セリン, トレオニン, アスパラギン, グルタミン
2. 疎水性アミノ酸
  - 脂肪族アミノ酸:アラニン, グリシン
  - 分岐鎖アミノ酸:バリン, ロイシン, イソロイシン
  - 芳香族アミノ酸:フェニルアラニン, チロシン, トリプトファン
  - 含硫アミノ酸:メチオニン, シスチン
3. 特殊アミノ酸
  イミノ酸:プロリン

糖原性, ケト原性による分類
1. 糖原性アミノ酸
  ヒスチジン, バリン, メチオニン, トレオニン, セリン, シスチン, グリシン, アラニン, グルタミン, グルタミン酸, プロリン, アルギニン, アスパラギン, アスパラギン酸
2. 糖原性およびケト原性アミノ酸
  トリプトファン, フェニルアラニン, イソロイシン, チロシン
3. ケト原性アミノ酸
  ロイシン, リシン

b) フォリン(Folin)反応

β-Naphthoquinone sulfone 酸 Na を加えてアルカリ性にすると橙赤色の呈色が見られる. リンモリブデン酸とリンタングステン酸を酸性溶液に溶解したフェノール試薬(Folin 試薬)は, アルカリ性で蛋白質中のトリプトファン, チロシンおよびシスチンと反応して青色を呈する.

c) 蛍光反応

フルオレスカミン(fluorescamine), オルトフタルアルデヒド(o-phthalaldehyde)はアミノ酸と1:1の反応をして蛍光性の化合物を生じる. ニンヒドリンと同様にアミノ酸の検出・定量に用いられているが, さらに高感度である.

d) アミノ酸の特殊呈色反応

ミロン(Millon)反応:水銀を濃硝酸に溶解したMillon 試薬を加えて加熱すると赤褐色を呈する反応で, チロシン(フェノール性化合物)に特異的である.

キサントプロテイン(Xanthoprotein)反応:濃硝酸を加えて加熱すると黄色を呈する反応で, チロシン, フェニルアラニン, トリプトファン(ベンゼン環)に特異的である.

Ehrlich のアルデヒド(aldehyde)反応:p-dimethylaminobenzaldehyde の塩酸溶液を滴下すると紫色を呈する反応で, トリプトファン(インドール化合物)に特異的である.

ニトロプルシド(nitroprusside)反応:硫酸アンモニウム末とニトロプルシドNa を加えてアンモニアアルカリ性にすると紫色を呈する反応で, シスチン(-SH 化合物)に特異的である.

坂口(Sakaguchi)反応:NaOH で強アルカリ性にし, α-ナフトールのアルコール溶液数滴, および次亜塩素酸Na を加えると紅色を呈する反応で, アルギニン(グアニジン基)に特異的である.

4) アミノ酸の光の吸収

トリプトファンは 280 nm, チロシンは 275 nm, そしてフェニルアラニンは 260 nm 付近の光を吸収する. このため, これら芳香族アミノ酸をもつ

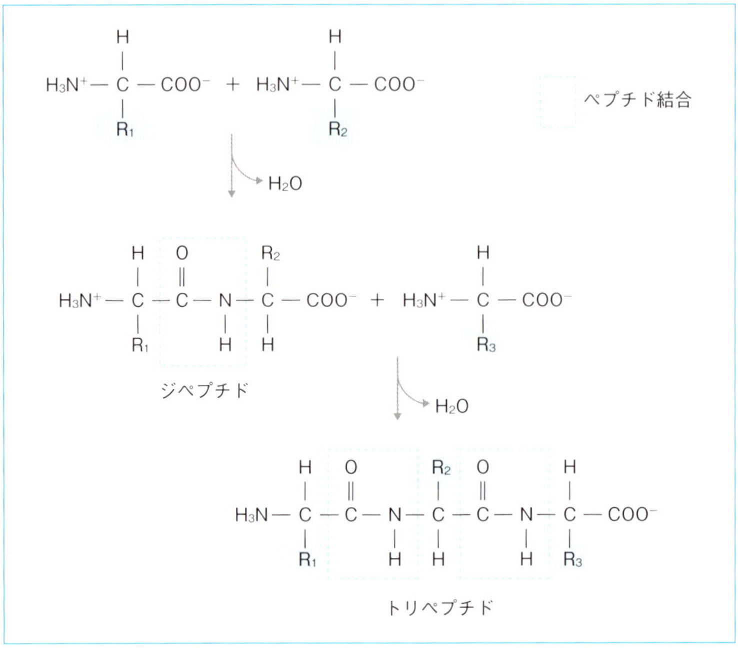

図3 ペプチド結合の形成によるアミノ酸の重合

蛋白質は280 nm付近で吸収帯をもつことから蛋白質の同定および定量に利用される．なお，これら3つの芳香族アミノ酸のうち最も多く蛋白質中に存在するのはチロシンである．

2. 蛋白質の構造

a. ペプチド結合とペプチド

蛋白質はアミノ酸の重合体であり，アミノ酸重合の化学的な原理は図3に示すような脱水反応である．側鎖 R_1 をもつアミノ酸の α-カルボキシル基と側鎖 R_2 をもつアミノ酸の α-アミノ基との間で1分子の水が除かれて共有結合が起こると，ジペプチド（dipeptide）となる．この結合様式はペプチド結合とよばれる．次いでジペプチドのカルボキシル基と側鎖 R_3 をもつアミノ基との間でペプチド結合が起こると，トリペプチド（tripeptide）が生成する．この反応が繰り返されるとオリゴペプチド（oligopeptide）（アミノ酸残基8個以下），ポリペプチド（polypeptide）が形成される．蛋白質はポリペプチドが1本または数本集合している巨大分子となっている．

b. 蛋白質の一次構造

ペプチド結合によるアミノ酸の並び方（アミノ酸配列順序）を蛋白質の一次構造という．一次構造は遺伝的に決定されている．一次構造の記述は，一般にアミノ基末端側（N末端）を左，カルボキシル基末端（C末端）を右に記載する．たとえば，Phe-Val-Asn-Gln-His-Leu では，Phe（フェニルアラニン）がアミノ基末端であり，Leu（ロイシン）がカルボキシル基末端である．

蛋白質の一次構造の決定は，蛋白質を特定の残基で切断する酵素でペプチドにしたあと，末端から1つずつアミノ酸を切断して行う方法が用いられるが，最近では蛋白質の遺伝子の塩基配列から推測する方法も用いられている．

c. 蛋白質の二次構造

蛋白質分子中の規則的な構造配置を二次構造といい，ペプチド鎖中のペプチド結合を形成するカルボニル基とイミド基間の水素結合によって形成される立体構造をいう．1つは α-ヘリックス（ラセン）構造で，1本のペプチド鎖が側鎖間の水素結合によってラセン状になる．もう1つは β-シー

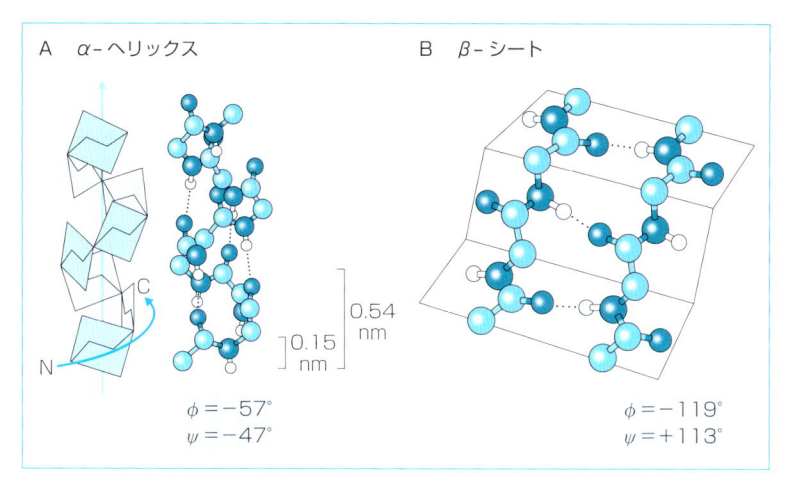

A アミノ酸と蛋白質の構造と機能

A α-ヘリックス   B β-シート

$\phi = -57°$
$\psi = -47°$

$\phi = -119°$
$\psi = +113°$

0.54 nm
0.15 nm

図4 α-ヘリックス構造とβ-シート構造
〔Koolman J, et al（著），川村 越，ほか（訳）：カラー図解 見てわかる生化学．メディカル・サイエンス・インターナショナル，2007〕

ト構造で，2本以上のペプチド鎖が平行して並んでつくっている折ひだ状となるものである（図4）．β-シート構造にはペプチド鎖の相対的な方向性により，平行β-プリーツシート構造と逆平行β-プリーツシート構造があり，後者には突然折り返すβ-ターンがよくみられる．また，特定の構造をもたないランダム構造もある．

d．蛋白質の三次構造

蛋白質は部分的にα-ヘリックス，β-シート，ランダムの3種類の二次構造を保持しながら，さらに分子内で側鎖間の相互作用が加わると三次元的になり，これを蛋白質の三次構造という．側鎖間の結合様式には，静電結合，水素結合，疎水結合，双極子結合，-S-S-結合がある．これらのなかで-S-S-結合は，2分子のシステイン残基が酸化されてできる（2-SH → -S-S-）もので，結合組織蛋白を除けば，蛋白分子内にできる唯一の共有結合である．メルカプトエタノールなどの還元剤により還元切断される．

e．蛋白質の四次構造

蛋白質がいくつかのサブユニット（subunit）から構成されているとき，その構造を四次構造という．一次構造から三次構造の場合とは異なり，必ずしもすべての蛋白質がサブユニット構造をもっ

ているわけではない．サブユニット構造は，一次，二次，三次構造をつくった蛋白質が2分子以上で多量体を形成し，1つの蛋白質を形成する構造である．臨床化学領域では，特に酵素がこの構造をもつ．乳酸デヒドロゲナーゼはM（muscle）とH（heart）の2つのサブユニットからなる4量体であり，これらのランダム結合から5つのアイソザイム（H_4，H_3M_1，H_2M_2，H_1M_3，M_4）が存在する．また，クレアチンキナーゼ（CK）はM（muscle）と

サイドメモ：プリオンとプリオン病

悪性の蛋白質のことを（異常）プリオンといい，蛋白質性感染粒子（proteinaceous infectious particle）の略語である．核酸不活性化処理に抵抗性を示す病原体である．正常プリオンと異常プリオンは，アミノ酸配列は同じであるが，二次構造が異なっており，正常プリオンはα-ヘリックスが主体であるのに対して，異常プリオンはβ-シートが多数存在している．このため，消化酵素や変性剤に強く，240℃の乾熱滅菌操作やホルマリンでも病原性が消失しない．

プリオン病としては，ウシでのウシ海綿状脳症〔狂牛病（BSE）〕，ヒツジのスクレイピー，ヒトでのクロイツフェルト-ヤコブ（Creutzfeldt-Jakob）病，ゲルストマン-シュトロイスラー-シャインカー（Gerst-mann-Straeussler-Scheinker）病，致死性家族性不眠症（FFI：fetal familial insomnia）が知られている．これらは脳にプリオン蛋白が蓄積し，脳に海綿状の変化が生じて，脳神経細胞の機能障害をきたす．

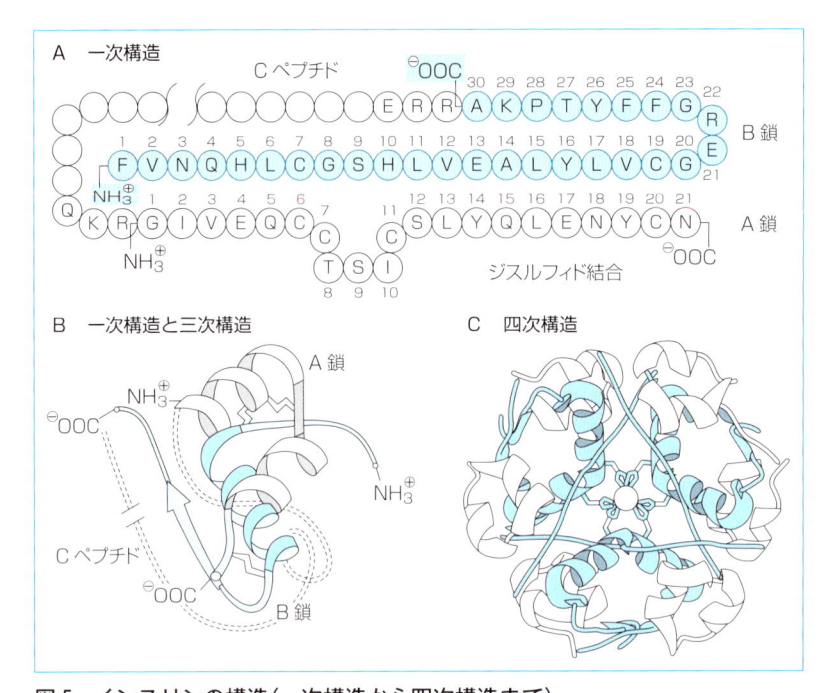

図5 インスリンの構造（一次構造から四次構造まで）
〔Koolman J. et al（著），川村 越，ほか（訳）：カラー図解 見てわかる生化学．メディカル・サイエンス・インターナショナル，2007〕

B（brain）の2つのサブユニットからなる2量体であり，MM，MB，BBの3つのアイソザイムが存在する（11章「乳酸デヒドロゲナーゼ」の項を参照➡p.220）．

インスリンの一次構造から四次構造までを図5に示した．インスリンは51残基のアミノ酸からなり，分子量は5500である．膵臓では84のアミノ酸からなる1本のペプチド鎖が形成される．プロインスリンである．ペプチド鎖が折りたたまれると3つのジスルフィド結合が形成され，次いで31番目から63番目までの残基が酵素的に切断されて，Cペプチドとして除去される．残った分子はA鎖（21残基）とB鎖（30残基）であり，2つの-S-S-結合がA鎖とB鎖を結合している．

インスリンの二次構造は，α-ヘリックス領域が多く，分子のおよそ57％を占めている．6％がβ-プリーツシート構造，10％がβ-ターンであり，残り（27％）は二次構造をとらない．三次構造はコンパクトで楔形であり，B鎖が楔の先端を形成し，そこで方向を変えている．

インスリンは四次構造をとり，血液中では二量体を形成しており，膵臓では亜鉛イオン（図の中心に位置する）で安定化された六量体で貯蔵されている．

3. 蛋白質の性質

a. 蛋白質の溶解度

蛋白質は水溶液中では分枝のまわりに水分子が結合した（結合水）親水コロイドの状態で存在する．このため，一般の物質とは異なる性質を示す．

1) 温度効果

温度を上げると水分子の熱運動により，結合水を失う方向に変化し，蛋白質の溶解度は低下することが多い．

2) 塩効果

純水に対してアルブミンは溶解するが，グロブリンは不溶である．しかし，希薄な中性塩の存在下ではイオン電場による蛋白質の極性化が起こり，結合水が増して溶けるようになる．塩溶

(salting in)という．さらに塩濃度を上げていくと，塩の解離した(+)と(-)のイオンが結合水をも奪うために，蛋白質は溶解度を失って沈殿する．この現象を塩析(salting out)という．

3) pH 効果

酸性あるいはアルカリ性域では蛋白質は等電点との差により荷電を増し，溶解度は増加する．一方，等電点付近では荷電状態が最低となるため，溶解度も最低となる．

4) 有機溶媒効果

エタノールやアセトンなどの有機溶媒を蛋白質容積に加えると，水の誘電率が低下し，溶解度が低下して蛋白質は沈殿する．低温であれば蛋白質は変性しないため，塩析法とともに蛋白質の分離・精製に利用される．Cohn(コーン)の低温エタノール分画法は，エタノール濃度(8～40%)などを調整することにより，上清と沈殿に分ける工程を繰り返し，免疫グロブリン，アルブミンを精製することができる．

b. 凝固と沈殿

1) 熱

アルブミン，グロブリンは70～100℃に数分間保つと変性して，疎水コロイドとなり凝固する．この変化は不可逆である．

2) 酸

少量の強酸によって沈殿するが，さらに加えると溶解する．ただし，硝酸だけは再溶解しない．

3) アルカロイド試薬

リンタングステン酸，リンモリブデン酸，ピクリン酸，トリクロル酢酸などのアルカロイド試薬により沈殿する．蛋白質の塩基性基が反応するためである．これらは従来蛋白質の影響を受けやすい検査(非蛋白性窒素成分，金属など)の測定前処理として行われてきた．

4) 重金属

Hg^{2+}，Cu^{2+}，Zn^{2+}，Fe^{2+}などにより金属酸化合物をつくり沈殿する．

c. 蛋白質の変性

蛋白質の二次または三次構造が部分的に，または完全に破壊されると蛋白質は本来の機能を失う．この状態を変性(denaturation)という．物理的因子(熱，圧力，凍結，X線，超音波など)や化学的因子(酸，塩基，有機溶媒，重金属，界面活性剤など)が原因となる．

変性した蛋白質は溶解度の減少，凝固およびゲル化，分子量および分子形の変化，等電点の移動などが起こり，生物学的には抗原性の消失，酵素活性の消失などが起こる．

d. 両性電解質

蛋白質はポリペプチド鎖であり，アミノ基やカルボキシル基，チロシンのヒドロキシル基，ヒスチジンのイミダゾール基，アルギニンのグアニジン基などをもち，溶液中では荷電している．そして荷電基の性質はpHによって変化する(図2)．

蛋白質は等電点よりも酸性側のpHでは陽イオンとして(-)極へ，アルカリ側では陰イオンとして(+)極へ移動する．等電点では荷電は0となり移動しない．適切なpH，電圧，電流で電気泳動を行えば，荷電状態の異なる蛋白質は異なった速度で移動するから蛋白質の分離・精製に利用されている．なお，電気泳動を長時間行い，pH勾配を作製して，等電点の順に濃縮されたバンドとして移動しなくなることを利用した，等電点電気泳動も蛋白質の分離・精製の優れた手段として利用されている．

e. 加水分解

蛋白質の加水分解法としては，酸水解(6N-HCl，105℃，24時間，封管中で行う)，アルカリ水解〔25%NaOH，$Ba(OH)_2$などで6時間加熱する〕，酵素水解(ペプシン，トリプシン，パパインなどの蛋白分解酵素を用いて常温で加水分解する)などがある．

検査領域では酵素による加水分解が一般的である．

f. 蛋白質の呈色反応

アミノ酸の反応を利用した反応と利用しない反応がある．

1）ビウレット（biuret）反応

蛋白質に特有の反応である．NaOH で強アルカリ性にして，$CuSO_4$ を加えると青紫色を呈する反応である．この反応は1個の炭素原子を隔てて結合する2個の-CO-NH-基が銅錯塩（ビウレット）を形成することに基づいている．したがって，tripeptide 以上のペプチドで陽性となる．これに Folin-Ciocalteu 試薬を加えて，アミノ酸側鎖の酸化反応を組み合わせた Lowry 法も日常検査で用いられている．

2）ニンヒドリン反応

蛋白質の中性〜弱酸性溶液にニンヒドリンを加えて加熱すると定量的に CO_2 を発生して，青紫色を呈する．アミノ酸に対する反応である．

B アミノ酸と蛋白質代謝

細胞は，個体に特有な蛋白質を合成し，不要となった蛋白質を分解（異化）する．合成と分解の動的平衡は常に成り立ち，恒常性（homeostasis）が保たれている．特有の蛋白質とは，遺伝情報に従った一定のアミノ酸配列をもち，ひいては一定の分子量，形状，機能を有するものである．

食物に由来する蛋白質は，一部分は胃で消化（加水分解）され，続いて小腸で消化されてアミノ酸となる．このようにして生じたアミノ酸は小腸壁から吸収されて血中に入り，小腸の末梢血管から門脈を経て肝臓に運ばれる．肝臓はアミノ酸の代謝を行う重要な臓器である．体内に存在するアミノ酸のプールは，体内で生合成されたり，蛋白質が分解されて生じたアミノ酸と食物由来の蛋白質から生じたアミノ酸の両方に由来している．アミノ酸プールにあるアミノ酸はその個体に特有な蛋白質に再合成されるが，他の化合物にも変化していく．しかし，過剰に摂取された蛋白質とアミノ酸は，脂質や糖質が中性脂肪やグリコーゲンの形で貯蔵されるのとは異なり，体内でアミノ酸のまあるいは蛋白質の形で貯蔵されることなく，ただちに代謝される．

本書では，臨床化学領域で特に重要なアミノ酸代謝，蛋白質代謝について解説する．詳細な代謝は「生化学」の成書を参考にしてほしい．

1. アミノ酸の代謝

a. アミノ酸の生合成

1）必須アミノ酸と非必須アミノ酸

哺乳動物にはその体内で合成することのできない，あるいは合成の速度が十分でないアミノ酸があり，必須アミノ酸と呼ばれている．これらは食物から摂取しなければならず，イソロイシン，ロイシン，リジン，メチオニン，フェニルアラニン，トレオニン，トリプトファン，バリンがこれに属している．ただし，ヒスチジンは体内で作られるものの，急速な発育をする幼児では体内での合成量が十分でなく食事として欠かせないため，必須アミノ酸として取り扱われていることが多い．また，同様にアルギニンも成長期の幼児で不足するため，体内で合成されはするが，幼児に限った必須アミノ酸とする考えもある．

これに対して体内で生合成できるアミノ酸は非必須アミノ酸と呼ばれ，糖代謝経路で生じる中間体を材料として，比較的簡単な反応で炭素骨格を生合成し，これにアミノ基を付加する形で生じることが多い．

2）アミノ基転移酵素によるアミノ酸の生合成（アラニンとアスパラギン酸）

ピルビン酸は解糖系で生じる2-オキソ酸であるが，ALT（alanine aminotransferase，アラニンアミノ基転移酵素）の触媒により，グルタミン酸からアミノ基の供与を受けてアラニンとなる．また，クエン酸回路で生じる2-オキソ酸であるオキ

図6 アミノ基転移反応（AST）
AST：アスパラギン酸トランスアミナーゼ，PALP：ピリドキサルリン酸

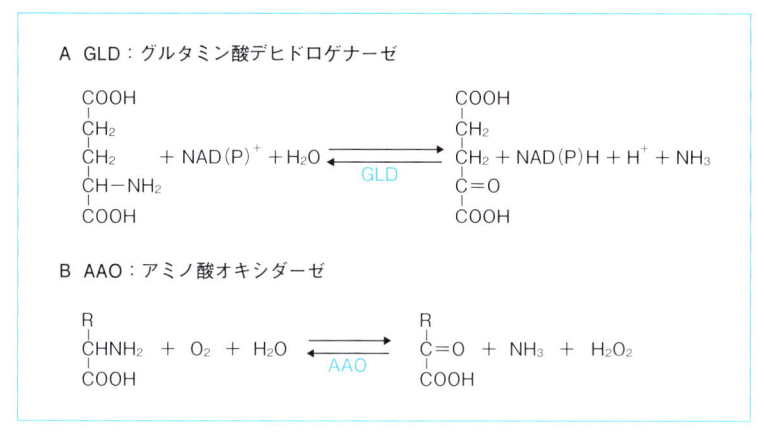

図7 脱アミノ反応

A GLD：グルタミン酸デヒドロゲナーゼ

B AAO：アミノ酸オキシダーゼ

サロ酢酸は，AST（aspartate aminotransferase，アスパラギン酸アミノ基転移酵素）の触媒により，グルタミン酸からアミノ基の供与を受けてアスパラギン酸となる．なお，この触媒酵素であるaminotransferaseはビタミンB_6の誘導体であるピリドキサルリン酸（PALP：pyridoxal phosphate）を補酵素としている（図6）．

b. アミノ酸の分解

1) アミノ基の除去

余剰のアミノ酸は体内に貯蔵されることなく代謝されるが，まずアミノ基が除去される．

a) アミノ基転移反応

アミノ基転移反応は，あるアミノ酸からアミノ基を取り去る反応のなかで最も主要であり，ほとんどすべての組織で行われている．アミノ基転移反応では，グルタミン酸が中心的な役割を果たしている．日常検査としては，ASTとALTが測定されている．

b) 脱アミノ反応（図7）

グルタミン酸デヒドロゲナーゼ（glutamate dehydrogenase；GLDH）：脱アミノによりアミノ基は遊離のアンモニアになる．肝臓のミトコンドリアには大量のGLDHが存在しており，NAD^+あるいは$NADP^+$がプロトン受容体として反応に関与する．この反応は肝臓における尿素生成（尿素回路）の前段階とみられている．

アミノ酸オキシダーゼ（amino acid oxidase）：肝臓と腎臓にはアミノ酸オキシダーゼが存在してアミノ酸の脱アミノ反応を行っているが，この脱アミノ反応が果たす役割はGLDH反応に比べてはるかに小さい．

2) アンモニアの処理

a) 尿素回路

アミノ酸が代謝される過程で，アミノ基の窒素はアンモニアとして除かれる．アンモニアは主としてアミノ基転移反応とGLDH反応の共役に

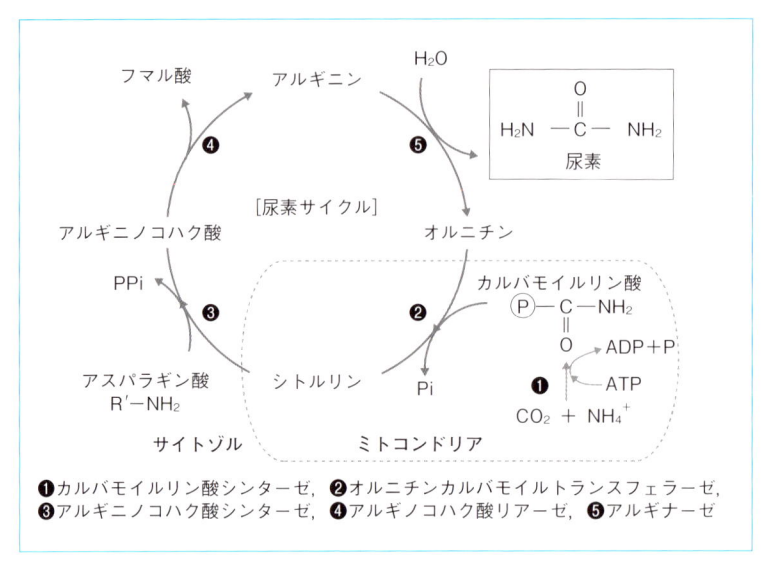

図8 尿素回路の概略

よって生じる．この2つの反応が各種アミノ酸のアミノ基からアンモニアを生成させるが，遊離のアンモニアは生体にとって強い毒性（神経毒）をもつため，それを尿素回路〔オルニチン回路，Krebs-Henseleit（クレブス-ヘンゼライト）回路とも呼ばれる〕に誘導して処理する（図8）．この代謝は主に肝臓で行われるため，肝機能が障害されると血中アンモニアが高値となる．重症肝疾患（肝硬変，劇症肝炎）で高アンモニア血症となると，脳障害を発症し，羽ばたき振戦などの重篤な病態を引き起こす．

b）尿素回路の酵素欠損症

尿素回路の酵素の先天的欠損症では高アンモニア血症となる．これらの酵素欠損症では致命率が高く，大多数は生後2週間以内に死亡し，3～4週齢まで生存してスクリーニング検査によって発見される例は稀である．

c．アミノ酸の体液中動態

成人における血漿総アミノ酸は約40種類で，全身のアミノ酸の約1%にすぎないが，各臓器のアミノ酸動態を反映する．

血漿および尿中アミノ酸は，先天性アミノ酸代謝異常，肝疾患，腎疾患，糖尿病，低栄養状態などのさまざまな病態で異常となる．血中および尿中のアミノ酸濃度と分画の測定は，アミノ酸の吸収，異化や合成，排泄の病態生理の把握に有用である．

1）先天性アミノ酸代謝異常症

先天性アミノ酸代謝異常症では，多くはアミノ酸代謝に関与する酵素の遺伝的異常により，アミノ酸分解速度が減少し，血漿および尿中アミノ酸濃度が上昇する（表3）．

a）フェニルケトン尿症

フェニルアラニンをチロシンに変換するフェニルアラニンヒドロキシラーゼが欠損している．

b）チロシン尿症

4-ヒドロキシフェニルピルビン酸を酸化して，ホモゲンチジン酸を生成する4-ヒドロキシフェニルピルビン酸オキシダーゼが欠損している．

c）アルカプトン尿症

ホモゲンチジン酸を酸化してマレイルアセト酢酸にするホモゲンチジン酸オキシダーゼが欠損し，尿を放置すると黒変する．

d）メープル（楓）シロップ尿症

分枝鎖αケト酸脱水素酵素が欠損している．

2）分枝鎖アミノ酸（BCAA）

分枝鎖アミノ酸（branched-chain amino acids；

表3 アミノ酸代謝異常症

異常症	関連酵素,経路異常	症状	血中・尿中動態
フェニルケトン尿症	フェニルアラニンヒドロキシラーゼ	精神発達障害,痙攣,白い皮膚	血中フェニルアラニン増加
メープルシロップ尿症	分枝鎖αケト酸脱水素酵素	痙攣,メープルシロップ様の臭気,脳障害	血中・尿中分枝アミノ酸の増加
アルカプトン尿症	ホモゲンチジン酸酸化酵素	ホモゲンチジン酸尿(放置すると黒色に変化),関節炎,黒色色素沈着	尿中ホモゲンチジン酸増加
ホモシスチン尿症	シスタチオニン-β合成酵素	精神発達障害,水晶体偏位,高身長・四肢指伸長,血栓塞栓症	血中メチオニン増加,血中・尿中ホモシスチン増加
先天性白皮症	チロシナーゼ	メラニン低下(白い皮膚,白髪),羞明	組織でのメラニン減少
ヒスチジン症	ヒスチダーゼ	大部分は無症状(軽度の精神発達障害)	血中・尿中ヒスチジン増加
シスチン尿症	腸管・尿細管での再吸収障害	尿路結石,ときに精神発達障害	尿中シスチン,リジン,アルギニン,オルニチン増加
Fanconi症候群	(近位)尿細管での再吸収障害	発育不全,くる病	アミノ酸尿,糖尿,リン酸尿,低分子蛋白尿,低リン血症

BCAA)は側鎖に枝分かれした炭素鎖をもつアミノ酸で,ロイシン,イソロイシンおよびバリンの3つがある.これら3つの分枝鎖アミノ酸はヒトでは必須アミノ酸であり,筋肉を構成している必須アミノ酸の35〜40%を占め,筋肉の蛋白質分解を抑制し,筋肉内に蓄積され,活動する際にはエネルギー源となることから,運動時に摂取するとよいと考えられている.

3) Fischer比

BCAAと芳香族アミノ酸(aromatic amino acid:AAA,チロシンとフェニルアラニン)のモル比(BCAA/AAA)のことをFischer比といい,健常人ではほぼ一定で,3〜4である.肝機能が低下すると肝臓のアミノ酸代謝異常が起こり,AAAの血中への供給量が増え,筋肉や心臓でBCAAが分解されるため,Fischer比は低下する.肝炎,肝硬変,劇症肝炎,肝性脳症などの肝不全では低下し,1.8を下回るとBCAAによる治療が開始される.

d. アミノ酸から他の窒素化合物への変化

1) 有機塩素の合成

グリシン,アスパラギン酸,グルタミンの3種のアミノ酸は有機塩素の生合成過程で重要な化合物である.グリシンはそのままでプリン環に取り込まれ,アスパラギン酸とグルタミンもそれぞれ窒素を供給する.また,アスパラギン酸は3個の炭素と1個の窒素をピリミジン環に供給する.

2) オリゴペプチドの合成

オリゴペプチドのうち,グルタチオンはグルタミン酸,システイン,グリシンから生合成される.グルタチオンは内因性の過酸化物の処理,蛋白質分子内の-SH基の保護,解毒など多くの機能をもつ.

3) クレアチンの合成

筋肉および脳に多量に存在するクレアチンリン酸は,高エネルギーリン酸結合でATPの生成を担う重要な物質である.クレアチンはアルギニンとグリシンから合成される.ヒトでは,これらの反応を触媒する酵素(グリシンアミジノトランスフェラーゼ,グアニジノ酢酸-N-メチルトランスフェラーゼ)は肝臓と膵臓に存在する(図9).

クレアチンは筋肉,脳を始めとする各臓器に運ばれて,そこでクレアチンキナーゼ(CK)によりクレアチンリン酸となる.エネルギーが必要な場

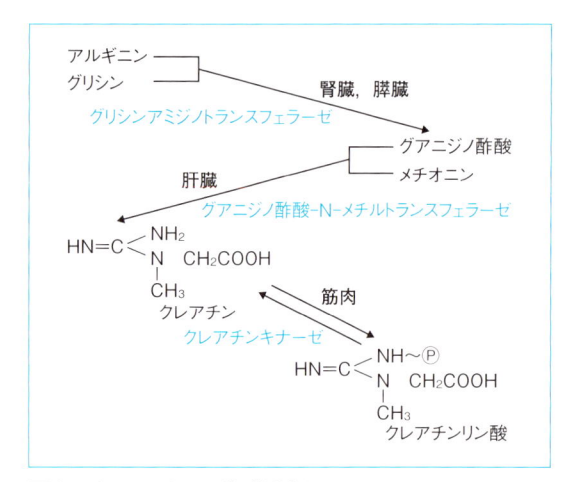

図9　クレアチンの生成過程

合には逆反応により共役するADP→ATPでエネルギーを供給する．

4) ヘムの合成

ヘムは，グリシンとスクシニル-CoAから5-アミノレブリン酸，ポルホビリノゲン，プロトポルフィリンを経てヘム生合成される．

5) 生理活性アミン，その他の合成

a) ヒスタミン

ヒスチジンデカルボキシラーゼの作用でL-ヒスチジンから生じる．ヒスタミンはアレルギー反応などに際して，肥満細胞から分泌される血管拡張作用の強い物質である．

b) γ-アミノ酪酸(GABA)

L-グルタミン酸デカルボキシラーゼの作用でグルタミン酸から生じる．これは脳における神経伝達物質である．

c) セロトニン

トリプトファンの中間代謝産物である5-ヒドロキシトリプトファンに5-ヒドロキシトリプトファンデカルボキシラーゼが作用して生じる．セロトニンは強力な血管収縮作用をもっている．

d) ニコチン酸

トリプトファンから合成され，アミド化したあとにNAD^+の成分となる．

e) カテコールアミン

フェニルアラニンがヒドロキシ化したチロシンは，チロシンヒドロキシラーゼの作用でL-ドーパを生じ，さらにドーパミン，ノルアドレナリン，アドレナリンなどのカテコールアミンを生じる．カテコールアミンは脳，交感神経，副腎などに存在する神経伝達物質である．

2. 蛋白質の合成・分解と窒素平衡

a. 蛋白質の合成

1) 蛋白質の生合成

蛋白質(ポリペプチド)の生合成はリボソーム上で行われ，アミノ末端から始まる．DNAに伝えられた蛋白質のアミノ酸配列に関する情報はmRNAに転写され，mRNAが核から細胞質に移動する．細胞質内のリボソーム上で，転移RNA(tRNA)のアミノ酸を材料として蛋白質の合成が行われる．

2) 遺伝暗号

塩基3個の配列(トリプレット)が1個のアミノ酸を示す暗号となっている．これを遺伝暗号(コドン)という．4種の塩基からは，64種類のトリプレットができる．この遺伝暗号がmRNAに転写されると，DNAのA，T，G，CからRNAのA，U，G，Cに書き換えられる．メチオニンを意味するAUGは翻訳の開始を示す開始コドン，UAA，UAG，UGAはアミノ酸を示さず，翻訳の終了を示す終止コドンである．

3) 体蛋白質

体蛋白質には，細胞内蛋白質，分泌蛋白質，膜蛋白質がある．細胞内蛋白質は遊離のリボソームで合成され，そのまま細胞質内へ放出される．ヘモグロビンや筋肉蛋白質などであり，必要以上には合成されない．

分泌蛋白質はミクロソームで合成され，結合組織の蛋白質や血漿蛋白質などがその例である．ミクロソームはリボソームに結合しており(粗面小胞体)，合成された蛋白質はミクロソームの膜管

中に入り，ゴルジ体を通過して小胞となり，細胞膜と融合して内容物（消化酵素，抗体，血漿蛋白，コラーゲン，ホルモンなど）を細胞外へ放出する．

膜蛋白質は粗面小胞体で合成され，膜管中に入るが，蛋白質は小胞体膜と疎水結合しており，細胞膜と融合後も膜に結合したままで，膜結合性蛋白質となる．レセプター，ポーター，膜糖蛋白などである．

b. 蛋白質の分解
1) プロテアーゼ
アミノ酸のポリペプチドである蛋白質がもつペプチド結合を切断する酵素をプロテアーゼ（protease）という．これには，蛋白質の内側からペプチド鎖を切断するエンドペプチダーゼ（あるいはプロテイナーゼ proteinase）と，蛋白質のアミノ基末端（あるいはカルボキシル基末端）から1～2個のアミノ酸を順に切断するエキソペプチダーゼ（ペプチダーゼ peptidase）とがある．アミノ基末端から切断するペプチダーゼをアミノペプチダーゼ，カルボキシル基末端から切断するのをカルボキシペプチダーゼという．

2) 蛋白質の分解
蛋白質の分解はリソソーム（lysosome）と細胞質で行われる．

a) リソソーム
細胞内小器官の1つで，生体膜に包まれた構造物で細胞内消化の場である．内部に加水分解酵素をもち，蛋白質などの高分子物質を加水分解する．分解産物のうち有用なものは細胞質に吸収され，不用なものは細胞外へ破棄される．

b) ユビキチン（ubiquitin）
76個のアミノ酸からなる蛋白質であり，特定の蛋白質を修飾し，蛋白質の分解，DNA修飾，翻訳調節，シグナル伝達などに関与している．蛋白質の分解に関しては，特定の標的蛋白質にユビキチンが結合するとプロテアソームによって分解される．プロテアソームに取り込まれたユビキチンは脱ユビキチン酵素によって基質から除去され，再利用される．

c) プロテアソーム（proteasome）
蛋白質を分解する酵素であり，細胞質および核内に存在している．ユビキチンに標識された蛋白質をプロテアソームで分解する系はユビキチン-プロテアソームシステムと呼ばれ，細胞周期制御，免疫応答，シグナル伝達などの働きに関わる機構である．

プロテアソームとリソソームは細胞内蛋白質の分解に関与するが，リソソームは蛋白質を分解して他の新しい蛋白質を合成するための材料を供給することを目的としているのに対して，プロテアソームは標的蛋白質を特異的に分解し，細胞内から除去することを目的としている．

C 血清蛋白の総論

1. 血清蛋白の種類と機能

血液は液性成分である血漿（plasma）と細胞成分である血球（blood cell）から構成される．血漿成分の約60％は水分であり，蛋白質は水分の次に高濃度に存在する成分である．血清蛋白には80種類以上の蛋白質が確認されており，肝臓をはじめとする種々の合成の場で生成され，特定の機能をもち生理活性を発揮した後に代謝される．臨床化学領域で取り上げる（学習すべき）主な血漿蛋白とその化学的性状，機能など表4に示した．臨床化学領域で取り上げるのはこれら20数種の蛋白質である．

血漿蛋白質の60～70％はアルブミンであり，その他に免疫機能に関与する免疫グロブリン，各種生体成分の代謝に関与する急性相反応蛋白，栄養評価蛋白，プロテアーゼ（蛋白分解酵素）インヒビターなどが存在する．これらの主な機能は，① 血液の酸塩基平衡（緩衝作用），② 膠質浸透圧の維持，③ ビタミン，ホルモン，色素，薬物，脂質，金属などの運搬の担体，④ 血液凝固と線溶，⑤ 生体防御・免疫（免疫グロブリン，補体，急性相反応蛋白，プロテアーゼインヒビター）などである．

表4 主な血清蛋白とその性状，機能

分画	蛋白	分子量 ($\times 10^3$)	半減期 (日)	機能など
プレアルブミン	トランスサイレチン	55	1〜2	サイロキシン(T_4)運搬 レチノール転送
アルブミン	アルブミン	66	17〜23	血漿浸透圧維持 運搬担体(ビリルビン，Ca，Cu，Zn，亜鉛，脂肪酸)
α_1-グロブリン	α_1-酸性糖蛋白	40〜42	5(〜5.5)	血小板凝集抑制
	α_1-アンチトリプシン	54	5〜7	プロテアーゼインヒビター(トリプシン，エラスターゼ，キモトリプシン，コラゲナーゼ)
α_1〜α_2	レチノール結合蛋白	21	0.5	レチノール，T_4運搬
α_2-グロブリン	セルロプラスミン	130〜140	4〜7	フェロキシダーゼ活性，銅運搬の担体
	α_2-マクログロブリン	725(720〜820)	10	プロテアーゼインヒビター(トロンビン，プラスミン，カリクレイン，トリプシン，エラスターゼ，コアグラーゼ)
	ハプトグロビン	100〜400	2〜4(5)	ヘモグロビンと結合
β-グロブリン	トランスフェリン	79.6(80〜90)	7〜10	鉄(Fe^{3+})の結合・運搬
	C3	180(185〜190)	3	補体第3成分(免疫粘着反応，貪食反応，抗体産生能の促進)
	C4	210		補体第4成分(古典的経路，第2経路の活性化)
β〜γ-グロブリン	フィブリノゲン	334(340)	3〜5(4)	血液凝固・凝固血栓形成
γ-グロブリン	IgA	160	6	抗体活性・分泌液
	IgM	971(970)	5	抗体活性・第一次免疫応答
	IgG	160(146)	21(19〜24)	抗体活性
	CRP	120(116)	4〜6(時間)	補体活性化，血小板凝集抑制

2. 血清蛋白の代謝

血清蛋白の変動は，基本的には合成，異化，体内分布，体内からの喪失の4つの因子により調整されている．したがって，これら4因子のいずれかが障害される場合には血清蛋白濃度が変動する．

a. 蛋白合成

血清蛋白はアミノ酸のポリペプチドであり，合成に必要な原料・材料であるアミノ酸はアミノ酸プールから供給されている．これには，①食物として消化管から吸収される，②肝臓で合成される，③生体内の蛋白が異化されて放出される，3つの経路が考えられる．そして，これらの合成は主に肝臓で行われている．

b. 体内分布

血清蛋白は，血管壁を通過して，組織(間質液)，脳脊髄液，体腔液などの血管外にも分布している．多くの血清蛋白はその40〜50％が血管内に存在しているにすぎず，血管と組織の間を連絡しているので，血清蛋白の変動が必ずしも生体内での変動と一致していないことを理解する必要がある．しかも，各蛋白によりその体内分布は異なる．

c. 蛋白異化・分解

すべての生体の蛋白は常に一部が異化・分解し，それに代わって新しい蛋白が作成され，動的平衡を保っている．この蛋白の異化・分解は生体内の組織・臓器で行われているが，肝臓(網内系)，腎臓は大きな役割を果たしている．

d. 蛋白喪失・排泄

血清蛋白は組織や細胞で異化・分解されるばかりでなく，体外に通じる臓器を解して体外に喪失する．腎臓からは健常人でも1日50〜150mgの蛋白が排泄され，消化管から免疫グロブリンA

(IgA)，免疫グロブリン G（IgG），アルブミンをはじめとする多くの蛋白が便として体外に排泄される．

D 血清蛋白の各論

1. 血清総蛋白

a. 生化学的特性および生理学的意義

総蛋白は血清中のすべての蛋白質を含んでおり，生理的意義は多種多様である．血清蛋白は，全身状態のスクリーニングとして，栄養状態，蛋白質の合成や異化の状態，蛋白質の吸収・漏出の状態，脱水症など蛋白代謝異常の指標として測定される．

b. 検査方法

1）分析法

古くは屈折法，Kjeldahl（ケルダール）法などが利用されていたが，現在ではビウレット法が大多数の施設で利用されている．また，紫外部吸光法は研究現場での特殊な測定法として利用されている．

a）ビウレット（biuret）法

蛋白質が含有するペプチドと Cu^{2+} とのキレート形成による錯化合物の呈色反応を利用した方法である．蛋白質の溶液に水酸化ナトリウムと硫酸銅を加えると蛋白質中の4つのペプチド結合と Cu^{2+} が反応して生成される紫紅色ないし青紫色の錯化合物を 545 nm で比色定量する．

b）屈折法

屈折率と蛋白濃度の間に関係式〔たとえば屈折率＝$1.3330 + 0.00229 + 蛋白濃度(g/dL) \times 0.00191$〕が成り立っており，これを利用する方法である．関係式の 1.3330 は 20℃ の水の屈折率，0.00229 は試料中の蛋白以外の成分の屈折率である．

c）紫外部吸収法

蛋白質中の芳香族アミノ酸残基は 280 nm に極大吸収をもつため，これを利用して蛋白質濃度を測定する方法である．芳香族アミノ酸のなかでも主にトリプトファンとチロシンの含有量に影響され，蛋白質によりこれらの含有率が異なることが問題である．しかし，この方法は呈色試薬の必要がない簡便な方法であり，試料が回収できることから，高速液体クロマトグラフィ法や研究用として利用されている．

d）沈殿・比濁法

コロイド溶液である蛋白質溶液にスルホサリチル酸やトリクロロ酢酸などを加えると，蛋白質が析出・沈殿することを利用したものである．スルホサリチル酸を用い，析出する懸濁粒子を比濁測定する Kingsbury-Clark（キングスベリー–クラーク）法は尿蛋白および髄液蛋白濃度の定量に用いられてきた．

2）本邦での使用状況，分析法の変遷（日本医師会精度管理調査）

- 平成22年度　ビウレット法（ドライケミストリ含む）：100.0％
- 平成6年度　ビウレット法：97.3％，屈折法：2.5％，その他：0.3％
- 昭和62年度　ビウレット法：81.7％，屈折法：17.5％，その他：0.8％
- 昭和46年度　ビウレット法：10.8％，屈折法：89.0％，その他：0.2％

c. 基準範囲

6.5〜8.0 g/dL

d. サンプリングや検体保存に関する注意事項

❶ 採血時の体位により変動する．臥位では立位・座位より 10〜15％ 低値となる．

❷ 早朝は夕方より 5〜15％ 低値である．

e. 異常値のメカニズムと臨床的意義（表5）

総蛋白質の約 80％ は肝臓で合成されるため，肝臓での蛋白質合成能が低下する慢性肝細胞障害（肝硬変や肝細胞癌など）では低下する．また，蛋白質が体外に漏出する疾患（ネフローゼ症候群，蛋白漏出性胃腸症，消化管出血）でも低下する．

一方，血清総蛋白質が増加するのは免疫グロブ

表5　血清総蛋白質が変動する病態

血清総蛋白質が低値の病態
1. 蛋白質合成能の低下：慢性肝細胞障害（肝硬変，肝細胞癌），悪性腫瘍
2. 蛋白質漏出の増加：ネフローゼ症候群，蛋白漏出性胃腸症，消化管出血
3. 蛋白質合成のための材料の不足：飢餓・低栄養，悪性腫瘍

血清総蛋白質が高値の病態
1. 免疫グロブリンの増加：骨髄腫，マクログロブリン血症，膠原病，慢性炎症
2. その他：脱水症，種々の炎症性疾患（急性相反応蛋白の増加）

リンの増加に関連してであり，単クローン性に増加する疾患（骨髄腫，マクログロブリン血症）や多クローン性に増加する疾患（膠原病，慢性炎症）がある．

● 尿蛋白

a. 生化学的特性および生理学的意義

尿中蛋白質の大部分は血漿蛋白質に由来している．健常人でも1日50～100 mg排泄されているが，150 mg以上排泄される場合は病的である．健常人で排泄されている蛋白質には低分子蛋白質，アルブミンがあり，糖尿病性腎症では早期から微量アルブミン尿が認められることから，早期の腎障害マーカーとして定量されている．

b. 検査方法

定性試験と定量試験があり，前者にはスルホサリチル酸，トリクロル酢酸などの蛋白変性剤を用いる比濁法と試験紙法があり，後者にはスルホサリチル酸を用いた比濁定量法や色素結合法がある．

1）定性試験

a) 試験紙法

pH指示薬が蛋白質と結合することで色調が変化すること（pH指示薬の蛋白誤差）を利用した方法が用いられている．指示薬にはBPB（bromphenol blue，ブロモフェノールブルー）が用いられる．アルブミンに対する反応性は高いが，グロブリンやBJP（Bence Jones protein, ベンスジョーンズ蛋白）に対する反応性は低い（グロブリンに対してはアルブミンの1/10の反応性しかない）ため，これら蛋白質が尿中に出現する病態（たとえば骨髄腫や尿細管性腎症）では，比濁法あるいは加熱・煮沸法を併用する必要がある．

b) 比濁法

スルホサリチル酸やトリクロル酢酸は蛋白質を変性させることができるので，これを利用して尿中の蛋白質を変性させ，比濁状態を観察する方法である．すべての蛋白質に反応するため，前記のBJPやグロブリンが出現する尿の蛋白定性には適している．

2）定量試験

a) 比濁法

定性試験のようにスルホサリチル酸やトリクロル酢酸により変性した蛋白質の比濁の程度を比色定量する方法である．比濁の程度がアルブミンとグロブリンで異なるため，アルブミンの比濁を硫酸ナトリウムで抑制したMeulemansのスルホサリチル酸改良法が利用されている．

b) 色素結合法

ピロガロールレッド（pyrogallol red）とモリブデン酸とで形成される錯体は470 nmに極大吸収をもつが，蛋白質と結合すると604 nmに極大吸収をもつ化合物に変化する．この反応を利用して極大吸収での吸光度の変化から，溶液中の蛋白質の濃度を測定する方法がある．ビウレット反応に比較して感度が高いので，尿蛋白を検出するのに利用される．アルブミン，グロブリンでの反応性が異なり，グロブリンは約1/2の反応性である．

c. 基準範囲

陰性

d. サンプリングや検体保存に関する注意事項

❶ 定性試験は試験紙法が一般的であり，早朝第一尿を用いて測定する．

❷ 尿環境では変性しやすいため，迅速に測定するが，保存する場合は冷暗所で行い，なおかつ数時間以内に測定する．

e. 異常値のメカニズムと臨床的意義(表6)

蛋白尿は生理的蛋白尿と病的蛋白尿とに区別され，後者はさらに腎前性，腎性，腎後性に分類される．腎性はさらに糸球体性と尿細管性とに分類できる．生理的蛋白尿は運動後，発熱時などにみられる機能性蛋白尿と，起立性，前彎性(脊柱が前彎して腎臓を刺激する)など体位によって出現する体位性蛋白尿に分けられる．

病的蛋白尿のうち，腎前性は血漿中に異常な蛋白質が出現し，これが尿中に出現するもので，BJP尿，ミオグロビン尿，ヘモグロビン尿などが出現する病態である．

腎性はさらに糸球体性と尿細管性とに再分類され，前者は糸球体基底膜の蛋白透過性の亢進または基底膜分子篩の構造障害により比較的低分子のアルブミンやトランスフェリンが尿中に出現するもので，ネフローゼ症候群がその代表である(尿沈渣で顆粒円柱，脂肪円柱，赤血球円柱や奇形赤血球の存在により示唆される)．一方，尿細管性は近位尿細管での蛋白再吸収障害によりβ_2-ミクログロブリンなどが出現するものと，尿細管障害により近位尿細管上皮細胞から逸脱する蛋白や酵素(α_1-ミクログロブリンやNAG*など)が現れるものがあり，アミノグルコシド，シクロスポリン，NSAIDsなどの薬物によるもの，サルコイドーシスやFanconi(ファンコーニ)症候群などがある．

また，腎後性蛋白尿は尿管・膀胱・尿道から出現するもので，これらの炎症や腫瘍，あるいは結石で出現する．

● 髄液蛋白

a. 生化学的特性および生理学的意義

脳脊髄液は，側脳室内の脈絡叢で産生され，脳室およびくも膜下腔に存在し，脳脊髄を外界からの機械的な衝撃から保護するだけでなく，中枢神経系の代謝産物を処理し，脳脊髄を恒常的環境に

---

*NAG(N-acetyl-β-D-glucosaminidase)：前立腺と腎臓の近位および遠位尿細管，集合管細胞内のリソソームに存在する加水分解酵素で，尿細管障害で尿中への逸脱量が増加する．

表6　蛋白尿の分類と原因疾患

生理的蛋白尿
1. 機能性蛋白尿：運動後，発熱時
2. 体位蛋白尿：起立性，前彎性

病的蛋白尿
1. 腎前性：BJP尿(骨髄腫)，ヘモグロビン尿(溶血性貧血，薬物)，ミオグロビン尿(筋挫滅症候群)
2. 腎性
   ・糸球体性：ネフローゼ症候群，糸球体腎炎，糖尿病性腎症，膠原病
   ・尿細管性：薬物中毒，サルコイドーシス，Fanconi症候群，Wilson病
3. 腎後性：尿管・膀胱・尿道の炎症・出血や腫瘍，結石

保持する重要な機能をもっている．

健常人では，脳圧は60～150 mmH$_2$Oで，総量は120～140 mL，総蛋白は10～40 mg/dLである．蛋白組成では，血清成分と比較してアルブミン，γ-グロブリンは少なく，α_2-，β-グロブリンが多く存在する．

b. 検査方法

従来はスルホサリチル酸法を用いる比濁法が使用されていたが，最近では色素法(ピロガロールレッド・モリブデン錯体法)が使用されている．また，グロブリンの増加についてはIgGを免疫学的測定法で定量するか，定性試験としてはNonne-Apelt(ノンネ-アペルト)反応，あるいはPandy(パンディ)反応が用いられている．

1) ピロガロールレッド・モリブデン錯体法

ピロガロールレッドとモリブデン酸が結合すると470 nmに極大吸収をもつ赤色錯体を形成する．この錯体は酸性下で蛋白質と結合すると青紫色(604 nm)を呈するので，この変化を吸光度測定するものである．

c. 基準範囲

10～40 mg/dL

d. サンプリングや検体保存に関する注意事項

❶ 脳脊髄液採取に外傷(採取時のミス)で血液が混入し，偽高値となる場合がある．

表7 脳脊髄液中の蛋白が変動する病態

上昇する病態
1. 炎症：脳脊髄炎，多発性硬化症
2. 出血：脳出血，くも膜下出血
3. うっ滞：Guillain-Barré症候群(細胞増多は著明でない：蛋白・細胞解離)

低下する病態
1. 髄液漏，甲状腺機能亢進症

❷ 1～2歳の幼児では15 mg/dL以下の低濃度がみられることがある．

c. 異常値のメカニズムと臨床的意義(表7)

脳脊髄の炎症性機転がある病態(脳脊髄炎，多発性硬化症)，出血(脳出血，くも膜下出血)により，脳脊髄液中の蛋白が増加する．

2. アルブミン(Alb)

a. 生化学的特性および生理学的意義

アルブミン(albumin)は血漿中蛋白質の主要な成分(60～70％)であり，膠質浸透圧の約80％を担っている．肝臓で合成され，分子量約6万6000，等電点4.7～5.2の水溶性蛋白質である．アルブミンは栄養源，膠質浸透圧の維持，酸-塩基平衡の維持，各種物質(ビリルビン，遊離脂肪酸，甲状腺ホルモン，Ca)の運搬などの役割を担っている．アルブミンの血中半減期は約21日であり，生体中の栄養状態を反映するため，栄養評価蛋白(nutrition assessment protein；NAP)として測定されている．

b. 検査方法

1) 測定法

血清アルブミンの測定法は色素結合法である．用いられる色素は，BCG(bromcresol green，ブロムクレゾールグリーン)とBCP(bromcresol purple，ブロムクレゾールパープル)(図10)である．どちらもpH指示薬であり，アルブミンの等電点より酸性側でアルブミンと結合して発色するため，BCG法は630 nm，BCP法は605 nmで比色定量する．BCGはアルブミン以外のα_1-, α_2-,

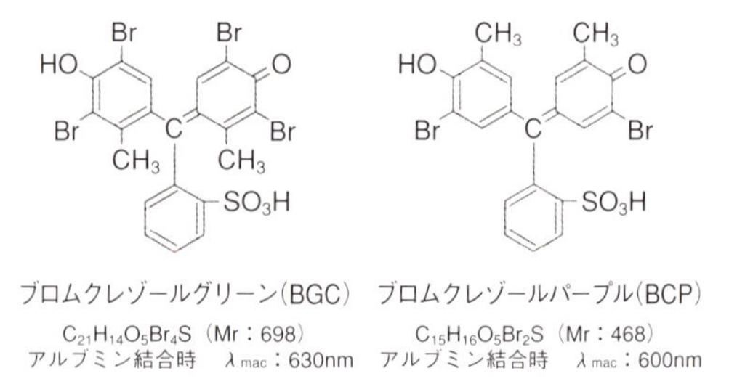

図10 BCGとBCP

ブロムクレゾールグリーン(BGC)
$C_{21}H_{14}O_5Br_4S$ (Mr：698)
アルブミン結合時 λ_{mac}：630nm

ブロムクレゾールパープル(BCP)
$C_{15}H_{16}O_5Br_2S$ (Mr：468)
アルブミン結合時 λ_{mac}：600nm

β-グロブリン(主に急性相反応蛋白)と反応するため，BCPが用いられるようになってきている．

BCG法とBCP法を比較すると，炎症性疾患(急性相反応蛋白が増加する病態)ではBCP法と比較してBCG法は高値となる．BCP法は還元型アルブミン(N末端34番目のシステイン残基のSH基が残存しているもの)と酸化型アルブミン(SH基が他の物質と共有結合したもの)で反応性が異なる．成人では還元型が70～80％であるが，高齢者では40～50％に低下し，慢性腎不全，ネフローゼ症候群，人工透析，肝疾患では低下する．

また，最近，酸化型，還元型アルブミンと同等な反応性を示すように改良したBCP改良法が用いられるようになってきている．

なお，標準物質にはヒトアルブミンを使用し，ウシアルブミンを使用してはいけない．これは，ウシアルブミンはヒトアルブミンの1/3程度しか反応性がないためである．

2) 本邦での使用状況(日本医師会精度管理調査)
・平成22年度　BCG法：55.9％，BCP法：5.5％，BCP改良法：34.8％

c. 基準範囲

4.0～5.0 g/dL

d. サンプリングや検体保存に関する注意事項

❶ 乳幼児では低値であり，3歳程度で成人値となる．
❷ 立位・座位では水分が組織液中に移動して血中濃度が相対的脱水状態となるため，臥位に比べ

表8 血清アルブミンが変動する病態

アルブミンが低下する病態
1. 体外への漏出：ネフローゼ症候群，蛋白漏出性胃腸症，火傷，出血
2. アルブミンの合成低下：慢性肝細胞障害(肝硬変，慢性肝炎，肝細胞癌)
3. アルブミン消費の増大：甲状腺機能亢進症，Cushing(クッシング)症候群
4. 摂取不足：低栄養，飢餓，消化吸収障害

アルブミンが上昇する病態
1. アルブミンの濃縮：脱水

表9 血清膠質反応が変動する病態

血清膠質反応が高値となる病態
1. 肝疾患：急性肝炎，慢性肝炎，肝硬変，肝細胞癌
2. γ-グロブリン増加：慢性感染症，膠原病，骨髄腫，高脂血症(TTT)

血清膠質反応が低値となる病態
1. 単クローン性増加：骨髄腫(TTT，ZTTで乖離)

て10〜15％前後高値となる．

c. 異常値のメカニズムと臨床的意義 (表8)

アルブミンは肝臓で合成されるため，肝細胞障害(慢性肝炎，肝硬変，肝細胞癌)で低下し，血中アルブミン濃度により肝細胞障害の程度を推測することができる．また，アルブミン合成の原料・材料が不足する飢餓・栄養失調症では低下する．

生体中からアルブミンが漏出する疾患，すなわち腎臓から漏出するネフローゼ症候群や消化管から漏出する蛋白漏出性胃腸症，腸管出血では血中濃度が低下する．アルブミンは膠質浸透圧の維持機能があり，2.5 g/dL以下になると浸透圧保持ができなくなり，血中の水分が組織中に漏出して皮下組織に貯留して浮腫を発症する．ネフローゼ症候群や慢性肝疾患ではアルブミンが低下するために浮腫を生じる．

血中アルブミン濃度の臨床的意義は血中濃度が低下する場合に高く，肝機能，腎機能や全身状態を反映する．一方，増加する病態は少なく，わずかに脱水などである．

3. 血清膠質反応

a. 生化学的特性および生理学的意義

血清膠質反応は，血清に蛋白質変性試薬を加えて混濁や沈殿の生成状態を測定するもので，膠質保護作用をもつアルブミンと作用をもたないグロブリンの量的変動を反映する．特にグロブリンの増加により高値を示すことからグロブリン反応ともいわれる．

b. 検査方法

多くの方法があり，日常検査としては，①硫酸亜鉛混濁試験(zinc sulfate turbidity test；ZTT)，②チモール混濁試験(thymol turbidity test；TTT)があるが，需要は減ってきている．

反応温度と時間が影響を与え，温度が上昇したり，反応時間が延長するとZTTは高値となる(温度5℃上昇で1単位，10〜20分の延長で0.5単位に相当する)．

c. 基準範囲

❶ ZTT：4〜12 Kunkel 単位
❷ TTT：0〜5 Kunkel 単位

d. サンプリングや検体保存に関する注意事項

❶ 食後の乳び血清の影響を受けるため，採血時間を考慮する(特にTTT)．
❷ 検体(血清)を長時間保存すると低値になる(特にZTT)．
❸ 血漿では著しく低値になるので，検体は血清を用いる．

e. 異常値のメカニズムと臨床的意義 (表9)

非特異的反応であるが，ZTTはIgGと良好に相関し，TTTはIgG，脂質，免疫グロブリンM(IgM)量と相関する．このため，IgGやIgMあるいは脂質が増加する病態〔肝疾患，慢性感染症，膠原病，骨髄腫，高脂血症(脂質異常症)〕で上昇する．なお，単クローン性に免疫グロブリンが増加する病態(骨髄腫やマクログロブリン血症など)ではZTTとTTTが著明に乖離する症例がある．

4. 血清蛋白とその分画

a. 生化学的特性および生理学的意義

血清中には約100種類以上の蛋白質が存在している．これら蛋白質はそれぞれに生理的な意義がある．個々の蛋白質の生化学的特性，主な機能を表4にまとめたが，詳細については個々の蛋白の項で解説する．

b. 検査方法

血清蛋白の分画法には種々の方法がある．蛋白質の溶解性の差を利用した方法には硫酸アンモニウム塩析法，エタノール分画法などがあり，両性電解質での荷電状態の差を利用した方法には電気泳動法，イオン交換クロマトグラフィ法が，分子量の差を利用した方法には超遠心法，ゲル濾過クロマトグラフィ法がある．また，抗原抗体反応を利用して各蛋白質を特異的に分画する各種アフィニティクロマトグラフィ法がある．

これらのうちで，日常的に用いられているのは電気泳動法による分画である．一般的な血清蛋白電気泳動法はセルロースアセテート膜を支持体とする方法であるが，リポ蛋白分画にはアガロースやポリアクリルアミドを支持体とする方法が用いられている．

なお，個々の蛋白質は免疫学的な測定法により定量されているが，定性的な増減を知るには免疫電気泳動法が便利である．

c. 基準範囲

❶ セルロースアセテート膜，ポンソー3Rによる血清蛋白電気泳動
- アルブミン：60～70％
- α_1-グロブリン：2～3％
- α_2-グロブリン：5～10％
- β-グロブリン：7～10％
- γ-グロブリン：10～20％

d. サンプリングや検体保存に関する注意事項

❶ 長期保存血清，溶血血清では分画が不明瞭になることがあるので，検体採取，保存には注意が必要である．

❷ 血漿ではβ-とγ-グロブリン分画との間にフィブリノゲンのピークが出現する．血清電気泳動での単クローン性のピーク（monoclonal peak：Mピーク）と誤解することがあるので注意する．

表10 血清蛋白電気泳動パターンが変動する病態

1. 慢性肝障害型：肝硬変，慢性肝炎，肝細胞癌
2. 蛋白漏出型：ネフローゼ症候群
3. 感染症型：急性感染症，慢性感染症
4. M蛋白型：骨髄腫，マクログロブリン血症，B細胞リンパ腫，良性M蛋白血症

e. 異常値のメカニズムと臨床的意義（表10）

血清を蛋白泳動すると5つの分画に分かれ，それぞれの分画には多くの蛋白質が存在する（図11）．電気泳動による各分画の評価にあたっては，①分画比（％）だけでなく，総蛋白濃度を乗じて絶対量（g/dL）としての評価も行う．特に低アルブミン血症を伴う場合には重要である．②γ-グロブリン分画での増加では多クローン性か，単クローン性かを鑑別する．③各分画が明瞭に分画できない場合には注意が必要である（特にβ-γ linking）．

血清蛋白電気泳動での特徴的パターンは5つである（図12）．慢性肝障害型，蛋白漏出（ネフローゼ）型，感染症型（急性炎症型，慢性炎症型），M蛋白（単クローン性）型である．

慢性肝障害型は肝硬変，慢性肝炎，肝細胞癌で起こり，多クローン性にIgG，IgA，IgMが増加するため，β-γ分画が融合したβ-γ linking（bridge）が出現し，アルブミンが合成障害のため低下する．

蛋白漏出型の代表はネフローゼ症候群であり，アルブミンの漏出のためにアルブミン分画が減少し，分子量の大きなリポ蛋白やα_2-グロブリン分画（α_2-マクログロブリン）やβ-グロブリン分画（LDL）が上昇する．

感染症型のうち急性炎症型では炎症による急性相反応蛋白の増加のためα_1-，α_2-グロブリン分画が上昇する．慢性炎症型ではこれに加えてIgGのγ-グロブリン分画が増加する．

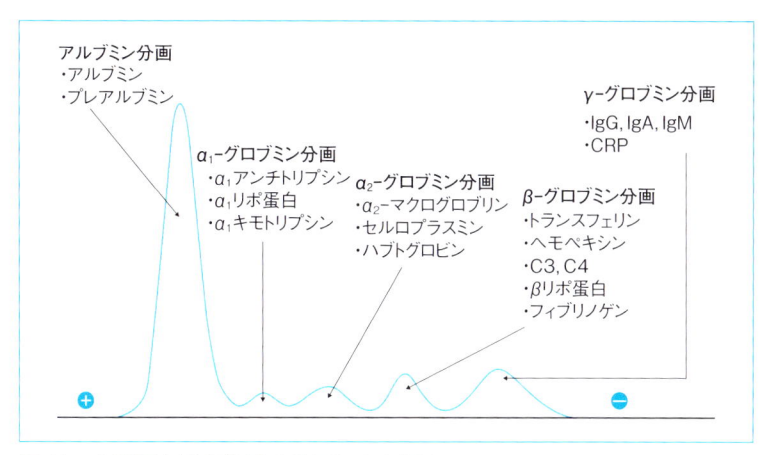

図11 血清蛋白電気泳動の分画と主な蛋白

アルブミン分画
・アルブミン
・プレアルブミン

α₁-グロブミン分画
・α₁アンチトリプシン
・α₁リポ蛋白
・α₁キモトリプシン

α₂-グロブミン分画
・α₂-マクログロブリン
・セルロプラスミン
・ハプトグロビン

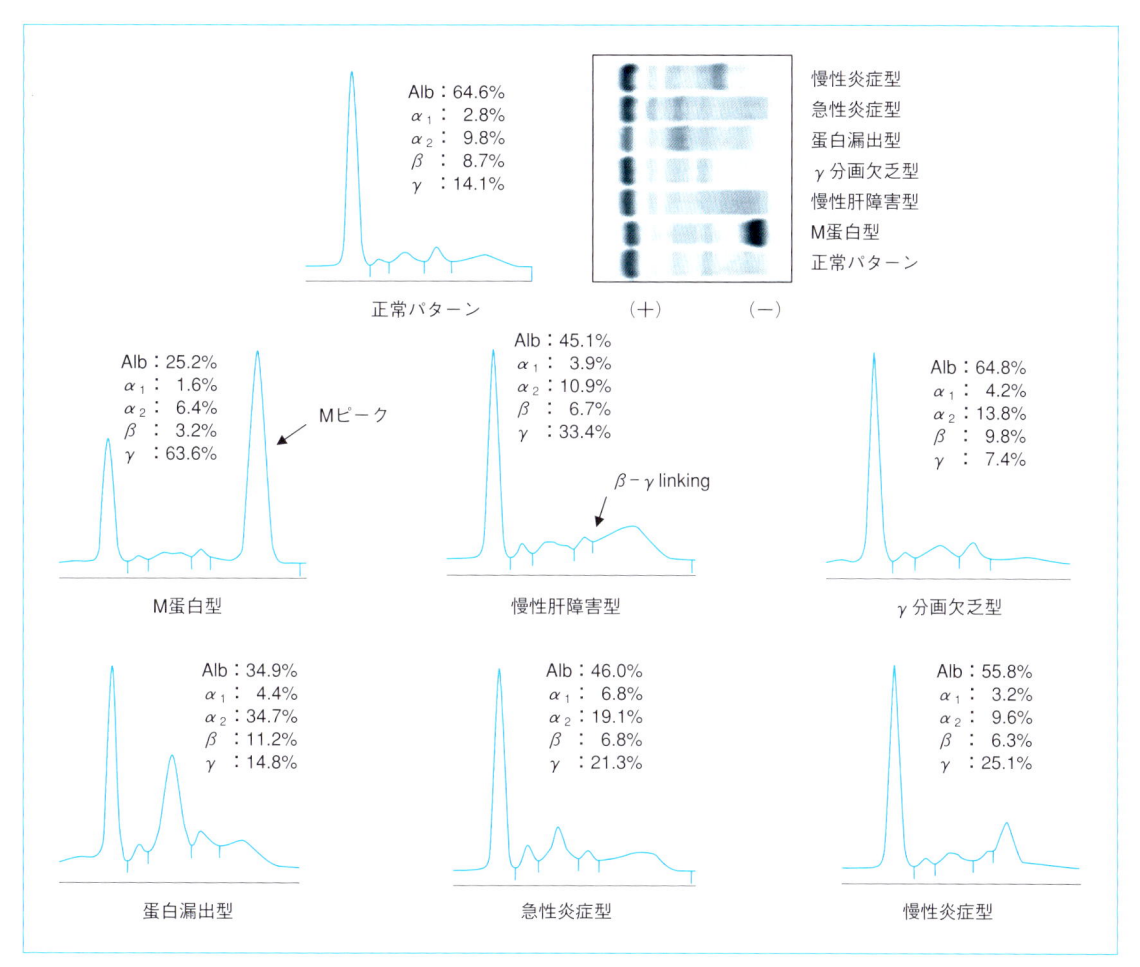

β-グロブミン分画
・トランスフェリン
・ヘモペキシン
・C3, C4
・βリポ蛋白
・フィブリノゲン

γ-グロブミン分画
・IgG, IgA, IgM
・CRP

図12 特徴ある血清蛋白泳動パターン

正常パターン
Alb : 64.6%
α₁ : 2.8%
α₂ : 9.8%
β : 8.7%
γ : 14.1%

M蛋白型
Alb : 25.2%
α₁ : 1.6%
α₂ : 6.4%
β : 3.2%
γ : 63.6%
Mピーク

慢性肝障害型
Alb : 45.1%
α₁ : 3.9%
α₂ : 10.9%
β : 6.7%
γ : 33.4%
β-γ linking

γ分画欠乏型
Alb : 64.8%
α₁ : 4.2%
α₂ : 13.8%
β : 9.8%
γ : 7.4%

蛋白漏出型
Alb : 34.9%
α₁ : 4.4%
α₂ : 34.7%
β : 11.2%
γ : 14.8%

急性炎症型
Alb : 46.0%
α₁ : 6.8%
α₂ : 19.1%
β : 6.8%
γ : 21.3%

慢性炎症型
Alb : 55.8%
α₁ : 3.2%
α₂ : 9.6%
β : 6.3%
γ : 25.1%

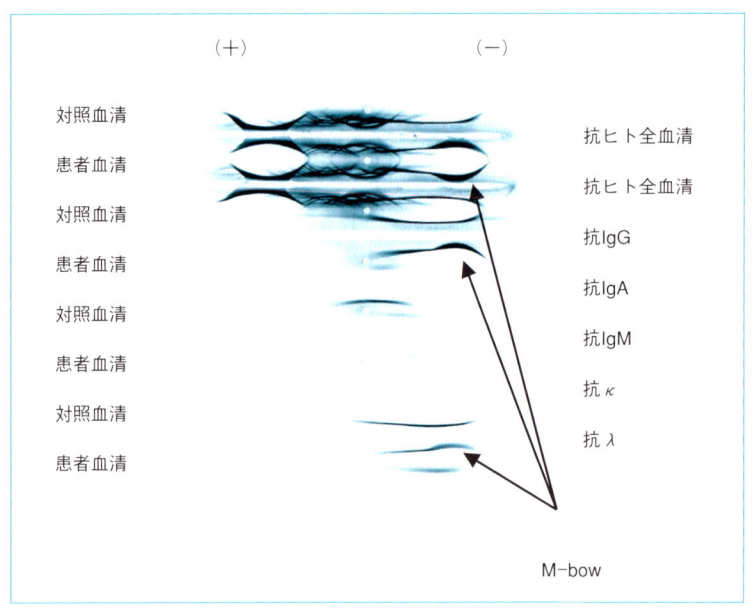

図 13 免疫電気泳動(IgG, λ型骨髄腫)

　M蛋白型は免疫グロブリンが単クローン性に増加し，蛋白電気泳動では免疫グロブリンが存在するβ-〜γ-グロブリン分画にスパイク状のピークとして観察される．骨髄腫，マクログロブリン血症，B細胞リンパ腫，良性M蛋白血症などで認められる．骨髄腫症例の免疫電気泳動では，異常蛋白の抗血清に対して単クローナルな増加M-bowが観察される(図13)．

5. 急性相反応蛋白(APP)

a. 生理学的意義

　急性相反応蛋白(acute phase protein；APP)とは，炎症および組織の破壊・変性よる刺激を受けたマクロファージ・間葉系細胞から，TNF(腫瘍壊死因子)-αやIL(インターロイキン)-1，IL-6などのサイトカインが分泌され，これらにより肝細胞から誘導される蛋白のことである．APPの個々の蛋白によりその変動は多少異なるが，炎症・破壊機転が発生してから6時間〜1日で上昇し始め，1〜3日でピークとなり，急激に減少して基準範囲に復する変動をする．炎症・壊死機転により迅速に上昇して，修復すると迅速に減少することから，リアルタイムの炎症マーカーとして重要視されている．

　このAPPに分類されるものには，$α_1$〜$α_2$-グロブリン分画に存在する$α_1$-酸性糖蛋白，$α_1$-アンチトリプシン，ハプトグロビン，β-グロブリン分画に存在する補体成分，フィブリノゲン，γ-グロブリン分画に存在するC反応性蛋白(CRP)，血清アミロイドA蛋白(SAA)がある．

b. 検査方法

1) 測定法

　多くのAPPは20〜200 mg/dLの微量であるため，免疫学的測定法で測定される．これは，APPの各蛋白に対する特異抗体を利用して，免疫反応で生じた抗原抗体複合体を比濁法あるいは比ろう法で検出する方法であり，免疫比濁法や免疫比ろう法と呼ばれている．CRPやSAAは10 mg/dL以下の極微量であるため，免疫比濁法・比ろう法より感度のよいラテックス凝集比濁法，酵素免疫測定法などにより測定される．

　これら免疫学的測定法を用いる際に重要なことは標準物質と免疫学的測定法への干渉物質である．APPの各蛋白については，国際標準物質が使

用可能な蛋白はそれを用いることで，施設間差もない互換性のある蛋白濃度となる．

2) 注意点

多くの APP は基準範囲上限の 2～4 倍の上昇であるが，CRP，SAA などは 10～100 倍以上の高値となることもある．このときには抗原（APP）過剰による地帯現象でかえって低値となることもあるので注意が必要である．また，APP の特異抗体と反応する異好抗体など，免疫反応に影響を与える物質に十分注意する必要がある．

c. 異常のメカニズムと臨床的意義

APP の多くはサイトカインの誘導により肝細胞で合成・分泌されるため，肝細胞障害（肝硬変，肝細胞癌）では増加の程度が小さいことがある．また，合成のための原料・材料が不足する低栄養・飢餓状態では大きな変動はなく，低分子蛋白の APP はネフローゼ症候群では尿中へ排泄されて低値となる．

一方，感染症や組織・細胞の変性・壊死では高値になる．また，個々の APP は特有な機能をもっているため，これらに関連した病態では増減する．

● α_1-酸性糖蛋白（α_1-AGP）

a. 生化学的特性および生理学的意義

α_1-酸性糖蛋白（α_1-acid glycoprotein；α_1-AGP）は，分子量 4 万～4 万 2000 で，半減期が 5～5.5 日の糖蛋白である．糖質を 40～42％含み，シアル酸残基が多く存在することで等電点は強酸性（pI = 2.7）である．主に肝細胞で合成されるが，ほとんどの臓器・組織細胞から産生分泌される．免疫グロブリンと類似性が強く，白血球遊走能，リンパ球の増殖抑制などの抗炎症作用を発揮する．また，薬剤（鎮痛薬，抗菌薬），コルチゾールなどの運搬蛋白であり，薬理作用を有する遊離型薬物と結合するなど，薬理作用に影響を与える場合もある．

APP の 1 つで，炎症や変性・壊死機序の発生 3～5 日に基準範囲上限の 3～4 倍に増加する．こ

表 11　血清 α_1-AGP が変動する病態

上昇する病態
1. 炎症，組織の変性・壊死：感染症（細菌性＞ウイルス性），急性心筋梗塞，膠原病，関節リウマチ，悪性腫瘍

低下する病態
1. 肝細胞障害，低栄養・飢餓，ネフローゼ症候群

の変動は CRP や SAA より遅く，しかも変動幅も小さく，鋭敏度では両者に劣る．

b. 基準範囲

40～100 mg/dL

c. サンプリングや検体保存に関する注意事項

❶ 新生児では低値であり，以後漸増し，1 歳程度で成人値となる．

d. 異常値のメカニズムと臨床的意義（表 11）

APP の 1 つで，炎症や組織の変性・壊死で上昇し，その活動性の指標となる．細菌感染症のほうがウイルス性より高値となる．ただし，鋭敏度は CRP より劣るため，単独で測定されることは少ない．肝細胞障害，低栄養・飢餓，ネフローゼ症候群で低下する．

● α_1-アンチトリプシン（α_1-AT）

a. 生化学的特性および生理学的意義

α_1-アンチトリプシン（α_1-antitrypsin；α_1-AT）は，分子量 5 万 2000～5 万 4000 で，糖含有量 12％，半減期 5～7 日の糖蛋白である．肝細胞で主に産生されるが，単球/マクロファージ，リンパ球でも産生される．トリプシンやプラスミンを含めたセリンプロテアーゼに対する阻害機能がある．APP の 1 つで，炎症機転により局所で増加するプロテアーゼを阻害し，炎症の進展を防ぐ機能をもっている．

b. 基準範囲

90～150 mg/dL

表 12　血清 α_1-AT が変動する病態

上昇する病態
1. 炎症，組織の変性・壊死：感染症(細菌性＞ウイルス性)，急性心筋梗塞，膠原病，関節リウマチ，悪性腫瘍
2. 妊娠，薬物(経口避妊薬，エストロゲン製剤)

低下する病態
1. 肝細胞障害，低栄養，ネフローゼ症候群
2. α_1-AT 欠乏症
3. 肺気腫，新生児呼吸窮迫症候群

c. サンプリングや検体保存に関する注意事項

❶ 白血球エラスターゼと複合体を形成すると測定値が見かけ上低値となるため，血清(血漿)の分離は迅速に行い，ただちに測定する．やむをえない場合には冷蔵保存する．
❷ 妊娠中では高値になる．
❸ アルコール摂取，薬剤(エストロゲン製剤やステロイドホルモン製剤)服用では高値となる．
❹ 血漿検体では血清検体の約 40% 程度低値となる．

d. 異常値のメカニズムと臨床的意義(表12)

APP の 1 つで，炎症や組織の変性・壊死で上昇し，その活動性の指標となる．細菌感染症のほうがウイルス性より高値となる．ただし，鋭敏度は CRP より劣るため，単独で測定されることは少ない．なお，妊娠や経口避妊薬服用でも高値となるが，これはエストロゲンが肝細胞での合成促進に働くためである．

遺伝性欠乏症が知られており，肺気腫，新生児呼吸窮迫症候群を発症しやすく，低下する病態が否定できる場合には家族調査を含めた検討が必要である．

● ハプトグロビン(Hp)

a. 生化学的特性および生理学的意義

ハプトグロビン(haptoglobin：Hp)は，分子量 10 万〜11 万 5000(Hp2-1，Hp2-2 では 3 量体や 4 量体もある)で，半減期 2〜4 日の糖蛋白である．2 個の α 鎖と β 鎖が S-S 結合した $\alpha2\beta2$ が基本構造である．α 鎖には α_1 とアミノ酸数が約 2 倍の $\alpha2$ 鎖があり，β 鎖は 1 種類のみである．表現型は Hp1-1$(\alpha_1\beta)$2，Hp2-1$(\alpha_1\beta)(\alpha_2\beta)$，Hp2-2$(\alpha_2\beta)$2 の 3 型があり，日本人はそれぞれ 3〜9%，30〜40%，50〜60% であり，血清濃度も異なる．

Hp は溶血により放出される遊離ヘモグロビンと結合して，これを網内系へ運搬して処理する役割をもつ．これはヘモグロビンに存在する鉄の喪失とヘモグロビンの組織障害(特に腎臓)を防ぐためである．

APP の 1 つで，主に肝臓で産生され，炎症や組織の破壊・壊死では上昇する．

b. 基準範囲

3 つの表現型があり，基準範囲も異なる．
❶ 1-1 型：40〜180 mg/dL
❷ 2-1 型：40〜180 mg/dL
❸ 2-2 型：15〜120 mg/dL

c. サンプリングや検体保存に関する注意事項

❶ 採血時の機械的溶血でヘモグロビンと結合して低値になるため，注意する．
❷ 男性ホルモン製剤，プロゲステロン製剤，副腎皮質ホルモンで増加し，エストロゲン製剤で低下する．このため，月経周期に注意する．
❸ 新生児では低値であり，生後 3〜12 か月で成人値となる．

d. 異常値のメカニズムと臨床的意義(表13)

APP の 1 つであるため，炎症や組織の変性・壊死などでは上昇する．分子量が大きいため，他の低分子 APP と異なり，ネフローゼ症候群では上昇する．溶血性疾患(溶血性貧血，夜間血色素尿症など)では遊離ヘモグロビンとの結合により低下し，溶血の指標として有用である．また，肝細胞障害では産生障害のために低下し，先天性欠乏症も存在する．

薬剤では，副腎皮質ステロイド製剤，男性ホルモン製剤で上昇し，エストロゲン製剤，経口避妊薬で低下する．

表13 血清Hpが変動する病態

上昇する病態
1. 炎症, 組織の変性・壊死：感染症, 膠原病, 悪性腫瘍
2. ネフローゼ症候群
3. 薬剤(副腎皮質ステロイド製剤, 男性ホルモン製剤)

低下する病態
1. 溶血性疾患(溶血性貧血, 巨赤芽球性貧血, 骨髄異形成症候群)
2. 肝細胞障害, 低栄養・飢餓
3. 先天性無(低)ハプトグロビン血症
4. 薬剤(エストロゲン製剤, 経口避妊薬)

表14 血清CRPが変動する病態

上昇する病態
1. 急性相反応蛋白：感染症(細菌性＞ウイルス性), 組織壊死(急性心筋梗塞), 膠原病・関節リウマチ, 悪性腫瘍
2. 高感度測定：血管障害・動脈硬化(特に冠動脈)

低下する病態
1. 生物学的製剤(抗炎症性サイトカイン)療法

● C反応性蛋白(CRP)

a. 生化学的特性および生理学的意義

CRP(C-reactive protein：CRP)は分子量約2万1000のサブユニットの5量体で, 分子量は約11万5000, 半減期は4～6時間の蛋白である. CRPはCa^{2+}存在下で, 肺炎球菌のC多糖体と沈降することからC-反応性蛋白と命名された.

APPの1つであり, 他のAPPと同様な機転で主に肝細胞で産生されて血中に出現する.

b. 検査方法

❶ 免疫学的測定法(ラテックス凝集免疫比濁法, ネフェロメトリ)で測定される. 従来は毛細管法(半定量法)も使用されていたが, 現在ではほとんど使用されていない.

❷ 本邦での使用状況(日本医師会精度管理調査)
・平成22年度　ラテックス免疫比濁法：96.4%, 免疫比濁法：1.2%, ドライケミストリ法：4.0%, ラテックス免疫比ろう法：0.1%.
・平成17年度　ラテックス免疫比濁法：88.4%, 免疫比濁法：7.6%.
・CRPの低値域での臨床的意義が明らかになり, 感度のよいラテックス免疫比濁法が広く用いられるようになった.

c. 基準範囲

0.1 mg/dL以下

d. サンプリングや検体保存に関する注意事項

❶ 加齢とともに上昇する傾向がある.
❷ 検査方法・試薬の種類によっては乳び血清, M蛋白, 自己抗体の影響を受けることもある.

e. 異常値のメカニズムと臨床的意義(表14)

1) 変動メカニズムと臨床的意義

CRPはAPPの代表蛋白であり, 他のAPPと同様な機序で血中濃度が変動する. また, 高感度測定によりlow grade inflammationの存在が明らかとなり, 血管障害・動脈硬化(特に冠動脈)のリスク因子として, 血清脂質などとは独立した危険因子として認識されている. すなわち, 動脈硬化は血管の慢性炎症であり, その活動性のために血中CRPが低濃度域で変動するのである.

生物学的製剤(抗炎症性サイトカイン)療法では, CRPが陰性化するが, これは炎症の治癒ではなく, 薬理作用によるものと考えるべきである.

2) APRスコア(acute phase reactant score)

3種類の急性相反応蛋白(CRP, α_1-酸性糖蛋白, ハプトグロビン)をスコア化して, 炎症の有無を判定する. CRPが最も鋭敏(素早く反応)であり, 他2者より半日程度早く変動する. 血清中の時間的変動が異なる3つの急性相反応蛋白を組み合せることで, 総合的に炎症の有無を判定するものである.

● セルロプラスミン(Cp)

a. 生化学的特性および生理学的意義

セルロプラスミン(ceruloplasmin：Cp)はα_2-グロブリン分画に存在する分子量約13万2000, 半

表15　血清Cpが変動する病態

上昇する病態
1. 急性相反応蛋白：感染症（細菌性＞ウイルス性），組織壊死（急性心筋梗塞），自己免疫性疾患（関節リウマチ），悪性腫瘍

低下する病態
1. 肝細胞障害，低栄養，吸収不良症候群
2. 先天性銅代謝異常症（Wilson病，Menkes病）

表16　SAAが変動する病態

上昇する病態
1. 感染症（細菌性＞ウイルス性），組織壊死（急性心筋梗塞），膠原病，悪性腫瘍
2. 動脈硬化のリスク〔CRPと同様にlow grade inflammation（10～50 μg/mL）の面性炎症，それによる動脈硬化でのリスク〕

減期4～7日の糖蛋白である．血清中の銅の95％がCpと結合して存在しており，銅の運搬蛋白である．また，鉄を2価から3価に酸化する反応に関与し，スーパーオキサイド作用をもっている．APPの1つであるが，その目的だけで測定されることは少ない．

b. 基準範囲

20～40 mg/dL

c. サンプリングや検体保存に関する注意事項

❶ 激しい運動やストレスで高値となる．
❷ 生下時は低値で，漸次増加して生後約1か月で成人値となる．
❸ 日内変動があり，朝方に高値で，夕方に低値である．これは血清銅濃度と同様であり，両者は平行して変動する．

d. 異常値のメカニズムと臨床的意義（表15）

APPの1つであり，炎症や組織の変性・壊死で他のAPPと同様な機序で変動する．

低値となるのは肝細胞障害や低栄養，吸収不良症候群である．また，先天的銅代謝異常であるWilson（ウィルソン）病やMenkes（メンケス）病では低下する．

● 血清アミロイドA蛋白（SAA）

a. 生化学的特性および生理学的意義

SAA（serum amyloid A protein）は，分子量約11万5000の蛋白で，血中では高比重リポ蛋白（HDL）に存在し，炎症活動性によってはアポA-Iに匹敵する割合を占める．APPの1つで，他のAPPと同様に炎症機転から主に肝細胞で合成され，炎症活動性を反映する．炎症機転が発生してから6～12時間で上昇し，1～2日後にピークとなる．

b. 検査方法

免疫学的測定法（ラテックス凝集免疫比濁法，ネフェロメトリ）により測定される．

c. 基準範囲

10 μg/mL以下

d. 異常値のメカニズムと臨床的意義（表16）

CRPと同様な機転で血中に上昇するが，CRPの上昇の態度が小さいウイルス性感染症，全身性エリテマトーデス（SLE），ステロイド薬投与ではSAAの方が鋭敏である．また，関節リウマチに合併するアミロイドーシスでは，SAAが沈着蛋白であるので，SAAの低値化が予防・治療となる．

● ヘモペキシン（Hx，もしくはHpx）

a. 生化学的特性および生理学的意義

ヘモペキシン（hemopexin；Hx，もしくはHpx）は分子量約5万7000の糖蛋白であり，APPの1つで，主に肝臓で合成される．赤血球が溶血したときに遊離するヘモグロビンのうち，ヘムのポルフィリン核に結合する．この結合能はアルブミンより強く，Hx-ヘム結合体は網内系で処理される．

b. 検査方法

免疫学的測定法（免疫比濁法，ネフェロメトリ）により測定される．

表17 血清Hxが変動する病態

上昇する病態
1. 炎症，組織の変性・壊死：感染症，悪性腫瘍，膠原病，炎症性疾患，外傷
2. 単クローン性増加：骨髄腫，良性M蛋白血症，原発性マクログロブリン血症，H鎖病（γ鎖病，α鎖病）

低下する病態
1. 溶血性機転：溶血性貧血，心臓弁膜置換術後，行軍症候群
2. 肝細胞障害，低栄養・飢餓
3. ネフローゼ症候群

c. 基準範囲

60～110 mg/dL

d. サンプリングや検体保存に関する注意事項

❶ 採血時の機械的溶血検体では消費されるため，低値となる．

e. 異常値のメカニズムと臨床的意義（表17）

溶血すると遊出するヘモグロビンにまずHpが結合するが，Hpでの処理が追いつかない場合にHxによるヘムの結合が生ずる．したがって，Hxの低下はHpの低下を伴っている．肝細胞障害では合成低下により低値となる．

APPの1つであり，炎症機転で上昇するが，この目的で測定されることは少ない．

6. 栄養評価蛋白

生体の栄養状態の生化学指標として，従来はアルブミンが用いられてきたが，最近，血中半減期の短い蛋白（rapid turnover protein；RTP）が直近あるいは現在の栄養状態を把握する〔栄養評価蛋白（nutrition assessment protein；NAP）〕指標として用いられている．これらには，レチノール結合蛋白，トランスサイレチン，トランスフェリンがある．

● レチノール結合蛋白（RBP）

a. 生化学的特性および生理学的意義

レチノール結合蛋白（retinol binding protein；

表18 血清RBPが変動する病態

上昇する病態
1. 過栄養性脂肪肝
2. 腎疾患・腎不全

低下する病態
1. 肝細胞障害（肝硬変，肝細胞癌），低栄養，吸収不良症候群
2. ビタミンA欠乏症
3. 炎症，組織の変性・壊死

RBP）は分子量約2万1000，半減期が約半日の糖蛋白であり，肝細胞で産生される．血中ではレチノール（ビタミンA）とトランスサイレチン（TTR）と複合体を形成する．末梢組織にレチノールを供給すると，TTRから解離し，腎糸球体で濾過された後，尿細管で再吸収されてプロテアーゼで異化される．肝細胞での合成には亜鉛が必要とされる．

b. 検査方法

免疫学的測定法（免疫比濁法，ネフェロメトリ）により測定される．

c. 基準範囲

2.2～7.4 mg/dL

d. サンプリングや検体保存に関する注意事項

❶ 乳児，小児は成人と比較して低値（10～20％）である．
❷ 男性は女性と比較して高値（10～20％）である．
❸ 個体間差が大きいため，評価前の測定値と比較する必要がある．

e. 異常値のメカニズムと臨床的意義（表18）

肝細胞で合成されるため，肝細胞障害（肝硬変，肝細胞癌）では低下し，低栄養では合成障害のため低下する．ビタミンA欠乏症ではRBPが分泌されずに低下する．また，負のAPPであり，炎症，組織の変性・壊死では低下する．

一方，低分子蛋白であり，糸球体濾過能が低下する腎障害では上昇し，栄養過多による脂肪肝では高値となる．

表19 血清TTRが変動する病態

上昇する病態
1. 腎不全，腎障害
2. 甲状腺機能亢進症
3. 急性肝炎

低下する病態
1. 低栄養（手術後，栄養摂取不足，吸収不良症候群）
2. 肝細胞障害（肝硬変，肝細胞癌）
3. 感染症，悪性腫瘍

表20 血清Tfが変動する病態

上昇する病態
1. 鉄欠乏状態（鉄欠乏性貧血，真性多血症，妊娠）

低下する病態
1. 急性相反応蛋白：感染症（細菌性＞ウイルス性），組織壊死（急性心筋梗塞），自己免疫性疾患（関節リウマチ），悪性腫瘍
2. 肝細胞障害，低栄養
3. 先天性無(低)トランスフェリン血症

● トランスサイレチン（TTR）

a. 生化学的特性および生理学的意義

TTR（transthyretin）は肝細胞で合成される分子量約5万5000，半減期1.5〜2.0日の蛋白である．電気泳動上はアルブミンより陽極側（プレアルブミン位）に泳動されるため，従来はプレアルブミン（prealbumin）と呼ばれていた．甲状腺ホルモン（サイロキシン：T_4）とレチノールの輸送に関与している．血中のT_4の10〜15％がTTRと結合している．TTRにはレチノール結合蛋白が結合し，この複合体にレチノールが結合している．

b. 検査方法

免疫学的測定法（免疫比濁法，ネフェロメトリ）により測定される．

c. 基準範囲

20〜40 mg/dL

d. サンプリングや検体保存に関する注意事項

❶ 乳児，小児では成人と比較して低値である（10〜20％）．
❷ 男性は女性と比較して高値である（10〜20％）
❸ 個体間差が大きいため，正確な評価を行うには評価前の測定値と比較する必要がある．

e. 異常値のメカニズムと臨床的意義（表19）

TTRは半減期が1.5〜2.0日と短いRTPであることから，直近の栄養状態を鋭敏に反映する．肝細胞で合成されるため，肝細胞障害（肝硬変，肝細胞癌），低栄養・飢餓では低下し，炎症，組織の変性・壊死時には低下する（負のAPP）．

一方，低分子蛋白のため，糸球体濾過能が低下する腎障害では排泄障害のために上昇し，甲状腺機能亢進症では組織の代謝亢進のために，急性肝炎の回復期でも一過性に高値となることがある．

● トランスフェリン（Tf）

a. 生化学的特性および生理学的意義

トランスフェリン（transferrin；Tf）は分子量約7万9600の糖蛋白であり，β-グロブリン分画に存在し，半減期は7〜10日である．鉄の輸送蛋白でTf1分子は2個のFe^{3+}と結合している．Tfの約1/3が鉄と結合しており，2/3はTfとして存在している．前者は血清鉄として，後者は不飽和鉄結合能（unsaturated iron binding capacity；UIBC）として測定される．

b. 基準範囲

200〜350 mg/dL

c. サンプリングや検体保存に関する注意事項

❶ 男女差があり，女性のほうが男性より高値で，妊娠中期〜後期で上昇する．
❷ 10歳前後をピークに，加齢とともに低下する．

d. 異常値のメカニズムと臨床的意義（表20）

血清Tfは鉄欠乏状態（鉄欠乏性貧血，真性多血症，妊娠）では，できるだけ鉄を集めようとして上昇する．肝臓で合成されるため，肝細胞障害（肝硬変，肝細胞癌）や低栄養では重症度に応じて低下し，血清アルブミン濃度とある程度相関する．先天的合成障害である無(低)トランスフェリン血症では低値となる．

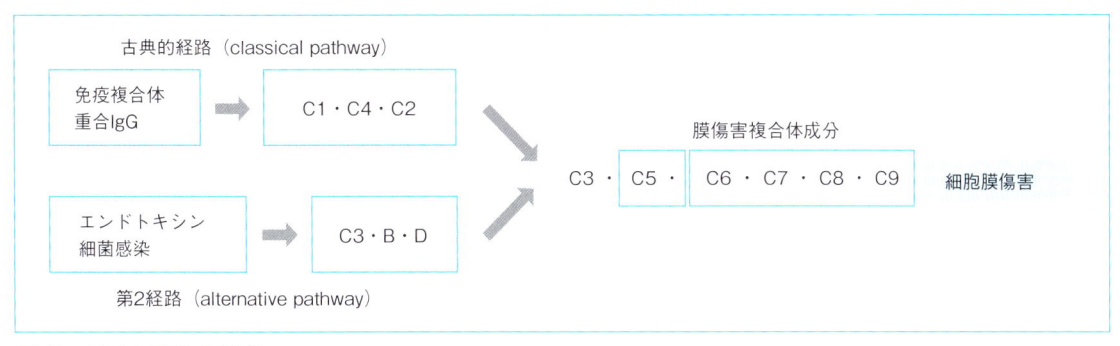

図14 補体の活性化経路

Tfは負のAPPの1つであり，炎症や組織の変性・壊死が発症した場合には，低下する．エストロゲン製剤投与時には肝臓での産生が亢進する．

7. 補体成分

補体は，さまざまな免疫反応や感染防御に関与する蛋白である．補体系は微生物あるいは微生物・抗体複合体によって活性化され，引き続いて誘導されるカスケード反応により，特定の役割をもった分子が産生され，最終的にC9が活性化されて溶解現象(溶血，溶菌)を引き起こす(図14)．補体成分には，第1～第9成分があり，臨床検査で測定されるのは血中濃度が高いC3とC4であり，補体系を総合的に評価できるCH50が検査される．本項では，蛋白成分として定量されるC3とC4について概説する．詳細は「免疫血清学」の成書を参照されたい．

● 補体第3成分

a. 生化学的特性および生理学的意義

補体第3成分(C3)は，補体系での古典的経路，第2経路ならびにレクチン経路の合流点(いずれの系でもC3を経由する)であり，補体系の中心となる成分である．分子量は18万5000～19万の糖蛋白であり，肝細胞で合成される．電気泳動上は，新鮮血清ではβ_1C位に移動するが，活性化するとβ_1A位に移動するため，β_1C/β_1Aグロブリンと呼ばれる．APPの1つである．

表21 血清C3, C4が変動する病態

上昇する病態
1. 感染症，炎症，悪性腫瘍(臨床的意義は少ない)

低下する病態
1. 肝細胞障害(肝硬変，肝細胞癌)
2. 免疫機序の疾患(SLE, 関節リウマチ，血清病，膜性増殖性糸球体腎炎，急性糸球体腎炎)
3. C3欠損症，C4欠損症

b. 検査方法

免疫学的測定法(ネフェロメトリ，ELISA)により測定される．

c. 基準範囲

80～160 mg/dL

d. サンプリングや検体保存に関する注意事項

❶ 幼児や高齢者は成人と比較して低値である．
❷ 血清分離後低温で長時間保存すると試験管内で活性化され，CH_{50}が低下するが，C3成分は変化しない．Cold activationと呼ばれる．

e. 異常値のメカニズムと臨床的意義 (表21)

肝細胞で合成されるため肝細胞障害(肝硬変，肝細胞癌)では低下し，免疫学的機序の病態(SLE, 関節リウマチ，血清病，膜性増殖性糸球体腎炎，急性糸球体腎炎)では消費されるために低下し，欠損症もある．

一方，APPの1つであるので感染症や炎症，悪性腫瘍では上昇するが，CRPに比べて鋭敏性で劣るため，臨床的意義は小さい．

補体第4成分

a. 生化学的特性および生理学的意義

補体第4成分(C4)は，分子量約21万の糖蛋白であり，電気泳動上 β_1 グロブリン分画に存在するため，β_1E グロブリンとも呼ばれる．古典的経路の初期反応で活性化し，生じる C4b が細胞膜に結合し，C2a を結合して C3 転移酵素を形成する．これも APP の1つである．

b. 検査方法

免疫学的測定法(ネフェロメトリ，ELISA，免疫溶血活性)により測定される．

c. 基準範囲

20〜45 mg/dL

d. サンプリングや検体保存に関する注意事項

第3成分に同じ．

e. 異常値のメカニズムと臨床的意義 (表21)

肝細胞で合成されるため，肝細胞障害(肝硬変，肝細胞癌)では低下し，免疫学的機序による疾患(SLE，血管炎)では消費されるために低下する．また，先天的欠損症もある．

APP であるため，炎症や組織の変性・壊死で上昇するが，臨床的意義は小さい．

8. 免疫グロブリン

免疫グロブリンは，抗体活性を持つ蛋白であり，抗原の刺激によりBリンパ球・形質細胞で産生される．

a. 生化学的特性および生理学的意義

免疫グロブリン(immunoglobulin)には IgG，IgA，IgM，免疫グロブリン D (IgD) および免疫グロブリン E (IgE) の5つが存在しており，基本構造は H (heavy)鎖と L (light)鎖の2種類のポリペプチド鎖が S-S 結合して分子を構成している(図15)．免疫グロブリンの特徴を表22に要約したが，

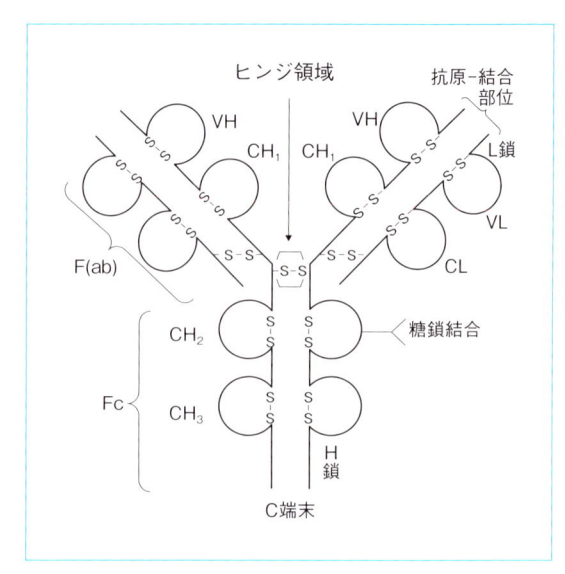

図15 免疫グロブリンの基本構造

詳細は「免疫血清学」の成書を参考にされたい．

b. 検査方法

1) 測定法

IgG，IgA，IgM は高濃度であり，従来は SRID (単純放射状免疫拡散)法で測定されていたが，最近では免疫比濁法，免疫比ろう法により測定される．IgD，IgE は極低濃度であるため，イムノアッセイ法(EIA，CLIA)，ラテックス凝集免疫比濁法で検査される．

2) 本邦での使用状況(日本医師会精度管理調査)

- 平成22年度 免疫比濁法：91.9%，ラテックス免疫比濁法：2.5%，免疫比ろう法：5.6%
- 平成17年度 免疫比濁法：76.4%，ラテックス免疫比濁法：9.6%，ラテックス免疫比ろう法：0.8%，免疫比ろう法：13.2%

c. 基準範囲

IgG ：850〜1,700 mg/dL
IgA ：100〜400 mg/dL
IgM ：35〜220 mg/dL
IgD ：15 mg/dL 以下
IgE ：10〜100 μg/dL (250 IU/mL 以下)

D 血清蛋白の各論

表 22　免疫グロブリンの主な性状と特徴

	IgG	IgA	IgM	IgD	IgE
分子量	14万6000	16万	97万	18万4000	18万8000
H鎖	γ	α	μ	δ	ε
L鎖	κ, λ	κ, λ	κ, λ	κ, λ	κ, λ
半減期	19〜24日	6日	5日	2〜3日	2〜4日
補体結合能	＋	－	3＋	－	－
糖質の含量(％)	4	10	15	18	18
胎盤通過性	＋	－	－	－	－
特徴	・抗毒素活性 ・4つのサブクラス	・分泌型抗体 ・初乳中に存在 ・多量体で存在 ・2つのサブクラス	・免疫初期の抗体 ・ABO血液型抗体		・アレルギーに関与 ・肥満細胞・好塩基球表面に存在

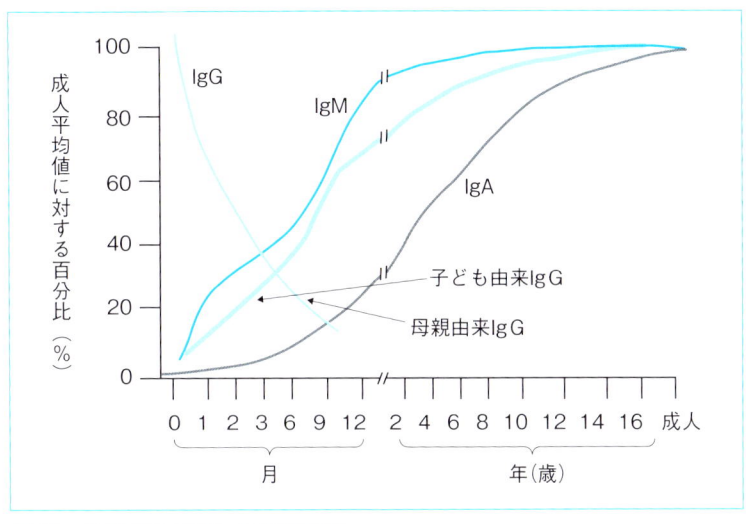

図16　免疫グロブリンの年齢変動

d. サンプリングや検体保存に関する注意事項

❶ 年齢的な変動が大きく，特徴的な変動をする（図16）．

e. 異常値のメカニズムと臨床的意義（表23）

免疫グロブリンはリンパ球（Bリンパ球）とそれから分化した形質細胞で産生される．このため，形質細胞が腫瘍化した骨髄腫，マクログロブリン血症などでは単クローン性に上昇し，慢性感染症や膠原病などでは多クローン性に上昇する．

免疫グロブリンが産生されない無γ-グロブリン血症や免疫不全症では低下し，骨髄腫でも単クローン性に上昇する免疫グロブリン以外の免疫グロブリンは骨髄で産生が抑制され低下する．

表23　血清免疫グロブリンが変動する病態

上昇する病態
1. 単クローン性増加：骨髄腫，良性M蛋白血症，原発性マクログロブリン血症，H鎖病（γ鎖病，α鎖病）
2. 多クローン性増加
   ・IgG，IgA，IgM：慢性感染症，膠原病（SLE，関節リウマチ），肝硬変
   ・IgE：アレルギー疾患，寄生虫

低下する病態
1. 無γ-グロブリン血症（Bruton型，選択的免疫グロブリン欠損症）
2. 重症免疫不全症
3. 骨髄腫（当該の免疫グロブリン以外の免疫グロブリン）
4. ネフローゼ症候群，蛋白漏出性胃腸症

表24 血清 α_2-M が変動する病態

上昇する病態
1. ネフローゼ症候群
2. 慢性炎症性疾患
3. 高エストロゲン血症

低下する病態
1. 線溶亢進（DIC，血栓溶解療法時）
2. 慢性肝細胞障害
3. 前立腺癌（骨転移のある症例），急性膵炎

表25 血清 β_2-m が変動する病態

上昇する病態
1. 排泄・異化障害：腎障害（特に尿細管障害），肝細胞障害
2. 産生亢進：悪性腫瘍，自己免疫疾患，血球貪食症候群

9. その他の血清蛋白

急性相反応蛋白，栄養評価蛋白，補体・免疫グロブリンに分類されない血清蛋白がある．

● α_2-マクログロブリン（α_2-M）

a. 生化学的特性および生理学的意義

α_2-マクログロブリン（α_2-macroglobulin；α_2-M）は，α_2-分画に存在する分子量72万〜82万，糖含有量6〜9％，半減期約10日の糖蛋白である．肝臓，網内系組織，骨格筋，単球/マクロファージなどで産生される．CRP などの APP と異なり，重症化や慢性化したときに上昇しやすい．トロンビン，プラスミン，プラスミノゲンアクチベータ，カリクレインなど主に凝固線溶に関与するプロテアーゼに結合し，その活性を阻害する機能をもつ．

b. 基準範囲

男女差が認められる．
男性：100〜200 mg/dL，
女性：130〜250 mg/dL

c. サンプリングや検体保存に関する注意事項

❶ 男女差があり，女性のほうが男性より高値である．
❷ 妊娠により高値となる．
❸ 採血の体位により変動し，臥位では立位（座位）より20〜30％低値である．

d. 異常値のメカニズムと臨床的意義（表24）

α_2-M は分子量が大きいため，ネフローゼ症候群などでは尿中に排泄されにくく，血中濃度は上昇し，ネフローゼ症候群での α_2-分画の上昇に関与している．凝固線溶系が亢進した状態〔播種性血管内凝固（DIC），血栓溶解療法時〕では関与する凝固線溶系プロテアーゼと結合して活性を阻害するために低下する．肝細胞障害では産生低下により，前立腺癌の骨転移では癌細胞関連プロテアーゼと結合するため低値となる．そして，急性膵炎では膵臓からのプロテアーゼ活性を阻害するために低値となる．

● β_2-ミクログロブリン（β_2-m）

a. 生化学的特性および生理学的意義

β_2-ミクログロブリン（β_2-microglobulin；β_2-m）は，分子量約1万2000の低分子蛋白であり，HLA（ヒト白血球抗原；human leukocyte antigen）のクラスⅠ分子の軽鎖である．β_2-m は腎糸球体を通過し，尿細管でほとんどが再吸収され，異化される．血中半減期は約2時間である．

b. 検査方法

免疫学的測定法（ラテックス凝集比濁法，ネフェロメトリ）により測定される．

c. 基準範囲

血清：0.8〜2.0 mg/L，
尿：200 μg/L 以下

d. サンプリングや検体保存に関する注意事項

❶ 尿中 β_2-m は pH が5.5以下の酸性尿では変性しやすい．このため，酸性尿では中性に補正する必要がある．

e. 異常値のメカニズムと臨床的意義（表25）

β_2-m は，腎臓からの排泄が異化経路の大部分

を占めるため，腎機能低下では他の低分子蛋白と比較して顕著な変動をきたし，血中濃度が著明に上昇するとともに，尿中への排泄量も増加する．また，すべての有核細胞に存在する HLA のクラス I の軽鎖であるため，これらの turn over が亢進する病態（悪性腫瘍，血球貪食症候群）では増加する．

E 実習

1. 総蛋白定量

方法：ビウレット（biuret）法

a. 測定原理

蛋白質を強アルカリ性下で変性させて露出したペプチド結合が銅イオン（Cu^{2+}）と紫紅色のキレート化合物（錯塩）を形成するので，これを 545 nm で比色定量する．この反応はトリペプチド以上のポリペプチドに反応し，遊離アミノ酸やジペプチドには反応しない．

b. 試薬および器具

❶ 試料（血清）
❷ 標準液〔アルブミン標準原液（7 g/dL）〕：ウシまたはヒト血清アルブミン 0.7 g を秤量してメスフラスコにとり，5 mg のアジ化ナトリウムを加え，精製水を加えて 10 mL にする．冷蔵保存する．
❸ ビウレット試薬（6.0 mmol/L 硫酸銅，21.3 mmol/L 酒石酸カリウムナトリウム，0.75 mol/L 水酸化ナトリウム，6.0 mmol/L ヨウ化カリウム）：硫酸銅 1.5 g をおよそ 500 mL の精製水に完全に溶解し，次いで酒石酸カリウムナトリウム 6.0 g を加える．水酸化ナトリウム 30 g を混和しながら少しずつ添加し，さらにヨウ化カリウム 1.0 g を加えて溶解させ，精製水を加えて 1,000 mL とする．褐色ビンに保存し，室温で 3 か月以上安定である．

c. 操作

❶ 試験管に精製水，標準液，試料（血清）をそれぞれ 20 μL とり，これにビウレット試薬 4.0 mL を加えてよく混和する．
❷ 室温で 30 分間反応させる．
❸ 精製水を対照として 545 nm で吸光度を測定して，標準曲線から試料濃度を求める．

d. 注意

❶ 水酸化第二銅の沈殿を防ぐために酒石酸カリウムナトリウムを，Cu^{2+} が Cu^+ に還元されるのを防ぐためにヨウ化カリウムを添加している．
❷ 試料とビウレット試薬の混和が激しく打ちつけるようにするとバラツキが少ない．ボルテックスミキサーがあれば使用するとよい．
❸ 呈色反応は，30 分以降はほぼ安定で，3 時間でも安定である．

2. アルブミン定量

方法：ブロモクレゾールグリーン（bromcresol green：BCG）法

a. 測定原理

BCG は pH 指示薬であるが，pH4.2 の緩衝液中でプラスに荷電したアルブミンのアミノ酸側鎖が解離した BCG のマイナスイオンと結合して，黄色から青緑色に変化する（pH 指示薬の蛋白誤差）ことが測定原理である．

b. 試薬および器具

❶ 試料（血清）
❷ 標準液〔アルブミン標準原液（5.0 g/dL）〕：ヒト血清アルブミン 500 mg を秤量し，生理食塩水で溶解して 10 mL として冷蔵保存する．また，市販のヒト結晶アルブミンは数％の水を含有しているため，水分量を補正する必要がある．そのため，市販のヒトアルブミン標準液や標準血清を使用してもよい．また，調製したこの標準液を生理食塩水で正確に 2 倍に希釈し

て，5.0 g/dL と 2.5 g/dL の標準液とする．
❸ クエン酸-クエン酸ナトリウム緩衝液（200 mmol/L，pH 4.2）：クエン酸ナトリウム溶液 500 mL とクエン酸溶液 600 mL を混合しつつ，pH を 4.2 に調整する．
・クエン酸ナトリウム溶液（200 mmol/L）：クエン酸ナトリウム 58.8 g を精製水に溶解して 1,000 mL とする．
・クエン酸溶液（200 mmol/L）：クエン酸 42 g を精製水に溶解して 1,000 mL とする．
❹ BCG 原液：ブロモクレゾールグリーン（BCG）0.7 g を 0.1 mol/L 水酸化ナトリウム溶液 10〜20 mL に溶解し，精製水で 100 mL とする．一昼夜保存後，濾過して褐色ビンに保存する．
❺ Brij 35 水溶液（10％）：非イオン界面活性剤 Brij 35 を 10 g 秤量し，精製水を加えて，60℃前後の温浴中で加温溶解し，冷却後 100 mL とする．
❻ 発色試薬：試薬❸を 1,000 mL，試薬❹を 30 mL，試薬❺を 24 mL とり，精製水で 2,000 mL とする．褐色ビンに保存し，冷蔵保存で 1 か月以上安定である．

c．操作
❶ 試験管に精製水，標準液，試料（血清）をそれぞれ 20 μL とり，これに発色試薬 6.0 mL を加えてよく混和する．
❷ 室温で 15 分間反応させる．
❸ 試薬盲検（精製水）を対照として 630 nm で吸光度を測定して，標準曲線から試料濃度を求める．

第8章
生体エネルギー

学習のポイント

❶ 高エネルギーリン酸結合：高エネルギーリン酸結合化合物であるアデノシン 5'-三リン酸（ATP）はリン酸が3つ結合した構造である．隣接するリン酸の酸素原子は陰イオンに荷電し，お互いに反発する構造になっているため，強い結合力を持っており，このリン酸が水解されて離れるときには大きなエネルギーが発生することになる．

本章を理解するためのキーワード

❶ 自由エネルギー

化学においては Helmholtz 自由エネルギーと，Gibbs の自由エネルギーとがあり，一定温度，一定圧下での反応系では Gibbs の自由エネルギー G が適用される．化学反応における自由エネルギー G の変化が負であれば化学反応は自発的に起こる．ATP の標準自由エネルギーは －7.3 kcal/mol であり，負の値であるため，ATP から他の化合物へのリン酸転移は自発的に進むことになる．この Gibbs エネルギーが極小の一定値となることは反応系が平衡状態にあることを指す．

表1 主な高エネルギー化合物の自由エネルギー

化合物	ΔG⁰ kJ/mol	ΔG⁰ kcal/mol
ホスホエノールピルビン酸	－61.9	－14.8
カルバモイルリン酸	－51.4	－12.3
1,3-ビスホスホグリセリン酸	－49.3	－11.8
クレアチンリン酸	－43.1	－10.3
ATP	－30.5	－7.3
ADP	－27.6	－6.6
ピロリン酸	－19.2	－4.6
グルコース-1-リン酸	－20.9	－5.0
フルクトース-6-リン酸	－15.9	－3.8
AMP	－14.2	－3.4
グルコース-6-リン酸	－13.8	－3.3
グリセロール-3-リン酸	－9.2	－2.2

A 高エネルギー化合物

　生体内では種々の代謝を維持するためにエネルギーを必要とする．エネルギー代謝では高エネルギー化合物を利用することで生体内の細胞活動を維持し，これらのエネルギー源としては体内に蓄えられたグリコーゲンや脂肪が利用される．生化学や栄養学の分野での高エネルギーとは，アデノシン 5'-三リン酸（ATP）の加水分解によって生じる自由エネルギー以上の変化があるものを指す．これら高エネルギー化合物が関与する代謝には，糖質代謝の解糖系として嫌気的解糖系と好気的解糖系，脂質代謝としてのβ酸化，これらの代謝に続くクエン酸回路がある．

　代表的な高エネルギー化合物は，リン酸を含む化合物が多く，解糖系では ATP やホスホエノールピルビン酸（PEP），1,3-ビスホスホグリセリン酸，脂質代謝やクエン酸回路ではアセチルコエンザイム A（アセチル CoA），骨格筋のエネルギー貯蔵物質としてのクレアチンリン酸などがある．

　表1に主な高エネルギー化合物の自由エネルギーを示した．

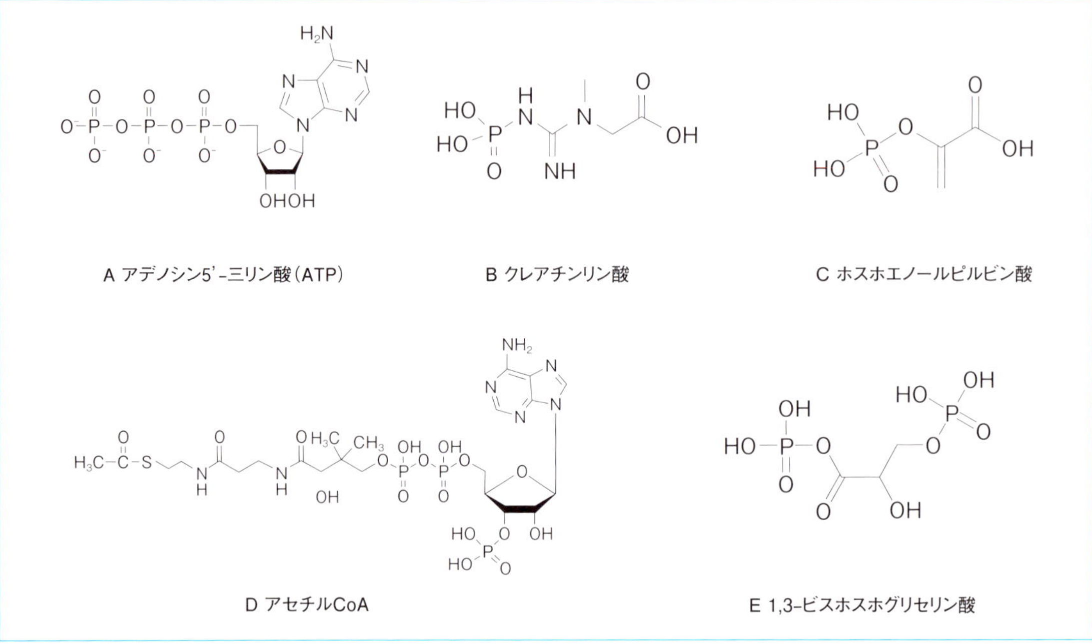

図1 高エネルギー化合物

A アデノシン5'-三リン酸(ATP)　B クレアチンリン酸　C ホスホエノールピルビン酸
D アセチルCoA　E 1,3-ビスホスホグリセリン酸

1. 種類と役割

主な5種類の高エネルギー化合物を図1に示した．

a. アデノシン 5'-三リン酸(ATP)

ATPは図1Aの構造をもち，アデニンにリボースがN-グリコシド結合したアデノシンにリン酸が3つ結合した化合物である．2つリン酸が結合したものが，アデノシン5'-二リン酸(ADP)，1つ結合したものがアデノシン5'-一リン酸(AMP)である．

リン酸が2つ結合したピロリン酸を加水分解したときの自由エネルギーは-3kcal/mol程度であるが，ATPに結合したリン酸の加水分解では-7.3kcal/molと非常に大きい．ATPの標準自由エネルギーは-7.3kcal/molと負の値であるため，ATPから他の化合物へのリン酸転移は自発的に進む．細胞内ではADPよりもATPの濃度のほうが10倍程度高く，ATPの加水分解により実際に放出される自由エネルギー変化(ΔG)は-10〜-11 kcal/molと非常に大きい．

ATP + H_2O → ADP + H_3PO_4
　自由エネルギー変化 ΔG = -7.3 kcal/mol
ATP + H_2O → AMP + ピロリン酸
　自由エネルギー変化 ΔG = -10.9 kcal/mol

ATPは解糖系ではグルコースのリン酸化，筋収縮におけるアクチンとATPの結合，そして加水分解，またミオシンのATPase活性によるATP加水分解，Na^+/K^+ ATPaseによるナトリウムポンプとしてのエネルギーとして，さらにクエン酸回路で利用されている(5章図5参照➡p.91)．

グルコース-6-リン酸デヒドロゲナーゼは細胞内のNADPH濃度を維持して還元エネルギーを細胞内に供給するペントースリン酸経路の細胞質内に存在する酵素である．この酵素は図2(1)の反応でATPを利用している．

b. クレアチンリン酸

図1Bに示す構造をもち，クレアチンのNH_2基にリン酸が結合した化合物である．生体内では高エネルギーリン酸結合の貯蔵庫としての生理的意義がある．クレアチンリン酸は骨格筋などに存在

(1) D-グルコース-6-リン酸＋NADP$^+$ →(グルコース-6-リン酸デヒドロゲナーゼ)→ D-グルコノ-1,5-ラクトン-6-リン酸＋NADPH＋H$^+$

(2) クレアチン＋ATP ⇌(pH9.0, クレアチンキナーゼ / pH7.4) クレアチンリン酸＋ADP

(3) 2-ホスホグリセリン酸 ⇌(エノラーゼ) ホスホエノールピルビン酸＋ADP ⇌(ピルビン酸キナーゼ) ピルビン酸＋ATP

(4) ピルビン酸＋補酵素A＋NAD$^+$ →(ピルビン酸デヒドロゲナーゼ複合体)→ アセチルCoA＋NADH＋CO$_2$

(5) 1,3-ビスホスホグリセリン酸＋ADP →(ホスホグリセリン酸キナーゼ)→ 3-ホスホグリセリン酸＋ATP

図2 高エネルギー化合物の反応

するクレアチンキナーゼによりATPとクレアチンから合成される（9章図5参照➡p.188）．筋肉細胞や神経細胞のなかでは通常，ATP濃度が高いため，クレアチンリン酸の合成が亢進して高エネルギー化合物として細胞内に貯蔵される．その貯蔵量は細胞内のATP濃度の4〜6倍あり，エネルギー消費に利用される．筋収縮のエネルギー源はグリコーゲンとクレアチンリン酸から供給され，嫌気的条件では素早くATPが提供される．

クレアチンキナーゼの酵素反応を図2(2)に示した．

c. ホスホエノールピルビン酸（PEP）

PEPは図1Cに示す構造でピルビン酸にリン酸が結合している．PEPは2-ホスホグリセリン酸にエノラーゼが作用して生成され，さらにピルビン酸キナーゼによりピルビン酸となる〔図2(3)〕（5章図5参照➡p.91）．

PEPはグルコースから始まる解糖系の最終的な最終代謝産物であるピルビン酸の前の中間代謝産物で，PEPからピルビン酸へ変換されるときに1モルのATPを産生する高エネルギー化合物である．

d. アセチルコエンザイムA（アセチルCoA）

アセチルCoAは図1Dに示すようにパントテン酸とアデニン5'-二リン酸，および2-チオキシエタンアミンから構成されている．補酵素A（コエンザイムA，CoA）末端のSH基にアシル基が結合した化合物がアセチルCoAである．補酵素Aの末端にあるSH基にアシル基がチオエステル結合することで，クエン酸回路やβ酸化の高エネルギー代謝に関わる〔図2(4)〕（5章図7参照➡p.92）．

アセチルCoAはオキサロ酢酸からクエン酸への変換に関与し，生成したクエン酸はクエン酸回路へ，またアセチルCoAはATPとCO$_2$を利用してマロニルCoAを生成し，脂肪酸の合成に関与する．その他，アセチルコリンなど多くの化合物のアセチル化にも関与する．

e. 1,3-ビスホスホグリセリン酸

1,3-ビスホスホグリセリン酸は図1Eに示す構造で，グリセリン酸に1分子のリン酸が結合し，高エネルギー結合を形成する．解糖系でグルコース1分子から1,3-ビスホスホグリセリン酸が2分子生成するため，解糖系で生成されるATP10分子のうち2分子を作り出している〔図2(5)〕．

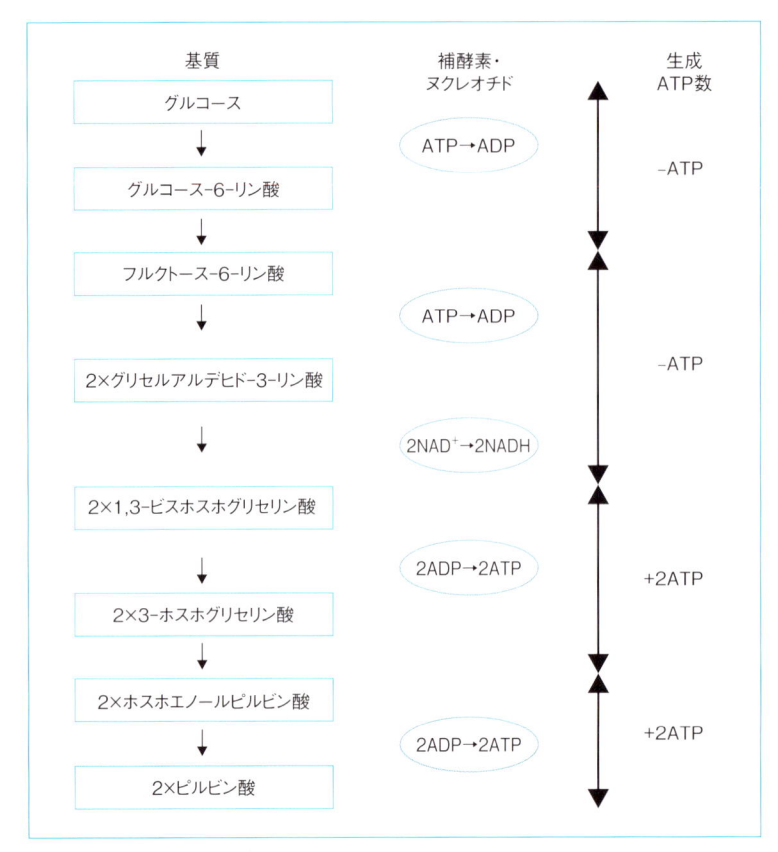

図3 嫌気系解糖系における代謝とATP生成

B 代謝とATP生成

生体内の代謝とATP生成には，主な系として糖質代謝の嫌気的解糖系と好気的解糖系，脂質代謝としてのβ酸化，これらの代謝に続くクエン酸回路がある．

1. 解糖系

解糖系には酸素が不足しているときに行われる嫌気的解糖系と酸素の供給がある好気的解糖系に大別される．

a. 嫌気的解糖系
グルコース1分子から代謝され，ピルビン酸2分子が生成される間にATPは最終的に2分子生成される（図3）．

b. 好気的解糖系
好気的解糖系では解糖系で生成したピルビン酸はミトコンドリアのTCA回路を経て，呼吸鎖に回ることで，最終的に二酸化炭素と水に完全代謝される．筋肉内では最終的に36分子のATPが生成される．また肝臓，腎臓，心臓では38分子のATPが生産される．

2. 脂質代謝におけるβ酸化

β酸化は脂肪酸を酸化して脂肪酸と補酵素Aのチオエステルである脂肪酸アシルCoAを生成する代謝経路である．脂肪酸アシルCoAのβ位炭素が酸化されるが，過程において4つの反応を繰り返してアセチルCoAが1分子生成され，最終代謝産物もアセチルCoAとなる．

パルミトイルCoAから下記の反応により8分子のアセチルCoAが生成される．

パルミトイル CoA + 7CoA + 7FAD + 7NAD$^+$ + 7H$_2$O ⟶ 8 アセチル CoA + 7FADH$_2$ + 7NADH + 7H$^+$

β酸化によりアセチル CoA と NADH, FADH$_2$ が生成され, 1分子のパルミチン酸(C16)が, クエン酸回路, 電子伝達系と酸化的リン酸化を経て完全酸化されることにより, 130分子の ATP が合成される.

参考文献
1) 萩原文二, ほか：生体とエネルギー. 講談社, 1978
   ※生体におけるエネルギー変換の概念, 生体エネルギー論の熱力学的な基礎, 発酵と呼吸, 光合成におけるエネルギー系について, 特に生体とエネルギーの有機的な関連性が解説されている. 解糖系, TCA サイクル, 脂肪酸やアミノ酸の酸化, 電子伝達系についてエネルギー的観点から記述されており, 生体の代謝経路の知識だけではなく生体エネルギーについても詳細に理解できる.

第9章 非蛋白性窒素

学習のポイント

❶ 尿素の測定では尿素窒素量として検査結果を報告する．これは最初に尿素を定量した方法が最終的にアンモニア窒素として定量していたことに起因する．尿素窒素量を尿素量に変換するには，尿素分子内に2つの窒素原子があり，尿素分子量60を窒素2分子の28で除すと2.14となることから，尿素窒素量に2.14を乗じて求めることができる．

❷ クレアチニンはクレアチンの終末代謝産物であり，筋肉中の高エネルギー化合物であるクレアチンリン酸からクレアチン，そしてクレアチニンとして代謝されることから，筋肉量によって血液中濃度に影響を与える．このため，その濃度は筋肉量が多い男性が高く，性差のある検査である．しかし，クレアチンは逆に女性が男性よりも高い．

❸ アンモニアの検査値も尿素窒素濃度と同様にアンモニア窒素量として報告される．NH_3のN量として表すのでアンモニア窒素量からアンモニア量に変換するためには17/14＝1.21となり，1.21を乗じる．

❹ 尿酸は核酸のプリン塩基の最終代謝産物であり，分子内に4つのN-Hを含むため強力な還元力をもち，生体内の抗酸化物質として作用している．その構造から難溶性で，血清の溶解度は約7 mg/dLであるため，高尿酸血症により尿酸が組織中で針状の結晶をつくり，痛風を発症して強烈な痛みを発生する．血清尿酸量は組織の核酸量に左右されるため，体重の重い男性で血清値が高い．

本章を理解するためのキーワード

❶ 蛋白の最終代謝産物

非蛋白性窒素である尿素，クレアチニンは蛋白の最終代謝産物として腎臓から尿中に排泄される．このため，腎臓の糸球体濾過能により血液中の濃度は影響を受ける．したがって血清中の尿素量とクレアチニン量はほぼ比例して変動するが，尿素は高蛋白摂取，外傷，消化管出血などの組織異化亢進により上昇し，一方，重症肝障害や低蛋白摂取では低下するため，病態により尿素量とクレアチニン量の比例性が変化することもある．腎炎や糖尿病性腎症，腎不全では血清中の尿素，クレアチニンの排泄が停滞して，血液中の濃度が上昇して尿毒症が発症する．

❷ 腎機能検査とクレアチニン値

腎機能検査として糸球体濾過値（glomerular filtration rate；GFR）を調べるために24時間クレアチニンクリアランスが利用される．この検査では血清クレアチニン値，尿クレアチニン値，尿量，体表面積（体重と身長から計算）が必要となるため，容易ではない．2002年に慢性腎臓病（chronic kidney disease；CKD）の臨床分類法として簡便なGFR推定式（eGFR）が提案された．日本人のeGFR計算式は下記の式を用いる．

eGFR（mL/分/1.73 m^2）＝
194×血清クレアチニン値$^{-1.094}$×年齢$^{-0.287}$
（女性はこの式に0.739を掛ける）

❸ 尿素酵素的測定法

生体成分の酵素的測定法では終点分析法（end point assay）が利用される．尿素窒素の酵素的測定法では尿素にウレアーゼを作用させると2分子のアンモニアが生成する．その最終検出として用いるグルタミン酸脱水素酵素ではアンモニア量に

応じて NADPH の減少量を測定するため，分光光度計の測定可能な吸光度 2.0 以上は添加できない．この制限から終点分析を用いると測定可能範囲が狭くなることから，速度分析法が用いられる．

❹ **微量成分の酵素的測定法**

　尿酸やクレアチニンの酵素的測定法では微量な成分を測定する必要がある．最終的な検出系にはペルオキシダーゼによる酸化縮合呈色反応（Trinder's 試薬）を利用している．血液にはビタミン C，抱合ビリルビンや蛋白などの還元性を示す物質があるため，ペルオキシダーゼ検出系では負誤差を示す．ビタミン C の影響を回避するために，アスコルビン酸オキシダーゼによる処理や種々の添加剤でその影響を回避する方法がとられている．

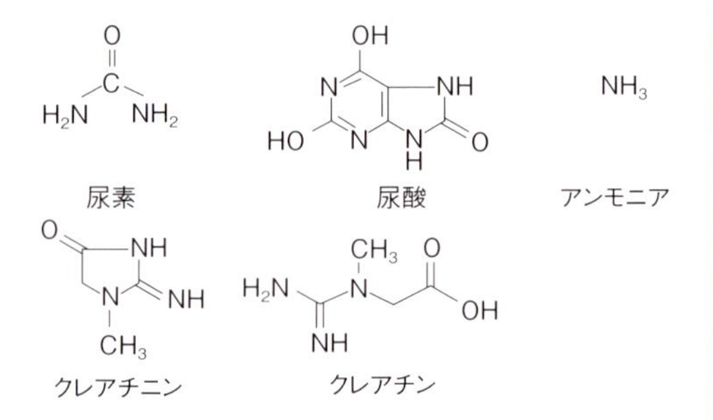

図 1　非蛋白性窒素の種類と構造

A 非蛋白性窒素成分の種類

　非蛋白性窒素（non protein nitrogen；NPN）は残余窒素ともいわれ，蛋白以外の窒素成分である尿素，尿酸，クレアチニン，クレアチン，アミノ酸，アンモニアなどの含窒素低分子の総称である．

　NPN の約 50％ は尿素が占める．古くは NPN の各成分を測定できなかったため，Kjeldahl（ケルダール）法などで総窒素量を求めていたが，現在では，各成分が容易に測定できることから NPN 量が測定されなくなった．しかし，現在でも尿素やアンモニア量を窒素量として測定している．

1. 構造と種類

　NPN の主な 5 つの成分を図 1 に示した．尿素は分子量 60 で無色無臭の結晶で水によく溶け，希酸，希アルカリ，また酵素ウレアーゼによっても二酸化炭素とアンモニアに分解される．尿素窒素量からは 2.14 を乗じることで尿素量が求められる．クレアチンは分子量 131 で冷水に難溶で，熱水には溶け，酸と加熱するとクレアチニンに変化する．クレアチンキナーゼによりクレアチンリン酸を生成，筋肉のエネルギーに利用される．クレアチニンは分子量 113 で塩基性を示し，分子内に活性メチレン基をもち，アルカリ性ピクリン酸と反応（Jaffé 反応）して赤色呈色する．分子内に環状構造をもつため酸性で 234 nm に吸収をもつ．尿酸は分子量 168 で水に微溶であるが，リチウム塩としては溶解する．酸性で強い還元力を示し尿酸 1 モルで鉄を 4 モル還元する．この還元力を利用してリンタングステン酸を還元させ，その青色を定量に利用していた（リンタングステン酸法）．アンモニアは分子量 17 で水に溶解し，アンモニア水（NH_4OH）を生成してアルカリ性を示す．アンモニアはアンモニア窒素として検査値が報告される．

サイドメモ：血清シスタチン C 検査

　シスタチン C は分子量約 1 万 3000 の塩基性低分子蛋白であり，他の血清蛋白と複合体を形成しないため，血中のシスタチン C は腎糸球体から濾過され，近位尿細管で再吸収される．また，クレアチニンに比較して性差および年齢差がないことやクレアチニンのように筋肉量と関係がないなどの利点がある．腎臓の機能検査としてクレアチニンクリアランス（Ccr）が利用され，糸球体濾過値を求めることができる．血清クレアチニン値と Ccr 値は比例的な関係が小さく，Ccr が 50 mL/min 以下になると急激に血清クレアチニン値が上昇する．したがって，血清クレアチニン値で糸球体機能を正確には把握できない．血清中のシスタチン C 濃度は Ccr が 70 mL/min から上昇することから，Ccr に代わって簡便な検査法として利用される傾向にある．

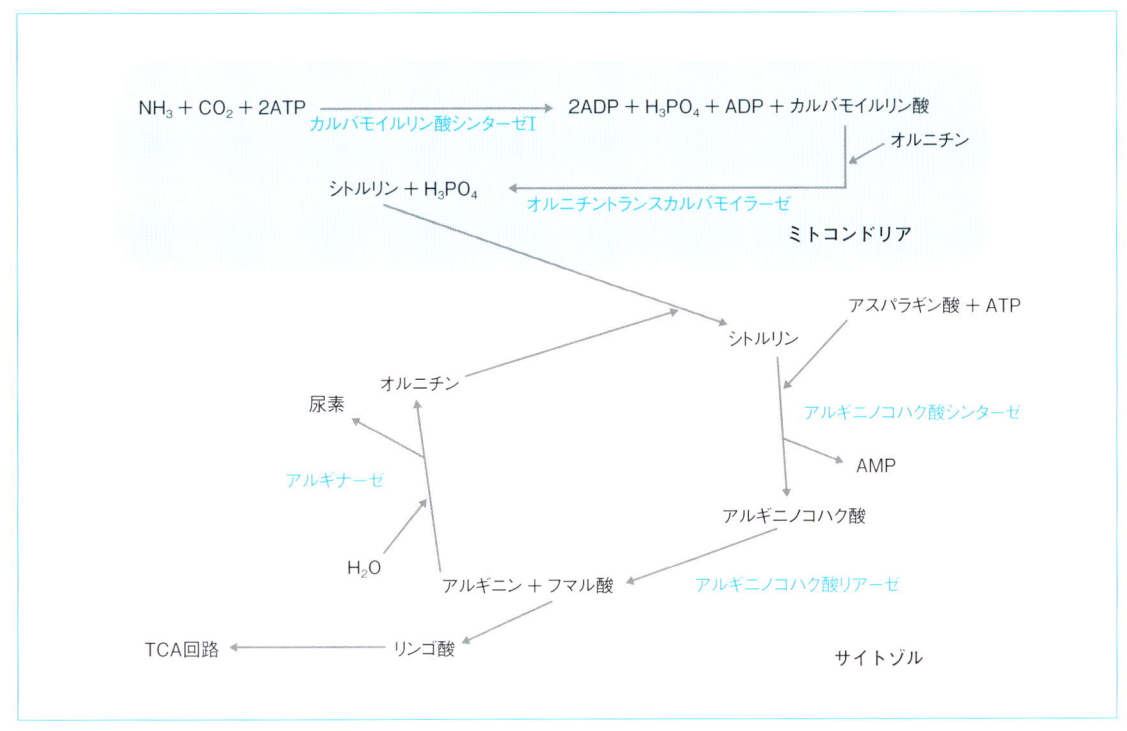

図2　尿素サイクル

B 尿素

1. 尿素の代謝

　生体内の蛋白質が分解され，アミノ酸を経て最終代謝産物として尿素が生成される．尿素は肝細胞のミトコンドリアとサイトゾルのなかで5種類の酵素により尿素サイクルまたはオルニチンサイクルと呼ばれるサイクル(図2)で生成し，尿中に排泄される．生体内のアミノ酸分解により生成するアンモニアはサイトゾル内のpHを上昇させ代謝障害を起こすため，各組織ではグルタミンやアラニンに変換し，肝臓に運び尿素にする必要がある．アミノ酸分解の速度が上昇するとその脱アミノ反応によりグルタミン酸の合成速度が上がり，これがシグナルとなってN-アセチルグルタミン酸の合成速度が上がる．その結果，ミトコンドリア内のカルバモイルリン酸シンターゼIが活性化されて尿素サイクルが活性化する．

2. 生理的意義

　生体内では蛋白が分解されてアミノ酸を生じ，アミノ酸の分解によりアンモニアも生成されるが，尿素サイクルで尿素として腎臓から排泄される．腎臓の糸球体濾過機能の低下により，血液中の尿素濃度が上昇する．主な病態と尿素濃度を表1に示した．

　尿素窒素の基準範囲は8～20 mg/dL(2.8～7.1 mmol/L)で，女性は男性に比べ1～2 mg/dL 低い．男女ともに加齢により上昇する．

　初診の外来患者の血清濃度が50 mg/dL 以上の場合腎不全が考えられるので，担当医に連絡する．

3. 測定法

　尿素の定量には化学的な方法と酵素を用いた方法に大別されるが，化学的な方法は利用されず，酵素的測定法が主である．ウレアーゼ・インドフェノール法は酵素ウレアーゼを利用し，生成したア

表1 病態と尿素濃度

高値を示す疾患・状態
- 高蛋白食，外科的侵襲，癌，火傷，重症感染症，消化管出血
- 慢性腎炎，腎毒性薬物，尿路閉塞，脱水
- 糸球体腎炎，腎不全，尿毒症，腎血流量の低下
- テトラサイクリン，副腎皮質ステロイドの投与中
- 低血圧，心不全

低値を示す疾患・状態
- 低栄養状態，低蛋白食，尿崩症
- 尿素生成障害，劇症肝炎

ンモニアから Berthelot（ベルトロー）反応でインドフェノールブルーを生成させ，その青色を比色定量する方法である．ドライケミストリ法ではウレアーゼにより生成したアンモニアによりアルカリ性となるため pH 指示薬（ブロモフェノールブルー）の色調変化を計測する．酵素的測定法には，ウレアーゼ・グルタミン酸脱水素酵素（GLDH）法が主に利用される．これはウレアーゼの作用により生じたアンモニアを 2-オキソグルタル酸と $NADPH_2$ の共存下で反応させ（GLDH の酵素反応），尿素量に応じた $NADPH_2$ の減少を 340 nm で計測する方法である．この方法は $NADPH_2$ の減少量を計測することから検量範囲が狭いため，計測範囲の広い速度分析法も利用される．速度分析法にはウレアーゼとロイシン脱水素酵素を組み合わせた方法があり，Km 値の大きなロイシン脱水素酵素を利用することで，反応速度が遅いことか

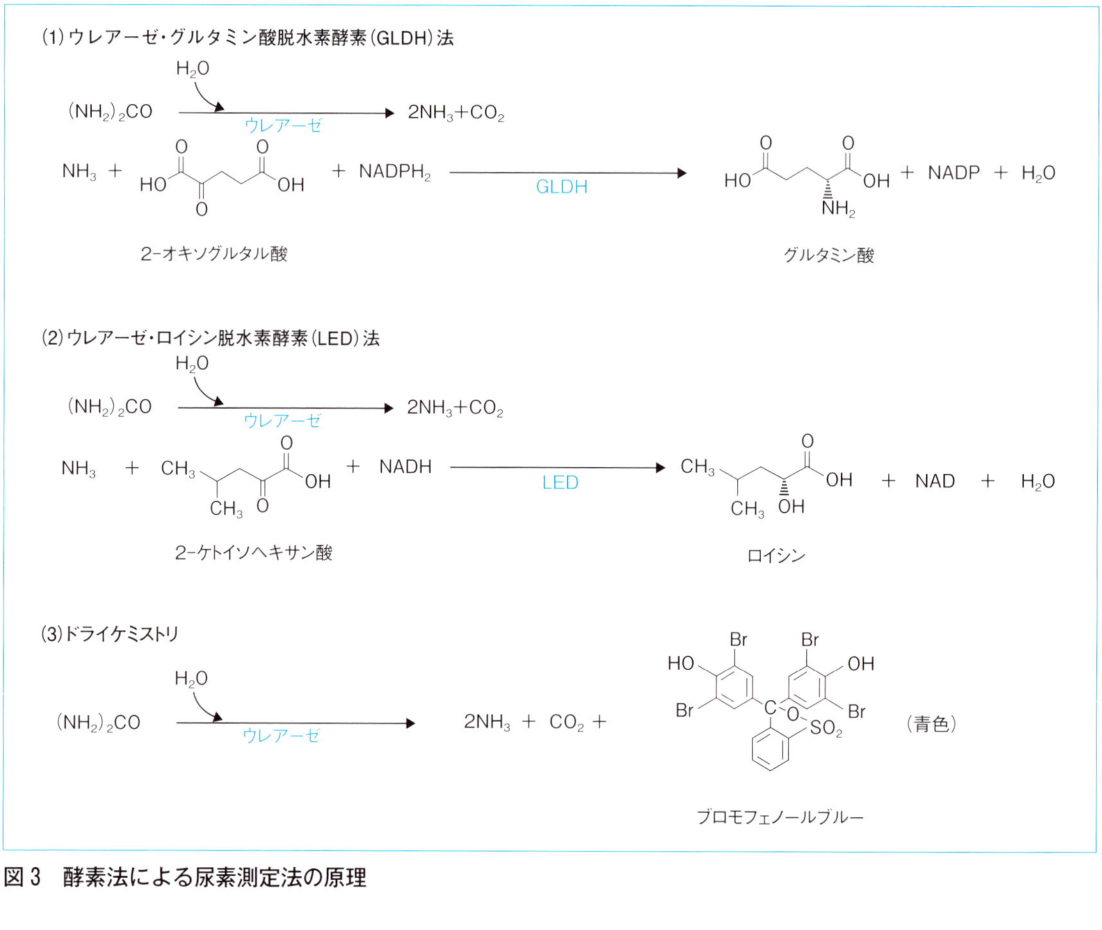

図3 酵素法による尿素測定法の原理

ら速度分析法として利用されている．終点分析法では内因性アンモニアを消去する方法（イソクエン酸脱水素酵素）と未消去の方法に分かれる．主な測定法の原理と内因性アンモニア消去法を図3と図4に示した．

4. 分析上の変動因子

最終的にアンモニアを測定する方法では，内因性アンモニアによる正誤差が生じ，特に尿試料や管理血清でみられる．このような試料では内因性アンモニアを消去する測定法が有用であり，正確な測定値が得られる．二重シュウ酸塩（シュウ酸アンモニウム）が添加された検体測定や自動分析装置や測定器具がアンモニア汚染された場合，正誤差を生じる．血清は凍結保存で安定である．

5. 生理的変動要因

血清値は0〜2歳までは成人に比べ低値を示すがその後は成人と同じレベルになる．男女差は男性が高いが，50歳以降徐々に上昇し男女差はなくなる．妊娠により基準範囲の低値となる．日内変動は日中高く，夜間は低い．季節変動は盛夏と厳冬で高く，春秋は低い．

6. パニック値

初診の外来患者で50 mg/dL以上であったら，担当医にただちに連絡する．

C クレアチニンとクレアチン

1. クレアチニンとクレアチン代謝

筋肉中に存在するアミノ酸の一種であるクレアチンは図5のように腎臓でグリシンとアルギニンからグアニジノ酢酸を経て肝臓で生合成され，骨格筋に蓄えられる．筋肉内ではクレアチンキナーゼによりATPのリン酸を得てクレアチンリン酸を生成する．運動時には逆の反応が起こり，リン酸を遊離することで高エネルギーを産生する．休息時にはクレアチンリン酸を生成する．筋肉中でエネルギー源として消費されたクレアチンリン酸はリン酸を離し環状構造のクレアチニンとなり，

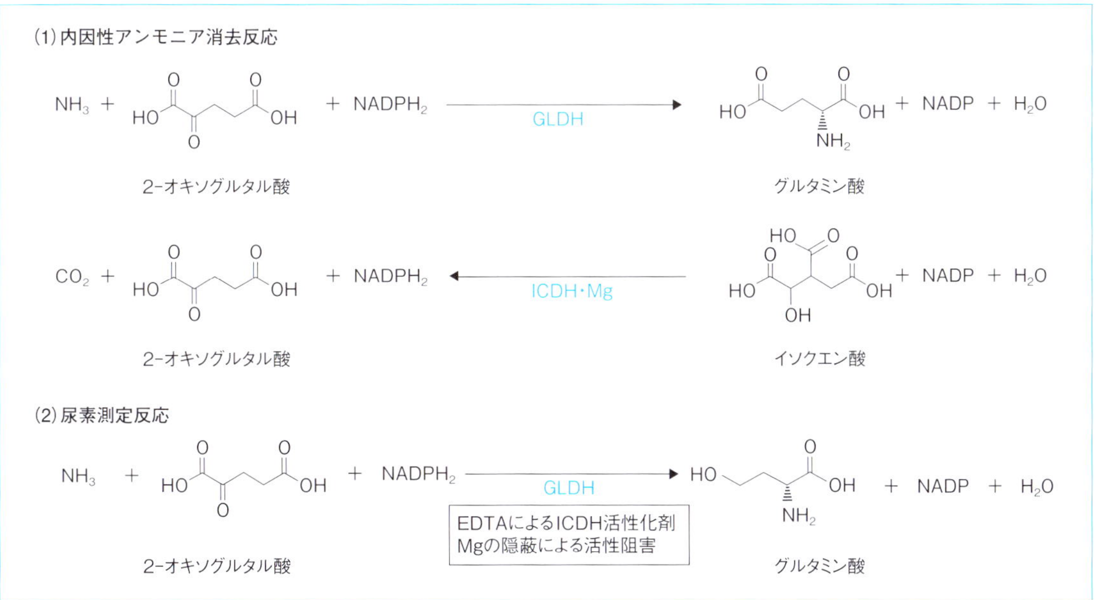

図4 内因性アンモニアのイソクエン酸脱水素酵素（ICDH）による消去

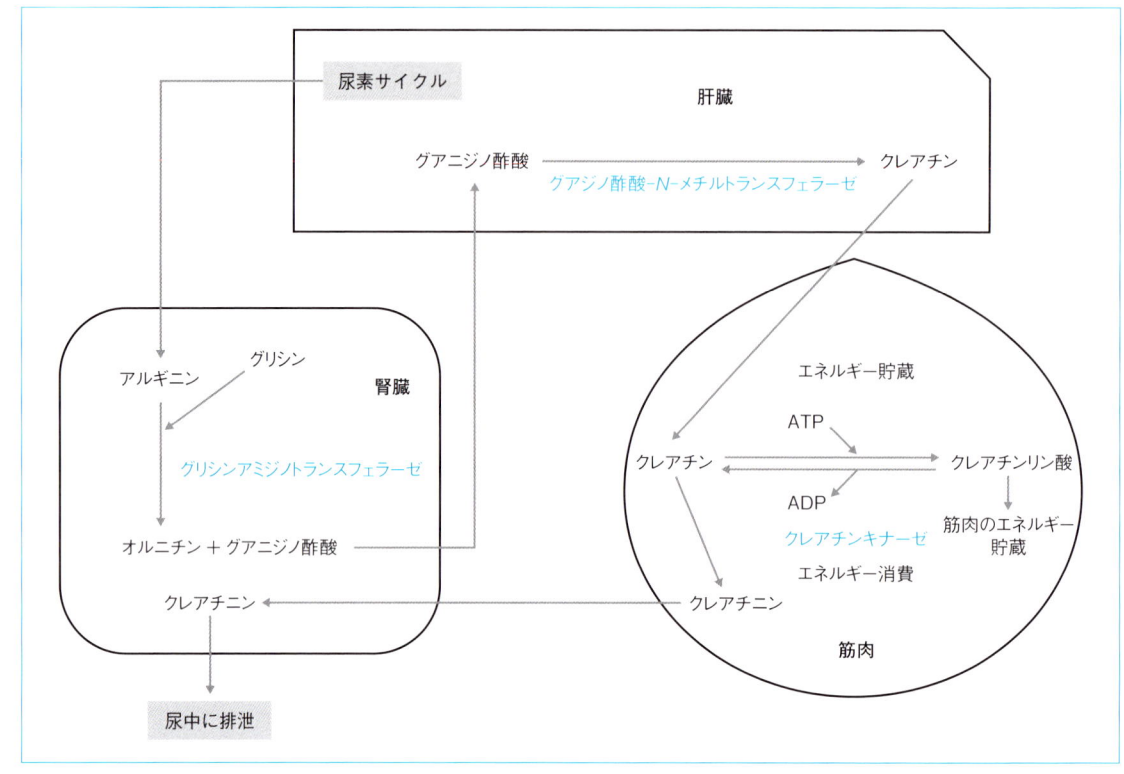

図5　クレアチンとクレアチニンの代謝

表2　クレアチン値と主な疾患

高値を示す疾患
・筋疾患，筋萎縮性疾患，ポリオ，筋ジストロフィー，多発性筋炎，皮膚筋炎

低値を示す疾患
・肝障害，甲状腺機能低下症

表3　血清クレアチニン値と主な疾患

高値を示す疾患
1. 糸球体機能低下
　・急性・慢性糸球体腎炎，うっ血性心不全，ショック
2. 筋細胞肥大
　・先端巨人症・下垂体性巨人症
3. 血液濃縮
　・脱水症

低値を示す疾患
1. 尿中排泄量の増大
　・尿崩症，妊娠
2. 筋萎縮
　・筋ジストロフィー，甲状腺疾患低下
3. 産生障害
　・肝障害

腎臓から尿中に排泄される．

クレアチンは主に肝臓で合成され，血中に入り，98％は筋に，1.5％は神経系に分布する．筋肉中のクレアチンの50％以上はクレアチンキナーゼによりクレアチンリン酸に合成され，筋肉のエネルギー源として利用される．

2. 生理的意義

a. クレアチン

血清，尿中クレアチン値の問題となるのは臨床的にはほぼ筋疾患である．筋疾患時には筋崩壊や筋膜の異常に伴うクレアチンの取り込みの異常，筋肉中への保持の異常などがある．

クレアチン値と主な疾患との関係を表2に示した．

b. クレアチニン

腎臓の糸球体機能障害などによりクレアチニン

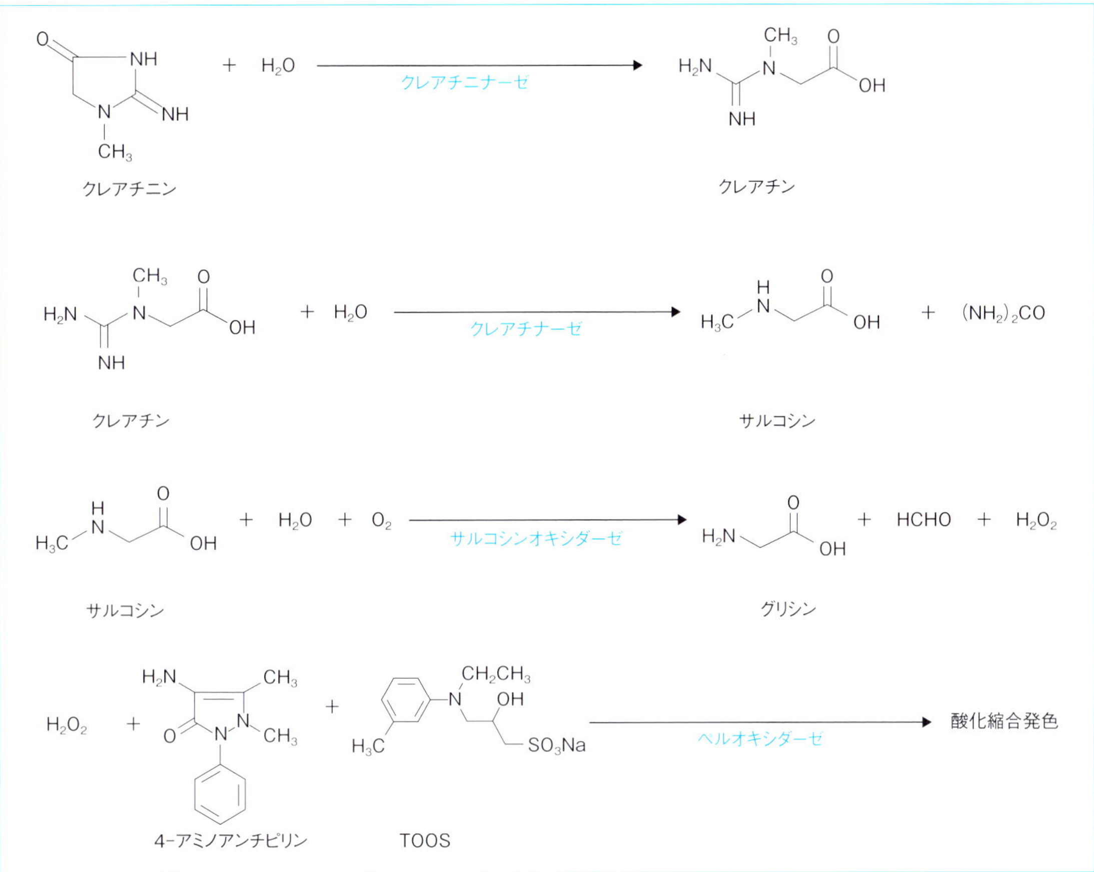

図6 クレアチニン・クレアチン測定法の原理

が尿中に排泄されず，血清中にクレアチニンが停滞するため，腎臓機能検査として血清クレアチニンやクレアチニンクリアランスが測定される．血清クレアチニンの基準範囲は男女差があり，男性は0.65～1.06 mg/dL，女性は0.46～0.78 mg/dLで，男女とも加齢とともに上昇する．血清クレアチニン値と主な疾患との関係を表3に示した．

3. 測定法

酵素法では図6に示す4つの酵素を組み合わせた方法が利用されている．クレアチニナーゼ，クレアチナーゼ，サルコシンオキシダーゼを連続的に作用させる．次に生成した過酸化水素をペルオキシダーゼによって4-アミノアンチピリンとカップラーが酸化縮合し呈色する方法である．ドライケミストリではクレアチニンにクレアチニンデイミナーゼを作用させ，生成したアンモニアによるアルカリ性変化をpH指示薬（ブロモフェノールブルー）の青色変化で測定する．

化学的測定法はクレアチニン分子内の活性メチレン基とアルカリ性ピクリン酸との呈色反応（Jaffé反応）が用いられ，反応特異性を向上させるため，初速度分析法が利用されるが，正常濃度付近では0.2～0.3 mg/dLの正誤差を与える．

クレアチンはクレアチナーゼ，サルコシンオキシダーゼ，ペルオキシダーゼによる酵素法が利用される．

標準法（二次基準測定操作法）には，血清をトリクロル酢酸で除蛋白後，イオン交換カラムで分離し234 nmで検出するHPLC法がある．

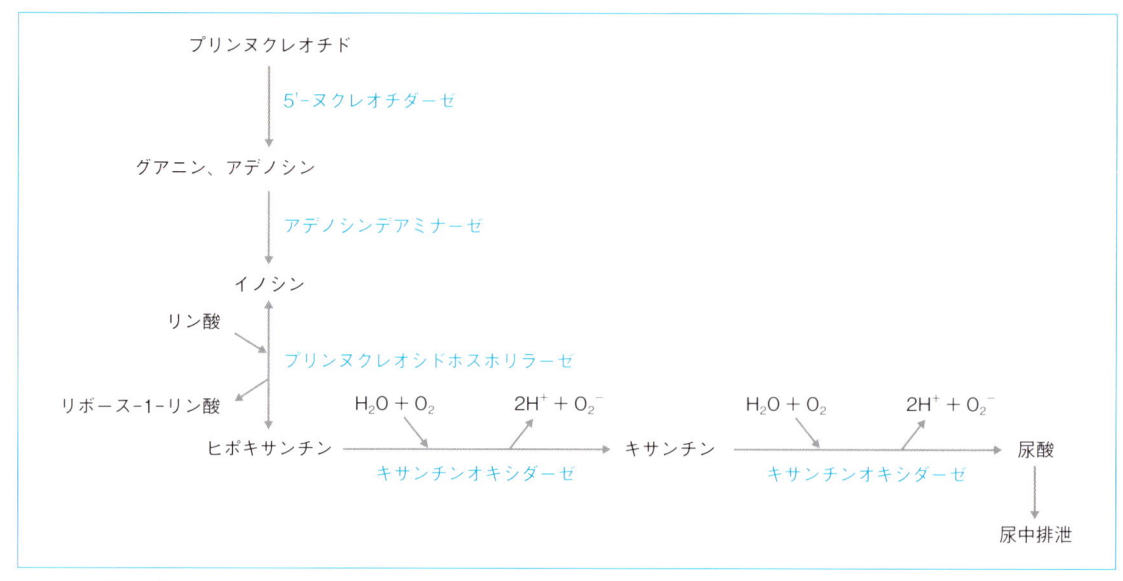

図7 尿酸の代謝

```
プリンヌクレオチド
  │ 5′-ヌクレオチダーゼ
  ↓
グアニン、アデノシン
  │ アデノシンデアミナーゼ
  ↓
イノシン
リン酸 │
       │ プリンヌクレオシドホスホリラーゼ
       ↓
リボース-1-リン酸
ヒポキサンチン ──(H₂O+O₂ → 2H⁺+O₂⁻)── キサンチン ──(H₂O+O₂ → 2H⁺+O₂⁻)── 尿酸
         キサンチンオキシダーゼ              キサンチンオキシダーゼ      │
                                                                        ↓
                                                                    尿中排泄
```

表4 尿酸値と主な疾患

高値を示す疾患
1. 過剰生産
   - 痛風、多血症
   - 白血病、骨髄腫、悪性腫瘍
   - 糖原病、食事習慣(脂肪食)、飲酒
2. 排泄低下
   - 慢性腎炎、妊娠高血圧症候群
   - アルコール依存症、糖尿病、肥満、脂質異常症
   - アシドーシス、薬剤の服用
3. 原因不明
   - ダウン症候群、甲状腺機能低下症

低値を示す疾患
1. 食事性
   - 低プリン食による尿酸再吸収障害
2. 中毒
   - カドミウム、鉛などの中毒症による再吸収阻害
3. 代謝異常
   - キサンチンオキシダーゼ欠損症
4. 排泄亢進
   - 尿細管転送異常

a. 分析上の変動因子

Jaffé法では反応の特異性が低いため、活性メチレン基をもつピルビン酸などや蛋白により、基準範囲では0.1〜0.3 mg/dLの正誤差を示し、黄疸血清や溶血血清で影響を受ける。また、抗生物質(カナマイシン、メチシリン)も反応することから正誤差を示し、特に尿試料では注意が必要である。血清中のクレアチン、クレアチニンは4℃で3〜4日安定である。

4. 生理的変動要因

血清クレアチニン値は男女差があり、男性が高い。加齢に伴い60歳以上で男女ともに上昇する。小児期の血清クレアチニン値に男女差はなく0.1〜0.3 mg/dL付近であるが、15歳以降は男女とも成人値と同等になる。妊娠では低下し、外来患者は入院患者より若干高値を示す。

5. パニック値

血清クレアチニン値が5 mg/dL以上であったら、担当医にただちに連絡する。

1/血清クレアチニン値は腎機能の経時的な病態変化を把握することが可能であることから、この血清クレアチニン値の逆数を用いて将来腎臓透析に移行する時期を予測することができる。

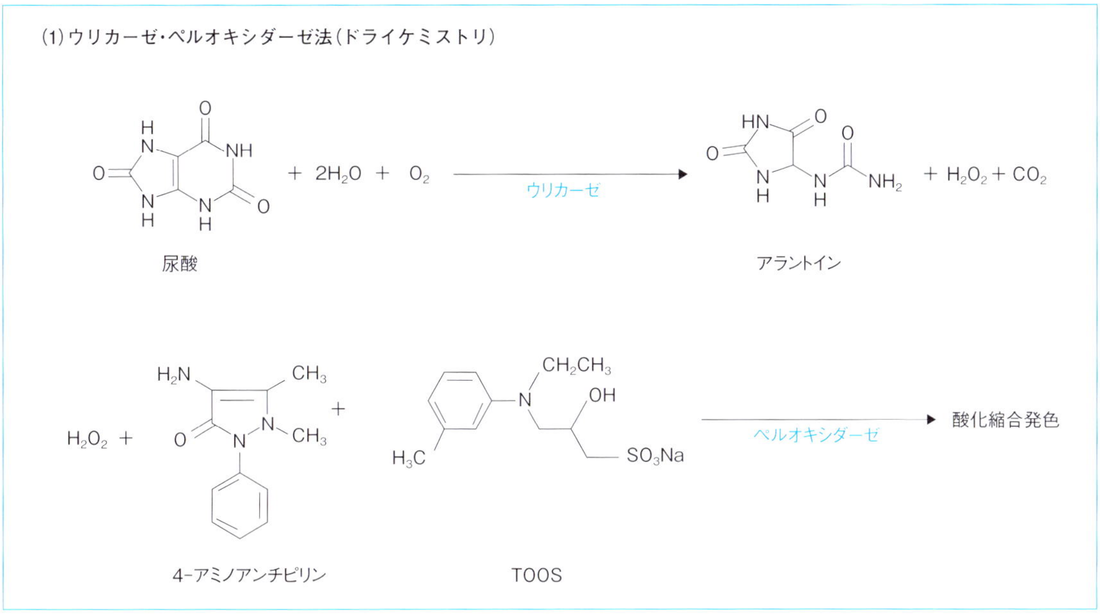

(1) ウリカーゼ・ペルオキシダーゼ法（ドライケミストリ）

図8　尿酸測定法の原理

D 尿酸

1. 尿酸の代謝

尿酸は核酸のプリン体の最終代謝産物である．図7のようにプリンヌクレオチドから5′-ヌクレアーゼによりリボースが離れ，グアノシン，アデノシン，イノシンが生成する．これらの塩基からヒポキサンチン，キサンチンを経て，キサンチンオキシダーゼにより尿酸に代謝される．最終的に尿酸を分解する酵素がヒトでは存在しないので，プリン体の最終代謝産物として腎臓から尿中に排泄される．

2. 生理的意義

尿酸は核酸の構成成分であるプリン体の終末産物であり，細胞の増殖や活動により生じた老廃物である．肝臓の窒素代謝により生産され腎臓から排泄される．尿酸は血清中の溶解度（約7 mg/dL：420 μmol/L）が低く，高尿酸血症になると手足の関節腔や組織などに沈着し，痛風の発症や腎障害を起こす．

尿酸値と主な疾患との関係を表4に示した．

3. 測定法

化学的定量法には古くからリンタングステン酸を還元する方法があるが，血清中に還元物質があるため，正誤差を受け特異性が高いとはいえない．また高感度な方法としては尿酸の還元力によって鉄を2価イオンに還元し，キレート反応で測定する方法も利用されたが，現在化学的な方法は用いられていない．

酵素法には，ウリカーゼ・ペルオキシダーゼ（POD）・酸化縮合発色法（図8）と，ウリカーゼにより尿酸からアラントインに変化するとき尿酸自身の紫外部吸収（285 nm）の減少量で測定するウリカーゼ紫外部吸収法がある．POD検出系では還元物質による負誤差が生じるが，血中に共存しているアスコルビン酸はアスコルビン酸オキシダーゼ処理で還元性を消去する．簡易的な方法にはドライケミストリがあり，測定原理はウリカーゼ・POD法である．

標準法（二次基準測定操作法）には，過塩素酸水

```
アミノ酸由来        腸管由来
      ↓              ↓
     アンモニア ＋ グルタミン酸
   ATP ↘
         グルタミン合成酵素
   ADP ↙
     グルタミン ＋ アンモニア
腎臓        ↓
         グルタミナーゼ
     グルタミン酸 ＋ NH₃ ──────────────────┐
   NADP ↘                                      │
肝臓      グルタミン酸脱水素酵素              │
   NADPH ↙                                     │
     2-オキソグルタル酸 ＋ NH₃ ──尿素サイクル── 尿素
                                              ↓
                                           尿中排泄
```

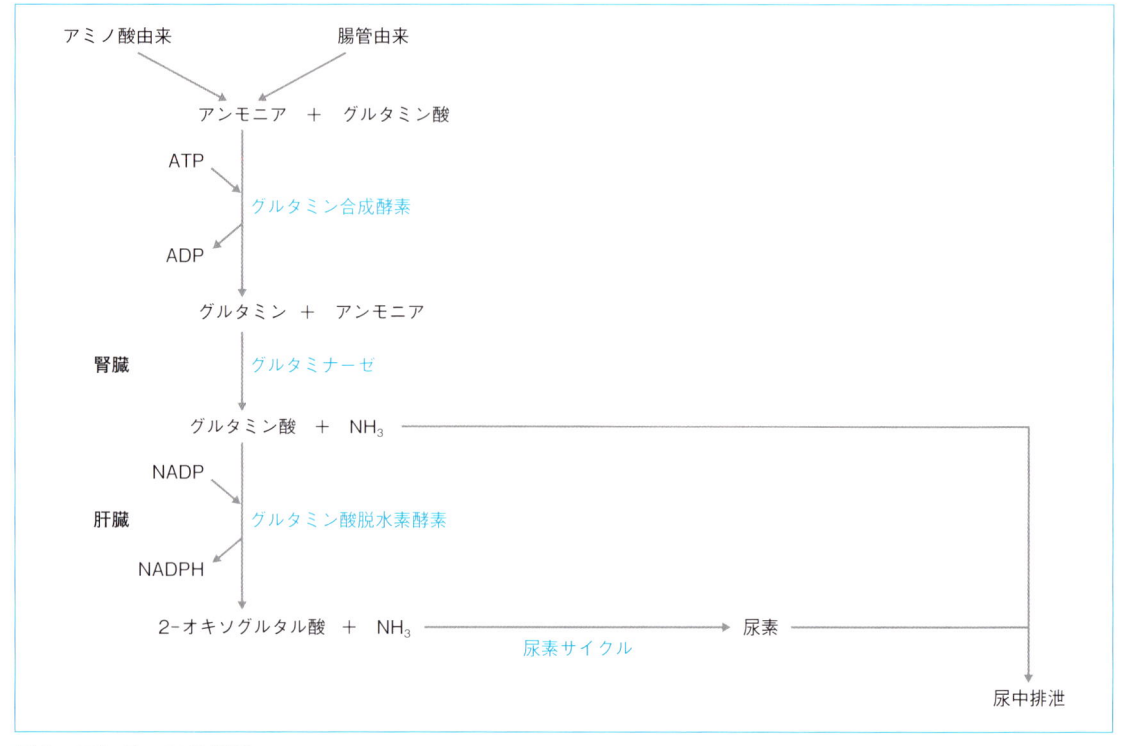

図9 アンモニアの代謝

表5 アンモニア値と主な疾患

高値を示す疾患
1. 門脈-体循環シャント
   ・肝硬変，特発性門脈圧亢進症
2. 重症肝機能障害
   ・劇症肝炎，肝硬変
3. 腎機能障害
   ・尿毒症，ショック
4. 先天性遺伝性疾患
   ・尿素サイクル酵素欠損症，アミノ酸代謝異常

低値を示す疾患
1. 蛋白摂取不足
   ・低栄養
2. 血液疾患
   ・高度貧血

溶液で除蛋白後，逆相カラムで尿酸を分離し285 nmで検出するHPLC法がある．

4. 分析上の変動因子

ペルオキシダーゼ系の測定法であるため，ビタミンCや抱合型ビリルビンなどの還元物質の影響を受けるが，アスコルビン酸オキシダーゼなどの処理により，その影響は小さい．

5. 生理的変動要因

血清尿酸値は男女差があり，男性は平均で女性より1.5 mg/dL高値である．血清中の尿酸溶解度は7 mg/dL（プリン・核酸代謝学会では7.0 mg/dL以上を異常と判定）である．乳幼児は低値であるが幼小児期から漸増，男児は10～16歳で再度漸増して成人値になる．加齢により女性は更年期以降上昇し，男性との差が縮小する．

E アンモニア

1. アンモニアの代謝

アンモニアの代謝を図9に示す．細胞質でセリンやスレオニンの脱アミノ反応や消化管で発生し

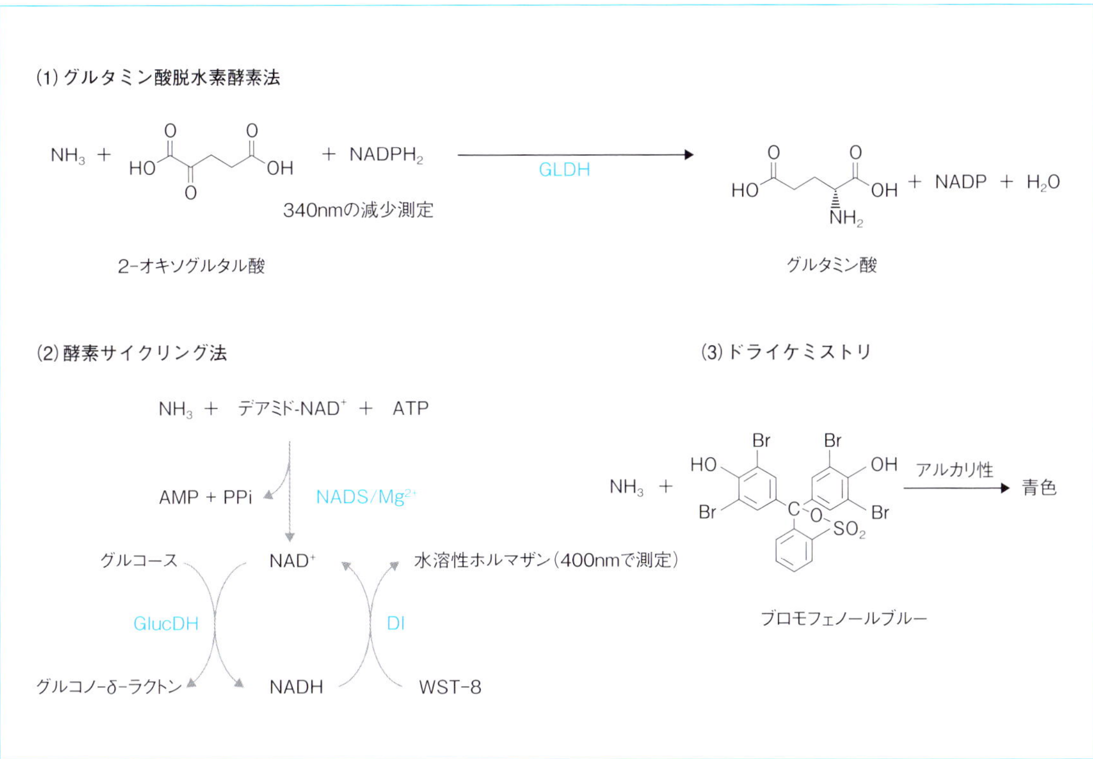

図10 アンモニア測定法の原理
NADS：NADシンテターゼ，GlucDH：グルコースデヒドロゲナーゼ，DI：ジアホラーゼ

たアンモニアは小胞体膜に存在するグルタミン合成酵素により無毒なグルタミンに合成される．このグルタミンは最終的に肝臓で尿素サイクルに組み込まれ最終的に尿素として腎臓から排泄される．一方，腎臓ではグルタミンがグルタミナーゼによりアンモニアとグルタミン酸に分解され，生成したアンモニアの一部は尿中に排泄される．

2. 生理的意義

肝硬変などの肝臓疾患などで，尿素回路が障害されてアンモニアの処理が不能になると，高アンモニア血症になりアンモニアが血液脳関門に移行して中枢神経に影響を与え,肝性脳症を発症する．アンモニアの基準範囲は12〜66 μgN/dL (9〜47 μmol N/L)である．アンモニア値と主な疾患を表5に示した．

3. 測定法

化学的な方法としてインドフェノール法，酵素的測定法にはグルタミン酸脱水素酵素法がある．インドフェノール法に比べ特異性の優れた酵素法が利用される．アンモニア量が微量であるため，グルタミン酸脱水素酵素法の感度不足を改善した方法として，酵素サイクリングを利用した高感度測定法がある（図10）．

アンモニア測定は緊急検査として扱われるため簡便な方法としてドライケミストリが利用される．試料中のアンモニアのみを透過できる膜を通過して，アンモニアのアルカリ性によってpH指示薬（ブロモフェノールブルー）を変色させ定量する方法で，外部からのアンモニア汚染の影響が少ないことや全血でも測定できることから広く利用されている．

4. 分析上の変動因子

血漿中のアンモニアは急速に上昇するので採血後は氷冷水に入れただちに検査をする．1時間以内であれば氷冷水では上昇しない．血漿採血に用いる抗凝固剤はヘパリンを用い，二重シュウ酸塩（シュウ酸アンモニウム）は正誤差を示すので用いない．測定器具や分析装置はアンモニア汚染されていることがあるので，よく洗浄して測定する必要がある．血球内には血漿より3倍量のアンモニアが存在するので溶血には注意が必要である．

5. 生理的変動要因

新生児は成人よりもやや高い，成人では男女差はない．筋肉運動や食事により血中アンモニアは上昇するため，空腹時安静にして採血を行う．

6. パニック値

アンモニア窒素量が200 μg/dL以上であったら，担当医にただちに連絡する．

F 実習

1. 尿素窒素

a. 測定原理

尿素の酵素的測定法の代表であるウレアーゼ・グルタミン酸脱水素酵素（GLDH）法を行う（図3参照）．

$$尿素 \xrightarrow{ウレアーゼ} 2\,NH_3 + CO_2$$

$$NH_3 + 2\text{-オキソグルタル酸} + NADPH + H^+ \xrightarrow{GLDH} グルタミン酸 + NADP + H_2O$$

b. 試薬

❶ 緩衝液：pH8.0，0.1 mol/Lリン酸緩衝液を調製し，この緩衝液に10 mmol/Lになるように2-オキソグルタル酸（FW 146.1）を溶解する．

❷ 酵素反応液：❶の緩衝液にウレアーゼ5 U/mL，グルタミン酸脱水素酵素7 U/mLを添加し，補酵素NADPHは0.27 mmol/Lとなるように溶解し，冷蔵保存する．

❸ 標準液：尿素窒素濃度50 mg/dL，尿素110 mgを精製水で100 mLに溶解し，冷蔵保存する．

c. 操作法

	試料（Esa）	標準液（Est）	精製水（Eb）
測定試料	10 μL	10 μL	10 μL
酵素反応液	3.0 mL	3.0 mL	3.0 mL

測定試料と酵素反応液を混合し，37℃で5分間加温する．精製水を対照として340 nmでEsa，Est，Ebの各吸光度を測定する．

濃度計算：（Esa－Eb）/（Est－Eb）×50（mg/dL）

d. 注意事項

❶ 使用する器具はアンモニア汚染を避ける．

❷ 試料は血清，血漿〔ヘパリン，エチレンジアミン四酢酸（EDTA），フッ化ナトリウム（NaF）は通常使用する濃度では酵素阻害による影響は少ない〕および尿が利用できる．

❸ 調製した試薬は冷蔵保存する．緩衝液に窒化ナトリウム（NaN₃）を0.1％入れると1週間は利用できる．

❹ 尿や管理血清を測定する場合は内因性アンモニアが存在するので，酵素反応試薬からウレアーゼを除いた試薬で測定して補正する．尿は精製水で20倍希釈して試料とする．

❺ 測定波長をNADPHの極大吸収340 nmから366 nmにすることで70 mg/dLまで測定できる．それ以上の試料は精製水で希釈して，得られた値に希釈倍数を乗じる．試料の希釈なしで高濃度200 mg/dLまで測定するには，速度分析法を用いる．

2. 尿酸

a. 測定原理

酵素法は，ウリカーゼ・POD・酸化縮合発色法が利用される．POD検出系では還元物質による負誤差が生じるが，血中に共存しているアスコル

ビン酸はアスコルビン酸オキシダーゼ処理でその還元性を消去する（図8参照）．

$$尿酸 + 2H_2O + O_2 \xrightarrow{ウリカーゼ} アラントイン + H_2O_2 + CO_2$$

$$H_2O_2 + 4\text{-アミノアンチピリン} + TOOS \xrightarrow{ペルオキシダーゼ} 酸化縮合発色$$

TOOS：Sodium-N-ethyl-N-(2-hydroxy-3-sulfopropyl)-m-toluidine

b. 試薬

❶ グッド緩衝液：0.1 mol/L BES〔N, N-ビス(2-ヒドロキシエチル)-2-アミノエタンスルホン酸 FW 213.2〕21.3 g を精製水で溶解して 1 L とする．0.1 mol/L 水酸化ナトリウム（FW 40.0），水酸化ナトリウム 4 g を精製水で 1 L に溶解する．両者を混合して pH7.0 に調整する．

❷ 第一試薬：1.1 mmol/L TOOS（FW 331.4）109 mg を緩衝液 300 mL で溶解，アスコルビン酸オキシダーゼを 2 U/mL とペルオキシダーゼを 1 U/mL となるように添加し，冷蔵保存する．

❸ 第二試薬：3.0 mmol/L 4-アミノアンチピリン（FW 203.2）61 mg を 100 mL の緩衝液で溶解，ウリカーゼを 1.5 U/mL となるように添加し，冷蔵保存する．

❹ 10 mg/dL 尿酸標準液：尿酸標準原液（1.0 mg/mL）を調製し，この原液を 10.0 mL ホールピペットでとり，100 mL のメスフラスコに入れ，精製水で 100 mL として，冷蔵保存する．原液は炭酸リチウム 0.6 g を 200 mL の温水で溶解した後，尿酸 1.00 g を添加して完全に溶解する．溶液を室温に戻し塩酸で pH8～9 に調整後，全量を精製水で 1,000 mL とする．

c. 操作法

	試料(Esa)	標準液(Est)	精製水(Eb)
測定試料	80 μL	80 μL	80 μL
第一試薬	3.0 mL	3.0 mL	3.0 mL
測定試料と第一試薬を混合し，37℃で5分間加温する．			
第二試薬	1.0 mL	1.0 mL	1.0 mL
S 第二試薬を添加し，混合する．37℃で5分間加温する．反応液を室温に戻して，精製水を対照として 600 nm で吸光度を測定する．			

濃度計算：$(Esa - Eb)/(Est - Eb) \times 10.0$ (mg/dL)

d. 注意事項

❶ ビタミンCは還元性があるため，負誤差を与えるが，アスコルビン酸オキシダーゼにより還元性が失われるので 20 mg/dL まで影響はない．アスコルビン酸オキシダーゼは反応後に過酸化水素は生成しない．しかし，止血剤のエタンシラートは還元性を示すため負誤差を与える．

❷ 冬期は尿中の尿酸は析出するため，測定時には加温して溶解後に測定する．

❸ 高度なビリルビン血清や溶血検体では負誤差を与える．

第10章
生体色素

学習のポイント

❶ ビリルビン分画と病態：高ビリルビン血症の病態を把握するには，直接ビリルビンと間接ビリルビンの比率が重要な判断になる．直接型優位では肝細胞性黄疸と胆汁性うっ滞，そして体質性黄疸がある．肝炎検査，超音波検査などで鑑別する．一方，間接型優位の場合は溶血性黄疸と体質性黄疸が考えられ，LD活性や網状赤血球検査などで分別する．このとき，ビリルビン分画を特異的に測定できる酵素的測定法がより正確な診断に結びつく．

❷ 新生児黄疸：ヒトでは新生児のときに生理的な黄疸が発症する．胎生期はビリルビンを抱合するビリルビンUDP-グルクロン酸転移酵素の活性が低いため，胆汁中には排泄されず脂溶性ビリルビン（間接ビリルビン）として胎盤を介して母体に排泄される．出生により母体への排泄がなくなり，呼吸によるストレスから新生児赤血球は破壊されやすいため，生後48〜96時間で新生児黄疸をきたす．通常，間接ビリルビンとして10 mg/dL程度上昇するが，20 mg/dL以上に上昇すると血液脳関門を通過して脳に障害を与え，核黄疸（ビリルン脳症）により不可逆的障害を発生する．治療は光による治療や交換輸血が行われる．

本章を理解するためのキーワード

❶ ビリルビンと分画

直接ビリルビンと間接ビリルビン，そしてアルブミンと共有結合したδ(デルタ)-ビリルビンがある．直接型や間接型のビリルビンは水溶性のジアゾ試薬との反応性から定義され，ジアゾ試薬とただちに反応するビリルビン（抱合型ビリルビン）を直接ビリルビン，アルコールなどを試薬に添加してビリルビンの溶解度を上げて反応する脂溶性の非抱合型ビリルビンを間接ビリルビンとした．その後，HPLC法でアルブミンと共有結合したビリルビンの存在が認められ，それは水溶性である．HPLCの溶出順番から4番目に遊出したのでδ-ビリルビンと名づけられた．抱合型ビリルビンが黄疸などで長期間血液中に停滞すると，非酵素的にアルブミンとビリルビンの抱合されたグルクロン酸がアルブミンのアミノ基と結合して生成する．

A ヘム

1. ポルフィリン

ポルフィリン（porphyrin）は，ピロールが4つ組み合わさってできた環状構造を持つ有機化合物で，環状構造をポルフィン（porphine）と呼ぶ．ポルフィリンはヘムの前駆体として肝臓と造血細胞

サイドメモ：特異的抱合型ビリルビンの酵素的測定法

酵素的測定法は従来のジアゾ法に合わせて試薬が開発され，非抱合型ビリルビン（間接ビリルビン）の一部も直接ビリルビンとして測定される．特異性の高い酵素法では種々の添加剤を加えることにより，抱合型ビリルビン（モノグルクロン酸抱合ビリルビンとジグルクロン酸抱合ビリルビン）のみを測定できる．この抱合型ビリルビンのみを測定することでより正確に肝胆道系の状態を把握でき，肝移植の定着のモニターとしても有用である．

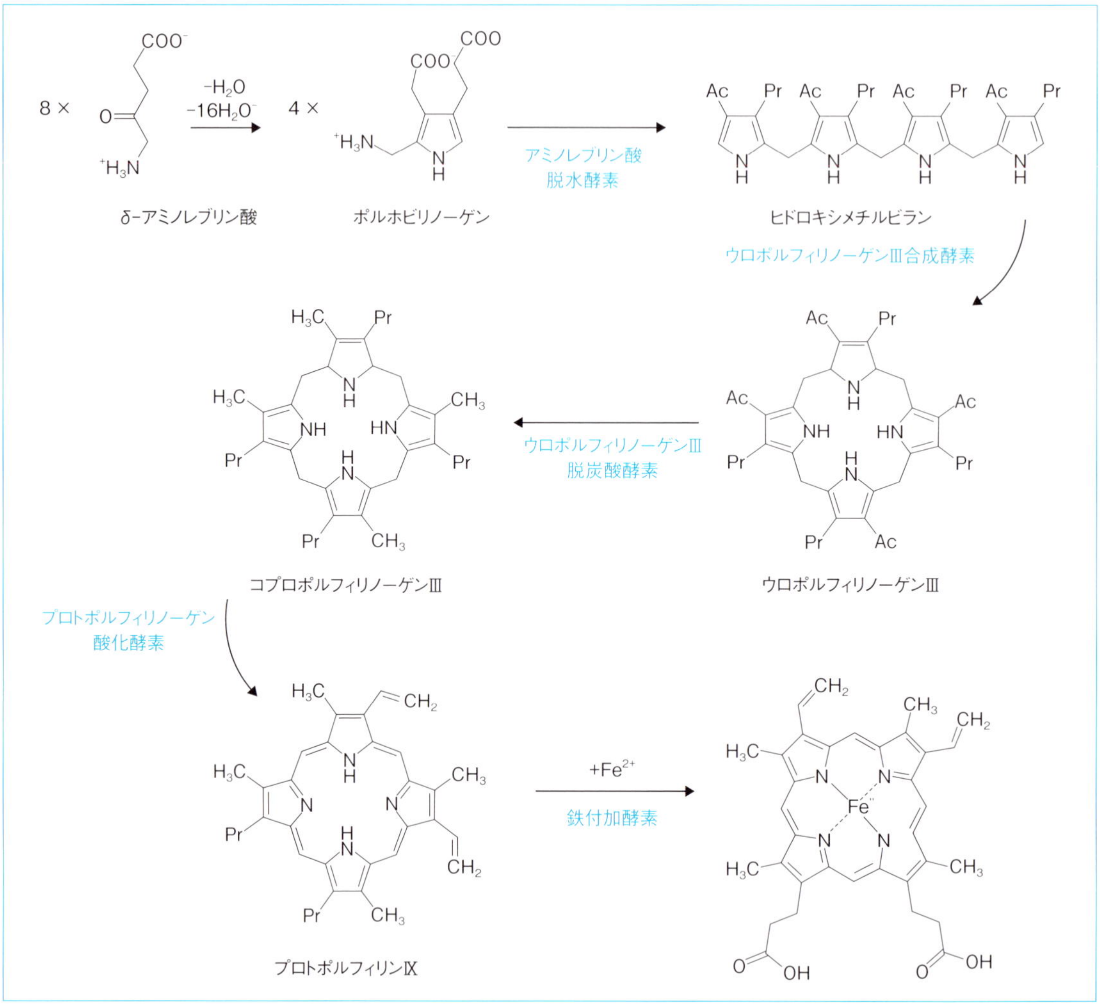

図1 ポルフィリンとヘムの生合成

で合成され，この金属錯体は，生体内でヘム，シアノコバラミン（ビタミン B_{12}）などとして存在し，いずれも重要な役割を担う．

図1に示すように生体内ではまず δ-アミノレブリン酸（ALA）が合成され，ALA2分子を脱水縮合させてピロールであるポルホビリノーゲンが合成される．ついでポルホビリノーゲン4分子を直鎖状に重合させてヒドロキシメチルビランを合成し，これを閉じてポルフィリンの1つであるウロポルフィリノーゲンⅢが合成される．ウロポルフィリノーゲンⅢから，脱炭酸・酸化を経てプロトポルフィリンⅨが合成される．

上記のヘム合成に関連する酵素の先天的な欠損や鉛中毒などの後天的な阻害により，ヘム合成の中間体が体内に蓄積する．これらの中間体であるポルフィリンが体内に蓄積をすると，過敏症，溶血，肝障害，胆石，そして神経障害を引き起こす．ポルフィリン合成に関わる酵素とその疾患を表1に示した．

ポルフィリンの前駆体やポルフィリンの検査には，前駆体として δ-アミノレブリン酸やポルフィリン体がある．主として尿を試料として検査するが，δ-アミノレブリン酸はアルカリ性で分解するので尿をpH4～6に調整する．ポルフィリン体は光により分解するので冷暗所で24時間尿を集め，一部を試料とする．測定法はHPLC法で，基準範

表1 ポルフィリン体の関連酵素と欠損症（ポルフィリン症）

酵素	基質	生成物	欠損症	主な症状
アミノレブリン酸合成酵素	グリシンとスクシニルCoA	δ-アミノレブリン酸	―	
アミノレブリン酸脱水酵素	アミノレブリン酸	ポルホビリノーゲン	アミノレブリン酸脱水酵素欠損性ポルフィリン症	腹痛，末梢神経障害，痙攣，不安・幻覚・妄想などの精神神経障害
ポルフォビリノーゲン脱アミノ酵素	ポルフォビリノーゲン	ヒドロキシメチルビラン	急性間欠性ポルフィリン症	
ウロポルフィリノーゲンⅢ合成酵素	ヒドロキシメチルビラン	ウロポルフィリノーゲンⅢ	先天性赤芽球性ポルフィリン症	皮膚の光過敏症，貧血，尿毒症
ウロポルフィリノーゲンⅢ脱炭酸酵素	ウロポルフィリノーゲンⅢ	コプロポルフィリノーゲンⅢ	晩発性皮膚ポルフィリン症	太陽光による皮膚の水疱
コプロポルフィリノーゲン酸化酵素	コプロポルフィリノーゲンⅢ	プロトポルフィリノーゲンⅨ	遺伝性コプロポルフィリン症	腹痛，末梢神経障害，痙攣，不安・幻覚・妄想などの精神神経障害
プロトポルフィリノーゲン酸化酵素	プロトポルフィリノーゲンⅨ	プロトポルフィリンⅨ	多彩性ポルフィリン症	
鉄付加酵素	プロトポルフィリンⅨ	ヘム	骨髄性プロトポルフィリア	皮膚の光過敏症，貧血，尿毒症

囲は尿ウロポルフィリン 36 µg/g・Cre 以下，尿コプロポルフィリン 170 µg/g・Cre 以下，δ-アミノレブリン酸 5.0 mg/L 以下．

2. ヘムの合成

ヘムは前述のポルフィリンの合成を経て，生合成が完成する．ポルフィリンとヘムの生合成の律速酵素は，グリシンとスクシニルCoAがδ-アミノレブリン酸へ縮合することを媒介するアミノレブリン酸シンターゼである．最終的にプロトポルフィリンⅨへ鉄付加酵素により鉄が配位してヘムが完成する．図1と表1にヘム生合成物質と関連する酵素および疾患を示した．

3. 胆汁酸

胆汁酸はコレステロールから肝細胞で合成され，体内のコレステロール代謝の最終産物として胆汁としてコレステロールとともに排泄される．胆汁酸は一次胆汁酸と二次胆汁酸に分類される（6章図6参照→p.116）．前者には肝臓で合成され，約80%を占めるコール酸と数%のケノデオキシコール酸，後者には小腸の腸内細菌により生成される約15%のデオキシコール酸，そして微量のリトコール酸がある．

胆汁酸はグリシン，タウリンなどにより抱合され，この抱合型は胆汁中によく排泄され，肝毒性も弱い．タウリンが抱合されたタウロコール酸(75%)，グリシンが抱合されたのがグリココール酸(25%)で，一次胆汁酸で最も含量が多い．二次胆汁酸にはデオキシコール酸，リトコール酸，ケノデオキシコール酸，ウルソデオキシコール酸リン酸抱合体など抱合体には15分画がある．

胆汁酸は消化管に排泄されることで，腸管内の水の表面張力を低下させて，脂肪の乳化を促し，膵液のリパーゼによる分解を容易にする役割をもつ．膵リパーゼの水解により中性脂肪から生成した脂肪酸とモノアシルグリセロールは胆汁酸ミセルを形成し，回腸や結腸の粘膜上皮から取り込まれたあと，胆汁酸は遊離して腸管循環される．このように胆汁酸は小腸から吸収され，門脈を経て肝臓に戻り，再利用される腸肝循環が行われ，その回収率は95%以上である．

胆汁酸の検査法は閉塞性黄疸，慢性肝炎，肝硬変などに利用されている．測定法は酵素的測定法や酵素サイクリング反応を利用した高感度測定法も利用されている．

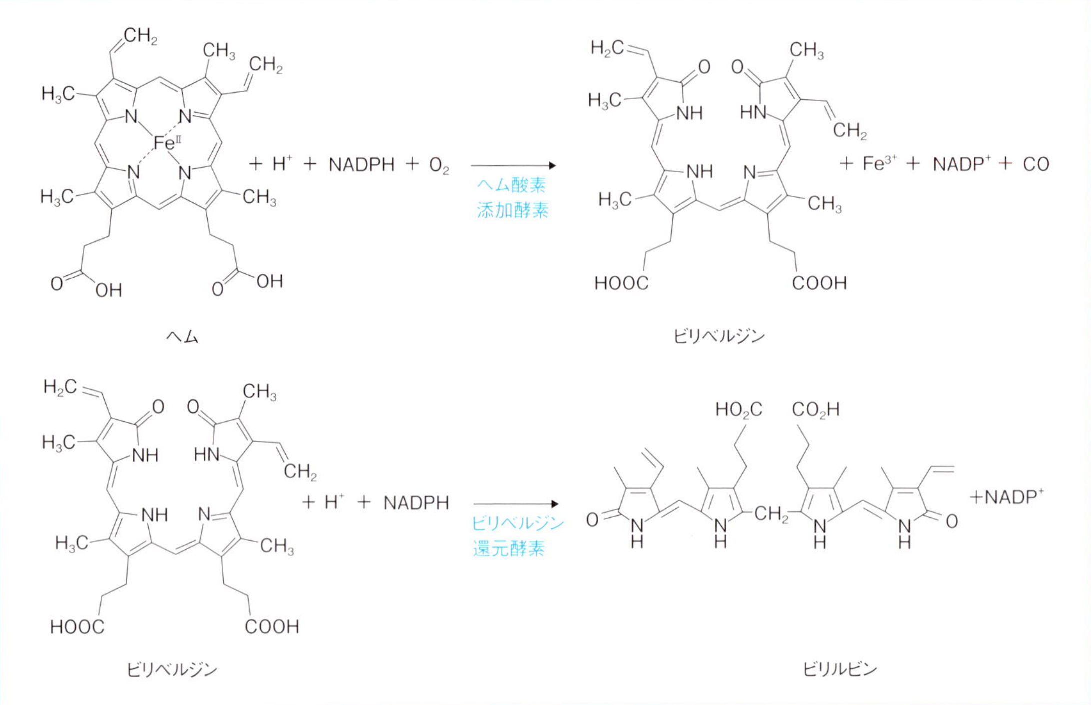

図2 ビリルビンの生成

基準範囲は1～8 μmol/L，試料は空腹時血清（血漿）を用いるが，フッ化ナトリウム添加採血管は測定試薬の酵素反応を阻害するので用いない．

B 生体色素の検査

1. ビリルビン

構造は4つのピロール環が直鎖状の構造をもつ赤色胆汁色素である．希薄液では黄色で水には不溶のテトラピロール化合物（図2）であるが，光線にあたると退色して立体構造変化をきたし水溶性が高くなることから，新生児黄疸の治療法として利用されている．また，酸化されると緑色のビリベルジンになり，緑色便として知られる．血管内でのビリルビンは脂溶性であるため，アルブミンと強固結合して肝臓に運ばれ，抱合型のビリルビンとされて，胆汁中に排泄される．

血清ビリルビンには非抱合型ビリルビン，グルクロン酸が抱合された抱合型ビリルビン，そして抱合型ビリルビンが血液中に長く停滞するとアルブミンと共有結合して生成されるアルブミン結合ビリルビン（δ-ビリルビン）が存在する．抱合型ビリルビンはジアゾ試薬と直接反応できることから直接ビリルビン，非抱合型ビリルビンは疎水性であるためジアゾ試薬とはアルコールなどの溶媒添加により初めてジアゾ反応が生じることから間接ビリルビンと呼ばれる．アルブミンと結合したδ-ビリルビンは水溶性であることから直接ビリルビンとして分類される．

a. 代謝

図2に示すように，ビリルビンの生成はヘムにヘム酸素添加酵素が作用して，ビリベルジンへ変換される．次にビリベルジン還元酵素によって，緑色のビリベルジンから黄色のビリルビンとなる．生成されたビリルビンは肝臓内で図3に示すウリジン二リン酸（UDP）-グルクロン酸転移酵素によってグルクロン酸抱合を受ける．抱合型ビリルビンにはグルクロン酸が1分子抱合されたモノグルクロン酸ビリルビン，2分子抱合されたジグ

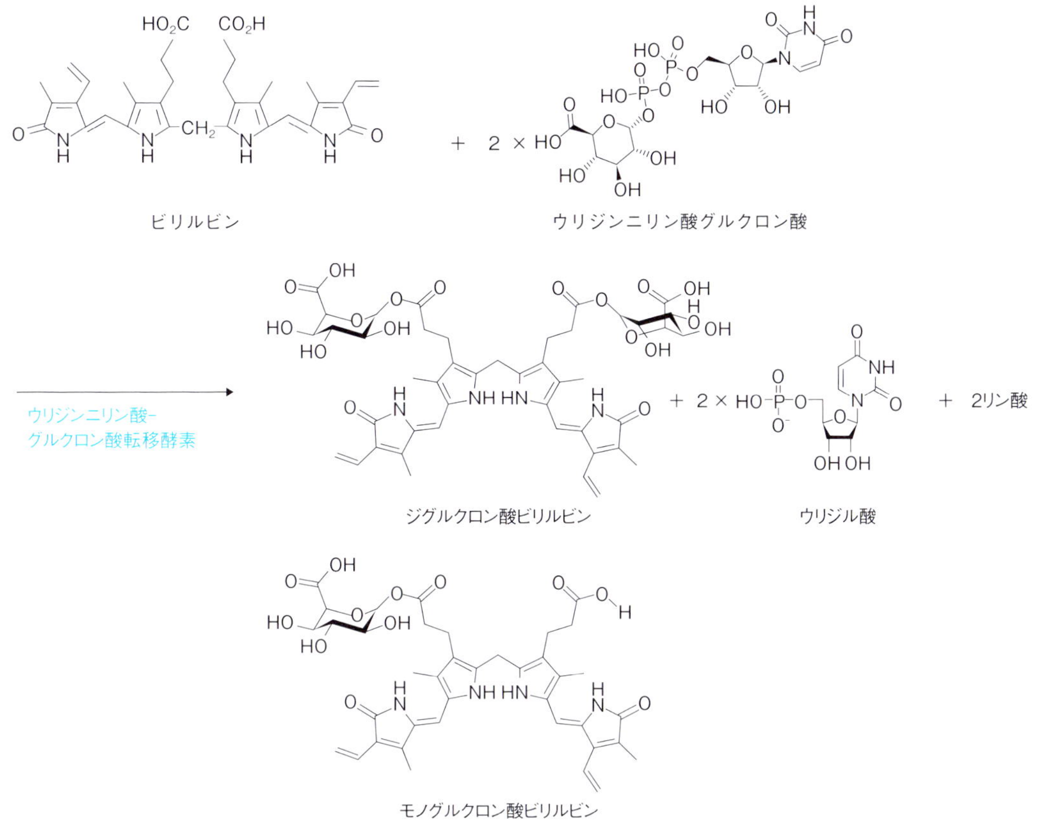

図3　抱合ビリルビンの生成

ルクロン酸ビリルビン，そしてその他の抱合体（硫酸抱合ビリルビン）もわずかに存在する．非抱合型ビリルビン（間接ビリルビン）は疎水性であるため血中ではアルブミンと結合し，肝臓に輸送される．肝ミクロソーム中のグルクロン酸トランスフェラーゼとウリジン二リン酸-グルクロン酸によって抱合型ビリルビン（直接ビリルビン）になる．ビリルビンは最終的に肝臓で抱合され，胆汁として消化管に排泄され，小腸で胆汁酸とともに脂肪の吸収に寄与する．

シャントビリルビンはヘモグロビンの網内皮系以外を起源とするビリルビンで，ヘム蛋白，遊離ヘムから肝臓などで生成する分画と骨髄の無効造血などに由来する分画で化学的性質は疎水性の間接ビリルビンである．

b. 測定法

血清ビリルビンの測定法は Ehrich のジアゾ試薬によりビリルビンをアゾビリルビンとして測定される方法が利用されてきた．古典的な方法は Malloy-Evelyn 法で間接ビリルビンの反応促進剤としてメタノールを用いた．その後，Michaelson 法ではメタノールの代わりにカフェインや水溶性が高いダイフィリンに変更された．

初期の酵素法はビリルビンオキシダーゼを用いて，ビリルビンを酸化してビリベルジンに変換し，その黄色の退色量を測定する方法として開発された（図4）．従来からのジアゾ法のビリルビン分画の特異性にあわせて開発されたために，一部の間接ビリルビンが直接ビリルビンとして測定されていた．しかし，直接ビリルビンのみを特異的に測定できる酵素法も開発され，日常検査に利用されている．酵素法では分画測定に同じビリルビンオ

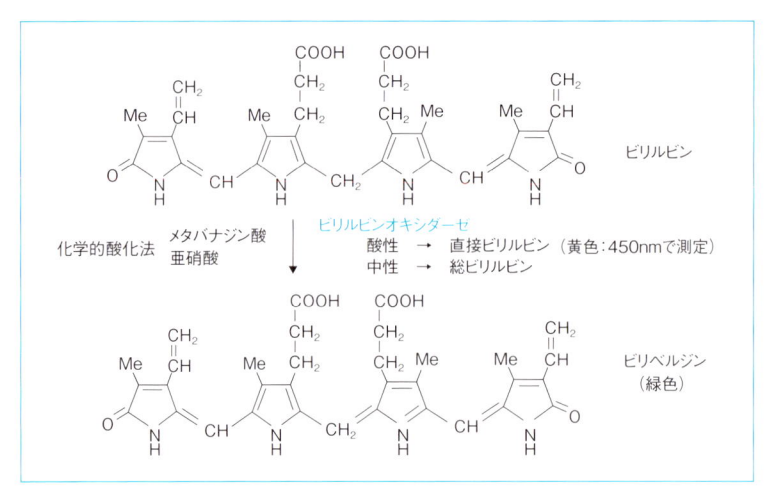

図4 ビリルビンの酵素的測定法と化学的酸化法

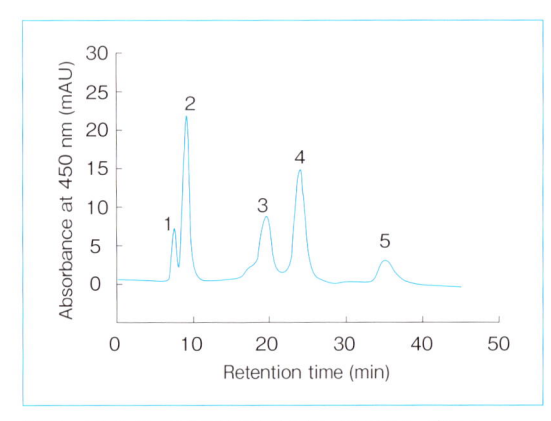

図5 HPLCによるビリルビンクロマトグラム
1：γ-グロブリン，2：δ-ビリルビン（δ分画），3：ジグルクロナイドビリルビン（γ分画），4：モノグルクロナイドビリルビン（β分画），5：非抱合（遊離）ビリルビン（α分画）

キシダーゼを用いているが，測定時のpHや界面活性剤を組み合わせて直接と間接の分別測定を行っている．直接ビリルビンはpH3.7で測定するが，総ビリルビンはpH7.2の中性域で界面活性剤を共存させて，すべてのビリルビンにビリルビンオキシダーゼを反応させて450nmでの吸光度の減少量を測定する．総ビリルビン測定値から直接ビリルビン値を差し引いて間接ビリルビン値を求める．ビリルビンオキシダーゼがビリルビンに作用しても過酸化水素は生成しない．

化学的酸化法にはメタバナジン酸と亜硝酸による酸化により450nmに吸収をもつビリルビンをビリベルジンに変換し，その変化量からビリルビン濃度を求める．ともに直接ビリルビンは酸性領域で，総ビリルビンは中性域で界面活性剤を組み合わせて定量する．

ジアゾ試薬では直接ビリルビンと間接ビリルビンの分別は完全に分けることはできなかったが，逆相液体クロマトグラフィを用いて，間接ビリルビン（遊離ビリルビン），直接ビリルビン（モノグルクロン酸ビリルビン，ジグルクロン酸ビリルビン），そしてアルブミンと結合したδ-ビリルビンの4分画を定量できる（図5）．その後，日常検査法としてドライケミストリで非抱合型ビリルビン，抱合型ビリルビン，δ-ビリルビンの3分画を測定できる．ドライケミストリは膜による分別が可能なため，アルブミンと結合したδ-ビリルビン分画も測定できる．δ-ビリルビンの測定により，黄疸の回復期を調べることが可能である．

c. 分析上の変動因子

ビリルビンは光により分解されるため，試料は直射日光や蛍光灯の真下には置かない．光の影響により非抱合型ビリルビンは抱合型ビリルビンよりも2～3倍鋭敏に反応する．抱合型ビリルビンは酸化されやすいため，血清分離後，速やかに測定し遮光冷蔵保存する．ジアゾ法では一部の薬剤（アセトヘキサミド，カフェイン，エリスロマイシン）で正誤差を生じる．

d. 基準範囲と異常値

総ビリルビン　0.4～1.5 mg/dL
直接ビリルビン　0.0～0.4 mg/dL
間接ビリルビン　0.0～0.3 mg/dL
パニック値　新生児20 mg/dL以上では担当医に連絡（ビリルビン脳症：核黄疸）．

e. 臨床的意義

血清ビリルビンの上昇はどのビリルビン分画が上昇しているかが疾患の判断に重要である．各ビリルビン分画の上昇と主な疾患を表2に示した．

f. 生理的変動要因

男女差はほとんどなく，成人では男性がわずかに高い．新生児には著増するが，3～5か月で最低になり，その後徐々に上昇し，14～15歳で成人値に達する．加齢による変化は認めない．食事や運動により増減が認められ，日内変動を示す．季節変動は冬季では夏季よりも高い．

C 実習

1. ビリルビン

a. 試薬

❶ 100 mg/dLスルファニル酸溶液：100 mgスルファニル酸を濃塩酸1.5 mLで溶解し，精製水で100 mLとする．

❷ 0.5 g/dL亜硝酸ナトリウム溶液：0.5 g亜硝酸ナトリウムを精製水で100 mLに溶解する．冷蔵保存する．

❸ メチルアルコール

❹ ジアゾ試薬：スルファニル酸溶液10 mLと亜硝酸ナトリウム溶液0.3 mLを使用直前に混合し，5分以内に使用する．

❺ ジアゾ盲検試薬：濃塩酸1.5 mLに精製水を加えて100 mLとする．

❻ 10.0 mg/dLビリルビン標準液：調製はできるだけ光を避けて行う．ビリルビン10 mgを100 mLのメスフラスコに秤量し，0.1 mol/L炭酸ナトリウム4 mLを加えてビリルビンを溶解する．4%アルブミン水溶液を80 mL加えて混和し，0.1N塩酸4 mLを混合しながら加えて，アルブミン水溶液で100 mLにする．

表2　ビリルビン分画とその疾患

直接型優位（50%以上）
1．肝細胞性黄疸（トランスアミナーゼ優位）
　・ウイルス性肝炎，劇症肝炎，アルコール性肝炎
2．閉塞性黄疸（ALP，γ-GT優位）
　・急性胆管炎，胆管癌，膵癌，胆囊癌
3．体質性黄疸
　・Dubin-Johnson（デュビン-ジョンソン）症候群，Rotor（ローター）症候群

間接型優位（80%以上）
1．溶血性黄疸
　・遺伝性球状赤血球症，異型輸血
2．体質性黄疸
　・Gilbert（ギルバート）症候群，Crigler-Najjar（クリグラー-ナジャー）症候群

b. 操作法

	直接ビリルビン反応		総ビリルビン反応	
	本試験（Ed）	盲検	本試験（Et）	盲検
血清，標準液（mL）	0.1	0.1	0.1	0.1
精製水（mL）	2.15	2.15	0.9	0.9
ジアゾ試薬（mL）	0.25		0.25	
ジアゾ盲検試薬（mL）		0.25		0.25
メタノール（mL）			1.25	1.25

直接反応はジアゾ試薬添加5分後，波長540 nmで盲検を対照にEdを測定する．
総反応はメタノール添加後室温で30分放置した後，盲検を対照に吸光度Etを測定する．

ビリルビン分画の濃度計算
・直接ビリルビン濃度（mg/dL）：Ed/標準液の総ビリルビン反応吸光度×10 mg/dL
・総ビリルビン濃度（mg/dL）：Et/標準液の総ビリルビン反応吸光度×10 mg/dL
・間接ビリルビン濃度（mg/dL）：（総ビリルビン濃度）−（直接ビリルビン濃度）
注意：直接ビリルビンは5分間で反応した量を直接ビリルビンとする．

c. 注意事項

❶ 溶血は負誤差を与え，ヘモグロビン濃度100 mg/dLで10%の誤差を生じる．

❷ ジアゾ試薬は非常に不安定なので調製後ただちに使用する．
❸ 亜硝酸溶液は不安定なので冷蔵保存する．
❹ 検量範囲は 15 mg/dL までなので，それ以上の試料は希釈して測定する．

第11章 酵素

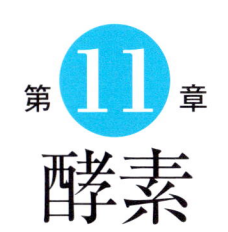

学習のポイント

❶ 酵素は触媒として,自身は化学変化を受けずに,基質を生成物に変換させる作用を有する.
❷ 酵素には,補因子や補欠分子族がそろうことで活性を示す完全な酵素になるものがあり,その完全体となったものをホロ酵素,補因子などを欠いたものをアポ酵素とよぶ.
❸ 各酵素の生体内分布を知ることによって血中酵素の起源を推定することができ,酵素診断学に有用な情報である.
❹ アイソザイムとは,同じ反応を触媒する蛋白質1次構造の異なる酵素のことである.
❺ 酵素反応速度論は,酵素活性の測定法,活性測定の標準化,酵素活性単位を理解するうえで重要である.
❻ アスパラギン酸アミノトランスフェラーゼ(AST),アラニンアミノトランスフェラーゼ(ALT)は,補酵素としてピリドキサルリン酸(PALP,ビタミンB_6)を必要とするアミノ基転移酵素である.両者の日本臨床化学会(JSCC)勧告法,標準化対応法ではPALPを添加しない測定系を用いている.
❼ 乳酸デヒドロゲナーゼ(LD)は解糖系最終段階でピルビン酸と乳酸の変換を触媒する酵素で,JSCC勧告法では乳酸からピルビン酸の反応を測定する方法をとっている.各種細胞・組織の傷害によって血中レベルが上昇し,AST,ALT,クレアチンキナーゼ(CK)など可溶性分画酵素の血中濃度と比較することで傷害臓器・細胞を推測する.
❽ CKは高エネルギーリン酸化合物を産生する役割を有しており,血中濃度の上昇は主に筋の傷害を示す.CKによって生じるATPからヘキソキナーゼ,そしてグルコース-6-リン酸デヒドロゲナーゼの共役下で生じるNADPHの増加を測定する方法をJSCC勧告法としている.
❾ アルカリ性ホスファターゼ(ALP)は,リン酸結合を有する化合物を加水分解する酵素で,アルカリ側で活性を有し,亜鉛を活性中心にもつ金属酵素である.4-ニトロフェニルリン酸を基質として,ALPにより生成される4-ニトロフェノールを計測する方法をJSCC勧告法としている.膜結合性の酵素で,肝胆道系の閉塞,骨疾患などで血中濃度が上昇し,診断的意義を有する.
❿ γ-グルタミルトランスフェラーゼ(γ-GT)は,γグルタミル基を転移する膜結合性酵素であり,肝胆道系の病変,薬物誘導で血中濃度が上昇する.
⓫ コリンエステラーゼ(ChE)は,肝臓の蛋白合成能を反映する肝機能検査として用いられている.p-ヒドロキシベンゾイルコリン基質法をJSCC勧告法とした.
⓬ アミラーゼ(AMY)は,消化酵素の一つであり,唾液腺型と膵型の2種類のアイソザイムが知られる.国際臨床化学連合(IFCC)と同じく,マルトヘプタオース(G7)を基質としたAMY活性測定法がJSCC勧告法となっている.

本章を理解するためのキーワード

❶ <u>血中半減期</u>
酵素の血中濃度を理解するうえで,血中からの代謝速度(消退速度)である半減期を理解することは重要である.同じ量が血中に流入したとしても,

代謝速度が速ければ血中濃度は相対的に低くなるし，逆に代謝速度が遅ければ血中濃度は上昇する．すなわち，肝障害，腎障害，高分子化などによって代謝速度が遅延すれば血中濃度は高値となる．

❷ 電気泳動

多くのアイソザイム分析には電気泳動法が用いられている．臨床検査室で使用される分離分析技術として最も確立した方法であり，試料を電気泳動によって分離した後，活性染色法で可視化してデンシトメトリーで検出する．

❸ 共役酵素

生成物をそのまま分光学的に検出できないと，自動分析機で定量することが困難であるため，別の酵素を加えて検出しやすい生成物を作成する系を構築する．このときに用いる酵素を共役酵素という．

❹ 1 単位

酵素活性の単位は国際単位で示され，至適条件下で試料 1 L 中に，1 分間に 1 μmol の基質を変化させる酵素量を 1 単位(U/L)であらわす．

❺ トレーサビリティチェーン

トランスファーラビリティ(伝達性)とは，基準となる測定操作法や認証標準物質から，患者試料の測定結果まで，値が順に伝えられていることを示す．トレーサビリティ(遡及性)とは，その逆で，患者試料の測定結果がどのような根拠で値づけされているのかを示す経路である．トレーサビリティチェーンは，測定結果から基準測定操作法または認証標準物質までの伝達経路を示す体系図である．

A 酵素の基礎

1. 役割

酵素は自身が関与する特定の基質(原料となるもの；substrate)を別の物質(生成物；product)に変換する化学反応の触媒である．触媒とは，その化学反応において，自身は化学変化を受けず，反応速度を変化させる物質のことである．酵素によって化学反応を起こさせる基質の種類が異なり，それぞれ基質特異性で表す．生命を構成する有機化合物・無機化合物を取り込み，多くの物質を生成する．酵素の触媒としての性状をまとめると以下のようになる．

・少量で有効に働く．
・反応によって，それ自身は変化しない．
・反応速度を高める．
・最終的な生成物の量を増やすものではない．

酵素自身の基本骨格は蛋白質の設計図であるDNAからつくられるが，直接アミノ酸の配列でつくられない物質，糖・脂質なども酵素反応によって生成される．したがって，生命現象の基本は酵素反応によって構築されるということもできる．また，酵素反応は基質や生成物の濃度，その場の環境によっても調節され，それが生体にとって合目的的に構築されているといえる．

2. 命名と分類

酵素(enzyme)は，酵母のなか(in yeast)という意味のギリシア語に由来することばであり，すなわち発酵が酵素反応の一つであることを物語っている．酵素の命名法(enzyme nomenclature)は，基本的には基質と触媒する反応による．すなわち，基質名と反応形式に加えて酵素共通の語尾「アーゼ(-ase)」をつける．たとえば，乳酸デヒドロゲナーゼ，アミラーゼ，ペルオキシダーゼという具合である．一方，「アーゼ」がつかないものもあり，トリプシンやペプシンなどがある．これらはプロエンザイム(酵素の前駆体)であるトリプシノーゲン，ペプシノーゲンから活性型に変化して酵素活性を発揮する酵素である．

酵素の分類と命名法は，IUB(国際生化学連合，現在は IUBMB)によって決められ，EC 番号で分類されている．すなわち，触媒する反応によって大きく6つに分けられ，さらに細かく枝番によって分類されている(表1)．

酵素名には「常用名(慣用名)」と「系統名」がある．たとえば，EC 1.1.1.1 はアルコールデヒドロゲナーゼ(常用名)で，基質名と反応形式を表現し

表1 酵素の分類と命名法

EC 番号	酵素名	触媒する反応
EC 1. x.x.x	酸化還元酵素(オキシドレダクターゼ oxidoreductase)	酸化還元反応
EC 2. x.x.x	転移酵素(トランスフェラーゼ transferase)	転移反応
EC 3. x.x.x	加水分解酵素(ヒドロラーゼ hydrolase)	加水分解反応
EC 4. x.x.x	脱離酵素(除去酵素)(リアーゼ lyase)	脱離反応
EC 5. x.x.x	異性化酵素(イソメラーゼ isomerase)	異性体の相互変換
EC 6. x.x.x	結合酵素(合成酵素)(リガーゼ ligase, シンテターゼ synthetase)	ATPなど高エネルギー化合物の加水分解に共役

表2 臨床検査で測定される酵素の常用名と系統名

EC 番号	常用名(慣用名)	略語など	系統名
1.1.1.27	Lactate dehydrogenase	LD	L-Lactate : NAD+ oxidoreductase
2.3.2.2	γ-Glutamyl transferase	GGT, γ-GT	(5-Glutamyl)-peptide : amino-acid 5-glutamyl transferase
2.6.1.1	Aspartate aminotransferase	AST	L-Aspartate : 2-oxoglutarate aminotransferase
2.6.1.2	Alanine aminotransferase	ALT	L-Alanine : 2-oxoglutarate aminotransferase
2.7.3.2	Creatine kinase	CK	ATP : creatine N-phosphotransferase
3.1.1.3	Triacylglycerol lipase	LIP	Triacylglycerol acyl hydrolase
3.1.1.8	Cholinesterase	ChE	Acylcholine acylhydrolase
3.1.3.1	Alkaline phosphatase	ALP	Orthophosphoric-monoester phosphohydrolase (alkaline optimum)
3.1.3.2	Acid phosphatase	ACP	Orthophosphoric-monoester phosphohydrolase (acid optimum)
3.2.1.1	α-Amylase	AMY	1,4-α-D-glucan glucanohydrolase
3.4.11.1	Aminopeptidase(cytosol)	c-LAP	α-Aminoacyl-peptide hydrolase(cytosol)
3.4.11.2	Aminopeptidase(microsomal)	LAP	α-Aminoacyl-peptide hydrolase(microsomal)
3.4.11.3	Aminopeptidase(cystyl)	CAP	α-Aminoacyl-peptide hydrolase(cystyl)
4.1.2.13	Fructose-bisphosphate aldolase	Aldolase	D-Fructose-1,6-bisphosphate : D-glyceraldehyde-3-phosphate lyase

た系統名では,アルコール:NAD$^+$オキシドレダクターゼと呼ぶ.さらに,日常使用する酵素は,常用名のなかから一つ適当なものを勧告名としている.乳酸デヒドロゲナーゼやαアミラーゼがそれにあたる.臨床検査で用いられる酵素の常用名と略語,系統名を表2にまとめた.

3. 化学的性質と組成

酵素には,それ自身で活性を示すものもあるが,自身では活性がないものもあり,それらは補因子や補欠分子族がそろって初めて完全な酵素となり活性を示す(表3).この完全な酵素をホロ酵素(holoenzyme),補因子などがなく活性を示さないものをアポ酵素(apoenzyme)という.補因子のうち,有機化合物は補酵素と呼ばれ,ビタミンを補酵素として使用する酵素は多い.たとえば,アスパラギン酸アミノトランスフェラーゼ(AST)やアラニンアミノトランスフェラーゼ(ALT)はビタミンB$_6$の誘導体であるピリドキサルリン酸

表3 酵素と活性測定に用いられる基質, 補因子

酵素	分類	活性測定の基質	補因子, 補酵素
LD	酸化還元酵素	乳酸, またはピルビン酸	NAD, NADH
AST	転移酵素	アスパラギン酸とオキソグルタル酸, またはオキザロ酢酸とグルタミン酸	PALP
ALT	転移酵素	アラニンとオキソグルタル酸, またはピルビン酸とグルタミン酸	PALP
CK	転移酵素	クレアチンリン酸, またはクレアチニン	
γ-GT	転移酵素	γ-グルタミルペプチド	
ALP	加水分解酵素	有機リン酸モノエステル	Zn^{2+}
LAP	加水分解酵素	L-ロイシルペプチド	
AMY	加水分解酵素	デンプンやオリゴ糖	Ca^{2+}
ChE	加水分解酵素	コリンエステル	

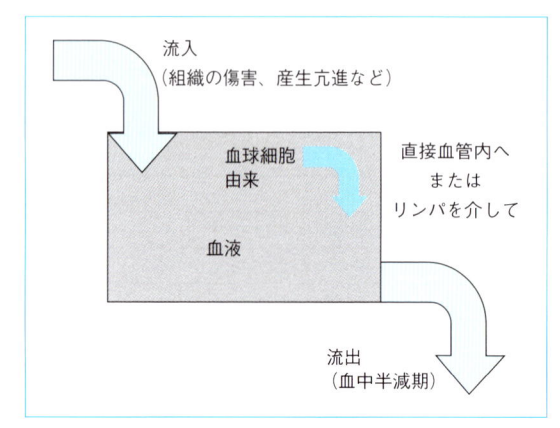

図1 血清酵素レベルを決定する因子

(PALP)を補酵素とし, これがないとアポ酵素となり活性がなくなる. 補欠分子族は補因子の一つで, 酵素蛋白の一部を構成しており常に結合しているものである. 金属イオンも補因子として働き, 必須微量金属として生理的役割を有する. たとえば亜鉛は, アルカリ性ホスファターゼ(ALP), アルコールデヒドロゲナーゼ, アンジオテンシン転換酵素などの補因子として働く.

細胞内局在にも関係するが, 膜(細胞膜や細胞内小器官の膜)に結合している膜酵素と, 細胞質や細胞外に存在する可溶性分画の酵素に分けられ, 後者のうち細胞外に分泌される酵素を特に分泌型酵素と呼ぶ. これら細胞内局在の違いは, 酵素以外の蛋白質と同様に, 立体構造の疎水性側鎖と親水性側鎖の1次構造による. また, 酵素蛋白も他の蛋白質と同様にリボソームで合成された後, それぞれの働く場に移動する(1章参照→p.3). 膜酵素は, 膜を貫通しているドメインを有するものや膜に付着しているものなどがある. 膜貫通ドメインを有するものは線状の立体構造で, 物質の輸送やエネルギー保存に関与するものが多い. 一方, 可溶性分画酵素は水溶性が高く, 消化酵素が代表的なもので比較的球状の形態をとり, 細胞質内の代謝に関与している.

4. 生体内分布と血中酵素の起源 (臨床酵素学総論)

臨床検査で測定される酵素のほとんどは細胞内で働くもので, 血清中で働くものではないためpassenger proteinと呼ばれる. 血清酵素活性を測定することによって, どこから, どのようにしてその活性値を示しているかを推定することができる. そのためには, 各酵素がどのような組織に分布しているか, また細胞のどこに局在しているかが, 血清酵素診断学の基礎知識として必要である. 本項では, 血清酵素診断の総論を解説する.

a. 血清酵素活性測定の目的

① なんらかの病変が存在するのかどうかのスクリーニング(健診など), ② 異常(損傷)臓器の推定および異常(損傷)の程度の推定(重症度判定), ③ 治療のモニタリング(経過観察), の3つの目的で, 血清酵素の検査依頼がなされる.

表4　血清酵素の細胞内局在

細胞内局在	酵素名
可溶性分画酵素	乳酸デヒドロゲナーゼ(LD) アスパラギン酸アミノ基転移酵素(AST, GOT)：c-AST アラニンアミノ基転移酵素(ALT, GPT) クレアチンキナーゼ(CK)
ミトコンドリア酵素	アスパラギン酸アミノ基転移酵素(AST, GOT)：m-AST クレアチンキナーゼ(CK)：mt-CK
ミクロゾーム酵素 膜結合性酵素	アルカリ性ホスファターゼ(ALP) ロイシンアミノペプチダーゼ(LAP) γ-グルタミルトランスフェラーゼ(γ-GT)
リソソーム酵素	酸性ホスファターゼ(ACP)
分泌酵素	アミラーゼ(AMY) コリンエステラーゼ(ChE)

b. 血清酵素レベルを決定する因子

　血清酵素レベル，すなわち血中濃度は血液というプールに細胞や組織から遊出，分泌される流入量と，血液から消失(代謝，体外への排出)する流出量のバランスによって規定されるといえる(図1)．流入量はたとえば組織破壊の量を反映するものであり，流出量は血液中からの消失率，つまり血中半減期によって規定される．酵素活性値を判読する際には，これらの両方を規定する因子を考慮する必要がある．

　流出量が同じで，細胞がたくさん破壊された場合，血清中の酵素活性は上昇する．しかし一方では，流入量が同じであっても，流出経路に障害が生じた場合，すなわち通常のスピードで代謝されなくなった場合，このときも血清酵素活性は上昇する．

c. 血清酵素の細胞内局在と評価

　細胞内局在により血清への出現機序が異なる．すなわち，可溶性分画酵素やミトコンドリア酵素は細胞の破壊によって血中に出現する遊出酵素であり，膜結合酵素，リソソーム酵素は産生過剰を反映する．両者の代表的な酵素を表4にあげた．遊出酵素のうち，ミトコンドリア酵素はミトコンドリア膜も傷害を受けて初めて血中に出現するので，重症度の判定や虚血のマーカーとして使用される．

表5　評価の対象となる臓器または腫瘍

臓器または腫瘍	酵素名
肝臓	LD, AST, ALT(Cytosol enzymes) ALP, LAP, γ-GT (microsomal enzymes) ChE(secretory enzyme)
心筋	LD, AST, (ALT,) CK
骨格筋	LD, AST, ALT, CK
赤血球	LD, AST
悪性腫瘍	LD, ALP, γ-GT, AMY

d. 評価の対象となる臓器，腫瘍

　血清酵素データから異常が推測される対象となる組織は，まず血液中を循環している細胞，すなわち血球細胞である．次いで，大きな組織，臓器である．これらの傷害を判定するのに有用な酵素を表5にまとめた．すなわち，表5に示した臓器や腫瘍の傷害を把握するための検査項目として，表のような酵素を測定するのが望ましいことになる．

e. 由来臓器(細胞)中の酵素量および酵素プロファイル

　可溶性分画酵素の臓器プロファイルを表6に示した．それぞれの酵素の割合がわかりやすいように，ASTを10としたときの他の酵素量を概算で記した．表6および表5からわかることは，LDもASTもほとんどすべての細胞に存在するとい

表6　LD をはじめとした可溶性分画酵素の臓器プロファイル

組織	AST	ALT	LD	CK	LD/AST
心筋	10	0.5	50	50	5
骨格筋	10	0.5	70	100	7
肝臓	10	10	10	neg.	1
赤血球	10	0.2	250	neg.	25
白血球	10	neg.	150	neg.	15
白血病細胞	10	neg.	150〜	neg.	15〜
セミノーマ	10	neg.	400〜	neg.	40〜

・neg.：negligible，検出感度以下
・AST を10としたときの他の酵素量を概算
・LD，AST は全細胞に存在し，個々の上昇では由来臓器の推定困難であるため，LD/AST 比によって由来を絞る．
・CK は筋肉組織にかなり特異的，ALT も比較的肝臓に豊富

表7　酵素活性の血中半減期

酵素名	半減期
LD-1	70〜80 時間
LD-2	60〜70 時間
LD-3	40〜50 時間
LD-4	10〜20 時間
LD-5	5〜10 時間
CK-MM	15 時間
CK-MB	12 時間
CK-BB	3 時間
AST(c-AST)	20〜30 時間
AST(m-AST)	5〜10 時間
ALT	45〜55 時間
ALP 肝型	6〜7 日
ALP 骨型	1.7 日
ALP 胎盤型	4〜5 日
ALP Intestine	非常に短い
γ-GT	7〜10 日
AMY	3〜6 時間
LIP	3〜6 時間
ChE	10 日

うことであり，これらの酵素が上昇していても，それだけでは由来臓器はわからない．しかし，この2つの酵素の比，LD/AST 比を見ることによって，かなり絞られることがわかる．CK は筋肉組織にかなり特異的といえるし，ALT も比較的肝臓に豊富な酵素である．

f. 酵素活性の血中半減期

表7に半減期を示した．一過性の酵素遊出であれば，半減期に近い速さで血中から消失する．酵素活性の変化が鈍いほど，新しく血中への流入が

あることになる．酵素によって半減期が異なるために，肝炎でもごく初期には AST が ALT より高くても，すぐに ALT 優位になり，時間が経つに従って ALT の優位性が増すことになる．アイソザイムの存在する酵素では，各アイソザイムの半減期が異なることから，同じ病態でも病期によってパターンが変化する原因となる．

g. 酵素活性判読のピットフォール

病態とは直結しない先天性，後天性の原因で，血清酵素活性値に異常を与える可能性のある因子を表8にあげた．検体の問題（溶血など），保存条件の問題（安定性）なども考慮するべきであるが，それ以外の原因を大別すると，先天的な原因・遺伝性変異，後天的な原因には免疫グロブリンなどの他の蛋白質との複合体形成や糖鎖の修飾，補酵素の欠乏などがある．それぞれ，単独の酵素活性異常を生じ，臨床所見，他の検査データとの間に乖離を認めているため，注意深い観察によって疑うことは可能である．奇妙なデータと遭遇したときには，一度は考え，検討してみる必要があろう．その際には，問題となる酵素を電気泳動などの分離分析技術によって解析することとなる．

5. アイソザイム

酵素をクロマトグラフィや電気泳動にかけると，同じ活性を示す成分が複数でてくることがある．この現象は，1950年代にエステラーゼなどで

表8 酵素活性判読のピットフォール

酵素名	酵素活性上昇	酵素活性低下
LD	Ig などとの結合	遺伝性 LD-H サブユニット欠損症* 失活因子(Ig などによる)
AST	Ig などとの結合	遺伝性 AST 欠損症 補酵素(PALP)の欠乏
ALT	Ig などとの結合	遺伝性 ALT 欠損症 失活因子(Ig などによる) 補酵素(PALP)の欠乏
CK	Ig などとの結合	遺伝性 CK-M 欠損症
ALP	Ig などとの結合(ALP-6) 糖鎖の修飾(一過性高 ALP 血症) 家族性高 ALP 血症	遺伝性無(低)ALP 血症 失活因子(Ig などによる) 2価の金属イオン欠乏
LAP	Ig などとの結合 家族性高 LAP 血症	
γ-GT	Ig などとの結合 家族性高 γ-GT 血症	遺伝性 γ-GT 欠損症
AMY	Ig などとの結合 術後高 AMY 血症	
ChE	遺伝性高 ChE 血症(C5 変異など)	遺伝性低 ChE 血症(サイレント型など) 殺虫剤の混入

Ig:免疫グロブリン
＊遺伝性 LD-M サブユニット欠損症は LD 活性が低下しない

見出され,報告されたが,Markert はデンプンゲルを支持体とする電気泳動とゲル上での酵素活性染色法によって酵素を分画する方法(ザイモグラム:zymogram)を開発した.本法により,乳酸デヒドロゲナーゼ(LD)の分子多様性が組織特異的に異なること,発生段階によって異なることなどを報告し,この多様化した酵素をアイソザイム

サイドメモ:アイソザイムができるメカニズム

アイソザイムは生体の物質代謝系やエネルギー代謝系で重要な働きをしており,それらの効率を上げることに寄与している.アイソザイムがつくられたメカニズムにはいくつかの様式がある.
1) 独立した遺伝子座を有する複数の遺伝子からつくられる(LD, CK, AMY, ALP の胎盤型や小腸型).
2) 遺伝形質の異なる対立遺伝子によってつくられる(アミノ酸の置換した変異型).
3) 一つの遺伝子からエクソンを選択的に使い分けてつくられる(ALP の肝型と骨型).
4) 翻訳開始点を使い分けてつくられる.

サイドメモ:血清酵素の電気泳動によるアイソザイムパターン

一般的な電気泳動用支持体で,各種血清酵素を泳動すると,図中に示したように泳動される.蛋白分画の泳動パターンと比較してイメージしてほしい.

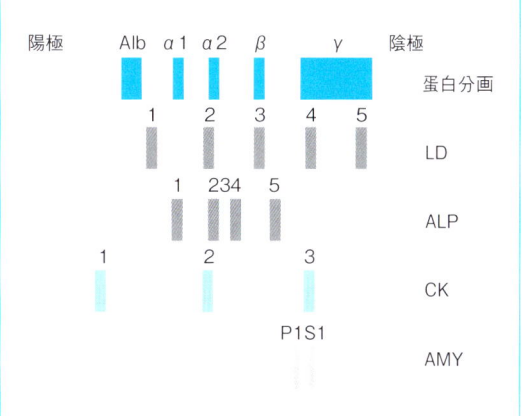

図 血清酵素の電気泳動によるアイソザイムパターン

(isozyme)と呼ぶことを提唱した(1959年). すなわち, 臨床検査でよく使用されるLDがアイソザイムの発端であるといえる.

アイソザイムとは,「生化学的に同じ反応を触媒するにもかかわらず, 蛋白質の1次構造が異なるもの」である. 同じ酵素でも細胞質とミトコンドリア, どこに局在しているかによって, その酵素学的性質には違いがある. また, 同じ酵素反応をつかさどるにも臓器によって基質濃度や酸素濃度などに違いがある. したがって, 生体内ではその環境に至適な働きができるように酵素蛋白, アイソザイムがつくられている.

B 酵素活性の測定

1. 酵素反応速度論

酵素による触媒反応速度の研究を反応速度論という. この反応における速度は, 単位時間あたりの基質あるいは生成物の濃度変化で表すことができる. 詳細は, 3章「酵素学的分析法」の項を参照されたい(→p.56). ここでは, 影響を及ぼす因子を列記するにとどめる.
- 基質濃度, 関連事項(反応速度定数, 最大速度)
- 速度式:Michaelis-Menten equation(ミハエリス-メンテンの式)
- 零次反応と一次反応:基質濃度と反応速度
- K_m(Michaelis定数):Lineweaver-Burk equation(ラインウィーバー-バークの式)
- (至適)温度
- (至適)pH
- 基質特異性

酵素反応は, 特定の化合物や薬剤, 毒物などによって阻害を受けて反応速度が低下する. 酵素の阻害は不可逆的な阻害と可逆的な阻害に大別できる. 可逆的な阻害には3種類の型がある.
- 競合阻害(competitive inhibition):K_mは変化するがV_{max}は変化しない.
- 非競合阻害(non-competitive inhibition):K_mは変化せず, V_{max}が減少する.
- 無競合阻害(uncompetitive inhibition):K_mもV_{max}も変化する.

2. 酵素活性測定法

酵素活性測定法のうち, 反応速度が酵素活性と比例する範囲内で時間を区切って計測するのは固定点測定法(fixed time assay)といい, 酵素反応が平衡に達した状態で測定するのを終末点分析法(end point assay)という. 自動分析機を用いた日常分析では, 多くの場合, 連続計測測定法(continuous monitoring assay)が用いられる.

一方, 生成物の検出方法によれば2つに大別することができる. 一つは目的の酵素反応によってできる生成物が容易に検出できる系である. もう一つは, 生成物そのものを検出することが分光学的に困難である場合で, 別の酵素を加えることにより検出しやすい生成物を作る系にもっていく. この場合の添加すべき酵素を共役酵素という. 表9にそれぞれの例をまとめた.

3. 酵素活性測定の標準化

酵素活性測定について論じるには, 1980年代から始まった標準化, 日本臨床化学会の勧告法および標準化対応法について知っておく必要がある.

標準化前には, 酵素活性測定における問題点として, 以下に掲げるものがあった.

❶ 測定法の相違による測定結果の不一致
- 緩衝液の種類・濃度・pH, 基質の種類・濃度, 補酵素の濃度, 測定温度など
- 単位
- アイソザイムの存在

❷ 標準物質がない
- 酵素活性は直接計量できない
- 絶対基準法がない, 真値がない

そこで, 対応法として, 互換性が保たれれば標準化が可能であろうという考え方の下に, 以下の3つのことを行った.
- 勧告法の決定
- 標準物質を作成

表9 生成物の検出方法によって分類した酵素活性測定法

	酵素名	生成物質（共役酵素）
直接生成物を検出する系	LD	NADH
	ALP	4-ニトロフェノール
	γ-GT	5-アミノ-2-安息香酸
共役酵素を用いる系	AST	NADH（MD）
	ALT	NADH（LD）
	CK	NADPH（HK, G-6-PD）
	AMY	4-ニトロフェノール（α-グルコシダーゼ）
	ChE	NADPH（4-ヒドロキシ安息香酸水酸化酵素）

MD：リンゴ酸デヒドロゲナーゼ，HK：ヘキソキナーゼ，G-6-PD：グルコース-6-リン酸デヒドロゲナーゼ

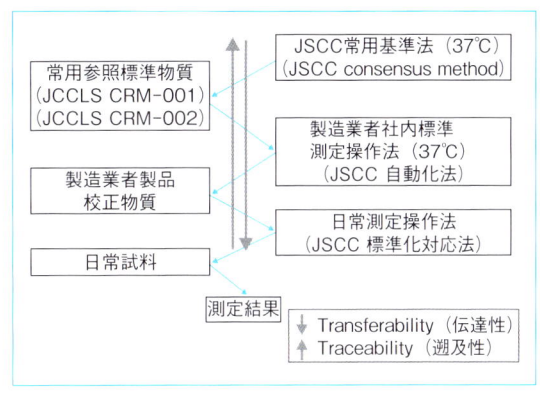

図2 血清酵素活性測定のトレーサビリティ連鎖

・標準物質によって上位の勧告法から日常検査法に測定値伝達

勧告法については，日本臨床化学会で，8種の酵素項目で順次，測定条件を一定（最適）にした条件が提示され，勧告法が採用されるに至った．
・1989：AST（GOT），ALT（GPT），CK，ALP，LD
・1994：γ-GT
・2003：ChE
・2005：AMY

勧告法はあくまでも理想的な測定法であるため，日常検査に用いる市販試薬で同様に測定できる必要がある．そのために，図2のトレーサビリティチェーンが構築された．このトレーサビリティチェーンでの値づけができる測定法を標準化対応法，実用的な標準化法と呼ぶ．すなわち，次の2通りの方法がある．ただし，比例互換性が保証された測定試薬（キット）を使用するときに限定される．
・製造業者製品校正物質（酵素キャリブレータ），またはJCCLS CRM-001，-002を用いて直接検量する方法
・実測Kファクターを用いて上記校正物質を測定し，その測定値が校正物質の表示値に合うように校正する方法

4. 酵素活性単位

酵素活性は，国際単位（International unit；U/L）で表示される．これは，1964年国際生化学連合の「国際単位」の定義に基づくもので，至適条件下で，試料1L中に，温度30℃で1分間に1μmolの基質を変化させることができる酵素量を1単位（1U/L）とする．

SI単位系では1秒間に基質1モルを変化させる酵素量を1カタル（katal）と呼ぶ．したがって，1 katal/Lは，$0.6×10^8$ U/Lであり，逆に1U/Lは$1.67×10^{-8}$ katal/Lである．

検査室では一般的には自動分析機で測定されるので，活性は37℃における国際単位である．たとえば，ASTが100U/Lとは，血清1L中に37℃で1分間に100μmolのアスパラギン酸をオキサロ酢酸に変換させられる酵素量を有していることを意味する．

指示物質のモル吸光係数を用いたKファクターで算出する方法と，酵素標準物質を用いる方法もある．前者は基質特異的な測定値であり，昔ながらの慣用単位と呼ばれるものが含まれる（表10）．後者は標準化対応法である．現在，日本医師会臨床検査精度管理調査では，日本臨床化学会の標準化対応法による測定が，AST，ALT，LD，CK，ALP，γ-GTでは95%以上，AMYとChEも80%以上と大部分の検査室で用いられている（図3）．

表10 酵素活性（従来の慣用単位）

酵素	単位	解説
AST ALT	Karmen	生成ケト酸を脱水素酵素と共役させるUV法で，NADHの減少を340 nmで測定．1単位は，血清1 mLが1分間あたり0.001の吸光度減少させる活性．
LD	Wroblewski	ピルビン酸とNADHを基質としNADH減少を340 nmで測定． 1単位は，血清0.01 mLが30分間あたり0.001の吸光度減少させる活性．
ALP	King-Armstrong	フェニルリン酸を基質として遊離するフェノールを測定． 1単位は，15分間にフェノール1 mgを遊離する活性．
γ-GT	Szasz	γ-Glu-pNA, GlyGlyを用いて生成するpNAを405 nmで初速度測定するSzasz法に基づき，モル吸光係数から求める国際単位．
AMY	Somogyi	1単位は，30分間にデンプン10 mgを加水分解する活性．
ChE	ΔpH	1単位は，血清0.1 mLにより37℃，60分間に生じるpHの変化量．

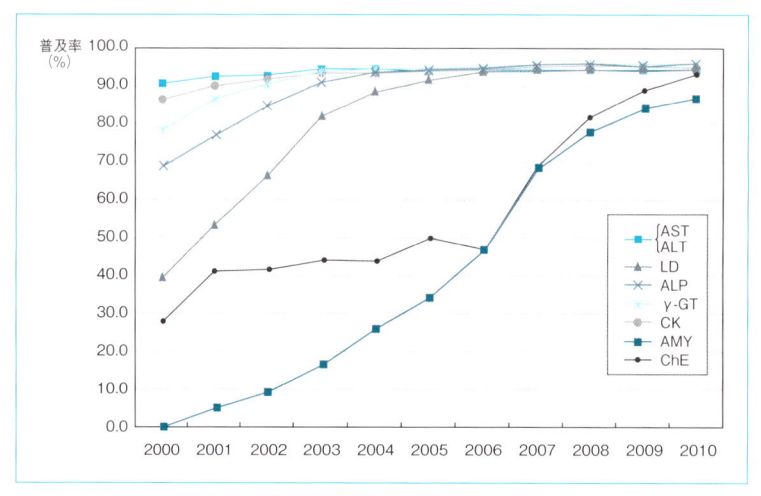

図3 JSCC, JCCLS, 標準化対応法の普及

C 酵素の検査

1. アスパラギン酸アミノトランスフェラーゼ（AST）

a. 生化学的特性および生理学的意義

臨床検査で最もよく測定されるものの一つであるAST（EC 2.6.1.1；L-Aspartate：2-oxoglutarate aminotransferase）は，アラニンアミノトランスフェラーゼ（ALT）とともに，アミノ基転移酵素である．このトランスアミナーゼは，一つのアミノ酸からアミノ基を奪い，そのアミノ基を，他のα-ケト酸に移して別のアミノ酸を生成する酵素であり，補酵素としてピリドキサルリン酸（PALP）を必要とする．

心臓，肝臓，骨格筋，腎臓，赤血球などに幅広く含まれ，臓器（細胞）特異的とはいえないため，血清AST値上昇からどこに傷害があるかどうかは判定できないが，どこかで傷害が発生していることがわかる．心臓，肝臓，骨格筋に多く含まれており，腎臓，膵臓，脾臓などを含め多くの臓器組織中に存在し，赤血球中にも血漿の40倍も多く含まれる．

ASTには，ミトコンドリア内（マトリックス）に存在するm-AST（m-GOT：mitochondrial AST）と，ミトコンドリア外の細胞質（cytosol）に存在するc-AST（cytosol AST）の2種類のアイソ

表11 ASTアイソザイムの性状

	Cytosol AST	Mitochondrial AST
細胞内局在	細胞質可溶性分画	ミトコンドリア
構造	同一サブユニットの2量体	同一サブユニットの2量体
遺伝子座位	*GOT1* 染色体10番長腕	*GOT2* 染色体16番長腕
分子量	93,000	89,000
等電点	5.7	9.5
熱安定性	75℃	68℃
Km：アスパラギン酸	2.0 mM	0.5 mM
Km：2-オキソグルタル酸	0.1 mM	1.0 mM

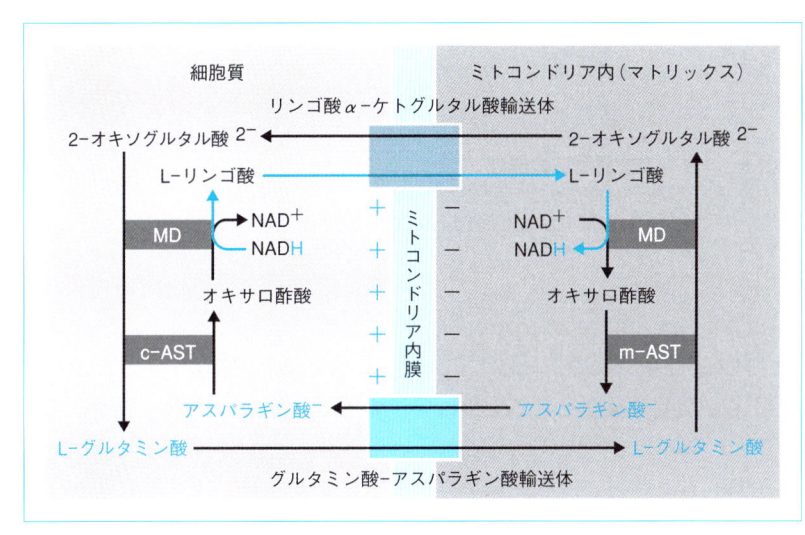

図4 リンゴ酸-アスパラギン酸シャトルとASTの役割

ザイムが存在する（表11）．それらは，別々の染色体に座位する遺伝子産物であるが，アミノ酸レベルで50%ほどの相同性を有している．

運動時などATP消費量が多いときには，解糖で細胞質に生じたNADHはミトコンドリア内膜を通過できないため，細胞質のNADHがミトコンドリア膜を経てミトコンドリア内に転送できるように，リンゴ酸-アスパラギン酸シャトル（malate-aspartate shuttle, malate-aspartate carrier system）がある（図4）．ASTはこのシャトルを作動させるのに必要であり，ほとんどの組織・細胞に多量のASTがあるのは理解できる．

まず，細胞質のオキサロ酢酸が，リンゴ酸デヒドロゲナーゼ（malate dehydrogenase；MD）によりL-リンゴ酸に変換され，NADHがNAD$^+$に酸化される．L-リンゴ酸は，ミトコンドリア内膜のリンゴ酸-2-オキソグルタル酸輸送体を通過して，ミトコンドリア内に輸送され，交換として2-オキソグルタル酸が細胞質に輸送される．ミトコンドリア内に輸送されたL-リンゴ酸は，MDにより，オキサロ酢酸に戻される際に，NAD$^+$が還元され，ミトコンドリア内でNADHが生成される．すなわち，細胞質のNADHはミトコンドリア内に転送され，電子伝達系で利用可能となる．このように，ミトコンドリアの内外でASTの作用で，L-グルタミン酸からオキサロ酢酸にアミノ基が転移され，2-オキソグルタル酸とアスパラギン酸が生成される．アスパラギン酸は，ミトコンドリア内

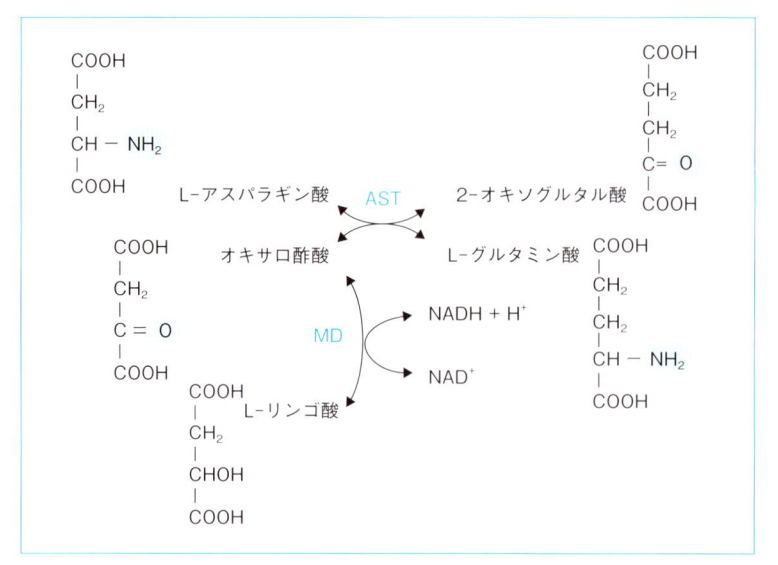

図5　AST 活性測定法の原理
MD：リンゴ酸デヒドロゲナーゼ
注）内因性ピルビン酸の影響を消去するため LD が添加されている

膜のグルタミン酸-アスパラギン酸輸送体により，ミトコンドリア内から細胞質に輸送され，交換に L-グルタミン酸がミトコンドリア内に輸送される．この繰り返しをリンゴ酸-アスパラギン酸シャトルで行うことにより，肝臓，心臓，腎臓などで解糖により生じた NADH のエネルギーを，細胞質からミトコンドリア内に輸送する．

逆に糖新生が行われる際には，リンゴ酸-2-オキソグルタル酸輸送体は，肝臓などで糖新生に必要な NADH をミトコンドリア内から細胞質に輸送する．

アスパラギン酸や L-グルタミン酸は，アンモニアを処理する尿素回路へのアミノ基の供給元にもなる．

b. 検査方法

1) 総活性測定

JSCC 勧告法の測定原理を図5 に示す．AST は 2-オキソグルタル酸の α-ケト基と L-アスパラギン酸のアミノ基の転移反応を触媒して，オキサロ酢酸と L-グルタミン酸を生成する．AST はこの反応にリンゴ酸デヒドロゲナーゼ（malate dehydrogenase；EC 1.1.1.37，MD）を共役酵素として用いる酵素法（MD-UV 法，JSCC 法）により測定される．AST の基質として，L-アスパラギン酸と 2-オキソグルタル酸を用い，精製したオキサロ酢酸を MD の存在下で L-リンゴ酸に変化させる．このとき，MD の補酵素の NADH は NAD$^+$ になるため，波長 340 nm における NADH の吸光度が減少する．この減少速度から AST 活性を求める．このとき，血清中に既存のピルビン酸があると正の誤差を生じるため，その内在性のピルビン酸をあらかじめ消費しておくために LD を加えてある．この原理は Karmen の報告（1955 年）に準じており，それが改良されて現在の JSCC 勧告法ができている．種々の勧告法などの比較を表12 に示した．

本邦では補酵素である PALP を添加しない測定系を用いているため，PALP が欠乏する病態では活性が低下する．国際臨床化学連合（International Federation of Clinical Chemistry；IFCC）法は PALP 添加した測定法であるため，アポ酵素が多い病態では JSCC 法で相対的に低値となる．たとえば，透析患者ではビタミン B6 欠乏のためホ

表12 AST活性測定条件の各国の勧告法の比較

方法		Karmen法	SSCC	IFCC	JSCC	ECCLS	GSCC
発表年		1955	1974	1986	1989	1993	1994
緩衝液	種類	リン酸	トリス-EDTA	トリス	トリス	トリス	トリス
	濃度(mmol/L)	33	20(トリス) 5(EDTA)	80	80	80	80
	pH	7.4	7.7	7.8	7.8	7.65	7.65
L-アスパラギン酸 (mmol/L)		33	200	240	200	240	240
2-オキソグルタル酸 (mmol/L)		6.7	12	12	10	12	12
PALP(mmol/L)		—	—	0.10	—	0.10	0.10
NADH(mmol/L)		0.16	0.15	0.18	0.16	0.18	0.18
MD(U/L)		333	600	420	500	600	600
LD(U/L)		—	200	600	500	900	900
測定温度(℃)		25	37	30	30	37	37

SSCC：Scandinavian Society for Clinical Chemistry, IFCC：International Federation of Clinical Chemistry, JSCC：Japanese Society for Clinical Chemistry, ECCLS：European Committee on Clinical Laboratory Standards, GSCC：German Society for Clinical Chemistry

ロ酵素が減少し，AST活性がALT活性とともに低下する．ほかにも心筋梗塞や肝疾患でもアポ酵素が増加するといわれており，注意が必要である．

当初作成されたAST活性測定の勧告法は，ASTの最大活性を測定するための基質濃度，補酵素濃度，pHなどを設定し，30℃の測定温度での初速度法が選ばれた．実際には，図2にあるトレーサビリティチェーンのように，それが自動分析機による37℃の標準作業手順書(standard operating procedure；SOP)となり，それによる測定値が標準物質を介して患者検体に値づけされる．この値づけに基づくJSCC標準化対応法は国内ではほとんどの施設で用いられている．

その他の方法として，Reitman-Frankel(ライトマン-フランケル)法がある．これは，アミノ基転移反応で生成された2-オキソ酸に2,4-ジニトロフェニルヒドラジンを酸性下で作用させてヒドラゾンに導いた後，アルカリ性にしてキノイド型のヒドラゾン(赤褐色)に変換させ，これをピルビン酸の標準液の呈色と対比して酵素活性を表す方法であり，本邦でも長期にわたり広く利用されていたが，今は使用されていない．

2) ASTアイソザイム測定

ASTアイソザイムは，プロテアーゼを用いたm-ASTの特異的な測定法や電気泳動による分画法も使われたこともあったが，今はその試薬は販売されていない．

c. 基準範囲

10〜35 U/L(JSCC標準化対応法)

d. サンプリングや検体保存に関する注意事項

採血から遠心分離まで，4℃では24時間以内であれば大きな変動はないが，室温放置の場合，上昇することがある．血清AST活性は比較的安定であり，室温でも2〜6日間変化しない．また，冷蔵，凍結すれば，1か月以内ではほぼ安定している．しかし，赤血球中には血清の40倍，血小板にも6倍，白血球にも2倍以上含まれているため，溶血試料では高値を示し，血小板浮遊血漿でも正誤差を示す．CKが上昇するような運動後などは骨格筋由来のプラス誤差が生じる可能性がある．日内変動や食事の影響はほとんどみられない．

表13 AST/ALT比に基づく鑑別診断

AST/ALT比	病態・疾患
>0.87	急性肝炎の初期，劇症肝炎 アルコール性肝障害 肝硬変，肝細胞癌 心疾患，骨格筋疾患(急性)， 赤血球の破壊(溶血性貧血など)， 各種の悪性腫瘍 AST-免疫グロブリン複合体
<0.87	急性肝炎，慢性肝炎 急性肝炎からの回復期(AST/ALT比がかなり小さくなる) 非アルコール性脂肪肝

e. 異常値のメカニズムと臨床的意義

肝臓，心臓，骨格筋をはじめ，ほとんどすべての組織に広く分布しているため，種々の疾患，病態で上昇する．このように組織特異性が低いため，LD/AST比を参考にして由来臓器(細胞)を鑑別した方がよい．とはいえ，組織の大きさと含量から肝細胞傷害がまず考えられるため，より肝臓に特異性の高いALTとともにASTの検査はしばしば肝機能検査の一つと考えられている．肝臓内での局在は，厳密には若干異なっており，ASTは肝細胞全体に均一に存在するのに対し，ALTは主として門脈域に存在するといわれており，病変の部位によってもASTとALTの上昇の程度が異なる．

肝炎と一言でいっても，時期や病態によってALTとのバランスが変化することに留意する．急性肝炎の初期や劇症肝炎ではAST>ALTを示すが，経過とともにAST<ALTとなる．ASTの方がALTよりも半減期が短いため，ASTが基準範囲に近づく頃にはAST≪ALTとなる．AST/ALT比(表13)はこのように病態を識別するために有効である．表中で骨格筋疾患(急性)と記載したのは，筋ジストロフィーや多発性筋炎などの慢性的な骨格筋疾患ではASTとALTが同じくらいであることが多く，急性の骨格筋傷害ではALTの上昇はほとんどみられないにもかかわらず，慢性的な病態ではALTが上昇することに留意したい．すなわち，ALTが高いことイコール肝疾患ではない．これは，ALTの半減期が長いことによる．また，厳密にはAST/ALT比は，Karmen法では1がカットオフ値であったが，JSCC標準化対応法になり，同じ基準は0.87となっているため表のカットオフ値も0.87とした．

ASTのアイソザイムのうち，m-ASTはc-ASTよりも半減期が短いため，ASTの下降曲線は最初が急峻でm-ASTが下降するとなだらかになる．m-ASTが上昇する疾患は，劇症肝炎やアルコール性肝障害，心筋虚血などで，ミトコンドリアの傷害を伴っていることを示すため，重篤で予後不良因子となる．

他の酵素と同様に，遺伝的な酵素活性欠損や検体中の失活因子による低値，免疫グロブリン複合体による高値など，病態とは乖離する異常値の存在には注意する．

2. アラニンアミノトランスフェラーゼ(ALT)

a. 生化学的特性および生理学的意義

まず物質としての特徴を示す．

- 構造：同一サブユニットからなる2量体
- 分子量：11万
- 補酵素：ピリドキサルリン酸(PALP)
- 阻害剤：モノカルボン酸，アスパラギン酸，アミノアジピン酸
- 活性化剤：ピリドキサール，ピリドキサミンリン酸
- 至適pH：約7〜9

ALT(EC 2.6.1.2；L-Alanine：2-oxoglutarate aminotransferase)もASTと同様にピリドキサルリン酸(PALP)を補酵素とするアミノ基転移酵素である．いろいろな組織に存在するが，比較的，肝臓(45 U/g)，腎臓，心筋，骨格筋など限られた組織や細胞に存在しているため，肝臓特異性が高い(ただし，赤血球にも血清中の7倍程度は含まれており，他の組織にゼロというわけではない)．ただ，活性を比較すると，肝臓においてもASTのほうがALTよりも多い．

ALTもASTと同様にミトコンドリア分画もあるが，肝臓の細胞質(ミトコンドリア外)に多く

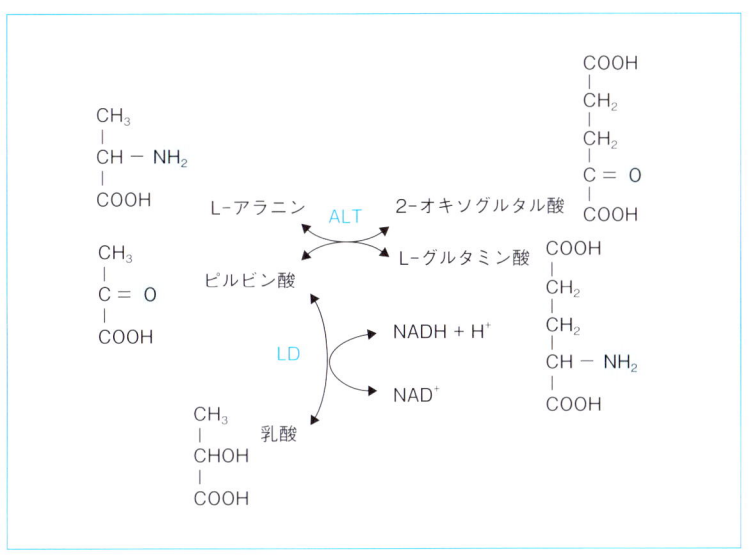

図6 ALT活性測定法の原理

表14 ALT活性測定条件の各国の勧告法の比較

方法		Wroblewski and LaDue	SSCC	IFCC	JSCC	ECCLS	GSCC
発表年		1956	1974	1986	1989	1993	1994
緩衝液	種類	リン酸	トリス-EDTA	トリス-HCl	トリス-HCl	トリス-HCl	トリス-HCl
	濃度(mmol/L)	100	20(トリス) 5(EDTA)	100	100	100	100
	pH	7.4	7.4	7.3	7.5	7.15	7.15
L-アラニン(mmol/L)		33.3	400	500	500	500	500
2-オキソグルタル酸 (mmol/L)		6.7	12	15	15	12	12
PALP(mmol/L)		—	—	0.10	—	0.10	0.10
NADH(mmol/L)		0.09	0.15	0.18	0.16	0.18	0.18
LD(U/L)		333	2000	1200	2000	1700	1700
測定温度(℃)		25	37	30	30	37	37

含まれているため，臨床的意義としてのアイソザイムの概念がない．

生体内で，L-アラニンおよび2-オキソグルタル酸とL-グルタミン酸およびピルビン酸との間のアミノ基転移酵素として窒素や炭素の代謝に重要な役割を果たしている．アラニンはL-グルタミン酸と並び，血漿中で最も濃度が高いアミノ酸の一つで，肝臓ではピルビン酸の供給源になり，糖新生などに利用される．

b. 検査方法

同じトランスアミナーゼのASTと類似しており，L-アラニンと2-オキソグルタル酸からL-グルタミン酸とピルビン酸を生成させる．このピルビン酸からLDを共役酵素として乳酸に変換させるとき，NADHからNADに酸化され，NADHの340 nmにおける吸光度減少からALT活性を求める(図6)．JSCC勧告法ではIFCC法とは異なり，ASTと同様の，PALPを添加しない測定系を採用した．各種測定法の比較を表14にまとめた．

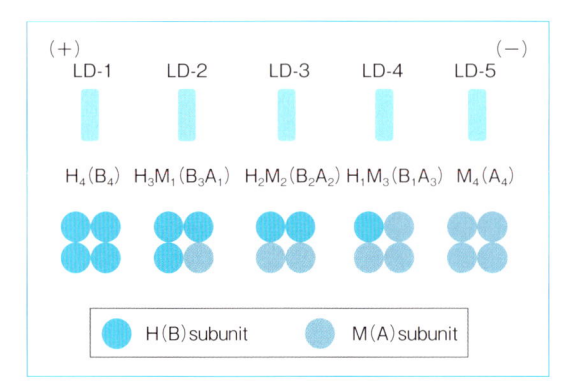

図7　LDアイソザイムのサブユニット構造
電気泳動による分画で5種類のアイソザイムバンドが検出される.

表15　LD-1とLD-5の比較

		LD-1：H4(B4)	LD-5：M4(A4)
遺伝子座位		*LDHB* 12番短腕	*LDHA* 11番短腕
分子量		140,000	140,000
等電点		4.5	9.5
至適pH		10.3	9.5
阻害	56℃, 15分	失活しない	失活する
	2M 尿素	失活しない	失活する
Km	NAD$^+$ (mmol/L)	0.18	0.22
	lactate	2.0	5.6

c. 基準範囲

5～30 U/L（JSCC標準化対応法）

d. サンプリングや検体保存に関する注意事項

採血から遠心分離まで，室温でも24時間以内であれば大きな変動はない.

血清ALT活性はASTに比べると不安定で，4℃では数日間は変化しないが，室温では低下する検体がある．また，-20℃では徐々に低下する．赤血球などの血球成分には少量含まれてはいるが，溶血などによる正誤差はほとんど無視できる．骨格筋にもあるが運動による上昇はあまりない．日内変動や食事の影響はほとんどない．

e. 異常値のメカニズムと臨床的意義

肝臓に最も多く含まれるため，肝細胞傷害のマーカーとしての意義が大きい(表13)．しかしながら，筋肉，その他にも含まれていることを忘れないようにしたい．肝疾患の鑑別には，AST/ALT比が有効で，すでにASTの項で既述した．また，ALTがASTと同レベルに上昇する疾患として，慢性的な骨格筋疾患をあげた．改めて記載すると，LD：AST：ALTが5：1：1に近い割合で上昇した場合，その原因は筋ジストロフィーや多発性筋炎などの慢性的な骨格筋疾患を最初に疑い，CKを検査することが大切である．

他の酵素と同様に，遺伝的な酵素活性欠損や検体中の失活因子による低値，免疫グロブリン複合体による高値など，病態とは乖離する異常値の存在には注意する．また，PALP欠乏の影響によるALTの低値も認められる．AST以上にALTのみ低下していることが多い．

3. 乳酸デヒドロゲナーゼ(LD)

a. 生化学的特性および生理学的意義

LD(EC 1.1.1.27：L-Lactate：NAD+oxidoreductase)は解糖系最終段階に作用する酵素であり，H(B)とM(A)の2種のサブユニットからなる4量体である(図7)．両サブユニットは330個ほどのアミノ酸からなり，分子量はおよそ35,000ずつである．したがって，4量体で約14万である．両者の生化学的性状の違いを比較するために，Hサブユニットの4量体であるLD-1とMサブユニットの4量体であるLD-5を比較した(表15)．Hサブユニットは心筋など好気的な条件で働く組織に多いため，ピルビン酸に対する親和性が高いこと，過剰なピルビン酸による基質阻害が生じ，嫌気的解糖からTCAサイクルに流れるようにできていると考えられる．一方，激しい運動による虚血に耐えなければならない骨格筋にはMサブユニットが多く，高濃度のピルビン酸によっても阻害がかからず，嫌気的解糖が進むと考えられる．

LDはすべての組織・細胞に存在するため(図8)，その上昇は細胞傷害，なんらかの病態の存在を示すスクリーニング検査項目としては鋭敏であるといえるが，反面，どこに異常があるかはそれだけではいえない．そこで，ASTなど他の逸出酵

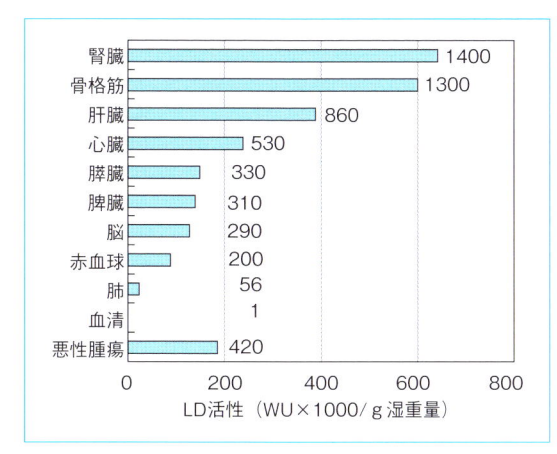

図8 総LD活性の臓器局在
数字は血清（0.45 WU×1000/g 湿重量）を1としたときの相対活性
〔河合忠，屋形稔，伊藤喜久（編）：異常値の出るメカニズム，第5版，医学書院，2008 から一部改変〕

表16 各組織のLDアイソザイム（％）

組織	LD-1	LD-2	LD-3	LD-4	LD-5
心臓	57	32	6	3	2
赤血球	38	35	25	2	0
脳	28	32	19	16	5
腎臓	46	33	14	4	3
膵臓	10	23	37	13	17
脾臓	8	22	37	26	7
小腸	10	29	41	14	6
リンパ節	6	22	36	20	16
肺	2	5	19	31	43
骨格筋	2	7	24	25	42
皮膚	0	1	4	15	80
肝臓	0	1	5	9	85

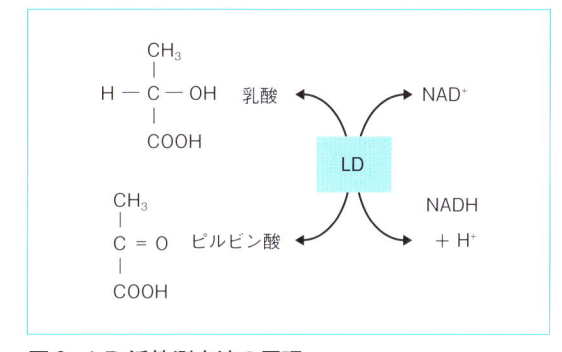

図9 LD活性測定法の原理

素との比較（LD/AST比など），アイソザイムパターンが有効となる．LD活性値を判読するためには，各細胞におけるアイソザイムの知識が必要になる．なぜなら，それぞれのアイソザイムの半減期が異なることが，病態の重篤度や病期の予測につながるからである．表16に各組織・細胞のLDアイソザイム%をまとめた．各細胞で発現しているH，Mサブユニットの量に依存して，4量体を形成するため，Hサブユニットが多く発現している心筋や赤血球ではLD-1が多く，逆にMサブユニットが多く発現している肝臓や骨格筋ではLD-5が多い．

b. 検査方法

1) LD 総活性測定

LDは，ピルビン酸（pyruvate；P）と乳酸（lactate；L）との相互変換を触媒する（図9）．補酵素のNADHが紫外部（340 nm）に吸収をもつので，共役酵素を用いることなく連続計測が可能で，ピルビン酸を基質とするP→L反応の場合はNADHの吸収の減少で，乳酸を基質とする．L→P反応の場合はNADHの吸収の増加で連続計測が可能である．

かつては，P→Lへの反応を計測していた．すなわち，NADHの340 nmにおける吸光度の減少をとらえていた．この反応は中性で進み，生体内条件に近いものであり，吸光度変化が大きく，さらに市販のNADには阻害物質が共存しており，全体としてのコストを安くするためにも適していた．一方，ピルビン酸の基質阻害が大きいことやLD-1，-2，-3はよく測定されるが，LD-4，-5が低く測定されるなど，アイソザイムによる違いが大きいなどの欠点が指摘されていた．種々の検討の結果，本邦ではL→Pへの反応系を採用し，1989年にJSCC勧告法を発表した（表17）．

現在，本邦ではほとんどの施設でJSCC勧告法に則った方法，すなわち乳酸からピルビン酸（L→P）の反応で測定している．その理由は，

・測定機器の性能に対する規格がP→Lへの反応に比べて緩いこと．
・吸光度変化が，より直線的に進行すること．
・基質濃度を十分にとることが可能であること．
・内因性ピルビン酸の消去のための予備加温が必

表17 LD活性測定条件の各国の勧告法の比較

方法	P→L			L→P		
	GSCC	SSCC	SFBC	JSCC	GSCC	IFCC
発表年	1972	1974	1982	1989	1994	1994
緩衝液　種類	リン酸	トリス-EDTA	トリス	DEA	MEG	MEG
濃度 (mmol/L)	50	50(トリス) 5(EDTA)	80	300	325	325
pH	7.5	7.40	7.20	8.80	9.40	9.40
乳酸(mmol/L)	―	―	―	60	50	50
NAD+(mmol/L)	―	―	―	6	10	10
ピルビン酸(mmol/L)	0.6	1.2	1.6	―	―	―
NADH(mmol/L)	0.18	0.15	0.20	―	―	―
NaCl(mmol/L)	―	―	200	―	―	―
測定温度(℃)	25	37	30	30	37	30

SFBC：Société Française de Biologie Clinique(French Society of Clinical Biology)
DEA：ジエタノールアミン-塩酸，MEG：N-メチル-D-グルカミン

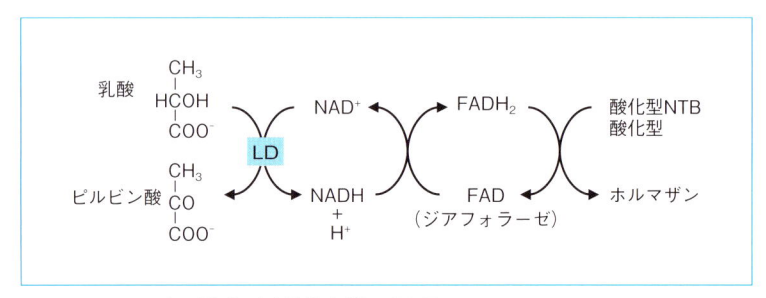

図10 LDアイソザイム活性染色法の原理

要ないこと．
・アイソザイムによる至適pHの差が少ないこと．
・アイソザイム分析ではL→P反応で活性染色していること．
などがある．本法は，LD-3に至適であり，他のアイソザイムも最大活性の95％以上の測定が可能とされる．

2）LDアイソザイム分析

日常検査として用いられているのはアガロースゲルやセルロースアセテート膜を支持体とした電気泳動法である．泳動後，図10に示すようにテトラゾリウム塩での呈色反応に導きデンシトメトリで各分画％を計測する．典型例を図11に示す．

c．基準範囲

120〜220 U/L(JSCC標準化対応法)

P→Lへの反応系ではおよそ倍の活性，基準範囲となることに注意する．各アイソザイムも含めて表18に記載した．

d．サンプリングや検体保存に関する注意事項

採血から遠心分離まで，室温でも6時間以内であれば大きな変動はないが，溶血には注意する．血清分離後の保存条件は，LD総活性は室温でも3日程度は安定であるが腐敗に注意する．冷蔵では徐々に失活し，特にアイソザイムの4, 5型が不安定である．凍結では2週間程度は問題ない．

赤血球中にはLDが多く含まれているので，溶血検体では血清LDが高値となる．アイソザイムでは赤血球由来の1, 2型が上昇する．また，血漿の場合に，血小板由来のLDが正誤差を示すこと

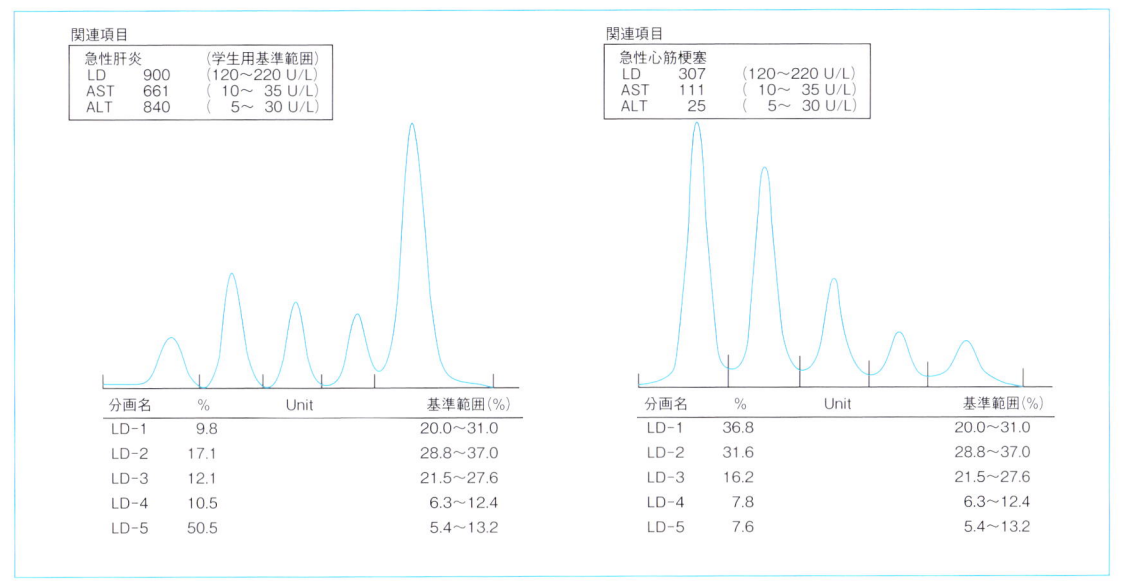

関連項目		
急性肝炎		(学生用基準範囲)
LD	900	(120〜220 U/L)
AST	661	(10〜35 U/L)
ALT	840	(5〜30 U/L)

分画名	%	Unit	基準範囲(%)
LD-1	9.8		20.0〜31.0
LD-2	17.1		28.8〜37.0
LD-3	12.1		21.5〜27.6
LD-4	10.5		6.3〜12.4
LD-5	50.5		5.4〜13.2

関連項目		
急性心筋梗塞		
LD	307	(120〜220 U/L)
AST	111	(10〜35 U/L)
ALT	25	(5〜30 U/L)

分画名	%	Unit	基準範囲(%)
LD-1	36.8		20.0〜31.0
LD-2	31.6		28.8〜37.0
LD-3	16.2		21.5〜27.6
LD-4	7.8		6.3〜12.4
LD-5	7.6		5.4〜13.2

図11　LDザイモグラム(各種の病態)

表18　LD総活性，アイソザイム(%)の基準範囲

項目	測定法	基準範囲
LD総活性	JSCC標準化対応法	120〜220 U/L
	P→L(UV)法	200〜400 U/L
LDアイソザイム	電気泳動法	LD-1：20.0〜31.0% LD-2：28.8〜37.0% LD-3：21.5〜27.6% LD-4：6.3〜12.4% LD-5：5.4〜13.2%

がある．したがって，血小板血症では血漿と血清のLD活性が乖離する．血漿のLDアイソザイム分析を行うと，血小板が泳動中に壊れ，テーリング像を示したり，3，4，5型が上昇したパターンを示す．骨格筋にも含まれているため，運動後には上昇する．日内変動や食事の影響はほとんどみられない．

e. 異常値のメカニズムと臨床的意義

LDアイソザイムパターンとLD/AST比を組み合わせると，原因の解明に有用である(表19)．半減期の最も短いLD-5が優位になるパターンは最も単純で，由来はLD-5が多い細胞である．すなわち，肝臓，骨格筋，腫瘍(前立腺癌など)が考えられる．しかし，LD-2，LD-3が高くなる疾患

サイドメモ：LDサブユニット欠損症

LDは2種のサブユニットからなる4量体であるので，HサブユニットQ損とMサブユニット欠損とがある．

LD-H欠損症は，血清LD活性が低値を示すことが発見の発端となる．疑えば，まず血清LDアイソザイム分析を行う．Hサブユニットが産生されないため，Mサブユニットの4量体である5型のみが存在する．血球，特に赤血球のアイソザイム検査をすることで獲得性(血清中の因子；失活因子など)と先天的な原因の鑑別が可能である．すなわち，先天的なLD-H欠損症では赤血球でも5型のみである．加えて，家族(両親，子どもなど)検索が可能で，同様のパターン，もしくはヘテロ接合体が疑われる赤血球のLDアイソザイムパターンが確認できれば，遺伝的な欠損症と判定できる．共通した臨床症状は知られていない．

LD-M欠損症は，血清LD活性は基準範囲上限を示す．Hサブユニットだけからなる半減期の長い1型のみ存在するため，血中レベルが高値となるためと考えられる．臨床症状からLDアイソザイム分析が依頼され発見に至る．激しい運動後の横紋筋壊死が最も頻繁に認められる臨床症状であり，骨格筋が崩壊して血中CKやASTが上昇しているにもかかわらず，骨格筋中のLD活性が低下しているために血中LD活性の上昇が乏しいという検査データ間の乖離が認められる．LD-Mが多い組織である皮膚症状が発端となることもある．

表19 LDアイソザイムパターンとLD/AST比からみた由来組織・病態の推定

パターンの名称	LDアイソザイムパターン	LD/AST比	原因となる疾患	推定される由来細胞
1,2型優位	1>2	5前後	心筋梗塞など	心筋
	1≧2	20～40	溶血性貧血など	赤血球
	1>2	30～80	巨赤芽球性貧血など	巨赤芽球
	1≧2	15～∞	腫瘍(セミノーマ等)	腫瘍細胞
	1<2	5～20	2,3型優位からの移行(慢性非活動期)	骨格筋,リンパ球,腫瘍など
2,3型優位 2,3,4,5型上昇とその類縁パターン	2>3	5～15	筋ジストロフィー,多発性筋炎など,慢性的持続的な酵素遊出	骨格筋
	2>3	10～20	膠原病,ウイルス感染症,皮膚炎,間質性肺炎など	リンパ球
	2>3	15～∞	白血病,リンパ腫など 肺癌,胃癌などの固形癌	腫瘍細胞
5型優位	4<5	5～10	急性の筋崩壊	骨格筋
	4<5	～5	急性肝炎	肝細胞
	4<5	～5	肝細胞癌	腫瘍細胞
	4<5	10～20	前立腺癌	腫瘍細胞

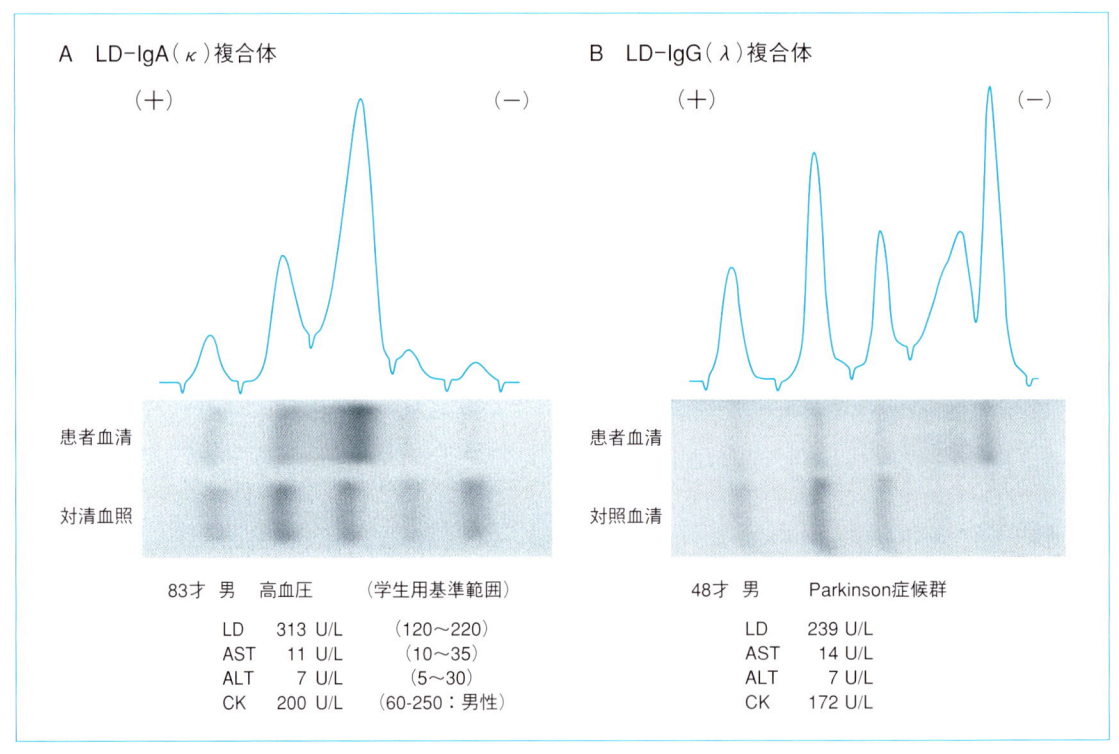

A　LD-IgA(κ)複合体

B　LD-IgG(λ)複合体

83才　男　高血圧　（学生用基準範囲）
LD　　313 U/L　（120～220）
AST　　11 U/L　（10～35）
ALT　　 7 U/L　（5～30）
CK　　200 U/L　（60-250：男性）

48才　男　Parkinson症候群
LD　　239 U/L
AST　　14 U/L
ALT　　 7 U/L
CK　　172 U/L

図12　LDアイソザイムパターン(異常パターン)

は非常に多彩であるため，他の酵素活性や検査データを参照しなければ判定できない場合も多い．2,3型優位の典型とされる白血病でも，慢性非活動期には1,2型が優位になることも経験される．

臨床的に原因不明の高LD血症のなかに，血中でLDと免疫グロブリンが結合している症例がある．多くの場合，きれいに5分画されないので気がつく(図12).

4. クレアチンキナーゼ(CK)

a. 生化学的性状および生理学的意義

CK(EC 2.7.3.2：ATP：creatine N-phosphotransferase)は高エネルギーリン酸化合物を産生する役目を有し，

　クレアチン＋ATP ⇄ クレアチンリン酸＋ADP

の反応を触媒する．

この反応は生体内では左方に傾斜しているが，これはクレアチンリン酸がATPより高エネルギーリン酸結合を有するからである．この高エネルギーリン酸化合物は筋肉の収縮に関与するエネルギー源として不可欠なものである．

CKはM(muscle)とB(brain)の2種のサブユニットからなる2量体(dimer)で，分子量は約8万である．このため，細胞可溶性分画のCKは，CK-BB(CK_1)，CK-MB(CK_2)，CK-MM(CK_3)の3種のアイソザイムがある(図13，表20)．CK-BBは主として脳に，CK-MMは骨格筋に存在し，CK-MBは混合(hybrid)型で心筋に多い．他にミトコンドリア内にも存在し，mitochondrial creatine kinase(mt-CK)と呼ぶ．このmt-CKはミトコンドリア内膜の外側面に結合しており，酸化的リン酸化によるミトコンドリア内のエネルギーをミトコンドリア外に転送している．総CK活性の臓器局在を図14に示した．

これらの遺伝子座位は*CKB*は染色体14番，*CKM*は19番，そして*mt-CK*は5番および15番にある(サイドメモ参照)．

CKはSH酵素であり，種々のチオール剤によって活性化され，またチオール基阻害剤であるヨードアセトアミドにより阻害される．現在CK活性測定に用いられる活性化剤としては，N-acetyl cysteine(NAC)が多く用いられているが，他にジチオスレイトール，還元型グルタチオンなども知られている．

b. 検査方法

1) 総活性の測定

CKが関与する反応は生体中では左→右の正反応であるが，CKは左←右の逆反応も触媒するた

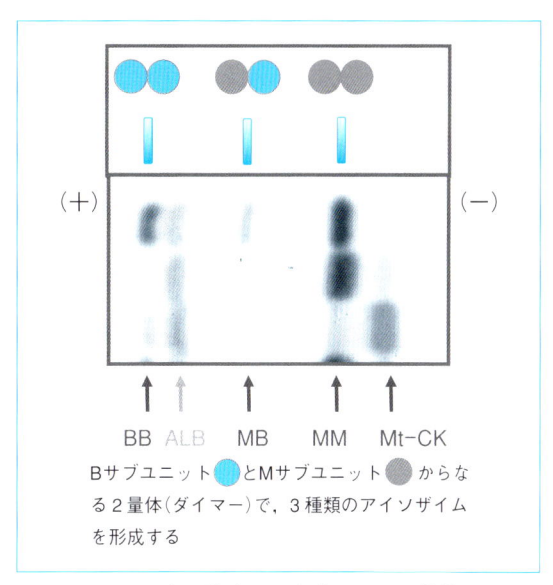

図13　CKアイソザイムのサブユニット構造

BサブユニットとMサブユニットからなる2量体(ダイマー)で，3種類のアイソザイムを形成する

め，この両反応を利用した活性測定法が開発されている．

正反応を用いる江橋法は生成するクレアチンリン酸を測定するもので，血清が少量ですみ，廉価である利点がある反面，酵素量と活性の間に直線的関係がない，無機リンの発色が不安定である，ピペッティングの回数が多く，低活性でのバラツキが大きい，などの欠点があり，現在ではほとんど用いられていない．

一方，逆反応でのクレアチンを測定するHughes法は，測定時の誤差が少ないが，江橋法

サイドメモ：2種類のミトコンドリアCK

ミトコンドリアCK(mt-CK)は可溶性分画のMサブユニットやBサブユニットのように2量体ばかりでなく，オリゴマー(2量体と8量体)を形成する．そして，mt-CKは単一のものではなく，サルコメア(sarcomeric；筋原線維での発現が多い)とユビキタス(ubiquitous；いたるところにある)の2種類ある．サルコメアmt-CKは染色体5番に座位する*CKMT2*の，ユビキタスmt-CKは染色体15番に座位する*CKMT1A*，*CKMT1B*の産物であり，80％程度の相同性を有するが，抗体で分別することが可能である．ミトコンドリアCKは高エネルギーリン酸化合物を得ることができるので，転移能が高く予後が悪い悪性腫瘍で強く発現している．

表20 CKアイソザイムの生化学的性状

	CK-BB	CK-MB	CK-MM	CKm(mt-CK)
分子量	8万2000	8万2000	8万2000	8万4000
至適pH	6.2～6.6	6.2～6.6	6.0～6.4	6.7
Km(クレアチンリン酸, mM)	0.86	1.4	2.5	0.51～1.28
活性化エネルギー(kJ/mol)	60	66	55	100～110
等電点	4.5～5.4	5.1～5.4	6.2～6.9	6.7～7.9
半減期(時間)	3	12	15	
電気易動度	Albより陽極	α2位	γ位	MM位の陰極

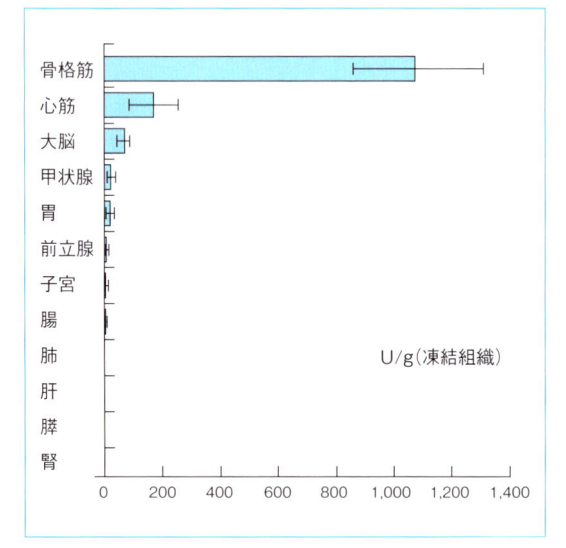

図14 総CK活性の臓器局在
〔金光房枝：CK, CK-MB, CKiso. 検査と技術 21（増刊「臨床化学実践マニュアル 日常検査における異常値への対応」）：125-127, 1993より著者作成〕

と比較して高価で，活性単位が高く，発色の度合いに応じて吸光度を変動させなければならないなどの欠点がある．しかし，発色の安定性が長く，多くの検体を処理するのに有利である．

逆反応でのもう一つの生成物であるATPを測定する方法ではヘキソキナーゼ-グルコース-6-リン酸脱水素酵素を共役させ，補酵素のNADP→NADPHの変化を340 nmの紫外部で観測するOliver-Rosalki法に準拠する方法が感度，計測性の点で優れている．すなわち，クレアチンリン酸を基質とし，CKによって生じるATPをヘキソキナーゼ，グルコース-6-リン酸デヒドロゲナーゼの共役下で生じるNADPHの吸光度の増加を測定する系である．

この方法は各国の臨床化学会で勧告法として採用された．JSCC勧告法はIFCCのものと同じである（図15）．本法では，特に溶血により遊出した赤血球由来のアデニル酸キナーゼ(AK)による2ADP→ATP＋AMPの反応によってATPが正誤差を受けるのを防ぐために，AK阻害剤としてAMPとP1, P5-ジアデノシン-5'-ペンタリン酸を加えているが，完全ではないため，検体ブランクを差し引く方法が採用されている．また，mt-CKに関しては検討していない．

各国の勧告案の試薬内容，分析温度などを**表21**に示した．

2) CKアイソザイム分析

現在検査室で利用されているCKアイソザイム分析方法は，電気泳動法，免疫阻害法，免疫学的測定法である．後2者の目的は，心筋梗塞の早期診断のためのCK-MB分画の測定である．このために迅速・簡便で，精度がよい方法でなければならない．電気泳動法はしたがって，CK-BB, mt-CK, マクロCKなどの解析に使用される（図16）．

a) 免疫阻害法

免疫阻害法は，抗ヒトCK-M抗体を用いてMサブユニットの酵素活性を阻害し，残存する非Mサブユニット活性を測定する方法である．健常人血中CKのほとんどがMMであり，非Mサブユニット活性はほとんど心筋由来のMB活性を反映するため，非M活性を2倍してMB活性とす

$$\text{クレアチンリン酸} + \text{ADP} \xrightarrow{\text{CK}} \text{クレアチン} + \text{ATP}$$

$$\text{ATP} + \text{グルコース} \xrightarrow[\text{ヘキソキナーゼ}]{Mg^{2+}} \text{ADP} + \text{グルコース-6-リン酸}$$

$$\text{グルコース-6-リン酸} + NADP^+ \xrightarrow{\text{G-6-PD}} \text{6-ホスホグルコン酸} + NADPH$$

図 15　CK 活性測定法の原理

表 21　CK 活性測定条件の各国の勧告法の比較

方法		SFBC	SSCC	JSCC	IFCC	ECCLS	GSCC
発表年		1976	1979	1989	1991	1993	1994
緩衝液	種類	イミダゾール酢酸	イミダゾール酢酸	イミダゾール酢酸	イミダゾール酢酸	イミダゾール酢酸	イミダゾール酢酸
	濃度(mmol/L)	100	100	100	100	100	100
	pH	6.60	6.50	6.60	6.60	6.50	6.50
EDTA(mmol/L)		—	2	2	2	2	2
酢酸マグネシウム (mmol/L)		10	10	10	10	10	10
NAC(mmol/L)		20	20	20	20	20	20
ADP(mmol/L)		2	2	2	2	2	2
AMP(mmol/L)		5	5	5	5	5	5
PP5A(μmol/L)		10	10	10	10	10	10
D-グルコース(mmol/L)		20	20	20	20	20	20
$NADP^+$(mmol/L)		2	2	2	2	2	2
HK(U/L)		3500	3500	3000, 30℃	3000	4000	4000
G6PD(U/L)		2000	2000	1500, 30℃	2000	2800	2800
クレアチンリン酸 (mmol/L)		30	30	30	30	30	30
測定温度(℃)		30	30	30	30	37	37

る理論に基づいている．したがって，MB 以外の分画，すなわち，BB，mt-CK，マクロ CK があると偽高値になることに留意する．最近，抗 M 抗体のほかに抗 mt-CK 抗体も加えた測定系に基づく試薬もつくられた．

b）電気泳動法

アガロースやセルロースアセテート膜を支持体とした電気泳動法によって各アイソザイムは分画され，活性染色には NADPH-UV 法または NADPH-比色法の試薬が利用される．免疫阻害法による偽高値の原因を調べるのに役立つ．しかし，電気易動度だけでは判別できないことがあり，その時には各種抗体を使用して鑑別する．

c）免疫学的測定法

CK-MB を免疫学的に定量する測定法であり，種々のイムノアッセイが用いられる．自動分析機で短時間に結果がでるため，迅速性にも優れる．機器・試薬により判定基準が異なる．

d）CK アイソフォーム

M サブユニットは血清中でカルボキシペプチダーゼの作用により C 端のリジンが水解される．これにより，M サブユニットが 2 種類でき，MM が 3 つに，MB が 2 つに分かれる．これを長時間または高分離能の電気泳動によって分けることができる．酵素遊出が新鮮か古いかを判別することで，急性心筋梗塞の診断効率が上がるというものであったが，今はほとんど行われていない．

	60才　女	肝細胞癌	（学生用基準範囲）
CK		937 U/L	（50-170：F）
CK-MB		1998 U/L	（<25）＊
LD		297 U/L	（120-220）
AST		57 U/L	（10-35）
ALT		45 U/L	（5-30）

＊　総CK活性値と免疫阻害法による
　　CK-MB活性の逆転がみられた．
　　電気泳動法によるアイソザイム
　　分析の結果，アノマリー像が得られた．
　　免疫電気向流直接法により，
　　IgG（κ，λ）との結合が確認された．

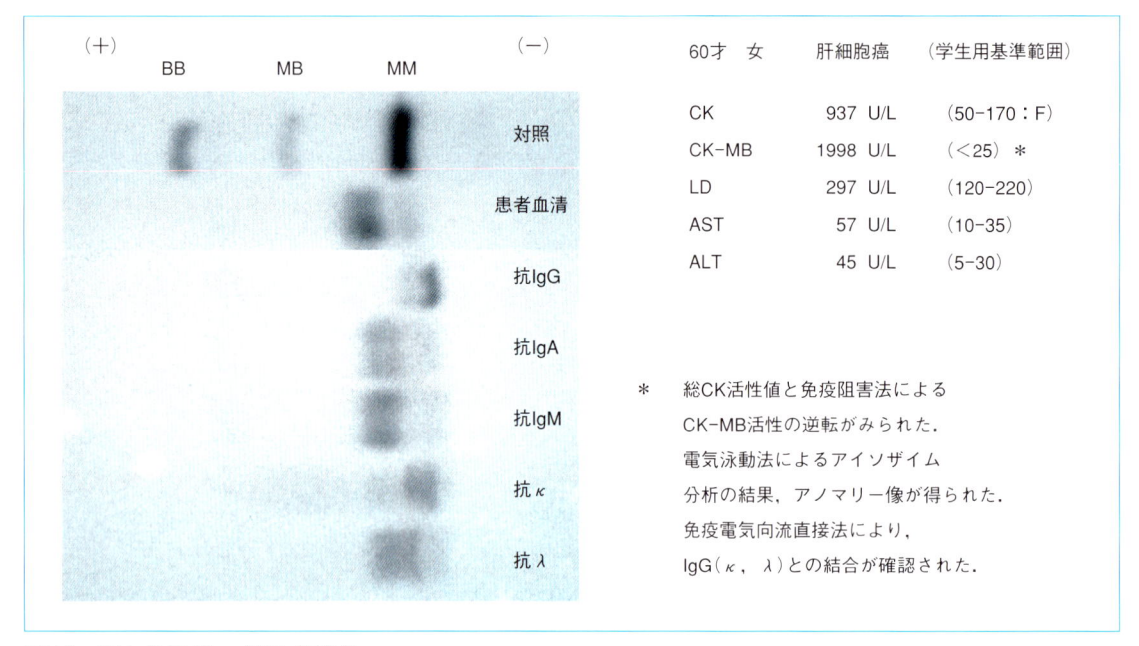

図16　CK-免疫グロブリン複合体

c．基準範囲

❶ 総CK活性（JSCC 標準化対応法）
・M：60〜250 U/L
・F：50〜170 U/L

　基本的に筋肉量が多いほうが高い．すなわち，男性は女性に比較して10〜20％高値である．高齢者は10〜20％低値となる．

❷ CK-MB：測定法により異なる．25 U/L 以下（免疫阻害UV法），7.8 ng/mL 以下（CLIA）

❸ 電気泳動によるアイソザイム分画
・CK-MM＞94％
・CK-MB＜5％
・CK-BB≪1％

d．サンプリングや検体保存に関する注意事項

　運動後翌日では数1,000 U/Lにまで上昇することもある．手術や筋肉内注射でも数1,000 U/Lとなる症例もある．

　血清CK活性の安定性は室温に放置したり，日光に当てたり，凍結融解を繰り返すと急速に活性が低下する．この活性の低下の程度は，アイソザイムにより異なりCK-BBが最も不安定で，次にMBであり，MM分画は最も安定である．

チオール剤の添加により活性化が可能であるが，分析は可能なかぎり血清採取後ただちに行い，保存する場合には凍結が必要で，MB分画は少なくとも凍結で1週間はほとんど失活せず測定することが可能である．

e．臨床的意義

　血清CK活性測定は，心筋梗塞の早期診断や骨格筋疾患の診断の指標として測定されてきた．血清CK活性の上昇は表22，23に示したような原因で認められるが，重量あたりの活性値は圧倒的に骨格筋に多く，また骨格筋は組織として大きいため，骨格筋疾患で上昇の割合が大きい．激しい運動やそれによる筋肉痛のあるとき，筋肉注射後などでも骨格筋由来のCKの上昇がみられるため，注意が必要である．次いで，心筋に多く存在し，心筋中ではおよそ20〜30％をMBが占めるため，特にCK-MBの有無が心筋梗塞の鑑別診断に有用とされる．脳ではCK-BBが発現しているが，臨床上はで脳由来CK-BBが上昇することは稀である．BBの半減期が短いことと血液脳関門があることなどが原因と推測される．CK-BBが観察されたら消化器系の癌である場合が多い．白

表22 血清CK上昇の原因

	原因
骨格筋由来(主にCK-MM)	骨格筋が崩壊する病態・疾患 進行性筋ジストロフィー,皮膚筋炎,多発性筋炎,甲状腺機能低下症,糖尿病,痙攣,外傷,血栓塞栓症(骨格筋の栄養血管の閉塞による傷害),破傷風,先天代謝異常症(McArdle病,Tarui病,筋型LD欠損症など糖代謝異常など) 激しい運動,筋肉痛,筋肉注射,悪性高熱症,末梢循環不全
心筋由来(CK-MM+CK-MB)	急性心筋梗塞,心筋炎,心臓手術後
脳由来(主にCK-BB)	脳血栓,脳梗塞,脳損傷,未熟児
腫瘍由来(mt-CK or CK-BB)	固形癌(特に消化器系の癌で多い) 一部の白血病でCK-BB上昇あり
マクロCK(CK-Ig複合体)	血中でCKと免疫グロブリンが複合体形成

表23 血清CK活性の上昇レベル別で分類した病態・疾患

血清CK活性(U/L) 0　50　200　500　2000	骨格筋由来(おおむねCK/AST>20)	心筋由来(おおむねCK/AST<10)
	甲状腺機能亢進症,妊娠,高齢者,長期臥床	
	健常,種々の疾患	
	神経原性ミオパシー,Reye症候群,新生児	
	甲状腺機能低下症,末梢循環不全,薬剤,筋肉注射,マクロCK,消化管悪性腫瘍,白血病	開胸術後
	筋ジストロフィー,多発性筋炎,横紋筋融解症	急性心筋梗塞,心筋炎
	悪性高熱症,ウイルス性筋炎	

血病でもCK-BBの上昇を認めることがあるが稀である.

5. アルカリ性ホスファターゼ(ALP)

a. 生化学的特性および生理学的意義

1) 生理学的機能

　リン酸結合を有する化合物を加水分解する酵素をホスファターゼと呼び,基質によってホスホモノエステラーゼ,ホスホジエステラーゼ,ホスホアミダーゼ,ピロホスファターゼなどに分類される.ALP〔EC 3.1.3.1: Orthophosphoric-monoester phosphohydrolase(alkaline optimum)〕は,リン酸モノエステルを加水分解する酵素のうち,アルカリ側(pH9〜10.5)に活性を示し,活性中心にZn^{2+}を有する金属酵素(メタロエンザイム)である.また,リン酸基の転移反応(トランスホスホリレーション)も触媒する.Mg^{2+}やMn^{2+}はALPを活性化し,高濃度のリン酸は活性を阻害する.その他,各種の重金属,SH剤なども阻害する.フェニルアラニンやロイシン,ホモアルギニンなどのアミノ酸によってアイソザイム特異的な阻害態度を示す.

　基質特異性が乏しく,リン酸モノエステルであればなんでも加水分解する.低分子にかぎらず,高分子のリン酸モノエステル,たとえばホスホプロテインやリン脂質なども水解する.また,リン酸基の転移に寄与する.ホスホモノエステラーゼとリン酸基転移反応の2つを図17に示した.

　生体内でどのような働きをしているかを考えるうえで,先天代謝異常で低ALP血症がモデルとなる.これは,組織非特異的ALPの遺伝的な欠損症であるが,3種のホスホ化合物,すなわちホスホエタノールアミン,ピロリン酸,ピリドキサルリン酸が蓄積していた.これらが内在性のALPの基質であると推定される.生理学的機能としては,概して物質やエネルギー輸送,無機リンの供給,骨の石灰化などが考えられているが,以下のものが報告されている.

・胎児期の発達と細胞分化(特に胚細胞型ALP)

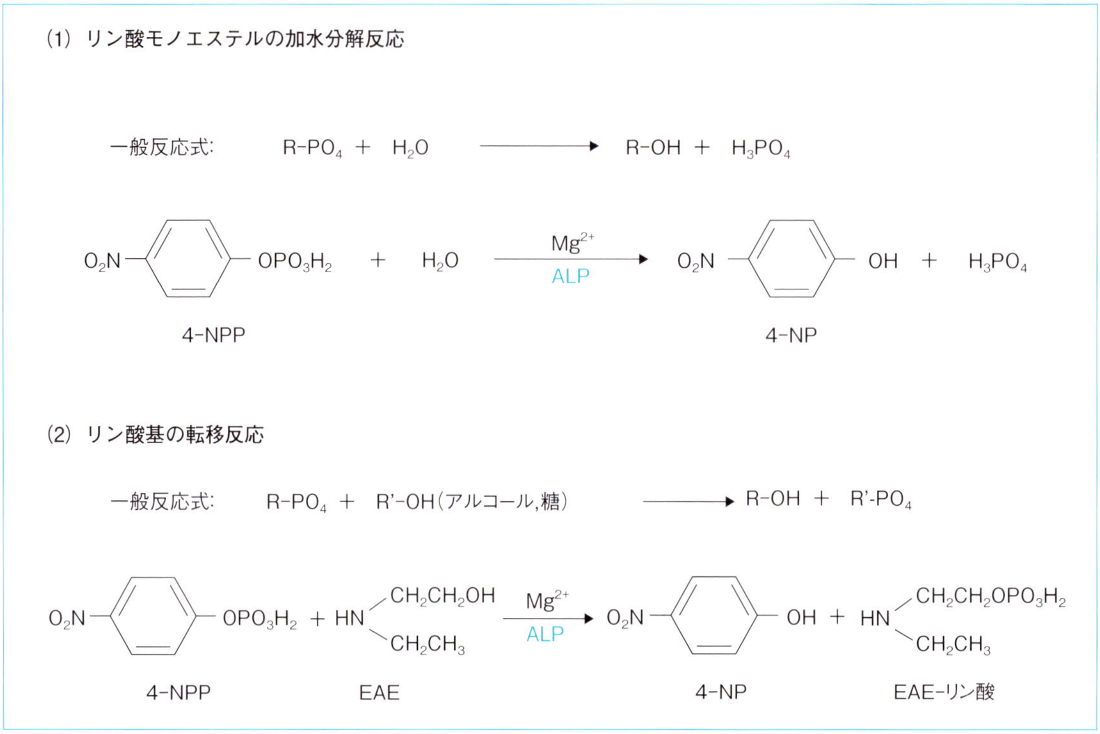

図17 ALPの反応（ホスホモノエステラーゼとリン酸基転移反応）

- 脂質転送の制御（小腸型ALP）：高脂肪食後には小腸型ALPが血中で増加することと関連する．
- 小腸と腎臓におけるリン酸基転送の制御
- 妊娠時のIgGの転送
- 膵臓腺房細胞におけるクロライドチャネルの制御
- 骨組織の石灰化（骨芽細胞の細胞膜に局在する骨型ALP）
- 類洞や肝細胞の胆管側に発現する肝型ALPの機能：低ALP血症でも特に症状がないため，機能は不明である．

2）局在

細胞内では膜分画に結合して存在する酵素で，血中の増加は細胞での産生亢進を反映していると考えられている．基本的には分子量12万〜15万の同じサブユニット蛋白からなる2量体であるが，肝型や骨型はそれが2つ集まって4量体を形成しているとも報告されている．ホスファチジルイノシトール・グリカンアンカー（phosphatidyl-inositol glycan anchor）を介して膜に結合している（図18）．これがプロテアーゼやホスファチジルイノシトール（PI）特異的ホスホリパーゼDやPI特異的ホスホリパーゼCによって切断され，種々の分子形態で血中に存在している．

3）遺伝子座とアイソザイム

少なくとも4つの遺伝子座位がある．組織非特異的ALP（tissue-nonspecific ALP）は染色体1番短腕にあり，小腸型ALP（intestinal ALP；IAP），胎盤型ALP（placental ALP），胚細胞型ALP（germ-cell ALP；GCAP, placental-like ALP）の3つは染色体2番長腕にある．これら4つのうち後3者はアミノ酸配列が異なった真のアイソザイムの関係にある．

組織非特異的ALPからは翻訳後修飾によって，糖鎖構造の異なった肝型や骨型が形成される．したがって，肝型と骨型のアミノ酸構造は同じであるため，厳密にはアイソザイムというよりアイ

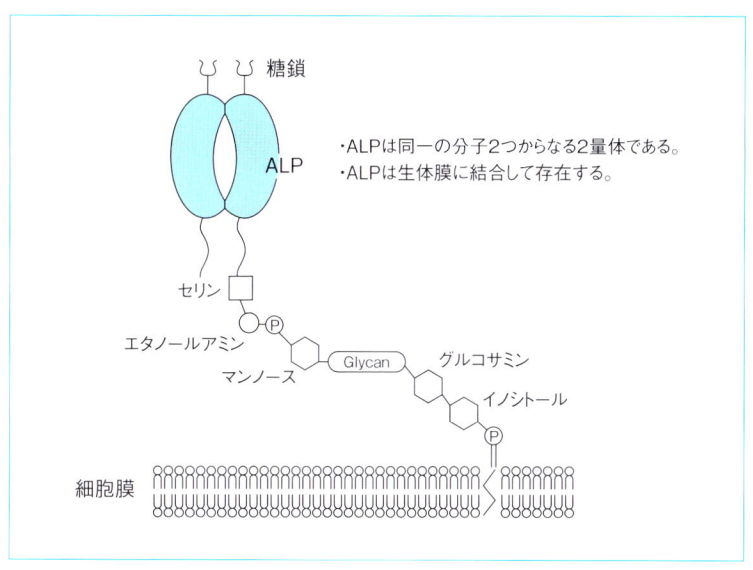

図18　ALPの分子構造

・ALPは同一の分子2つからなる2量体である。
・ALPは生体膜に結合して存在する。

ソフォームというべき関係にあるが，慣習としていずれもアイソザイムと呼んでいる．組織非特異的ALPの遺伝子はほとんどすべての組織で発現し，特に腎臓，骨（骨芽細胞），肝臓，肺などで活性が高い．また，細菌からヒトに至るまで広く分布しており，かつアミノ酸の相同性も高い．生命の維持に重要であると考えられる．

小腸型ALPは小腸で強く発現している．亜型として胎児小腸型ALP（fetal IAP）があり，羊水中に存在する．これが癌細胞で発現したものが，Kasahara型アイソザイムであり，肝細胞癌で見出された．胎盤型ALP（placental ALP）は，胎盤で強く発現しており，IAP遺伝子と87％の相同性をもつ．これが強く再発現したのが肺癌で認められたRegan型アイソザイムである．胚細胞ALP（germ-cell ALP；GCAP, placental-like ALP）は精巣や胸腺のALPを生成し，胎盤で少し発現している．肺癌で再発現したNagao型ALPがある．これらの性状を表24にまとめた．

b. 検査方法

1) ALP活性の測定法

歴史的には，フェニルリン酸を基質として，pH9.0の炭酸緩衝液で反応させた後に除蛋白し，遊離フェノールを定量するKing-Armstrong法があった．この反応で15分で1 mgのフェノールを生成する活性を1 King-Armstrong単位と定義した．

その後，フェニルリン酸を基質として，遊離するフェノールを4-アミノアンチピリンと酸化的に縮合させ，キノン色素を比色定量するKind-King変法が消化器病学会推奨法として行われた．しかし，この方法では連続分析が不可能であったため，自動分析機で連続測定が可能な4-ニトロフェニルリン酸を基質として，ALPによって生成される4-ニトロフェノールの405 nmの吸光度増加を測定するBessey-Lowry法が用いられるようになった．この方法を基本として，各国が種々の緩衝液を用いて測定する系を勧告法とした（表25）．

JSCC勧告法はEAE（2-エチルアミノエタノール）緩衝液を採用した．緩衝液によって測定値やアイソザイム特異性が異なるため，緩衝液が異なると測定値は検体ごとに異なる．EAE緩衝液を用いると小腸型を比較的高めに測定する（表26）．すでに本邦では大部分の施設でEAE緩衝液のJSCC標準化対応法が用いられており，一方，IFCCは2-アミノ-2-メチル-1-プロパノール

表24　ALPアイソザイムの性状

| | 胎盤型 | 小腸型 | | 臓器非特異型（肝・骨・腎など） |
		成人型	胎児型	
基質特異性[*1]	$\beta GP>PP=pNPP$	$\beta GP=PP>pNPP$		$\beta GP<PP<pNPP$
Km (pNPP, pH 10.0)	0.3～0.6	0.1～0.6		0.07～0.7
至適pH	10.3～10.7	9.9～10.3		10.2～10.5
阻害[*2]　L-Phe	＋	＋		－
L-Homo	－	－		＋
熱失活率(%)　56℃ 15分	0～10	80～90		肝型 50～80, 骨型 85～100
65℃ 10分	0～40	100		肝型 100, 骨型 100
ノイラミニダーゼによる易動度の変化	＋	－	＋	＋
分子量($\times 10^3$)	116～136	168	140	160
等電点	4.6(6.4)	4.3, 4.8	4.1(5.5)	肝 3.9, 骨 4.1
遺伝子座	染色体2番長腕	染色体2番長腕		染色体1番短腕

*1：βGP：β-グリセロリン酸，PP：フェニルリン酸，pNPP：p-ニトロフェニルリン酸
*2：L-Phe：L-フェニルアラニン，L-Homo：L-ホモアルギニン

表25　ALP活性測定条件の各国の勧告法の比較

成分		GSCC	SSCC	SFBC	IFCC	JSCC	GSCC
発表年		1970, 1972	1974	1977	1983	1989	1994
緩衝液	種類	DEA	DEA	AMP	AMP	EAE	MEG
	濃度(mmol/L)	1.0	1.0	900	0.35	1.0	0.5
	pH	9.8	9.8	10.5	10.4	9.9	10.1
HEDTA(mmol/L)		—	—	—	2.0	—	—
Mg^{2+}(mmol/L)		0.5	0.5	1.0	2.0	0.5	0.5
4NPP(mmol/L)		10	10	16	16	15	20
Zn^{2+}(mmol/L)		—	—	—	1.0	—	—
NaCl(mmol/L)		—	—	—	—	—	110
測定波長(nm)		405	405	502	405	405	405
測定温度(℃)		25	37	30	30	30	37

(AMP)緩衝液を使用しているため，世界的な調和関係が今後の課題である．

2) ALPアイソザイム分析

電気泳動によって分析する方法，モノクローナル抗体(mAb)を用いた阻害法，アミノ酸阻害，耐熱性試験などがあるが，日常検査として用いられているのは電気泳動法が軸であり，不明な分画に対してはmAbやアミノ酸阻害，耐熱性などを組み合わせて鑑別する．mAbを用いた骨型ALPの免疫学的測定法もある．

電気泳動には，アガロースゲルやセルロースアセテート膜を支持体とした電荷による分離，ポリアクリルアミドゲルを支持体とした電荷と分子量による分離法がある．

電気泳動後は，3-インドキシルリン酸-2ナトリウム塩を基質として反応させ，ALP活性による生成物をニトロテトラゾリウム青で呈色し，デンシトメーターで570 nmにて検出する(図19)．ALPアイソザイム分析の結果例を図20に示した．

表26 ALP測定法：緩衝液と各アイソザイムの相対活性の比較

基質	フェニルリン酸	4-ニトロフェニルリン酸			
測定法	Kind-King法	GSCC	IFCC	越智ら	JSCC
緩衝液	炭酸	DEA	AMP	MEG	EAE
プール血清	100	100	100	100	100
肝型	100	171	196	148	173
骨型	100	137	123	120	111
胎盤型	100	104	182	132	92
小腸型	100	35	45	66	70

DEA：ジエタノールアミン，AMP：2-アミノ-2-メチル-1-プロパノール，MEG：N-メチルD-グルカミン，EAE：2-エチルアミノアルコール
（日本臨床化学会：ヒト血清中酵素活性測定の勧告法―アルカリホスファターゼ．臨床化学 19：209-227，1990 より）

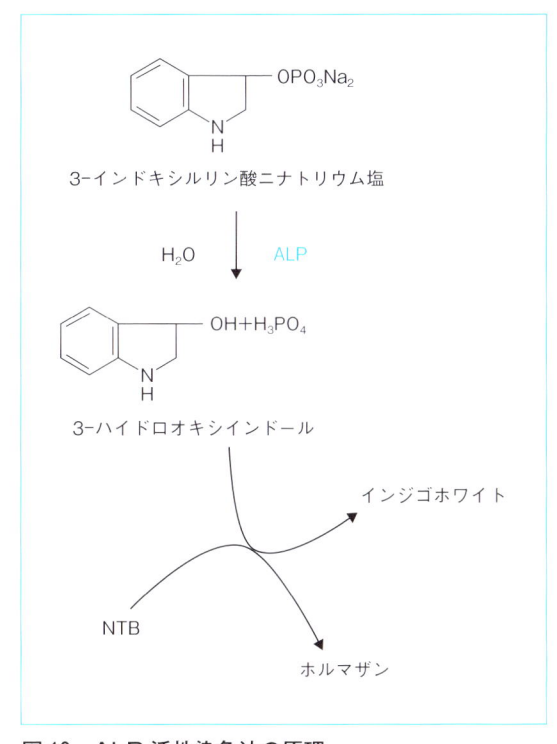

図19 ALP活性染色法の原理
（ALP染色試薬「クイックALP」，ヘレナ社）

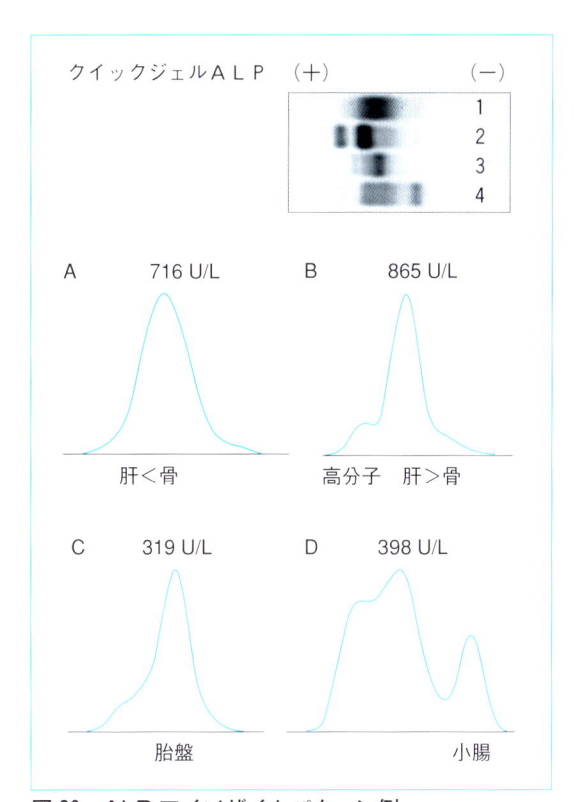

図20 ALPアイソザイムパターン例

e．基準範囲

ALP総活性：100〜350 U/L（JSCC標準化対応法）

ALPアイソザイム（ALPアイソザイムキット：ヘレナ研究所 添付文書から）

・ALP2：35.8〜74.0％
・ALP3：25.1〜59.0％
・ALP5：0.0〜16.1％

妊娠後期には胎盤由来のALPが増加し，多胎妊娠ではさらに上昇する．小児期は骨成長のため骨型が高く，成人の2〜3倍がふつうである．食後，

表27　ALPアイソザイムによる病態の鑑別

アイソザイム	移動度	由来	病態
1	α1	高分子膜結合	閉塞性黄疸，肝内SOL，細胆管炎
(2)	fast α2	糖鎖の過剰結合	一過性高ALP血症
2	α2	肝胆	肝障害，薬物誘導
3	α2β	骨芽細胞	骨転移，甲状腺機能亢進症，副甲状腺機能亢進症，腎不全，腎性骨異栄養症，くる病・骨軟化症，骨折
(3)	α2β	肝胆（骨型様）	肝硬変，胆管閉塞
(3)	α2β	白血球	白血球増多の一部（真性多血症など）
4	α2β	胎盤（腫瘍）	妊娠 肺癌，卵巣癌などの悪性腫瘍
5	β-γ	小腸	血液型B，O分泌型（特に食後） 肝硬変，腎不全，糖尿病
6	β-γ	免疫グロブリン結合	潰瘍性大腸炎，自己免疫疾患など（多種多様な疾患）

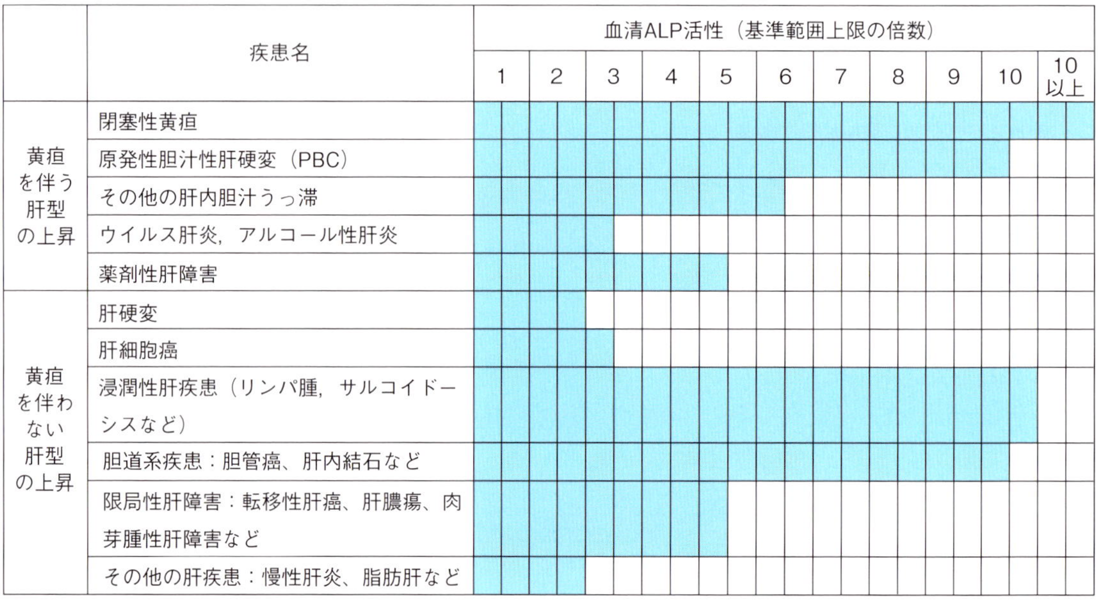

図21　血清ALP高値の原因（肝型）

特に高脂肪食後は血液型B，O型の分泌型で小腸型の上昇が大きい．

d. サンプリングや検体保存に関する注意事項

採血から遠心分離まで，室温でも24時間以内であれば大きな変動はない．また，血清分離後も冷蔵，凍結で1か月以内では特に変化しない．

EDTA塩，クエン酸塩，シュウ酸塩の血漿では，活性中心の亜鉛イオンがキレートされ，活性が低下する．

e. 異常値のメカニズムと臨床的意義

表27にALPアイソザイムの由来，病態をまとめた．（　）で記したのは，他の教科書などではあわせて表として掲載されていない内容であり，呼び方，由来などに不確かさが残っているからである．ALP高値症例における活性別，アイソザイム別の考えられる原因を図21，22に示した．また，ALP活性だけでなく，他の関連項目であるLAP，γ-GT，ビリルビンの検査結果を組み合わせて鑑別診断を行う（表28）．

高ALP血症の分類	疾患名	血清ALP活性（基準範囲上限の倍数）									
		1	2	3	4	5	6	7	8	9	10	10以上
骨型の上昇	転移性骨腫瘍(骨形成性), Paget病		■	■	■	■	■	■	■	■	■	■
	慢性腎不全		■	■	■	■						
	副甲状腺機能亢進症		■	■	■	■	■					
	甲状腺機能亢進症		■	■	■							
	転移性骨腫瘍（骨融解性）		■	■								
その他の上昇	好中球性白血病, 真性多血症		■	■	■	■	■					
	妊娠		■	■								
	腫瘍産生		■	■	■	■	■	■	■	■	■	■
	一過性高ALP血症		■	■	■	■	■	■	■	■	■	■
	免疫グロブリン結合		■	■								

図22　血清ALP高値の原因(骨型, その他)

表28　ミクロゾーム酵素の組み合わせによる鑑別診断

ALP	LAP	γ-GT	その他	病態など
上昇	正常	正常		ALP-3,4,5,6の上昇する病態
高度上昇（基準値上限の5倍以上）	正常	正常		ALP-3,4の上昇する病態もしくは異常パターン 骨生成性の骨転移(前立腺癌, 乳癌など) 腫瘍産生(肺癌, 卵巣癌) 一過性高ALP血症
上昇	上昇	正常		妊娠
上昇(ALP-1あり)	上昇	上昇	ビリルビン上昇	胆道・肝外胆管閉塞
			ビリルビン正常	肝内SOL, 毛細胆管炎, 浸潤性肝病変
上昇(ALP-1なし)	上昇	上昇		薬剤性肝障害, 酵素誘導

　表27や図21に示したように，肝型ALPが高値にもかかわらず，ビリルビンが上昇しない場合，肝内占拠性病変(space occupying lesion；SOL)などを疑う．これは，局所的な閉塞では誘導され発現量が増加したALPは閉塞によって逃げ場がなくなり血中にあふれ出て増加するが，ビリルビンは低分子であるため正常肝細胞に取り込まれ閉塞していない毛細胆管を経由して胆汁中に排泄され，血中レベルの上昇は軽微となるからである(図23)．

　ミクロゾーム酵素はある種の薬剤により，その産生が誘導され亢進する．その原因とされる薬剤の代表を表29に示した．これらの薬剤を使用している場合，ALP，LAP，γ-GTの上昇が認められる場合がある．反応に乏しく血中酵素活性に変

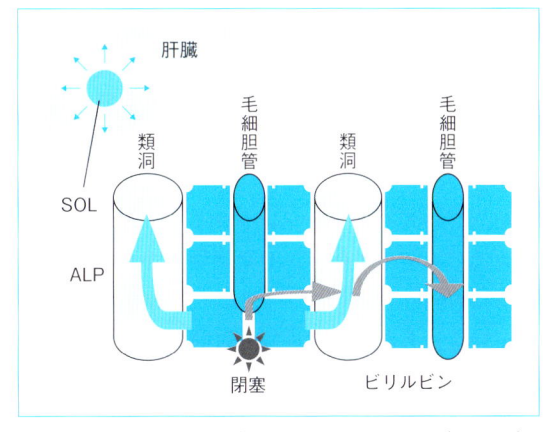

図23　肝内占拠性病変におけるALPとビリルビンの乖離の理由

表29 ミクロゾーム酵素誘導を引き起こす薬剤

分類	薬剤名
抗痙攣剤	フェノバルビタール，フェニトイン
抗生物質	リファンピシン，グリセオフルビン
鎮静剤	バルビタール
抗凝固剤	ワルファリン
経口避妊剤	プロゲステロン
経口糖尿病剤	トルブタミド，アセトヘキサミド
その他	アルコール，マリファナ

化が生じない個体もある.

　一過性高ALP血症は，fast α2領域に泳動される活性帯が出現する独特なアイソザイムパターンを示すこと，きわめて高活性になりうること，ALP活性の上昇が一過性であること，小児に最もよくみられることという特徴を有する.特に小児におけるきわめて高い活性の場合，一過性高ALP血症が頻度的にも最も疑われる原因である.なお，大人においても散発的に報告されているので，小児に限って生じるものではない.

6. γ-グルタミルトランスフェラーゼ（γ-GT）

a. 生化学的性状と生理学的意義

　γ-GT〔γ-glutamyltransferase；EC 2.3.2.2；(5-Glutamyl)-peptide：amino acid 5-glutamyl transferase〕はγ-グルタミルサイクルの主要な酵素で，グルタチオン（glutathione；GSH）をはじめとするγ-グルタミルペプチドを加水分解すると同時に，γ-グルタミル基を他のアミノ酸やペプチドなどに転移する膜結合性の糖蛋白酵素である.また，プロスタグランジンやロイコトリエンなど内因性のメディエーターや発癌物質などの代謝・分解にも関与する.

　組織重量あたりの含量は，腎臓，膵臓，肝臓の順であり，活性比はおよそ16：4：1である.胆道系や腎臓でのγ-GT活性が高いのは，肝細胞から胆道系へ排出されたGSHを分解するためと考えられている.他にも甲状腺，脾臓，肺，胎盤，腸，脳，前立腺，睾丸などの細胞膜にもわずかに存在する.また，肝細胞癌をはじめ，種々の癌にも発現している.

　腎臓では尿細管上皮細胞に，膵臓では腺房と膵管系に，肝臓では肝細胞のミクロソーム分画，細胆管，毛細胆管などに分布している.

　毛細胆管膜などで膜と強く結合している膜蛋白で，アスパラギン結合糖鎖を大量に含んだ糖鎖結合ヘテロ2量体の分子構造をとり（重鎖サブユニット約6万，軽鎖サブユニット約3万），活性部位を細胞膜の外側に出したエクトエンザイムである.γ-GTの遺伝子座は染色体22番の長腕にあり，生合成の過程ではN末端のシグナルペプチドは切断されずに残り，膜結合部位となっている.

　胆汁うっ滞で増加するγ-GTはリポ蛋白や脂質と結合した高分子型のγ-GTであり，胆管結紮による動物モデルでは胆管上皮でのγ-GTの発現が亢進するが，肝細胞での発現は亢進しない.一方常習飲酒や薬剤の長期服用では，肝ミクロソームの酵素活性が誘導され，γ-GTもその一つである.

b. 検査方法

　血清γ-GT測定におけるγ-グルタミル基の受容体としては一般にグリシルグリシンが用いられ，合成基質からグルタミル基転移反応の結果遊離する色素（4-ニトロアニリン）を直接または他の化学反応と共役させて発色させ比色定量する.

　当初報告されたL-γ-グルタミル-4-ニトロアニリド（γ-Glu-4-NA）を基質とし，生成する4-ニトロアニリン（4-NA）の黄色を測定するOrlowskiらの測定法は，発色試薬が不要で，4-NAの吸光係数が大きく，反応の至適条件が詳細に検討され，スカンジナビア臨床化学会（SSCC），アメリカ臨床化学会（AACC）の勧告案としても取り上げられた.方法は簡便であり，感度・再現性にも優れているが，γ-Glu-4-NAは水に溶けにくく溶液とした場合の安定性も悪いため，さらに改良された.このうち，L-γ-グルタミル-3-カルボキシ-4-ニトロアニリド（γ-Glu-3C-4NA；GluCANA）は溶解性，安定性にすぐれ，γ-GTにより遊離する5-アミノ-2-ニトロベンゾエイト（5ANB）は有色でレートアッセイが可能であり，本基質による標準法の常用基準法がIFCCやヨーロッパ臨床検査標

表30　γ-GT活性測定条件の各国の勧告法の比較

成分		Szasz変法	SSCC	IFCC	ECCLS	JSCC	GSCC
発表年		1974	1976	1983	1993	1994	1994
緩衝液	種類	トリス-HCl	トリス-HCl	グリシルグリシン-NaOH	グリシルグリシン-NaOH	グリシルグリシン-NaOH	グリシルグリシン-NaOH
	濃度(mmol/L)	100	100	150	150	150	150
	pH	8.25	7.6	7.90	7.70	7.90	7.70
供与体基質(mmol/L)		グリシルグリシン 100	グリシルグリシン 75	グリシルグリシン 150	グリシルグリシン 150	グリシルグリシン 150	グリシルグリシン 150
受容体基質(mmol/L)		γ-Glu-4-NA 2.9	γ-Glu-4-NA 4.0	GluCANA 6.0	GluCANA 6.0	GluCANA 6.0	GluCANA 6.0
MgCl$_2$(mmol/L)		—	10	—	—	—	—
測定温度(℃)		25	37	30	37	30	37

γ-Glu-4-NA：L-γ-glutamyl-4-nitroanilide, GluCANA：L-γ-glutamyl-3-carboxy-4-nitroanilide

準協議会(ECCLS)から発表され，JSCCもこれを勧告している．表30に比較表を示した．また，図24にJSCC勧告法の測定原理を示した．基質としてGluCANAを用い，受容体基質としてグリシルグリシンを用いて，γ-GTの触媒作用により，L-γ-グルタミル-グリシルグリシンと5ANBを生成する．この5ANBの波長410 nmにおける単位時間当たりの吸光度の増加を計測し活性値を算出する．なお，GluCANA自身がグルタミル化される自己転移反応も起こりうるが，1％以下の割合である．

c. 基準範囲

・成人男性：10～50 U/L，成人女性：10～30 U/L
・新生児：50～150 U/L，小児から若年者：0～20 U/L

個体差が大きく，性，飲酒歴によっても大幅に異なる．年齢による差があり，新生児では高く，思春期には成人とほぼ同様の値を示すようになり，高齢者では加齢とともに低下する．男性では女性より高く，妊婦では正常ないし軽度の低値を示す．

運動，食事による影響はほとんどないが，飲酒による影響は大きく，日本酒換算で1日2合以上の飲酒者は非飲酒者に比べて明らかに高値を示す．また，抗痙攣剤，抗てんかん剤などの薬剤によってミクロゾーム誘導を生じ血中レベルが上昇するので，飲酒歴だけでなく投薬歴も重要である．飲酒との関係が深いこと，さらに精嚢，前立腺，副睾丸などの男性生殖器にはγ-GT活性の分布が高いことが性差の原因となっていると考えられている．

d. サンプリングや検体保存に関する注意事項

血清γ-GTはかなり安定な酵素であり，室温でも2～3日，冷蔵保存で約1か月，冷凍保存では約1年間は安定である．赤血球中には存在しないが，溶血や黄疸，乳びの検体では検体ブランクをとる．

e. 臨床的意義

γ-GTは腎尿細管に活性が高いにもかかわらず腎疾患で血清γ-GTは上昇しないのは，腎臓では尿細管上皮細胞にあるため血中に出現せず尿中に直接排泄されるからである．膵臓は肝臓に比して小さい臓器であるので，膵疾患でも胆道系の閉塞や炎症を伴わなければ有意な上昇を示すことは少ない．したがって，血中のγ-GTはほとんどが肝臓に由来する．肝組織では毛細血管，門脈域の胆管上皮，肝細胞膜の胆汁分泌側に分布するため，胆汁うっ滞では排泄障害のため血中へ逸脱して血清γ-GTが上昇すると考えられる．すなわち，肝胆道系の疾患，特にアルコール性肝疾患，胆汁うっ

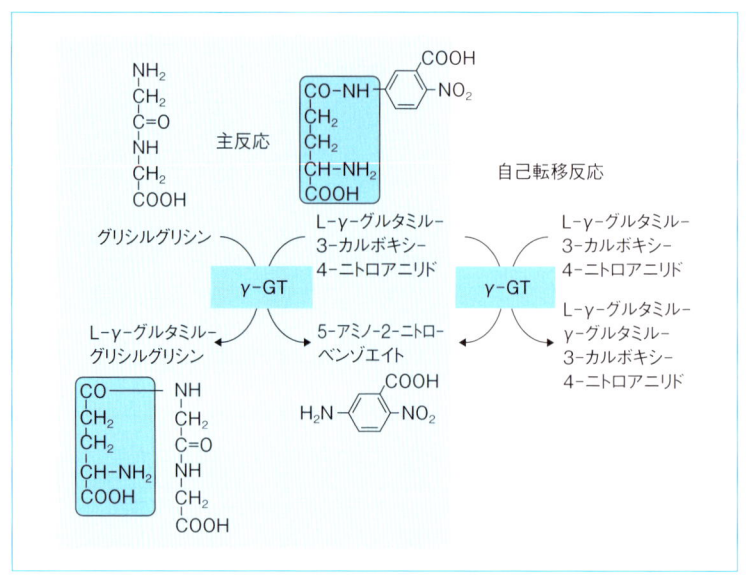

図24 γ-GT測定法の原理（JSCC勧告法）

滞を起こす疾患，薬物誘導などが，血中γ-GT上昇の病態である．一方，肝炎など肝細胞傷害が主となる疾患群においても，胆汁うっ滞性病態が合併すれば軽度上昇する．肝細胞癌では癌細胞でγ-GT合成が亢進し，血中に肝癌特異アイソザイムが検出される．以上から，γ-GTは肝特異性が高い肝胆道系疾患マーカーとして活用される．

血清γ-GTの低下は，妊娠や経口避妊薬の服用時にみられ，女性ホルモン，特にエストロゲンによる肝臓でのγ-GTの産生抑制に基づく．先天性γ-GT欠損症は，精神遅滞，血清グルタチオン高値，グルタチオン尿症を伴う先天代謝異常である．

7. ロイシンアミノペプチダーゼ（LAP）

a. 生化学的性状および生理学的意義

ペプチド結合を加水分解する酵素は，エンドペプチダーゼとエキソペプチダーゼに分けられる．後者は蛋白分子のアミノ(N)末端，カルボキシル(C)末端から一つずつアミノ酸を遊離する酵素であり，アミノ末端から切り出す酵素をアミノペプチダーゼ，カルボキシル末端から切り出すのをカルボキシペプチダーゼと呼ぶ．

ロイシンアミノペプチダーゼ（leucine aminopeptidase：α-Aminoacyl-peptide hydrolase）とは，末端にロイシンを有するペプチドからロイシンを比較的特異的に除去する酵素であり，実質的には複数の酵素が関わる（表31）．

b. 検査方法

現在は，合成基質を用いる試薬のみ販売されている．Goldbergらの方法が基礎となっているL-ロイシル-β-ナフチルアミドを基質とした方法では，生成するβ-ナフチルアミンをジアゾ化またはアルデヒド縮合反応で測定する．しかし，β-ナフチルアミンは発癌性の問題で使用しなくなった．

L-ロイシル-p-ニトロアニリド（LNA）を基質として，遊離するp-ニトロアニリンの黄色を比色計測する方法が，現在は広く用いられている．本法はGSCC勧告法であり，アリルアミダーゼ（AA）とシスチンアミノペプチダーゼ（CAP）が測定される．

他に，L-ロイシル-3,5-ジブロモ-4-ヒドロキシアニリド基質法やL-ロイシル-4-N, N-ジスルホプロピルアミノアニリド基質法などがあり，これらはCAPを測定せず，AA測定に特異性が高い．

表31 アミノペプチダーゼの性状, 特徴

常用名	ロイシンアミノペプチダーゼ(LAP)	アリルアミダーゼ(AA)	シスチンアミノペプチダーゼ(CAP)
別名	可溶性アミノペプチダーゼ(C-LAP), True LAP	ミクロソームアミノペプチダーゼ(M-LAP)	胎盤アミノペプチダーゼ(P-LAP), オキシトシナーゼ(オキシトシン分解酵素)
系統名	α-Aminoacyl-peptide hydrolase(cytosol)	α-Aminoacyl-peptide hydrolase(microsomal)	α-Aminoacyl-peptide hydrolase
EC番号	EC 3.4.11.1	EC 3.4.11.2	EC 3.4.11.3
細胞内局在	可溶性分画	ミクロソーム(膜結合)	可溶性分画
臓器分布	肝細胞, リンパ球	肝胆道系(毛細胆管側細胞膜), 腎尿細管	胎盤合胞体層
分子量	30万	24万	8万7000
至適pH	8〜9	7〜8	6.5
活性化金属	Mn^{2+}, Mg^{2+}, Zn^{2+}	Co^{2+}	
基質特異性			
L-leucine amide	++	+	+
L-leucyl-p-nitroanilide	−	++	+
L-leucyl-β-naphthylamide	−	++	+
L-leucyl-3,5-dibromo-4-hydroxyanilide	−	++	−
L-leucyl-4-N, N-disulfopropyl-aminoanilide	−	++	−
L-cystinyl-4-dimethyl-aminoanilide	−	−	++
臨床的意義	肝細胞傷害, 白血病, リンパ腫, ウイルス感染症, 間質性肺炎, 皮膚炎	閉塞性黄疸, 薬物誘導	妊娠

可溶性LAP(c-LAP)はロイシンアミドを基質とした方法で測定されていたが, 今は市販試薬がない. この基質法ではC-LAPの他, AAもCAPも一緒に測定された.

c. 基準範囲

30-70 U/L(37℃)(L-ロイシル-p-ニトロアニリド)

25-40 U/L(37℃)(L-ロイシンアミド基質法)

20-50 U/L(37℃)(L-ロイシル-4-N, N-ジスルホプロピルアミノアニリド基質法)

γ-GTと同様, 薬物誘導によりアリルアミダーゼ活性は上昇する.

d. サンプリングや検体保存に関する注意事項

安定な酵素で, 冷蔵でも凍結でも1か月以上安定である.

e. 臨床的意義

AAは, ALPやγ-GTとともに肝胆道系閉塞性疾患で上昇する. CAPは胎盤に由来し, 妊娠後期に上昇する. C-LAPは, 肝細胞や活性化リンパ球に多いため, 肝炎などの肝細胞傷害と, 白血病やリンパ腫などの血液悪性腫瘍, 麻疹などのウイルス感染症, 間質性肺炎, SLEなどの自己免疫性疾患などで上昇する. CAPは胎盤由来の酵素で, 妊娠時に上昇し胎児・胎盤機能の評価に用いられる.

8. コリンエステラーゼ（ChE）

a. 生化学的性状および生理学的意義

コリンエステラーゼ（ブチリルコリンエステラーゼ，偽コリンエステラーゼ，血清コリンエステラーゼ：EC 3.1.1.8；acylcholine acylhydrolase）は，コリンエステルをコリンと有機酸に加水分解する酵素の総称であり，大別して2種類存在する．一つは，神経・筋刺激伝達に関与するアセチルコリンエステラーゼ（acetylcholinesterase；true cholinesterase；EC 3.1.1.7）であり，アセチルコリン受容体，赤血球膜などに局在し，アセチルコリンを特異的に分解する．もう一つは，種々のアシルコリン（脂肪酸コリンエステル，芳香族コリンエステル，麻酔剤のプロカインアミドなど）に作用するアシルコリンエステラーゼ（EC 3.1.1.8）である．前者を真性，後者を偽性のコリンエステラーゼとも呼ぶが，臨床検査で用いられているのは，偽性コリンエステラーゼであり，主に肝機能検査として用いられている．生化学的性状などを表32にまとめた．

ChEの遺伝性変異は，筋弛緩剤投薬時の遷延性の無呼吸が問題となり，薬理遺伝病と位置づけられている．したがって欧米ではChE活性測定は術前検査として位置づけられており，活性の低下だけでなく阻害剤であるフッ化ナトリウムあるいはジブカイン耐性の酵素が問題とされてきた．また活性のほとんど認められない変異はサイレント型変異といわれる．これらを判別する方法として，ジブカインナンバー（DN）やフルオライドナンバー（FN）を測定することがある（サイドメモ参照）．

b. 検査方法

アセチルコリンなどの基質が加水分解された生成物を測定することが基本である．古くは，高橋・柴田法があり，アセチルコリンが水解され生成した酢酸によるpHの変化を測定し，ΔpHという単位で表された．その後，生成物を特異的に測定する方法が開発されてきた．大別すると以下の2種に分けられる．

- チオコリン誘導体を基質として遊離するチオール基を呈色させる方法
- ベンゾイルコリン誘導体を基質として遊離したコリンを酵素的に測定する方法

前者は，アセチルチオコリン，ブチリルチオコリン，プロピオニルチオコリン，ジメトキシベンゾイルチオコリンなどを基質として，ChEによって生成されるチオコリンと5,5'-ジチオビス-2-ニトロ安息香酸（5,5'-dithiobis-2-nitro-benzoic acid；DTNB）でSH基の変換反応を行わせ，生じる色素，トリニトロベンゼン（TNB）を比色定量する．

後者は，ベンゾイルコリンやオルトトルオイルコリンを基質として生じるコリンを酵素学的に定量する方法と，p-ヒドロキシベンゾイルコリン（pHBC）を基質としたJSCC勧告法がある（図25）．すなわち，基質であるpHBCがChEによって加水分解され，コリンと4-ヒドロキシ安息香酸（pHBA）を生成する（第一反応）．

pHBAはNADPHの存在下で，pHBAヒドロキシラーゼ（4-ヒドロキシ安息香酸 3-水酸化酵素；4-hydroxybenzoate 3-monooxygenase，4HBO）によってプロトカテキュ酸（protocatechuic acid；PCA）に変換される（第二反応）．このとき，NADPHが酸化されることによる340 nmの吸光

サイドメモ：DN，FNとChE遺伝子変異

ChE遺伝性変異を検出するために，ジブカイン，NaFによって活性が何%阻害されるかをDibucaine number（DN），Fluoride number（FN）として計算し，阻害率によって遺伝性変異の種類を大別してきた．これらの阻害剤に対して耐性を示す（阻害率が小さい）ものを異型遺伝子（atypical gene），フルオライド耐性遺伝子（fluoride resistant gene）と名づけ，活性がほとんど認められないものをサイレント型（沈黙型）遺伝子（silent gene）とした．近年では，それぞれの遺伝子変異がDNAレベルで明らかになっている．

本邦では，異型遺伝子は見出されていないが，サイレント型遺伝子のヘテロ接合体が約150人に1人の頻度で存在する．日本人型フルオライド耐性遺伝子も同じか少し低いくらいの頻度で存在しており，そのヘテロ接合体ではFNが微妙に正常対照に比較して低い．

表32 コリンエステラーゼの性状，特徴

	（ブチリル）コリンエステラーゼ（EC 3.1.1.8）	アセチルコリンエステラーゼ（EC 3.1.1.7）
別名	偽性(pseudo)コリンエステラーゼ	真性(true)コリンエステラーゼ
系統名	acylcholine acylhydrolase	acetylcholine acetylhydrolase
臓器分布	肝臓，血清	神経組織，筋，赤血球
機能	不明(サクシニルコリン，プロカインなど薬剤の分解)	神経・筋刺激伝達(コリン作動性神経の神経伝達物質アセチルコリンを分解)
分子量	モノマーは約8万5000．血清中は95%が水溶性4量体で約34万．	モノマーは約7万．血清中は50%が4量体で，残りが2量体かモノマー．
至適pH	8.0〜8.5	7.5〜8.0
基質特異性　アセチルコリン　ベンゾイルコリン　ブチリルコリン	++ +++ +++	+++ ± ±
有機リン剤による阻害	+	+
遺伝子座位	BCHE　染色体3番長腕	ACHE　染色体7番長腕

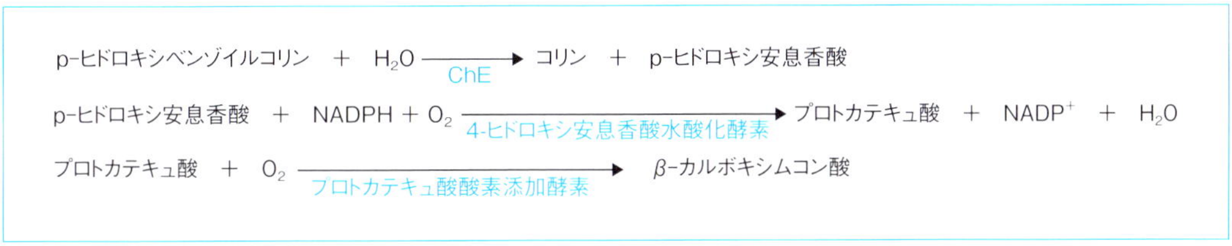

$$\text{p-ヒドロキシベンゾイルコリン} + H_2O \xrightarrow{\text{ChE}} \text{コリン} + \text{p-ヒドロキシ安息香酸}$$

$$\text{p-ヒドロキシ安息香酸} + NADPH + O_2 \xrightarrow{\text{4-ヒドロキシ安息香酸水酸化酵素}} \text{プロトカテキュ酸} + NADP^+ + H_2O$$

$$\text{プロトカテキュ酸} + O_2 \xrightarrow{\text{プロトカテキュ酸酸素添加酵素}} \text{β-カルボキシムコン酸}$$

図25　ChE測定法の原理(JSCC勧告法)

度減少からChE活性を求める．第二反応で生じたPCAはそのままにしておくとさらに4HBOによって反応が進むため(副反応)，NADPHが減少し続けてしまい，吸光度低下が大きくなってしまう．したがって，PCAが蓄積しないよう，プロトカテキュ酸ジオキシゲナーゼによってPCAをβ-カルボキシムコン酸に酸化して反応系から除去，正誤差が生じないようにしている．

本邦では，2010年の日本医師会臨床検査精度管理調査で，すでに90%を超える施設でJSCC標準化対応法が用いられており，同等の測定値が得られている．

c. 基準範囲

200〜450 U/L (JSCC標準化対応法)

d. 検体採取の注意点

ChEは安定な酵素であり，冷蔵保存でも長期安定である．留意すべきことは殺虫剤などの混入である．異常低値の検体が集中する場合，ゴキブリ退治のための駆虫剤が血清に混入したためにChE活性がゼロになったという笑えない可能性もある．

e. 臨床的意義

ChE活性の測定は，①スクリーニング検査として，②肝機能検査として(ChEは肝臓でつくられ，その血中半減期が約10日とアルブミンより短いため，鋭敏な肝臓での蛋白合成能の指標として用いられている)，③有機リン中毒(農薬中毒)，サリン中毒が疑われる場合，に行われる．このうち，肝硬変など慢性疾患による低値はあまり緊急性を要しないが，農薬などの有機リン剤中毒や地

表33 低コリンエステラーゼ血症の原因

遺伝性	コリンエステラーゼの遺伝子変異・多型
二次性	肝疾患（特に肝硬変） 心筋梗塞 感染症 悪性腫瘍 尿毒症 低栄養
医原性 外因性	有機リン剤（農薬，殺虫剤など）の中毒（自殺，事故） サリン中毒（テロ：1995年の地下鉄サリン事件） コリン作動薬（ネオスチグミン，ジスチグミンなど：重症筋無力症や排尿障害の治療薬として処方される：特にコリン作動性クリーゼ時にChE低下） 抗癌剤 放射線治療

下鉄サリン事件などのテロによる低値は緊急性がある．パニック値としては40 U/Lを目安とするが，状況により対応すべきである．

血清ChE活性が低下している場合，先天的な遺伝性変異によるものと，種々の病態によって引き起こされる2次的なものを考える（表33）．ChE活性がほとんど検出されない場合，2次的な原因としては農薬（有機リン剤）中毒か重度の肝機能障害である．それらの可能性が否定されれば，サイレント型遺伝子のホモ接合体と考えられる．一方，中程度に低下している場合，低ChE血症の原因（肝硬変など肝機能障害，癌，心筋梗塞，慢性消耗性疾患，慢性感染症，栄養障害）のいずれも可能性がある．また，遺伝性変異，特にサイレント型遺伝子のヘテロ接合体の可能性も考慮する（約150～200人に1人の頻度）．

逆に高値の場合は，ネフローゼ症候群や脂肪肝が疑われるが，遺伝的なC5変異などの可能性も否定できない．

9. アミラーゼ（AMY）

a. 生化学的性状および生理学的意義

AMY（EC 3.2.1.1；1,4-α-D-glucan glucano-hydrolase）は19世紀にデンプンの分解に関係する酵素として発見され，臨床検査領域でも最も古くから活用されてきた．AMYには多糖類に対するそれぞれの作用部位により，α-アミラーゼ，β-アミラーゼ，γ-アミラーゼ，イソアミラーゼなどがあるが，ヒト血清や尿に存在するAMYは，いずれもα-アミラーゼであり，デンプン，アミロース，アミロペクチン，デキストリンなどのα1-4結合を内部から分解するエンドグリコシダーゼである．α1-6結合を分解する活性はない．

ヒトAMYは大別すると，膵型（P-AMY）と唾液腺型（S-AMY）がある（表34）．大部分は膵臓と唾液腺に由来する分泌酵素で消化酵素であるが，ほかに肺や肝臓，卵巣などにも発現している．

AMY遺伝子は唾液腺型，膵型いずれも染色体1番短腕に座位している．唾液AMY遺伝子の一つである*AMY1*のコピー数が人によって異なり，特に炭水化物の多い食事を摂取する人種はコピー数が多くAMY活性が高くなる進化をしてきた．この遺伝子のコピー数多型は唾液中AMY活性と相関している．

AMYは非常に安定な酵素で，1価の陰イオン，特にCl^-で活性化される．キレート作用をもつ抗凝固剤〔エチレンジアミン四酢酸（EDTA），シュウ酸など〕と重金属（Cu^{2+}，Hg^{2+}，Pb^{2+}など）は活性値を低下させる．

代謝経路は，腎から尿中に排泄されるもののほか，肝臓や網内系に処理される．血中に逸脱したAMYの半減期は，主に腎臓からクリアランスされるため約3時間と短い．

b. 検査方法

1) 総活性測定

原理別にアミロクラスチック法，サッカロジェニック法，クロモジェニック法，酵素法に大別されるが（表35），現在は合成オリゴ糖を基質にした酵素的測定法が90%以上を占める．

還元末端に4-ニトロフェノール（PNP），もしくは2-クロロ-4-ニトロフェノール（CNP）を修飾し，アミラーゼが基質を加水分解した後，グリコアミラーゼやα-グルコシダーゼを作用させ，PNPやCNPを405 nmにて測定する．オリゴ糖の非還元末端を化学修飾して，共役酵素として用いるグルコアミラーゼやα-グルコシダーゼのア

表34 アミラーゼの特徴

	膵型アミラーゼ (P-AMY)	唾液腺型アミラーゼ(S-AMY) ファミリーA	唾液腺型アミラーゼ(S-AMY) ファミリーB
分子量	5万4000	6万2000	5万6000
糖鎖構造	少	あり(約10%)	少
電気泳動位置	fast γ	fast pre γ	slow pre γ
至適pH	6.9〜7.0		
活性化物質	1価の陰イオン,特にCl$^-$		
阻害物質	キレート剤,Cu^{2+},Hg^{2+},Ag^{2+},Pb^{2+}		
遺伝子座位	染色体1番短腕		

表35 アミラーゼ測定法の分類

測定法	概要
アミロクラスチック法	デンプンが加水分解されると,ヨードデンプン反応で呈色する割合が減少する.例:Caraway法
サッカロジェニック法	デンプンが加水分解されると,還元性をもった糖(マルトース,デキストリンなど)が増加する.例:Somogyi法
クロモジェニック法	色素を標識した不溶性基質が加水分解されると,可溶性の色素標識低分子基質が遊離する.例:Rinderknecht法
オリゴ糖基質法	加水分解された生成物に,酵素を共役させ生成したグルコースをNAD(P)H測定系,H_2O_2測定系に導いて測定する方法.
合成基質法	PNPなどの発色団を還元末端に修飾した基質を利用する方法であり,非還元末端を修飾した基質,修飾していない基質に分けられる.今日では,非還元末端を修飾した基質が多く用いられる.

ミラーゼの基質に対する作用を押さえた非還元末端修飾基質と,ブロックされていない非修飾基質がある.非還元末端の修飾には,ベンジル,3-ケトブチリデン,6-アジ化,ベンジリデン,4,6-エチリデンのほか,ガラクトースを付けた基質も用いられている.IFCC勧告法はグルコース重合度が7つのマルトヘプタオース(G7)の非還元末端にエチリデン基を,還元末端にPNPを修飾した方法である(図26).

ほかにも,グルコース重合度が3つのマルトトリオース(G3)の還元末端にCNPを修飾した基質を用い,共役酵素を用いることなく,測定する方法が開発されている.また,修飾基をもたないオリゴ糖を用い,NADHの生成速度で活性を求める測定方法も開発されている.グルコース重合度が5つのマルトペンタオース(G5)を基質とし,マルトホスフォリラーゼなどを共役酵素とする測定方法もある.JSCCも種々の検討の結果,国際的な標準化の考え方でIFCC法を勧告法として採用した(表36).

2) アイソザイム分析

AMYのアイソザイム分析は,古くは電気泳動によって行われていたが,今は全自動分析機によるS-AMYの阻害によるP-AMYの活性測定が行われている.ただし,臨床所見や他の検査所見と矛盾する場合,電気泳動による解析を行うことがある.アガロースゲルやセルロースアセテート膜を支持体として電気泳動を行い,色素デンプン(ブルースターチなど)で染色する.

免疫グロブリンなどとの結合によるマクロアミラーゼも異常な電気泳動パターンから見出される.通常は,P-AMYのほうが陰極側で,両AMYともに陰極側からP1,P2,P3,S1,S2,S3と呼ぶ(図27).検体保存などによって,デアミダーゼ活性により脱アミド化され,陽極側にシフトする.

(1) オリゴ糖を基質とした測定法

$$G5 \xrightarrow{アミラーゼ} G3 + G2 \xrightarrow{\alpha\text{-グルコシダーゼ}} グルコース$$

グルコースの呈色系…………グルコースオキシダーゼ系
　　　　　　　　　…………ヘキソキナーゼG6PDH系

(2) 合成発色基質を用いた測定法

非還元末端非修飾基質を用いる方法

$$G5\text{-PNP} \xrightarrow{アミラーゼ} G3 + G2\text{-PNP} \xrightarrow{\alpha\text{-グルコシダーゼ}} グルコース + PNP$$

$$G7\text{-PNP} \xrightarrow{アミラーゼ} G2\text{-PNP} + G3\text{-PNP} + G4\text{-PNP} \xrightarrow{\alpha\text{-グルコシダーゼ}} PNP + G1\eta x$$

非還元末端修飾基質を用いる方法

$$3\text{-KB-G5-}\beta\text{-CNP} \xrightarrow{アミラーゼ} G3\text{-}\beta\text{-CNP} + G2\text{-}\beta\text{-CNP}$$
$$+ G\text{-}\beta\text{-CNP}$$
$$+ 3KB\text{-}G2 + 3KB\text{-}G3$$
$$+ 3KB\text{-}G4$$
$$\xrightarrow{\beta\text{-グルコシダーゼ}} \boxed{CNP} + G1 + G2 + G3$$

(3) JSCC勧告法(非還元末端を4,6-エチリデンで修飾した基質を用いる)

$$4,6\text{-E-G7-PNP} \xrightarrow{アミラーゼ} 4,6\text{-E-G}_x + G_{(7-x)}\text{-PNP}$$
$$G_{(7-x)}\text{-PNP} \xrightarrow{\alpha\text{-グルコシダーゼ}} G_{(7-x)} + PNP$$

図26 AMY活性測定法の原理
3-KB-G5-β-CNP：3-ケトブチリデン-β-2クロロ-4-ニトロフェニルマルトペンタオシド，4,6-E-G7-PNP：4,6-エチリデン-4-ニトロフェニル-マルトヘプタオシド

表36 アミラーゼ活性測定の勧告法

勧告法	IFCC	JSCC	コメント
発表年	1998	2005	
Buffer	HEPES	HEPES	
濃度(mmol/L)	50	50	
pH	7.10 (30℃)	7.00 (37℃)	至適pHは温度に依存
ENM(mmol/L)	5.0	5.0	
NaCl(mmol/L)	70	70	
CaCl$_2$(mmol/L)	1.0	1.0	
α-グルコシダーゼ	80 μKat (4800 U/L)	135 μKat (8100 U/L)	両法で同量であり，温度による活性の違いのみ
測定波長(nm)	405	405	
温度(℃)	30	37	測定温度が違う

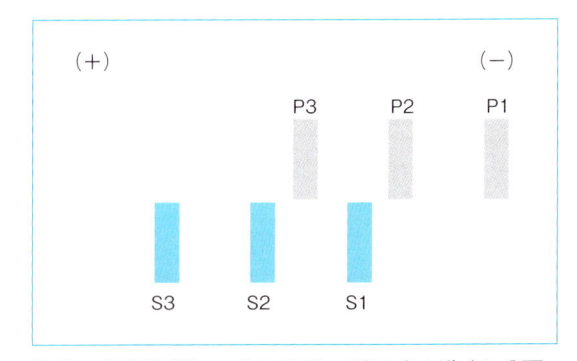

図27 電気泳動によるアミラーゼアイソザイム分画
検体保存によっても，デアミダーゼ活性により脱アミド化され，陽極側にシフトする

表37 アミラーゼの臨床的意義

	膵型（P型）	唾液腺型（S型）	P型，S型両方	アノマリー（異常パターン）
上昇 ↑	急性膵炎 慢性膵炎 膵癌	耳下腺炎，唾液腺閉塞疾患，手術，熱傷，ショック，肝障害，肺疾患，神経性食思不振症，アミラーゼ産生腫瘍（肺癌，卵巣癌）	腎不全による腎臓からのクリアランス低下	マクロアミラーゼ血症
低下 ↓	膵臓摘出 膵実質の荒廃 重度の糖尿病	唾液腺摘出，放射線照射による唾液腺の荒廃		

1．代表的なアミラーゼ高値症例のアミラーゼ関連データ

症例	1		2		3	
測定法	免疫阻害法	電気泳動法	免疫阻害法	電気泳動法	免疫阻害法	電気泳動法
総AMY（U/L）	3648	3648	1862	1862	1347	1347
P-AMY（U/L）	101	187	1841	1804	976	153
P-AMY（％）	3%	5%	99%	97%	72%	11%
尿中AMY（U/L）	2262		1339		146	
病名	耳下腺炎		急性膵炎		習慣性顎関節脱臼	

2．代表的疾患のAMYアイソザイム分画

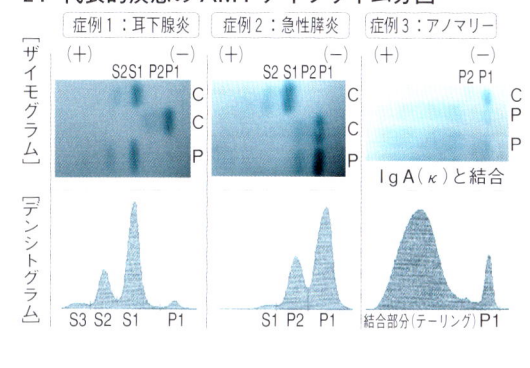

図28 代表的な高AMY血症例

c. 基準範囲（JSCC標準化対応法）

血清：40～130 U/L
膵アミラーゼ：15～50 U/L
尿：80～550 U/L

新生児血清にはほとんどなく，生後1～2か月で血中に出現，1歳以上になって成人レベルに達する．

正常血清ではP-AMYが約40%（30～60%），S-AMYが約60%（40～70%）の割合で含まれている．腎臓からのAMY排泄率は正常人ではほぼ一定であり，正常尿ではP-AMYが約70%でS-AMYが約30%を占め，膵AMYが若干小さい分，尿中に排泄されやすい．

d. 検体採取の注意点

血清，尿が主な試料となる．安定な酵素であるが，室温放置ではデアミダーゼによってアイソザイムの電気易動度が変化するため，注意する．唾液はAMY活性が高いので，その混入にも注意が必要である．

e. 臨床的意義

急性膵炎時に血中，尿中でAMYが上昇するため膵臓の検査として利用されてきた．分子量が約5.5～6万とアルブミンより小さいため，腎臓の糸球体から濾過されて尿中に排泄される．

AMY活性異常と考えられる病態を表37に，代表的な高AMY血症例を図28に示した．P-AMY高値は，急性膵炎，慢性膵炎，膵癌などが，S-AMY高値は，流行性耳下腺炎，AMY産生腫瘍（肺癌，卵巣癌，骨髄腫）など，ともに増加している場合は腎不全，異常な分画パターンのときは

表38 リパーゼの種類と性状

酵素名	膵リパーゼ pancreatic lipase (LIP)	ホルモン感受性リパーゼ hormone sensitive lipase (HSL)	リポ蛋白リパーゼ lipoprotein lipase (LPL)	肝性リパーゼ hepatic triglyceride lipase (HTGL)
分布	膵臓の腺房細胞	脂肪細胞(他に卵巣や副腎でステロイド産生に関与)	脂肪組織,内皮細胞	肝臓
遺伝子座	染色体10番長腕	染色体19番長腕	染色体8番短腕	染色体15番長腕
分子量	約5万	約8万5000	約6万	約6万5000
至適pH	8.6〜9.2	6.8	8.2〜8.5	8.8〜9.0
活性化剤 (因子)	NaCl, Ca^{2+}, Mg^{2+}, コリパーゼ, 胆汁酸	アドレナリン, 甲状腺ホルモン, ACTH, GH, Mg^{2+}, cAMP	ヘパリン アポCⅡ	ヘパリン
阻害剤	重金属, ヨウ素	アセトン, インスリン, プロスタグランジンE_2	NaCl, プロタミン, アポCⅢ	
基質特異性	トリグリセリドのα位の第1エステル結合	トリグリセリド, コレステロールエステル	カイロミクロン, VLDL	レムナント, 中間密度リポ蛋白(IDL), HDL_2

マクロアミラーゼ血症が考えられる。P-AMY低値は，慢性膵炎(非代償期)，膵癌(末期)，膵切除後など，S-AMY減少は唾液腺摘出などが考えられる．血清AMYは，急性膵炎の発症後，数時間以内から上昇しはじめ，1〜2日でピークに達し，その後減少する．6日で基準範囲に戻る．尿AMYは血清AMYより数時間遅れて増加し，比較的長期にわたって異常値を維持する．

10. リパーゼ

リパーゼ(lipase)は，広義には脂質のエステル結合に作用して分解する酵素を示し，膵から分泌される消化酵素としての膵リパーゼ，アドレナリンやインスリンなどホルモンの影響を受けるホルモン感受性リパーゼ，リポ蛋白代謝に関わるリポ蛋白リパーゼと肝性トリグリセリドリパーゼなどがある(表38)．それぞれは蛋白構造も酵素学的性状も異なる酵素であるが，ホルモン感受性リパーゼを除いては遺伝子やアミノ酸での相同性は高い．臨床検査でよく測定されるのは膵リパーゼ(リパーゼというとまずこれである)，リポ蛋白リパーゼであるので，本書ではこの2つについて詳述する．

● 膵リパーゼ(LIP)

a. 生化学的性状

膵リパーゼ(pancreatic lipase；EC 3.1.1.3；Triacylglycerol acylhydrolase)は膵腺房細胞で産生され，膵液中に分泌され消化酵素として働く．分子量は約5万でアルブミンより小さい．トリグリセリドの長鎖脂肪酸エステルを加水分解するが，基質特異性があり，α位(1,3位)の脂肪酸エステルのみを加水分解してβ(2)-モノグリセリドと脂肪酸に分解する．β-モノグリセリドはα型に異性化されてからリパーゼの作用でグリセロールと脂肪酸に分解される．

酵素活性が十分に発揮されるために，コリパーゼという膵臓から分泌される蛋白質のほかに胆汁酸などの界面活性剤を必要とする．

b. 活性の測定法

リパーゼ測定法を理解するうえで重要なことは，リパーゼは脂肪酸エステルと水層の界面でなければ働かないことである．したがって，基質はエマルジョンとして準備する必要があった．もしこの界面がうまく形成されなければ，他の非特異的なエステラーゼの活性を拾ってしまうことになる．ヘパリン静注後にはリポ蛋白リパーゼ活性が血中で上昇するので，その影響を受けない膵リ

$$1,2\text{-dioleoylglycerol} + H_2O \xrightarrow{\text{pancreatic Lipase}} 2\text{-monooleoylglycerol} + \text{oleic acid}$$

$$2\text{-monnnleoylglycarol} + H_2O \xrightarrow{\text{MGLP}} \text{glycerol} + \text{oleic acid}$$

$$\text{glycerol} + \text{ATP} \xrightarrow{\text{GK}} \text{ADP} + \text{glycerol-3-P}$$

$$\text{ADP} + \text{D-glucose} \xrightarrow{\text{ADP-HK}} \text{D-glucose-6-P} + \text{AMP}$$

$$\text{D-glucose-6-P} + NADP^+ \xrightarrow{\text{G6PDH}} \text{D-glucono-}\delta\text{-lactone-6-P} + NADPH + H^+$$

$$\text{D-glucono-}\delta\text{-lactone-6-P} + H_2O \xrightarrow{\text{6-PGL}} \text{6-phosphogluconate}$$

図29 ジオレオイルグリセロール基質によるリパーゼ測定法の原理
MGLP：monoglyceride lipase, Gk：glycerol kinase, ADP-HK：ADP-dependent hexokinase, G6PDH：glucose-6-phosphate dehydrogenase, 6-PGL：6-phosphogluconolactonase

パーゼに特異性の高い測定系が必要である．

古典的な方法として有名なのがCherry-Crandall法（中和滴定法）で，オリーブ油エマルジョンを基質としてpH7.0, 37℃, 24時間インキュベートして生成される遊離脂肪酸を，フェノールフタレインを指標として水酸化ナトリウムで中和滴定する方法である．ほかに，遊離脂肪酸と反応して青色色素を形成する比色法，エマルジョンの濁りの減少を比濁法（Vogel-Zieve法）または比ろう法でモニターする方法などがある．

現在は，酵素法が種々開発されるに至ったが，大別するとジグリセリド法（レシチン由来）と合成基質法に二分される．JSCCは国際的な勧告法として，ジグリセリド法を提案している．反応原理は図29に示すように，ジオレイルグリセロールを基質として生成されるグリセロールを，ATP，グルコース，NADP⁺の存在下で，グリセロールキナーゼ，ヘキソキナーゼ，グルコース-6-リン酸デヒドロゲナーゼによって生じるNADPHの増加を測定するものである．一方，ヨーロッパは合成基質法を推奨している．1,2-o-ジラウリル-rac-グリセロ-3-グルタル酸-(6-メチル-レゾルフィン)エステルを基質とし，リパーゼによって1,2-o-ジラウリル-rac-グリセロールとグルタル酸-

(6-メチル-レゾルフィン)エステルに分解される．不安定な中間物質であるグルタル酸-(6-メチル-レゾルフィン)エステルはアルカリ条件下で自発的に加水分解し，グルタル酸とメチル-レゾルフィン(赤色色素)を生じる．この赤色色素の生成量を吸光度から測定し，リパーゼ活性を求める．

c. 基準範囲
10～50 U/L

d. 臨床的意義
膵リパーゼは膵臓に特異性が高いため，急性膵炎，慢性膵炎などの膵疾患，膵液のうっ滞をきたしやすい胆道疾患などで上昇する．また，分子量が小さいため，腎不全によるクリアランス低下によっても上昇する．

● リポ蛋白リパーゼ（LPL）

a. 生化学的性状および生理学的意義
リポ蛋白リパーゼ（lipoprotein lipase；EC 3.1.1.34）は448個のアミノ酸からなる分子量約6万の糖蛋白で，脂肪組織，心筋，骨格筋などに分布しており，血管内皮細胞の管腔側にヘパラン硫

酸プロテオグリカンにつながれた形で存在している．

最も重要な役割はトリグリセリド(TG)の加水分解であり，カイロミクロンおよび超低密度リポ蛋白(VLDL)などのTGの豊富なリポ蛋白に作用して異化するとともに，高密度リポ蛋白(HDL)を生成する．活性を発揮するためにはアポ蛋白CⅡが必要である．

b. 測定法

活性と蛋白量が測定されている．LPLは空腹時血中ではほとんど検出できないので，ヘパリン静注によってヘパラン硫酸プロテオグリカンから血中に遊離したLPLを測定する．ただ，肝性リパーゼ(HTGL)も遊離しているため，LPLのみ測定しなければならない．

早朝空腹時にヘパリン静注後のEDTA血漿を試料とする．50％ココナツ油，10％大豆油，トリオレインなどを基質として単位時間に遊離した遊離脂肪酸を計測する．HTGL活性を阻害するために，塩化ナトリウムや硫酸プロタミン，HTGLに対する抗体などを用いる．

蛋白量は，LPLに対する抗体を用いたELISAで測定する．

c. 基準範囲

160～280 ng/mL(ヘパリン静注後)
方法によって異なるため参考値．

d. 臨床的意義

高TG血症の原因を鑑別するために有効である．特に血清が乳びでカイロミクロンの増加が考えられるときは鑑別診断のために必須である．

LPL高値：肥満

LPL低値：LPL欠損症や機能異常症，アポCⅡ異常症，重度の糖尿病など

11. 酸(性)ホスファターゼ(ACP)

a. 生化学的特性および生理的意義

ACP〔Acid phosphatase；EC 3.1.3.2；Ortho-phosphoric-monoester phosphohydrolase（acid optimum）〕は，リン酸モノエステルを基質とし，酸性側(pH5.0付近)に至適pHをもつ加水分解酵素であり，ALPと同様に，リン酸基の転移反応も触媒する．

前立腺，赤血球，血小板，骨，肝臓などを代表とするが，ほとんどの組織・細胞で発現している．分子量はおよそ10万で，3つのアイソザイムが知られ，同一サブユニットからなる2量体として存在する．電気泳動によって6つのバンドに分画される．このうち，前立腺の可溶性分画にあるACP，血小板や肝臓・腎臓のリソソームに存在するACPは酒石酸に感受性を示す．一方，マクロファージ・破骨細胞や赤血球のACPは酒石酸抵抗性酸ホスファターゼ(tartrate-resistant ACP；TRACP)である．

健常人血中のACPは約1/3が血小板由来のリソソーム型，約2/3は破骨細胞由来であり，前立腺由来のPAP(prostatic ACP)はごくわずかである．PAPは前立腺上皮細胞で産生され精液中に移行するため，精液中には血清の約30万倍以上の活性が認められる．また，赤血球中にも血清の70倍，白血球中に20倍，血小板でも1.5倍高い濃度で存在する．したがって，血中のACP活性を見るには，これらの体液や血球細胞の干渉を避ける必要がある．

ACPの生理的意義は，リソソーム酵素として細胞内消化に関与するとともに，精液中では精子の活動に関係しているといわれる．

b. 検査方法

ALPと同様に，リン酸モノエステルを加水分解する酵素として，フェニルリン酸を基質としたKind-King法，p-ニトロフェニルリン酸を基質としたBessey-Lowry法などがある．一般の臨床検査ではあまり使用されていないため，JSCC勧告法はない．よく使われているのは，2,6-ジクロロ-4-アセチルフェニルリン酸(DCAP-P)や2-クロロ-4-ニトロフェニルリン酸(CNPP)を基質とした方法であり，酸性領域で連続計測が可能である．

基質DCAP-Pは検体中のACPにより加水分

解され，DCAP を遊離する．この DCAP の吸光度増加速度を測定波長 340 nm で測定することで検体中の ACP 活性が測定できる．また，酒石酸による感受性の違いを利用して，ACP の総活性とともに酒石酸阻害後の残存活性(TRACP 活性)を測定することによって，酒石酸感受性 ACP 活性(総活性-残存活性)を PAP として前立腺疾患のマーカー，TRACP を破骨細胞由来と考え，骨代謝マーカーとして検査診断に用いられる．

破骨細胞由来の酒石酸耐性 ACP に対する抗体で捕捉して，その活性を CNPP 基質で測定する測定試薬も市販されている〔オステオリンクス「TRAP-5b」(ニットーボーメディカル)〕．PAP，TRACP はイムノアッセイで直接測定することも可能である．

c. 基準範囲と試料の取り扱い

7〜14 U/L(DCAP-P 基質法)

170〜590 mU/dL(男性)，120〜420 mU/dL(女性)(抗体補足後の CNPP 基質活性測定法)

採血から遠心分離まで室温放置すると血球内 ACP が遊出し偽高値となる．冷蔵保存であればそれほど上昇はない．血清分離後は，室温や冷蔵保存ではアルカリ側に傾くため活性が低下するので，凍結保存がよい．

d. 臨床的意義

ACP はいろいろな組織に存在しているが，臨床的に使用されるのは，PAP と TRACP である．PAP はかつて前立腺癌の腫瘍マーカーとして用いられていたが，早期癌では上昇しないなど，感度，特異度が乏しいため，前立腺特異抗原(prostate specific antigen；PSA)に取って代わられた．PSA と同様，ACP も前立腺刺激時には偽高値を示す．

破骨細胞由来の TRACP は骨代謝マーカーとして，破骨細胞活性を示し，骨腫瘍，骨形成不全症，閉経後骨粗鬆症，原発性副甲状腺機能亢進症などの骨吸収性疾患において高値を示す．また，TRACP は網内系細胞にも存在し，hairy cell leukemia では高値を示し，骨髄性やリンパ性白血病との鑑別に有用とされる．

12. その他の酵素の臨床的意義

a. アデノシンデアミナーゼ(ADA)

1) 生化学的性状および生理的意義

ADA(adenosine deaminase；EC 3.5.4.4；adenosine aminohydrolase)はプリン体の分解と再利用に関与する酵素の一つで，アデノシンのアミノ基を加水分解してイノシンとアンモニアを生成する酵素である．

adenosine + H_2O → inosine + NH_3

ヒトの組織に広く分布し，特に腸管粘膜，胸腺，脾，扁桃やリンパ球に活性が高い．リンパ球の増殖時に活性が上昇する本酵素の欠損症は，T および B リンパ球の機能不全から重症複合免疫不全症をきたし，本邦の遺伝子治療の先駆けとなった．

2) 検査方法

ADA は先述した反応式を触媒するので，アデノシンを基質として生成されるアンモニアを計測する系で ADA 活性を測定することができる．たとえば，アンモニアを補酵素 β-NADPH の存在下でグルタミン酸デヒドロゲナーゼの作用により α-ケトグルタル酸と反応させて L-グルタミン酸を生じさせる．このとき，β-NADPH は酸化されて β-$NADP^+$ に変換されるため，β-NADPH の吸光度の減少速度から ADA 活性値を求める．

3) 基準範囲および試料の取り扱い

血清　5.0〜20.0 U/L

ADA は血球中に多量に含まれているため，溶血検体では偽高値を示す．胸水採取時には血球成分の混入に注意する．高濃度のアンモニアは正誤差の原因となる．

4) 臨床的意義

血清では欠損症と過剰産生を見る．上昇はプリン代謝そのものの亢進(痛風)，腫瘍性増殖によるプリン代謝の亢進，リンパ球活性化によるプリン

代謝の亢進および細胞外へ分泌される ADA の増加が主な原因である．したがって，肝疾患，血液疾患，感染症，悪性腫瘍などで高値を示す．一方，ADA 欠損症では低値となる．

胸水 ADA 活性を測定することにより，結核性胸膜炎では癌性胸膜炎や心不全にくらべ高値になることを利用して，癌性胸膜炎(低値)と結核性胸膜炎(高値)の鑑別に有用である．結核性胸膜炎の場合はリンパ球，特にTリンパ球が多いためか，ADA 活性が上昇し，100 U/L 前後の高値を示すのに対し，癌性胸膜炎では20 U/L 前後，心不全による漏出性胸水症では10 U/L 未満であることが多い．おおむね，50 U/L 以上は結核が強く疑われる．

b. アルドラーゼ(ALD)
1) 生化学的性状および生理的意義

ALD(aldolase；EC 4.1.2.13；D-Fructose-1,6-bisphosphate：D-glyceraldehyde-3-phosphate lyase)は，解糖系において重要な役割を演じている分子量約16万の酵素で，A，B，Cの3つのアイソザイムが知られている．フルクトース-1,6-二リン酸(FDP)の6炭糖をジヒドロキシアセトンリン酸(DHAP)とD-グリセルアルデヒド-3-リン酸(GA3P)の3炭糖にさせる反応，フルクトース-1-リン酸からジヒドロキシアセトンリン酸とD-グリセルアルデヒドへの反応を触媒する．すべての細胞の可溶性分画に存在しているが，特にエネルギー代謝に関与する筋肉，肝臓，脳に多く，特に筋疾患の検査診断に応用されている．

FDP → DHAP + GA3P

2) 検査方法

上記アルドラーゼの触媒活性を示す経路で，FDP を基質として生成された GA3P を，さらにトリオースリン酸イソメラーゼ(TPI)の作用により DHAP に変換する．生成した DHAP がグリセロール-3-リン酸デヒドロゲナーゼの存在下でグリセロール-3-リン酸に変化する際，NADH が NAD となり，340 nm の吸光度が減少する．この NADH の減少速度を測定することによりアルドラーゼ活性を求める．

3) 基準範囲および試料の取り扱い

1.7〜5.7 U/L

厳密には，CK と同様に筋肉量の多い男性で1.1〜1.3倍高い．新生児や幼児では成人に比べて高値を示す．

赤血球にもアルドラーゼは存在しているため，溶血により偽高値を示す．したがって，採血後は速やかに血清分離を行うのがよい．血清は4℃でも低下するため，保存は凍結のほうがよい．

4) 臨床的意義

筋ジストロフィーなどの骨格筋の広範な損傷によって上昇する．心筋梗塞でも発症1〜2日でピークとなり5日前後で基準範囲レベルに復する．悪性腫瘍では20〜30％で上昇する．実地臨床で用いられているのはもっぱら神経筋疾患の鑑別である．

c. アンジオテンシン転換酵素(ACE)
1) 生化学的性状および生理的意義

アンジオテンシン転換酵素(angiotensin converting enzyme；EC 3.4.15.1；dipeptidyl carboxypeptidase)は，活性中心に Zn^{2+} を有するメタロプロテアーゼであり，染色体17番に座位している．肺や腎の内皮で産生され，その細胞膜上に存在し，アンジオテンシンⅠから，昇圧作用をもつ活性型のアンジオテンシンⅡに変換させる酵素である．同時に，血管拡張作用を持つブラジキニンを分解・不活化する．

2) 検査方法

笠原法が知られる．p-ヒドロキシヒプリル-L-ヒスチジル-L-ロイシンを基質として，ACE により生成された p-ヒドロキシ馬尿酸と L-ヒスチジル-L-ロイシンのうち前者を用いてヒップリカーゼにより p-ヒドロキシ安息香酸とグリシンを生成させる．さらに前者の p-ヒドロキシ安息香酸を 4-アミノアンチピリンと酸化縮合させ，生成し

たキノンイミン色素を 505 nm で比色定量する．

3）基準範囲および試料の取り扱い

8〜22 U/L

検体は血清を用いる．血漿でも測定可能であるが，EDTA 血漿は，酵素活性失活のため測定不能となる．

遺伝子多型があり，遺伝型により個体差があるといわれているため，個人の基準範囲を考慮することと，経時的な変化を見ることが大切である．

4）臨床的意義

上昇：サルコイドーシス，珪肺症など他の肉芽腫性疾患，甲状腺機能亢進症など

減少：肺癌，クローン病など（低値に診断的意義は少ない）

サルコイドーシスでは ACE が上昇するが，それは類上皮細胞肉芽腫でも産生されるからである．血清中の ACE は特に昇圧作用を有するわけではなく，したがって血清 ACE 測定は，主にサルコイドーシスの補助診断や治療効果の判定に用いられている．

d. レシチンコレステロールアシル転換酵素（LCAT）

1）生化学的性状および生理的意義

LCAT（lecithin-cholesterol acyltransferase；EC 2.3.1.43；phosphatidylcholine-sterol O-acyltransferase）は肝臓で産生される．分子量約 63,000 の糖蛋白質で染色体 16 番に座位する．

リポ蛋白上で，レシチン（ホスファチジルコリン）の β 位のアシル基を遊離コレステロールに転移させ，リゾレシチンとコレステロールエステル（CE）を生成する役割を担っている．HDL に結合しており，末梢組織の細胞膜から遊離コレステロールを引き抜いて CE に変換して HDL に取り込み，肝臓へと運ぶコレステロールの逆転送系に重要な役割を果たしている（詳細は 6 章「コレステロール逆転送系」の項を参照 ➡ p.127）．

2）測定法

LCAT の測定には抗体を用いて蛋白量を定量する方法と活性測定がある．

活性測定には，基質を過剰に加えて活性を測定する共通基質法と，血漿をそのままインキュベートして CE の増加，または遊離コレステロールの減少から算出する自己基質法がある．

3）基準範囲および試料の取り扱い

自己基質法　60〜120 nmol/mL/hr
酵素蛋白量　5.0〜10.0 μg/mL（ELISA）

血清もしくは EDTA 血漿を試料とする．4℃保存で 1 週間ほどは安定である．

4）臨床的意義

LCAT 低下：肝実質障害，LCAT 欠損症，甲状腺機能低下症，無 β リポ蛋白血症，アポ A I 欠損症

LCAT 上昇：原発性高脂血症，肥満，脂肪肝，ネフローゼ症候群，原発性胆汁性肝硬変，糖尿病など

D 実習

JSCC 勧告法のある酵素項目からいくつかの項目を，30℃で測定してみよう．以下に AST, ALT, LD, ALP の 4 種を概説した．

この JSCC 勧告法（30℃測定）を試薬条件などの変更をせずに 37℃で測定する方法は JSCC 常用基準法と呼ばれる．

1. アスパラギン酸アミノトランスフェラーゼ

JSCC 勧告法は，リンゴ酸デヒドロゲナーゼ（MD）を共役酵素とした NADH の減少系を採用している．補酵素の PALP を含まないのは，IFCC 法と大きく異なる点である．

a. 原理

L-アスパラギン酸を基質としてAST反応で生成するオキサロ酢酸をMDと共役させ，NADHの吸光度減少を340 nmで経時的に追跡する（図5参照➡p.216）．原則的には共役酵素としてMDのみでよいが，試料中のピルビン酸を事前に消去し，また不安定なオキサロ酢酸が非酵素的にピルビン酸に分解されることによって生じる負誤差を防ぐためにLDを加える．

b. 試薬

すべての試薬を88 mmol/Lトリス塩酸緩衝液（pH7.8，30℃）となるようにし，1/10量の血清添加後の終濃度を80 mmol/Lトリス塩酸緩衝液（pH7.8，30℃）になるようにする．

1）緩衝液

❶ 塩酸溶液（1 mol/L）：濃塩酸（36% HCl）22 mLを，精製水を加えて全量を250 mLとする．

❷ トリス塩酸緩衝液（176 mmol/L，pH7.8，30℃）：トリス（ヒドロキシメチル）アミノメタン（分子量121.1）21.32 gを精製水約800 mLに溶解し，30℃で1 mol/L塩酸を加えてpH7.8に調整したのち，精製水で全量を1,000 mLとする．

❸ トリス塩酸緩衝液（88 mmol/L，pH7.8，30℃）：❷の緩衝液250 mLをとり，精製水で2倍に希釈する．

❹ 水酸化カリウム溶液（5 mol/L）：水酸化カリウム（分子量56.1）70 gを，精製水で全量を250 mLとする．

2）酵素溶液

❺ L-アスパラギン酸溶液（500 mmol/L）：アスパラギン酸（分子量133.1）33.28 gを精製水約150 mLに溶解する．❹の5 mol/L水酸化カリウム溶液（約60 mL）を加えながら30℃でpH7.8に調整する．これに❷の緩衝液250 mLを加え，精製水で全量を500 mLとする．

❻ 酵素溶解液：アルブミン1.5 gを❷の緩衝液25 mLに溶かしたのち，グリセロール（分子量92.1）25 mLを加え，精製水で全量を50 mLに調製する．

❼ 乳酸デヒドロゲナーゼ(LD)溶液（625 U/mL）：LDのグリセロール溶液を❻で625 U/mLとなるように調製する．

❽ リンゴ酸デヒドロゲナーゼ(MD)溶液（625 U/mL）：MDのグリセロール溶液を❻で625 U/mLとなるように調製する．

3）試薬（Ⅰ，Ⅱともに用時調整）

❾ 試薬Ⅰ：❺のL-アスパラギン酸溶液250 mLに，❼のLD溶液0.5 mL，❽のMD溶液0.5 mLを加えたのち，NADH（β-NADH・Na_2・xH_2O：分子量709.4 + 18x：吸湿性で分解しやすい）を（71 + 1.8x）mg加えただちに溶解する．❸の緩衝液で終容量を500 mLとする．

❿ 試薬Ⅱ（100 mmol/L 2-オキソグルタル酸溶液）：2-オキソグルタル酸（分子量146.1）1.46 gを50 mLの精製水に溶解し，❹の水酸化カリウム溶液を加えながら30℃でpH7.8に合わせたのち，精製水で全量を100 mLとする．

c. 測定操作法

準備するもの：恒温槽，分光光度計，角セル，ピペット

試薬Ⅰ，試薬Ⅱは予備加温しておく．

試薬など	測定試料	試薬ブランク（生理食塩水）
試薬Ⅰ	2.40 mL	2.40 mL
検体	0.30 mL	0.30 mL
30℃で8分間予備加温		
試薬Ⅱ	0.30 mL	0.30 mL
合計	3.0 mL	3.0 mL
素早く混和し30℃で1分間放置．その後，340 nmで吸光度変化を2分間計測		
	ΔA_1/min	ΔA_2/min

d. 試薬組成と終濃度

試薬Ⅰの組成	試薬Ⅰ濃度	終濃度
トリス塩酸緩衝液（pH 7.8，30℃）	88 mmol/L	80 mmol/L
L-アスパラギン酸（トリス緩衝液）	250 mmol/L	200 mmol/L
NADH	0.2 mmol/L	0.16 mmol/L
MD(U/L，30℃)	625 U/L	500 U/L
LD(U/L，30℃)	625 U/L	500 U/L

試薬Ⅱの組成	試薬Ⅱ濃度	終濃度
トリス塩酸緩衝液（pH 7.8，30℃）	88 mmol/L	80 mmol/L
2-オキソグルタル酸	100 mmol/L	10 mmol/L

e. 活性値の計算

$$\text{AST 活性}(U/L, nmol/min/mL, 30℃) = \frac{(\Delta A_1/min - \Delta A_2/min) \times 3.0}{6.3 \times 10^3 \times 0.3} \times 10^6$$

1 nkat/L = U/L × 16.7

NAD^+ のモル吸光係数：6.3×10^3 L/mol・cm

2. アラニンアミノトランスフェラーゼ

　JSCC 勧告法は，乳酸デヒドロゲナーゼ(LD)を共役酵素としたNADHの減少系を採用している．ASTと同じく，補酵素のPALPを含まないのは，IFCC法と大きく異なる点である．

a. 原理

　L-アラニンを基質としてALT反応で生成するピルビン酸をLDと共役させ，NADHの吸光度減少を340 nmで経時的に追跡する（図6参照➡ p.219）．

b. 試薬

　すべての試薬を111 mmol/L トリス塩酸緩衝液（pH7.5，30℃）となるようにし，1/10量の血清添加後の終濃度を100 mmol/L トリス塩酸緩衝液（pH7.5，30℃）になるようにする．

1) 緩衝液

❶ 塩酸溶液（1 mol/L）：ASTと同様に，濃塩酸（36% HCl）22 mLを，精製水を加えて全量を250 mLとする．

❷ トリス塩酸緩衝液（222 mmol/L，pH7.5，30℃）：トリス（ヒドロキシメチル）アミノメタン（分子量 121.1）26.89 gを精製水約 800 mLに溶解し，30℃で1 mol/L 塩酸を加えてpH7.5に調整したのち，精製水で全量を1,000 mLとする．

❸ トリス塩酸緩衝液（111 mmol/L，pH7.5，30℃）：❷の緩衝液 250 mLをとり，精製水で2倍に希釈する．

❹ 水酸化カリウム溶液（5 mol/L）：ASTと同様に，水酸化カリウム（分子量 56.1）70 gを，精製水で全量を250 mLとする．

2) 酵素溶液

❺ L-アラニン溶液（1,000 mmol/L）：アラニン（分子量 89.1）44.55 gを精製水約 200 mLに溶解する．❹の 5 mol/L 水酸化カリウム溶液を少量（約 0.5 mL）加えながら30℃でpH7.5に調整する．これに，❷の緩衝液 250 mLを加え，精製水で全量を 500 mLとする．

❻ 酵素溶解液：ASTと同様に，アルブミン 1.5 gを❷の緩衝液 25 mLに溶かしたのち，グリセロール（分子量 92.1）25 mLを加え，精製水で全量を 50 mLに調製する．

❼ LD 溶液（500 U/mL）：LDのグリセロール溶液を❻で 500 U/mLとなるように調製する．

3) 試薬（Ⅰ，Ⅱともに用時調整）

❽ 試薬Ⅰ：❺のL-アラニン溶液 312.5 mLに，❼のLD溶液 2.5 mLを加えたのち，NADH（β-NADH・Na_2・xH_2O；分子量 709.4+18x；吸湿性で分解しやすい）を(71+1.8x) mg加えただちに溶解する．❸の緩衝液で終容量を 500 mLとする．

❾ 試薬Ⅱ（150 mmol/L 2-オキソグルタル酸溶液）：2-オキソグルタル酸（分子量 146.1）2.19 gを 50 mLの精製水に溶解し，❹の水酸化カ

リウム溶液を加えて（約0.2 mL）30℃でpH7.5に合わせたのち，精製水で全量を100 mLとする．

c. 測定操作法

準備するもの：恒温槽，分光光度計，角セル，ピペット

試薬Ⅰ，Ⅱは予備加温しておく．

試薬など	測定試料	試薬ブランク（生理食塩水）
試薬Ⅰ	2.40 mL	2.40 mL
検体	0.30 mL	0.30 mL
30℃で5分間予備加温		
試薬Ⅱ	0.30 mL	0.30 mL
合計	3.0 mL	3.0 mL
素早く混和し30℃で1分間放置．その後，340 nmで吸光度変化を2分間計測		
	ΔA_1/min	ΔA_2/min

d. 試薬組成と終濃度

試薬Ⅰの組成	試薬Ⅰ濃度	終濃度
トリス塩酸緩衝液（pH7.5, 30℃）	111 mmol/L	100 mmol/L
L-アラニン（トリス緩衝液）	625 mmol/L	500 mmol/L
NADH	0.2 mmol/L	0.16 mmol/L
LD（U/L, 30℃）	2500 U/L	2000 U/L

試薬Ⅱの組成	試薬Ⅱ濃度	終濃度
トリス塩酸緩衝液（pH7.5, 30℃）	111 mmol/L	100 mmol/L
2-オキソグルタル酸	150 mmol/L	15 mmol/L

e. 活性値の計算

ALT活性（U/L, nmol/min/mL, 30℃）=
$$\frac{(\Delta A_1/\min - \Delta A_2/\min) \times 3.0}{6.3 \times 10^3 \times 0.3} \times 10^6$$

1 nkat/L = U/L × 16.7

NAD^+のモル吸光係数：6.3×10^3 L/mol・cm

3. 乳酸デヒドロゲナーゼ

a. 原理

反応系でNADHが直接340 nmに吸収をもつため，直接吸光度の変化を追跡でき，連続計測が可能である．従来用いられていたピルビン酸から乳酸への系とは異なり，JSCC勧告法で採用された乳酸からピルビン酸への反応は，より直線的に反応が進行すること，内因性ピルビン酸を消去するための予備加温を必要としないこと，アイソザイム分析における染色法と同じ反応を用いること，LD-3に至適で他のアイソザイムも95％以上の測定が可能であることなどの利点を有する（図9参照➡p.221）．

b. 試薬

1) 緩衝液

❶ 塩酸溶液（1 mol/L）：濃塩酸（36％ HCl）22 mLを，精製水を加えて全量を250 mLとする．

❷ 水酸化ナトリウム溶液（0.01 mol/L）：水酸化ナトリウム（分子量40.0）0.1 gを，精製水で全量を250 mLとする．

❸ ジエタノールアミン（DEA）-HCl緩衝液（450 mmol/L, pH8.8, 30℃）：DEA（分子量104.14）46.863 gを精製水約600 mLに溶解し，30℃に保ちながら，❶の1 mol/L塩酸を（約277 mL）加えてpH8.8に調整したのち，精製水で全量を1,000 mLとする．

❹ L-乳酸リチウム溶液（360 mmol/L, pH8.8, 30℃）：L-乳酸リチウム（分子量96.01）3.456 gを精製水に溶解し，0.01 M水酸化ナトリウムでpH8.8とし，全量を100 mLとする．

2) 試薬

❺ 試薬Ⅰ（360 mmol/L DEA, 72 mmol/L 乳酸リチウム, pH8.8, 30℃）：❸のDEA-HCl緩衝液8に対し，❹のL-乳酸リチウム溶液2の比率で混合する．

❻ 試薬Ⅱ（60 mmol/L NAD^+溶液）：NAD^+（分子量663.44）3.981 gを精製水に溶解し全量を100 mLとする．

c. 測定操作法

準備するもの：恒温槽，分光光度計，角セル，ピペット

試薬など	測定試料	試薬ブランク(生理食塩水)
試薬Ⅰ	2.50 mL	2.50 mL
試薬Ⅱ	0.30 mL	0.30 mL
30℃で5分間予備加温		
検体	0.20 mL	0.20 mL
合計	3.0 mL	3.0 mL
素早く混和し30℃で20秒間放置した後，340 nmで吸光度変化を1分間計測		
	ΔA_1/min	ΔA_2/min

d. 試薬組成と終濃度

試薬Ⅰの組成	試薬Ⅰ濃度	終濃度
pH(30℃)	8.80	8.80
DEA-HCl	360 mmol/L	300 mmol/L
乳酸	72 mmol/L	60 mmol/L

試薬Ⅱの組成	試薬Ⅱ濃度	終濃度
pH(30℃)	8.80	8.80
NAD^+	60 mmol/L	6 mmol/L

e. 活性値の計算

LD活性(U/L, nmol/min/mL, 30℃) =

$$\frac{(\Delta A_1/min - \Delta A_2/min) \times 3.0}{6.3 \times 10^3 \times 0.2} \times 10^6$$

1 nkat/L = U/L × 16.7

NAD^+のモル吸光係数：6.3×10^3 L/mol·cm

本法での測定域は，15～350 U/L(30℃)である．

4. アルカリ性ホスファターゼ

JSCC勧告法は，2-エチルアミノエタノールを緩衝液とする4-ニトロフェニルリン酸法を採用している．

a. 原理

本法は，4-ニトロフェニルリン酸(4-NPP)を基質として，生成するリン酸基を受容する2-エチルアミノエタノール(EAE)を緩衝液として，生成する4-ニトロフェノール(4-NP)405 nmにおける吸光度の増加を測定するものである(図17参照→p.230)．

本反応液中で，ALPは4-NPPを加水分解して4-NPとリン酸基を生成する．ALPが十分な活性を示すためには，血清中に自然に存在するマグネシウムイオン(Mg^{2+})では不十分であるため，適正な濃度でMg^{2+}を添加する．また，アイソザイム間の差が小さくなるようにpH9.90(30℃)で行う．

b. 試薬

1) 溶液

❶ 塩酸溶液(2 mol/L)

❷ $MgCl_2$溶液(50.5 mmol/L)：$MgCl_2 \cdot 6H_2O$(分子量203.31)1.02 gを精製水に溶解し，溶液の全量を100 mLとする．

2) 試薬

❸ 試薬Ⅰ(1.01 mol/L EAE-HCl, 0.505 mmol/L $MgCl_2$緩衝液，pH9.87, 30℃)：EAE(分子量89.14)90.0 gを1,000 mLのビーカーに秤量し，冷精製水約500 mLを加える．このビーカーを氷水中に浸し，冷却した❶の2.0 mol/L HCl溶液約270 mLを撹拌しながら徐々に加える．次に❷の50.5 mmol/L $MgCl_2$溶液10.0 mLを加える．30℃に保ちながら，pHを9.87に調整する．この調整には2.0 mol/L HCl溶液を約280 mL添加する必要がある．この溶液を1,000 mLのメスフラスコに移し，精製水で全量を1,000 mLに調製する．

❹ 試薬Ⅱ(75.75 mmol/L 4-NPP緩衝液，pH9.95, 30℃)：4-NPP·$6H_2O$(分子量371.15)2.811 gを❸の試薬Ⅰに溶解し100 mLに調製する．得られる溶液のpHは9.95となる．本試薬は使用直前に調製する．

c. 測定操作法

準備するもの：恒温槽，分光光度計，角セル，ピペット

試薬Ⅰ，試薬Ⅱは30℃に予備加温しておく．

試薬など	測定試料	試薬ブランク(精製水)
試薬 I	2.00 mL	2.00 mL
検体	0.025 mL (25 μL)	0.025 mL (25 μL)
30℃で5分間予備加温		
試薬 II	0.50 mL	0.50 mL
合計	2.525 mL	2.525 mL
十分に混和した後30℃で1分間放置．その後，405 nm で吸光度変化を2分間計測		
	ΔA_1/min	ΔA_2/min

d. 試薬組成と終濃度

試薬 I の組成 (pH 9.87)	試薬 I 濃度	終濃度
EAE-HCl 緩衝液 (pH 9.87, 30℃)	1.01 mol/L	1.0 mol/L
Mg^{2+}	0.505 mmol/L	0.5 mmol/L

試薬 II の組成 (pH 9.95)	試薬 II 濃度	終濃度
EAE-HCl 緩衝液 (pH 9.87, 30℃)	1.01 mmol/L	1.0 mol/L
Mg^{2+}	0.505 mmol/L	0.5 mmol/L
4-NPP	75.75 mmol/L	15.0 mmol/L

最終的な反応液はpH9.90となる．

e. 活性値の計算

$$\text{ALP 活性(U/L, nmol/min/mL, 30℃)} = \frac{(\Delta A_1/\text{min} - \Delta A_2/\text{min}) \times 2.525}{18.70 \times 10^3 \times 0.025} \times 10^6$$

1 nkat/L = U/L × 16.7

4-NPP のモル吸光係数：18.7×10^3 L/mol・cm

本法での測定域は，10～1,600 U/L(30℃)である．

参考文献

1) 勧告法総集編2004年版．臨床化学 33(Suppl 1), 2004
   ※酵素活性測定法のJSCC勧告法をはじめ，酵素の名称・略号，標準物質などに関して，詳細・具体的に知るのに役立つ．
2) 最新 酵素・アイソザイム検査—測定法とその臨床的意義．臨床病理レビュー 特集116, 2001
   ※血清酵素の測定法と臨床的意義について詳細に解説されている．

第12章 薬物・毒物

学習のポイント

❶ 治療濃度域内維持：経口投与での血液中薬物濃度の経時変化を管理するとき，抗てんかん薬の投与では治療至適範囲になってからの定常状態をモニタリングするために検査を行う．一方，薬物の毒作用が強い薬剤（抗癌剤）では体内の残留薬剤がなくならない時期に再度，点滴を行うと細胞毒性が表れ，強い副作用を示すことから，薬物の最低濃度であるトラフを確認する必要がある．

❷ 中毒検査：中毒症状の患者は救急車などで搬送されてくることが多く，その処置は一刻を争うことになる．緊急検査としては乱用薬物スクリーニング検査，有機リン系農薬検出キットなど患者の中毒に至るまでの状況などを臨床医から情報を受け取り，適切なスクリーニング検査を実施する．通常は尿を試料として検査を行うが，同時に血清成分も分析することで貴重な情報を得ることができる．農薬などの有機リン製剤では血清コリンエステラーゼ活性が阻害されるので，貴重な判断結果になる．

本章を理解するためのキーワード

❶ 薬物濃度のピーク・トラフ管理

血液中の薬物濃度は摂取した薬物量と肝臓などにおける薬物代謝を受けた排泄量，2つの相互関係により決定される．メトトレキサート（抗腫瘍癌剤）やゲンタマイシン（アミノ配糖体抗生物質）では，患者の状態や副作用を確認しながら薬剤投与することが必要で，血中の薬物最高濃度（ピーク）と最低濃度（トラフ）を管理する必要がある．

side memo：P450の遺伝子多型と遺伝子解析

投与された薬物体内濃度は薬物代謝にかかわる酵素シトクロムP450（CYP）の遺伝子多型により異なる．テーラーメイド医療では患者ごとの遺伝子多型であるシトクロムP450の遺伝情報を調べることで，個々の患者に最適な投薬を行うことができる．医薬品の代謝にかかわる最も重要な分子種はCYP3A4で，医薬品の半数以上がこの分子種により主に代謝を受ける．次はCYP2D6であり，CYPで代謝される医薬品の4分の1が処理され，その他CYP2C9，CYP2C19，CYP1A2，CYP2E1の6分子種でCYPにより代謝される医薬品の95％以上が含まれる．このようにゲノム情報に基づいた個の投薬やその創薬研究開発をファーマコゲノムクス（PGX）という．

A 検査の目的

治療を目的に投与される薬剤の血中濃度は「有効血中濃度」に管理されて初めて，薬物効果を発揮する．しかし，この有効血中濃度を超えると副作用を示すため，血中薬物濃度モニタリング（therapeutic drug monitoring：TDM）が必要になる．投与した薬剤の血中濃度は年齢，性別，疾病，食物，併用薬剤などの環境因子と薬物代謝酵素などの遺伝的因子が関与する．

特にTDMが必要とされている薬物は至適濃度範囲が狭く，中毒量が接近している薬物であり，中毒の例としてはジゴキシンによる不整脈やアミノ配糖体抗生物質の腎毒性と難聴などがある．薬物代謝酵素（シトクロムP450など）は個人により，遺伝的に規定されていることもあり，個人別投与法の設定も必要とされる．このため，最近では薬物代謝に関連する酵素の遺伝子診断が導入されている．

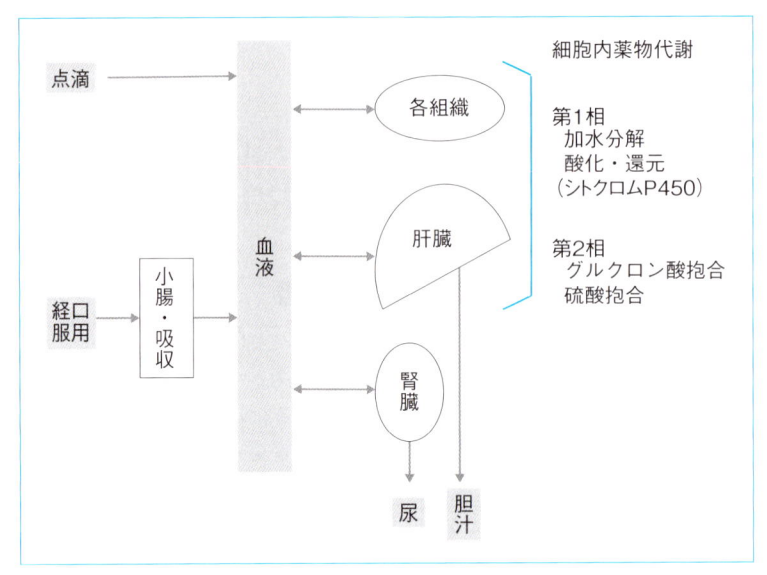

図1 生体内の薬物代謝

表1 薬物動態の変動因子

変動因子	代謝能力
人種	白人＞日本人
年齢変化	乳児＜小児＜成人＜高齢者
加齢変化	高齢者＜成人
個人差	遺伝的要因
性差	薬物により変わる（性差有り）
肝疾患	軽症：変化なし，重症：低下
腎疾患	腎不全：低下
摂食	食後は吸収の遅延

B 生体内の薬物動態

投与された薬剤は最初に投与部位からの血中やリンパ液への吸収，そして肝臓での解毒作用を受ける．多くの薬剤は小腸から吸収され，脂溶性の薬物ほど吸収率は高くなるが，あまり脂溶性が高すぎると吸収されがたい場合もある．次に血液中に移行した薬物の組織や細胞への移行，細胞内に移行した薬物の体内酵素による変換，さらに薬物やその代謝産物の体外への排泄により，薬物動態が影響を受ける．細胞中に取り込まれた薬物は加水分解，酸化，水酸化，脱アルキル化，グルクロン酸抱合などを受けて水溶性代謝物に変換されて排泄を容易にしている．

薬物代謝反応は第1相反応と第2相反応に大別され，前者は酸化，還元，加水分解により，水酸基，カルボキシ基，アミノ基などの基が生成もしくは導入される．後者では，抱合反応が起こり，グルクロン酸抱合，硫酸抱合などの種々の抱合体に代謝され，水溶性となり排泄される．第1相反応の主たる代謝酵素にはシトクロムP450（CYP）が担っている．CYPには多数の分子種があり，化学物質の代謝にかかわる分子種だけでも20種類程度知られている．これらのCYPには種々の遺伝子多型が報告されており，人種や個体によっても異なっているため，TDMはその重要性が増している（図1）．

血液中に吸収された薬物は2系統の異物排泄機構である肝臓と腎臓から，胆汁中や尿中に排泄される．尿の排泄では脂溶性の高い薬剤は尿細管で再吸収されるため，排泄速度は小さくなる．

C 薬物動態を変動させる因子

薬物動態を変動させる因子（表1）には年齢，疾

表2 薬物の有効血中濃度と採血時間, 中毒症状

薬物	薬物名	採血時間	有効血中濃度	中毒症状
抗てんかん薬	フェニトイン	定常後の次回投与直前	10～20 μg/mL	眼振, 運動失調, 意識障害
	バルプロ酸	定常後の次回投与直前	50～100 μg/mL	傾眠, 振戦, 血液凝固障害
	カルバマゼピン	定常後の次回投与直前	4～12 μg/mL	眠気, めまい, 運動失調
	フェノバルビタール	定常後の次回投与直前	10～30 μg/mL	眠気, 運動失調, 呼吸麻痺
強心配糖体	ジゴキシン	定常後の次回投与直前	0.5～2 ng/mL	食欲不振, 悪心・嘔吐
抗ぜんそく薬	テオフィリン	定常後の次回投与直前	10～20 μg/mL	消化器症状, 心拍増加
抗生物質	アミカシン	点滴直後, 次回直前	15～25 μg/mL(ピーク時)	耳障害, 腎毒性
	バンコマイシン	点滴直後, 次回直前	20～40 μg/mL(ピーク時)	腎障害, めまい, 耳鳴り
抗悪性腫瘍薬	メトトレキサート	投与後, 24, 48, 72時間	10 μg/mL 以下(24時間値)	白血球減少, 肝・腎障害
免疫抑制剤	シクロスポリン	次回投与直前	50～250 ng/mL	肝・腎障害, 振戦
	タクロリムス	定常後の次回投与直前	5～20 μg/mL	嘔吐, 痙攣, 高血糖, 腎障害

病, 遺伝子による影響があげられ, 個人差が大きい. 年齢では基本的に新生児, 乳児, 小児の発育段階において変化があり, 代謝にかかる時間は未熟児では成人に比べて長く, 加齢とともに短くなるが, 小児は成人よりやや短い. 出生直後の肝代謝酵素活性は20%以下であるが, 生後急速に増加する. 一方, 抱合代謝においては硫酸やグリシンの各抱合は早いが, グルクロン酸抱合の発達は遅れる. また, 腎臓の排泄機能も低い.

高齢者では多くの臓器が加齢に伴い機能低下を起こしており, 肝臓で代謝される薬物の血中濃度からの消失は遅延するため, 副作用や毒性作用を起こす可能性がある.

疾病に罹患した影響は, 薬物を代謝する臓器である肝臓や腎臓での病態で発生する. 肝臓では薬物代謝活性の低下, 肝血流量の低下, 蛋白結合率の低下, 胆汁排泄の低下がみられる. 急性肝疾患時に比べて慢性疾患である肝硬変では明らかな低下を示す. 腎疾患では, 糸球体濾過速度, 尿細管分泌が低下するため, 薬物の排泄が低下する. その他の因子としては, 薬物代謝のトランスポータ, 代謝酵素の欠損や変異がある(表1).

D 薬物の有効血中濃度と採血時間

投与された薬剤の血中濃度は一般的に対数的に減少してゆくが, その速度は半減期(t1/2)や単位

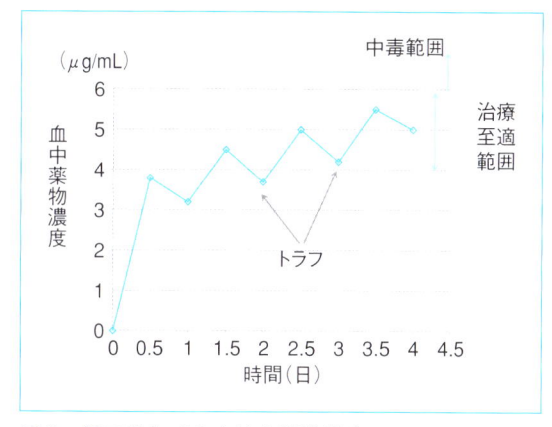

図2 経口投与での血液中薬物濃度

時間あたりの除去量であるクリアランス値で示される. 主な薬物の有効血中濃度と採血時間, 中毒症状を表2に示した.

薬物の血中濃度の有効性を理解するにあたっては, 治療濃度域内維持型とピーク・トラフ管理型によって区別される. 治療濃度域内維持型は薬の血中濃度を常に至適範囲内に保ち, その範囲幅を狭く管理する薬物である. 例としては抗てんかん薬があり, 薬の投与により治療至適範囲になってからの定常状態をモニタリングする. 経口投与での血液中薬物濃度の経時変化を図2に示した.

ピーク・トラフ管理型は薬物濃度のピークと投与後の最低値濃度であるトラフ濃度の2点を常に測定管理する方法で, 抗生物質や抗腫瘍薬などがこの対象となる薬剤である. これらの投与した薬

表3 TDMに用いられる測定法

測定原理	測定法	測定対象薬物
免疫学的測定法	放射性免疫測定法(RIA)	抗てんかん薬
	蛍光偏光免疫測定法(FPIA)	覚醒剤
	ラテックス免疫凝集阻害法	大麻
	金コロイド凝集法	モルヒネ系薬剤
	化学発光免疫測定法(CLIA)	三環系抗うつ剤
酵素免疫法	ホモジニアス酵素免疫測定法	抗てんかん薬
	酵素標識免疫測定法	覚醒剤
	微粒子酵素免疫測定法	強心配糖体
	ドライケミストリ法	抗ぜんそく薬
分離分析法	高速液体クロマトグラフィ 高速液体クロマトグラフ質量分析法	薬物全般 農薬
	ガスクロマトグラフィ ガスクロマトグラフ質量分析法	抗てんかん薬 農薬
物理的方法	原子吸光光度法,炎光光度法	リチウム,重金属

物が体組織に毒作用をもつことから,最初に投与した薬物濃度がトラフ濃度まで低下したことを確認して,次回の薬剤を投与する必要がある.これらの薬剤にはメトトレキサート(抗腫瘍薬)やゲンタマイシン(アミノ配糖体抗生物質)などがあり,患者の状態や副作用を確認しながら薬剤投与とTDMを行うことになる.

E 血中薬物測定

TDMの測定に利用される測定法は免疫学的測定法,高速液体クロマトグラフィ(HPLC)などの分離分析法,そしてリチウムなど金属の測定法として原子吸光光度法,炎光光度法や誘導結合プラズマ分析(inductively coupled plasma:ICP)法などがある.その主な測定法と原理を表3にまとめた.

TDMのための採血では薬剤を投与中に採血する場合,必ず点滴している腕と反対側の腕から採血する必要がある.血清の採取に用いる採血管には血清分離剤が入ったものがあり,多くの薬物はこの分離剤に吸着することが報告されている.基本的には分離剤が入った採血管は利用しないほうがよい.また,シクロスポリンやタクロリムスの採血管にはEDTA・2Naが使用されるが,その他の抗凝固剤では再現性の低下を招くことがある.

F 毒物・劇物の分析

毒物や劇物による中毒患者はそのほとんどが緊急患者として受診することが多い.これらの患者の体液から中毒の原因物質の特定を迅速に行うことが初期救命における検査の重要性である.毒物は人間の生命に重篤な影響を与える物質で,致死量は2g程度である.劇物は毒物ほどではないが,体に不都合を与える物質であり,致死量は2〜20g程度である.

これら毒物・劇物には化学物質,天然物質(植物,動物),医薬品などがあり,医薬品および医薬部外品は,毒物や劇物であっても毒物および劇物には含まない.毒薬や劇薬は医薬品として承認されていることが,通常の毒劇物と異なる.

致死性の発生数が多い中毒物質にはメタノール,バルビタール系薬物,三・四環系抗うつ薬,有機リン系農薬,パラコート,ヒ素,一酸化炭素,硫化水素などがある.

中毒を起こす主な物質を表4に示した.

表4　中毒物質の分類と種類

種類	中毒物質
工業化学物質	一酸化炭素，硫化水素，有機溶媒，金属，酸，アルカリ
中枢神経作用薬	催眠・鎮痛剤，向神経薬，麻薬，覚醒剤，アルコール
農薬	有機リン剤，カルバメート剤，パラコート
動・植物毒	フグ毒，貝毒，蛇毒，キノコ毒，トリカブト

表5　トライエージDOAの検出薬物と最低検出濃度

薬物名	最低検出濃度(ng/mL)
フェンシクリジン類	25
コカイン系麻薬	300
覚醒剤	1,000
大麻	50
モルヒネ系薬剤	300
ベンゾジアゼピン類	300
三環系抗うつ剤	1,000
バルビツール酸類	300

表6　主な農薬と検出感度(薬毒物分析用スクリーニングキット；関東化学)

化合物	検出感度(ppm)
ジクロルボス	1
フェニトロチオン	1
アセフェート	10
ダイアジノン	10
エチオン	10
マラチオン	10
ホスメット	10
ピリダフェンチオン	10
トリクロルホン	10
ブタミホス	50

1. 毒劇物の分析

毒劇物の分析法には緊急検査として利用される乱用薬物スクリーニング検査，有機リン系農薬検出キット，アジ化ナトリウム簡易検出キット，精密機器による分析法としてガスクロマトグラフィ(GC)，ガスクロマトグラフィ質量分析装置(GC-MS)，液体クロマトグラフィ(LC)，液体クロマトグラフィ質量分析装置(LC-MS)などが用いられ，金属では原子吸光法や誘導結合プラズマ発光分光法が利用される．

a. 乱用薬物スクリーニング検査（トライエージDOA；シスメックス）

抗原抗体反応を利用した簡易測定器具(point of care testing；POCT)で，金コロイド薬物標識と尿中の薬物がメンブレンに固定化したモノクローナル抗体により検出される．このPOCT検査は同時に8項目(表5)の薬物を約11分で検出でき，同様なPOCT試薬は数種類ある．

b. 有機リン系農薬検出キット（関東化学）

有機リン系農薬は生体内で神経伝達物質であるコリンエステラーゼの活性を阻害し，縮瞳や意識障害などの中毒症状をきたす．これらの農薬は園芸用にも市販されており，容易に入手できることから，誤飲や自殺などの中毒事故が多い．農薬の主な種類と検出感度を表6に示した．

試料は尿を用い，加熱，ニトロベンジルピリジン法による試薬との反応，有機溶媒（ジエチルエーテル）の抽出を経て，そのエーテル層の呈色(520 nm)から判断する．

2. 試料の取り扱い

臨床検査での毒物分析の試料としては血液，尿，胃内容物が対象となる．試料は2分して，一つは分析に用いて他方は冷凍保存しておく．試料には試料名，患者名，患者ID，採取日時などを記録しておく．

最初はスクリーニング検査を行い，試料中に存在する薬毒物を推定する．「トライエージDOA」や「有機リン系農薬検出キット」では尿以外の試料は利用できない．スクリーニングで検出した薬毒物については，スクリーニングと確認検査が同時に行えるGC-MSおよびLC-MSを使用した場合以外は，必ず確認検査を行う．確認検査はスクリーニングで用いた方法より特異的で感度の高い方法を用いる．

参考文献

1) 加藤隆一,ほか(編):薬物代謝学—医療薬学・医薬品開発の基礎として,第3版.東京化学同人,2010
   ※薬物の吸収から各臓器における代謝について知ることができる.特に体内に吸収された薬剤が肝臓を主として解毒する酵素体系について詳しく知ることができる.また,薬剤の酸化,水解,抱合などに関与する酵素,特にP450についての遺伝学的な解説もされている.

第13章 微量金属

学習のポイント

❶ 微量元素の測定：微量金属を測定する際は，測定時の金属汚染により測定値に影響を受ける可能性がある．たとえば，血清亜鉛を測定するために採血管を用いるとき，採血管のゴム栓の色素として亜鉛キレート色素が含まれている採血管があるので，確認して用いることが必要である．また，測定に用いる器具やピペットからの金属汚染にも注意が必要である．使用する器具は4モル塩酸溶液に一晩浸し，精製水で洗浄して利用する．

本章を理解するためのキーワード

❶ 酵素活性化因子と抗凝固剤

生体内の酵素は種々の金属を分子内にもち，また活性化因子として利用している．アルカリ性ホスファターゼは分子内に亜鉛を含み，活性化因子として Mg^{2+} イオンが，アミラーゼでは分子内に Ca^{2+} イオンをもち，活性化因子として Cl^- イオンが，それぞれ必要である．

したがってこれらの酵素活性を測定するとき，EDTAなどの金属イオンと結合するキレート剤が入った採血管を用いると，酵素活性が低下する．また，金属を測定するときにも各金属イオンのキレート試薬とEDTAが競合するため，低値に測定されるので注意が必要である．

A 検査の目的

生体を構成する元素は常量元素と微量元素に大別される．常量元素は炭素，酸素，窒素，水素など11種類で，微量元素は生体内の存在量が0.01％以下の元素である．生体内で必要とされる必須微量元素とされるものは，鉄（0.086 g/kg）より少ないものであり，生体にとって必須であると証明されている元素である．その存在量の順に鉄，亜鉛，銅，セレン，マンガン，ヨウ素，モリブデン，クロム，コバルトの9種類がある．それ以外の元素でも必要とされるものには，ケイ素，フッ素，ニッケルなどがある．微量元素のなかでも生体にとって不必要な元素は非必須微量元素であり，その生体濃度が高くなると有害な作用を示すものが有害元素である．これらのなかには一定の濃度以上になると人体に中毒症を引き起こすものもある．必須微量元素は人体にとって最適濃度が存在し，この濃度以下では欠乏症を呈し，過剰では中毒症が現れる．一方，非必須微量元素は一定濃度までは人体に障害を示さないが，それ以上の高濃度では中毒症が現れる．

表1に必須微量元素とその生理的役割を示した．微量元素として日常検査で測定されている元素は鉄，銅，亜鉛であり，ともに図1に示した高感度なキレート試薬により比色定量できる．その他の元素は原子吸光法が用いられ，種々の金属を同時に測定できる誘導結合プラズマ質量分析法

サイドメモ：亜鉛定量の実用化

血清中の亜鉛定量は日常検査法としては原子吸光法など特殊な機器を必要とするため一般的でなかったが，高感度なキレート法（5-Br-PAPS法）が開発され，栄養サポートチーム（NST）活動の検査法として皮膚炎，創傷治癒遅延，味覚・嗅覚障害などの患者を対象に行われるようになってきた．

表 1 必須微量元素とその生理的役割

元素名	生理的役割
鉄(Fe)	ヘモグロビンの構成成分として酸素を運搬する．また，欠乏により貧血を生じる．
亜鉛(Zn)	味覚感知，免疫機構，創傷治癒，精子形成に関与し，亜鉛が含まれる酵素は 100 種を超える．加水分解酵素として，核酸やリン酸エステルの加水分解として作用し，細胞分裂に必須である．
銅(Cu)	鉄代謝に関与し，銅が不足することで鉄の吸収量が低下し貧血となる． 生体内における酸化還元反応にかかわる酵素を活性化する．
セレン(Se)	セレノプロテインの構成成分で活性酸素やラジカルから生体を防御する．
マンガン(Mn)	骨形成・発育のアルカリホスファターゼ，糖新生でのピルビン酸カルボキシラーゼ，動脈硬化に関連する抗酸化作用のスーパーオキシドジスムターゼの活性に関与する．
ヨウ素(I)	甲状腺ホルモンの構成成分として働く．
モリブデン(Mo)	キサンチンオキシダーゼに含まれ尿酸合成にかかわり，痛風に関与する． アルデヒドデヒドロゲナーゼの構成成分で，アルコールの代謝に必須な酵素である．
クロム(Cr)	インスリンのレセプターの結合補助因子で耐糖因子を構成する材料である．
コバルト(Co)	ビタミン B_{12}の構成成分として赤血球や核酸の合成に必要である．

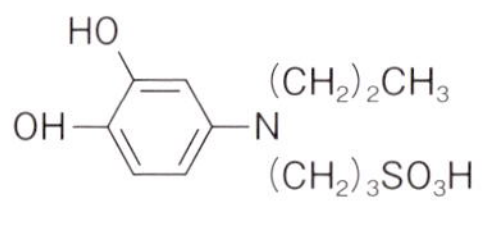

鉄キレート試薬:nitroso-PSAP
〔2-ニトロソ-5-[*N*-*n*-プロピル-*N*-(3-スルホプロピル)アミノ]フェノール〕

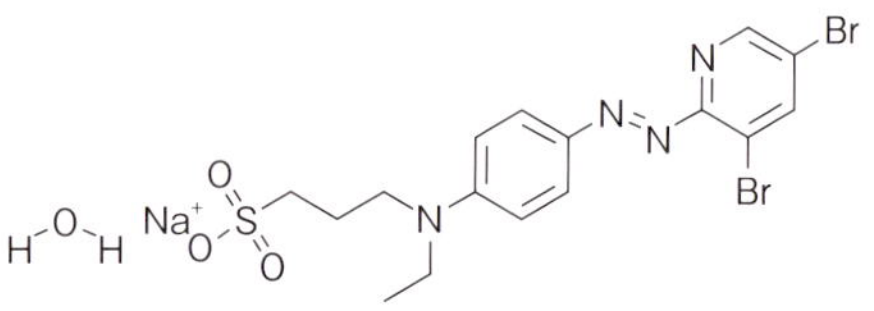

銅キレート試薬:3,5-DiBr-PAESA
〔4-(3,5-ジブロモ-2-ピリジルアゾ)-N-エチル-N-スルホプロピルアニリン〕

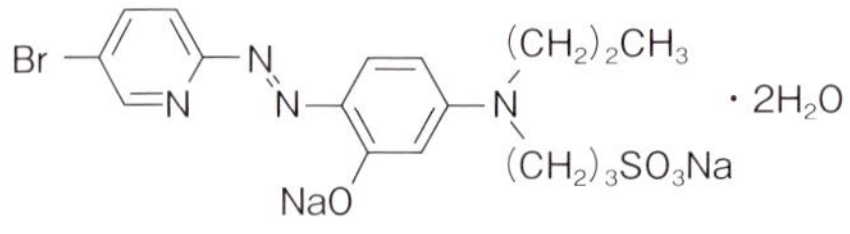

亜鉛キレート試薬:5-Br-PAPS
〔2-(5-ブロモ-2-ピリジルアゾ)-5-[N-n-プロピル-N-(3-スルホプロピル)アミノ]フェノール，二ナトリウム塩，二水和物〕

図 1 主な微量金属測定のキレート試薬

(Atomic Emission Spectrometry-Mass Spectrometry；ICP-MS)も利用される．

1. 鉄(Fe)

a. 生理的・臨床的意義

生体内の鉄(iron)は食事により，2 価鉄(Fe^{2+})と 3 価鉄(Fe^{3+})として摂取され，十二指腸，小腸上部において還元されて Fe^{2+}として吸収される。腸粘膜内で Fe^{2+}は酸化されて Fe^{3+}となり，アポフェリチンと結合する．アポフェリチンに鉄が 2000～3000 原子結合したものがフェリチンである．体内の鉄貯蔵量は血清フェリチン濃度を反映する．アポフェリチンの鉄は離れて門脈に放出されて，鉄輸送蛋白であるトランスフェリンと結合して全身に運ばれる。トランスフェリンに結合している鉄量（Fe^{3+}）は全鉄量の 0.1%と非常に少ないが，その回転率は高く鉄分の輸送に役立って

いる．

　このトランスフェリンは骨髄赤芽球の細胞表面にあるトランスフェリン受容体に結合して取り込まれる．トランスフェリンは分子量8万の糖蛋白で血漿中にある鉄分の約3倍量と結合できる量が存在している．血中のトランスフェリンの1/3は鉄と結合し，残りの2/3は遊離トランスフェリンとして存在する．このトランスフェリンと結合できる鉄の総量を総鉄結合能（total iron-binding capacity；TIBC），また未結合のトランスフェリンと結合できる鉄量を不飽和鉄結合能（unsaturated iron-binding capacity；UIBC）で表し，TIBCはUIBCと血清鉄の合計量としての関係が成り立つ．TIBCとUIBCはともに鉄量（μg/dL）として表現し，蛋白濃度としては表現しない．

　表2に主な疾患を示した．

b．測定法

　血清鉄の国際的標準法としては，キレート試薬としてバソフェナンスロリンスルホン酸ナトリウムを用いた松原法がある．松原法では血清鉄はトランスフェリンと結合しているため血清を塩酸で処理してトリクロロ酢酸による除蛋白をする．鉄の測定に用いられるキレート試薬はその多くが2価鉄と配位して強く発色するため，還元作用をもつアスコルビン酸やチオグリコール酸などを用いてすべての鉄を2価鉄として発色させて，定量する．最近は除蛋白操作を省略した直接法が用いられ，pH4.5でモル吸光係数が4.5万と高感度なキレート試薬 nitroso-PSAP（2-Nitroso-5-[N-n-propyl-N-(3-sulfopropyl)amino]phenol）を用いて，756 nmの青色で測定する．直接法では蛋白変性剤や界面活性剤などを用いて鉄をトランスフェリンから遊離させてキレート発色に導いている．

c．分析上の変動因子

　血清鉄の量はμg/dLと非常に微量で，測定器具の鉄汚染の影響を受けやすいため，測定器具は4 mol/L塩酸溶液に一昼夜浸して，精製水で洗浄してから利用する．

　溶血はヘモグロビン鉄が正誤差を与えるので，

表2　鉄に関する主な疾患

疾患	血清鉄	TIBC	UIBC
鉄欠乏性貧血	↓↓	↑	↑
再生不良性貧血	↑↑	↘	↓↓
悪性貧血	↑	↘	↘
溶血性貧血	↑	↓	↓
急性肝炎	↑↑	↑↑	→
肝硬変	→	↓	↘
ネフローゼ症候群	↓	↓	↓
ヘモクロマトーシス	↑	↑	↓

注意が必要である．黄疸血清は松原法では除蛋白操作，また nitroso-PSAP 法は 756 nm の青色で測定するため，干渉はしない．

d．生理的変動要因

　血清鉄は性差があり，男性が女性より高いが，女性の閉経後では男女差はなくなることから女性は加齢とともに上昇する．また女性で妊娠の進行により低下する．日内変動が大きく，朝方高く夕方低いため，採血時間は早朝空腹時に行う．

e．基準範囲

❶ 血清鉄
・成人男性：80〜180 μg/dL（14.3〜32.3 μmol/L）
・成人女性：70〜170 μg/dL（12.5〜28.7 μmol/L）

❷ TIBC
・成人男性：250〜400 μg/dL
・成人女性：250〜400 μg/dL

❸ UIBC
・成人男性：150〜300 μg/dL
・成人女性：150〜350 μg/dL

2．銅（Cu）

a．生理的・臨床的意義

　食物に含まれる銅（copper）は小腸（空腸）から吸収され，血液中の銅は血清に60％，血球内に40％含まれ，代謝産物は最終的に胆汁へ排泄される．血清中の銅はその90％以上がセルロプラスミンに含まれ，その1分子内に8個のCu^{2+}イオン

表3 血清銅が変動する主な疾患・状態

高値を示す疾患・状態
1. 血清
 ・急性白血病，多発性骨髄腫，閉塞性黄疸，妊娠
2. 尿
 ・感染症，肝疾患，胆道閉塞症，鉄欠乏性貧血

低値を示す疾患・状態
1. 血清
 ・Wilson病，Menkes病，ネフローゼ症候群，亜鉛過剰
2. 尿
 ・Wilson病，Menkes病，ネフローゼ症候群，栄養不良

表4 血清亜鉛が変動する主な疾患

高値を示す疾患
1. 血清
 ・溶血性貧血，赤血球増多症，好酸球増多症，甲状腺亢進症
2. 尿
 ・多発性神経炎，肝硬変，糖尿病，腎疾患

低値を示す疾患
1. 血清
 ・味覚麻痺，成長遅延，性的成熟遅延，創傷治癒障害，摂取不足（人工栄養），低栄養，吸収障害（炎症性腸疾患）
2. 尿
 ・多発性筋炎，Parkinson病，重症筋無力症

を含み，フェロオキシダーゼ活性をもち，鉄の還元作用を示すことから，鉄代謝に関与する．赤血球内の60％の銅はスーパーオキシドジスムターゼ（SOD）として存在する．腸管細胞からの銅の運搬はアルブミンやアミノ酸と考えられ，セルロプラスミンは関与していない．細胞内への取り込みはセルロプラスミンのレセプタを介して取り込まれる．妊娠中はエストロゲンによりセルロプラスミン合成が促進され，血清銅が上昇する．銅に関連する主な疾患・状態を表3に示した．

b. 測定法

血清銅の測定にはキレート試薬による比色法が利用され，原子吸光法も利用されている．従来から用いられていたキレート法にはバソクプロインスルホン酸塩（bathocuproine disulfonate；BCP）法があり，日常検査法としては〔4-(3,5-dibromo-2-pyridylazo)-N-ethyl-N-sulfopropylaniline；3,5-DiBr-PAESA〕を用いた方法が利用されている．BCP法では血清銅の90％がセルロプラスミン銅に含まれ，セルロプラスミンと銅の結合が強固であるため，最初にアスコルビン酸で2価銅を還元，希塩酸を加えて加熱する．次にトリクロロ酢酸で除蛋白操作をすることで銅イオン（Cu^{2+}）が遊離され，BCPとキレート結合して発色した黄橙色を485 nmで比色定量する．3,5-DiBr-PAESA法は血清と蛋白変性剤（界面活性剤）が添加された3,5-DiBr-PAESA試薬と還元剤でCu^+に還元し，pH 4.7の酸性条件下で直接発色させ青紫色を582 nmで比色定量する．

c. 分析上の変動因子

血清濃度が微量なため，使用する器具や分析装置からの汚染に注意する必要がある．

d. 生理的変動要因

性差が認められ，女性がやや高い．年齢変動では新生児は低値であるが，2～3歳で成人値と同じになる．日内変動は朝高く，夜間に低くなる．妊娠時はセルロプラスミン合成が亢進（エストロゲンの作用）し，高値となる．

e. 基準範囲（血清銅）

男性：82～134 μg/dL（12.9～21.1 μmol/L）
女性：103～159 μg/dL（16.2～25.0 μmol/L）

3. 亜鉛（Zn）

a. 生理的・臨床的意義

亜鉛（zinc）は十二指腸と空腸から吸収され，血漿中の2/3はアルブミンと結合し，血球内には血漿濃度の20倍存在する．亜鉛を含む酵素は100種類以上あり，アルカリ性ホスファターゼ，RNAおよびDNAポリメラーゼ，アルコール脱水素酵素などが知られ，細胞分裂，核酸代謝，酵素の補因子として関与している．味覚や嗅覚，発育，成長，創傷治癒，精子の産生などに関与する必須元素である．表4に主な疾患を示す．

表5 金属の標的臓器と臨床的特徴

金属	消化管	呼吸器	中枢神経	肝臓	腎臓	骨	皮膚	造血器	特徴的症状
カドミウム(Cd)	++	++	+	+	++	+			Fanconi(ファンコーニ)症候群
クロム(Cr)	+	++					+		鼻中隔穿孔, 肺癌
無機水銀(Hg)	+	+	++		++			+	振戦, 神経症状
有機水銀(Hg)			++						Hunter-Russell(ハンター-ラッセル)症候群
タリウム(Tl)	++	+	++	+	+		++		多発ニューロパチー, 脱毛
銅(Cu)	++	++	+						金属熱
鉛(Pb)	++		+		+	+		++	貧血, 多発ニューロパチー
ヒ素(As)	++	+	+	+	++		++	+	多発ニューロパチー, 皮膚症状
リチウム(Li)	+	+	++		++				脳症

(金属中毒 井上尚英 九州大学大学院医学研究院衛生学分野 綜合臨牀, 51:1839-1845, 2002)

b. 測定法

従来は原子吸光法が利用されていたが, 現在は高感度なキレート比色法である 2-(5-Bromo-2-pyridylazo)-5-[N-n-propyl-N-(3-sulfopropyl)amino]phenol, disodium salt(5-Br-PAPS)が利用されている. 亜鉛は酵素などの蛋白中に組み込まれているため, 蛋白変性剤で蛋白から Zn^{2+} を遊離させて 5-Br-PAPS と反応させ, 赤色錯体を比色定量する. 血清中の Fe^{3+}, Cu^{2+} が妨害するが, マスキング剤で隠蔽できる.

c. 分析上の変動因子

溶血により上昇. 血液中では赤血球に大部分が存在(血清の20倍). 採血容器のゴム栓からの汚染の可能性があるため, 専用の採血管を使用する.

d. 生理的変動要因

血清濃度に性差はなく, 男女ともに加齢で低下し, また妊娠では経過につれて低下する. 日内変動は日中に低値, 夜間に高値で空腹時に高値となる. 血漿アルブミン値と血清亜鉛値は相関し, アルブミンの低下により亜鉛も低下する.

e. 基準範囲(血清亜鉛)

66〜118 μg/dL(10.1〜18.0 μmol/L)

表6 金属検出のための生体試料

金属	生体試料
ヒ素(As)	毛髪・尿
クロム(Cr)	尿
鉛(Pb)	血液・尿
マンガン(Mn)	血液
無機 Hg	尿
メチル Hg	毛髪
ニッケル(Ni)	尿
セレン(Se)	血液
テルル(Te)	尿

B 有害金属元素の中毒

有害金属元素の中毒は生体内の濃度が中毒濃度域に到達すると種々の臓器や全身に症状や後遺症を与える. これらの金属の暴露形式により金属中毒の発症部位が異なってくる. 中毒を起こした金属ごとに, それぞれおかされやすい臓器があり, これらを標的臓器や標界臓器と呼ぶ. 主な各種金属による標的臓器と臨床的特徴を表5にまとめた.

測定対象試料は血液, 血清, 尿, 糞便, 毛髪, 爪などがあり, 長期間の過去についての金属汚染には毛髪や爪が対象になる. 主な金属検出のための生体試料を表6に示した.

C 実習

1. 血清鉄

a. 測定原理

日常検査法では血清に直接キレート試薬を混合して，発色させる方法が利用されているが，鉄と蛋白の結合を遊離させるために界面活性剤や蛋白変性剤が試薬に添加されている．ここでは，国際的な準拠法である松原法を取り上げる．

血清に塩酸を加えて加熱し，トランスフェリンなどの蛋白から鉄を遊離させる．さらにトリクロロ酢酸で除蛋白・遠心して，その上清の鉄をアスコルビン酸で2価鉄に還元し，キレート試薬バソフェナンスロリンとのキレート反応で生じる赤橙色を535 nmで比色定量する．

b. 試薬

❶ 200 g/L トリクロロ酢酸溶液
❷ 1 mol/L 塩酸溶液：精密分析用塩酸を精製水で12倍希釈する．
❸ アスコルビン酸：特級アスコルビン酸 10 mg を精製水 50 ml に溶解する．測定の直前に調製する．
❹ 200 g/L 酢酸ナトリウム：酢酸ナトリウム三水塩 300 g を精製水 1 L で溶解する．
❺ 発色試薬：バソフェナンスロリンスルホン酸二ナトリウム塩 60 mg を❹に溶解し，褐色瓶に保存する．
❻ 標準液
市販の鉄標準液（1.0 g/L）を 0.01 mol/L 塩酸溶液で希釈し，200 μg/dL に調製する．

c. 操作法

	A：血清(ml)	B：標準液(ml)	C：精製水(ml)
測定試料	2.0	2.0	2.0
1 mol/L 塩酸	1.0	1.0	1.0
よく混合し，栓をして 80〜90℃の湯浴で 5 分加熱する．			
トリクロロ酢酸	1.0	1.0	1.0
ミキサーでよく攪拌し，3,000 rpm で約 5 分間遠心する．			
遠心後の上清	2.0	2.0	2.0
アスコルビン酸	1.0	1.0	1.0
発色試薬	1.0	1.0	1.0
よく混合し水を対照として 535 nm で比色する．			

血清鉄濃度(μg/dL)＝(A－C)/(B－C)×200

d. 注意事項

❶ 使用する器具はすべて 4 mol/L 塩酸溶液に浸し，一晩放置して除鉄操作を行い，精製水で洗って乾燥する．
❷ 溶血はヘモグロビン由来の鉄で正誤差が生じるので注意する．
❸ 採血時間は早朝空腹時に行う．

参考文献

1) 北條舒正，ほか（編）：生体と金属イオン（高分子錯体機能と応用 7）．学会出版センター，1991
 ※生体における金属イオンの分布，濃度，機能について記載されている．特に金属イオンを含む蛋白として重要な金属酵素の蛋白構造と金属イオンの結合やその機能と役割について解説がされている．

第14章 ホルモン

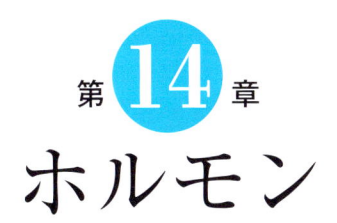

学習のポイント

❶ ホルモンは従来内分泌腺より分泌され，血流を介して運搬され標的器官に作用する化学物質とされてきたが，傍分泌，自己分泌，細胞内分泌といった局所での分泌・作用機構も明らかとなってきており，「細胞で産生され，標的細胞の受容体に到達して，微量で生理作用を発揮する生体内情報伝達物質」を広義のホルモンと呼ぶようになった．

❷ ホルモンは化学的構造から，ペプチド・糖蛋白ホルモン，ステロイドホルモン，アミン・アミノ酸誘導体に分類される．

❸ ホルモンは標的細胞の受容体と結合して生理作用を発揮する．受容体は細胞膜に存在する膜受容体と，細胞内に存在し核で作用する細胞内(核内)受容体に分類される．

❹ ホルモンの合成・分泌はフィードバック(feedback)調節機構により調節されている．視床下部-下垂体-ホルモン産生標的器官(甲状腺や副腎，性腺など)の一連のフィードバック調節機構を理解し，検査上の注意点や検査結果の臨床的意義を理解する．

❺ ホルモン産生臓器と産生されるホルモンについて，その生理的意義，検査法ならびに検体採取上の注意点，臨床的意義を理解する．

本章を理解するためのキーワード

❶ **ペプチド・糖蛋白ホルモン**
アミノ酸がペプチド結合により長く連なったポリペプチド(蛋白の一種)からなる．糖鎖が付加された糖蛋白ホルモンとしては，LH，FSH，TSH，hCGがある．

❷ **ステロイドホルモン**
コレステロールから合成され，ステロイド骨格をもつ．副腎皮質ホルモンや性ステロイドなどが含まれ，ビタミンDもステロイドホルモンの一種とされる．

❸ **アミン・アミノ酸誘導体**
アミノ酸から変換酵素によって直接誘導されるカテコールアミンや，サイログロブリンという巨大な蛋白のチロシン残基のヨード化と縮合により作られる甲状腺ホルモンなどがある．

❹ **受容体**
ホルモンは標的となる細胞に存在する特異的な受容体を介して作用する．細胞膜に存在する膜受容体と，細胞内に存在し核で作用する細胞内(核内)受容体がある．

❺ **フィードバック調節機構**
ホルモンの分泌は階層的に調節されており，上位ホルモンによる下位ホルモンの合成・分泌の調節と，下位ホルモンによる上位ホルモンの合成・分泌の調節が行われている．この機構をフィードバック(feedback)調節機構といい，視床下部-下垂体-標的器官系はその典型で標的器官として甲状腺，副腎皮質，性腺(精巣，卵巣)などがある．

神経系・内分泌系・免疫系は相互に密接な関係を保ちながら，生体の恒常性(ホメオスターシス)を維持している．内分泌系の情報伝達物質をホルモン(hormone)といい，従来「導管がなく，その分泌物を腺細胞から直接血液中に放出する内分泌腺

より分泌され，血流を介して運搬され，標的器官に作用する化学物質」とされてきた．

近年，心臓，血管内皮細胞，消化管，脂肪組織など，従来は内分泌腺と認識されていなかった組織からも，種々の生理活性物質が産生・分泌されることが明らかとなり，さらに血流を介してのみならず，傍分泌（paracrine），自己分泌（autocrine），細胞内分泌（intracrine）といった局所での分泌・作用機構が明らかとなってきた．そこで，最近では従来の定義に加えて，局所分泌系を含め，「細胞で産生され，標的細胞の受容体に到達して，微量で生理作用を発揮する生体内情報伝達物質」を広義のホルモンと呼ぶようになった．その生理的役割は，個体の生命と活動性の維持，成長と成熟，生殖機能の保持など多岐にわたる．

A ホルモンの種類と性質

ホルモンは化学的構造から，ペプチド・糖蛋白ホルモン，ステロイドホルモン，アミン・アミノ酸誘導体，その他に分類される（図1）．

B ホルモンの作用と調節機序

ホルモンは標的細胞の受容体と結合して作用を発揮する．受容体は細胞膜に存在する膜受容体と，細胞内に存在し核で作用する細胞内（核内）受容体に分類される．

1. 膜受容体

ペプチドホルモンやアミンは細胞膜にある膜受容体に結合して，セカンドメッセンジャーを介して蛋白を活性化（リン酸化）し，酵素活性の制御や転写調節を行う（図2）．
❶ G蛋白共役型：細胞膜を7回貫通する構造で，細胞外ドメインにホルモンが結合すると，G蛋白を介して細胞内へのシグナルに変換される．
❷ プロテインキナーゼ型：細胞膜を1回貫通する構造で，細胞内ドメインにプロテインキナーゼをもち，ホルモンが結合すると受容体の自己リン酸化が起こり，細胞内シグナルへと変換される．
❸ グアニル酸シクラーゼ型：細胞内ドメインにグアニル酸シクラーゼを有し，ホルモンの結合によりGTPからサイクリックGMP（cGMP）が産生され，cGMP依存性プロテインキナーゼが活性化される．
❹ イオンチャネル内蔵型：いくつかの膜貫通サブユニットが集まり中央部に親水性のポアをつくり，ここをイオンや水が選択的に通過して細胞機能を変化させる．

2. 細胞内受容体（核内受容体）

脂溶性ホルモン（ステロイドホルモンや甲状腺ホルモンなど）は細胞内に受容体をもつ．ホルモンの受容体への結合により，受容体の標的遺伝子の転写が制御される（図3）．

3. ホルモンの分泌とフィードバック（feedback）調節機構

ホルモンの分泌は階層的に調節されており，上位ホルモンによる下位ホルモンの合成・分泌の調節と，下位ホルモンによる上位ホルモンの合成・分泌の調節が行われる．この機構をフィードバック調節機構という（図4）．視床下部-下垂体-標的器官系はその典型で，標的器官として，甲状腺，副腎皮質，性腺（精巣，卵巣）などがある．フィードバック調節機構には，ネガティブ（negative）フィードバックとポジティブ（positive）フィードバックの機構があり，ネガティブフィードバック機構がホルモン分泌調節の中心的な役割を担っている．

甲状腺ホルモンを例にあげて説明する．血中甲状腺ホルモンが高くなるとネガティブフィードバック機構により甲状腺刺激ホルモン放出ホルモン（TRH），甲状腺刺激ホルモン（TSH）の分泌が抑制され，逆に甲状腺ホルモンが低下すると

視床下部		
成長ホルモン放出ホルモン(GHRH)		ペプチド
ソマトスタチン		ペプチド
プロラクチン放出抑制因子(PIF, ドパミン)		アミン
甲状腺刺激ホルモン放出ホルモン(TRH)		ペプチド
副腎皮質刺激ホルモン放出ホルモン(CRH)		ペプチド
性腺刺激ホルモン放出ホルモン(GnRH)		ペプチド
下垂体前葉		
成長ホルモン(GH)		ペプチド
プロラクチン(PRL)		ペプチド
甲状腺刺激ホルモン(TSH)		糖蛋白
副腎皮質刺激ホルモン(ACTH)		ペプチド
卵胞刺激ホルモン(FSH)		糖蛋白
黄体形成ホルモン(LH)		糖蛋白
下垂体後葉		
オキシトシン		ペプチド
バソプレシン(AVP)		ペプチド

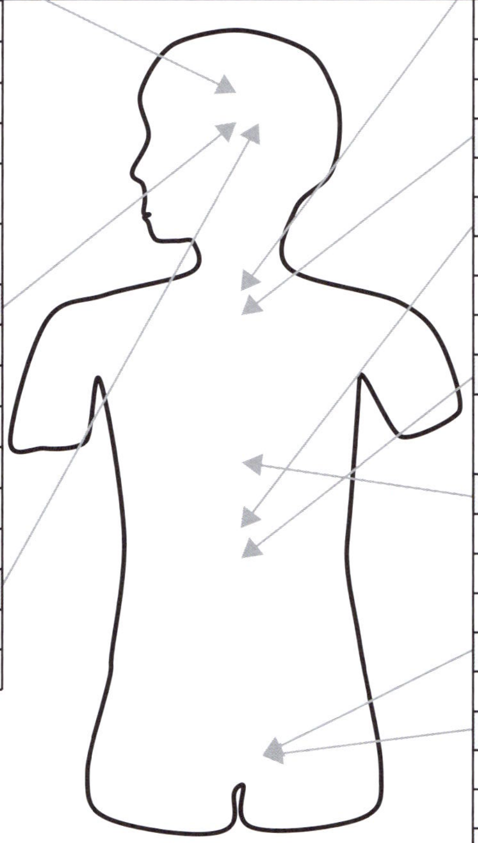

古典的内分泌器		
甲状腺		
サイロキシン		アミノ酸誘導体
トリヨードサイロニン		アミノ酸誘導体
カルシトニン		ペプチド
副甲状腺		
副甲状腺ホルモン(PTH)		ペプチド
副腎皮質		
コルチゾール(糖質コルチコイド)		ステロイド
アルドステロン(鉱質コルチコイド)		ステロイド
副腎アンドロゲン		ステロイド
副腎髄質		
カテコールアミン(ドパミン、ノルアドレナリン、アドレナリン)		アミン
膵臓		
インスリン		ペプチド
グルカゴン		ペプチド
ソマトスタチン		ペプチド
精巣(睾丸)		
テストステロン		ステロイド
卵巣		
エストロゲン		ステロイド
プロゲステロン		ステロイド
胎盤		
ヒト絨毛性ゴナドトロピン(hCG)		糖蛋白
ヒト胎盤性ラクトゲン(hPL)		ペプチド

その他の内分泌器官		
心臓		
心房性ナトリウム利尿ペプチド(ANP)		ペプチド
脳性ナトリウム利尿ペプチド(BNP)		ペプチド
肝臓		
インスリン様成長因子1(IGF-1)		ペプチド
アンジオテンシン		ペプチド
腎臓		
レニン		ペプチド
エリスロポエチン		糖蛋白
活性型ビタミンD_3		ステロイド
消化管		
ガストリン		ペプチド
セクレチン		ペプチド
コレシストキニン		ペプチド
GIP		ペプチド
VIP		ペプチド
GLP-1		ペプチド
脂肪組織		
アディポカイン(レプチン、アディポネクチンなど)		ペプチド、他
血管		
エンドセリン		ペプチド
アドレノメデュリン		ペプチド

図1 ホルモンの種類と分類

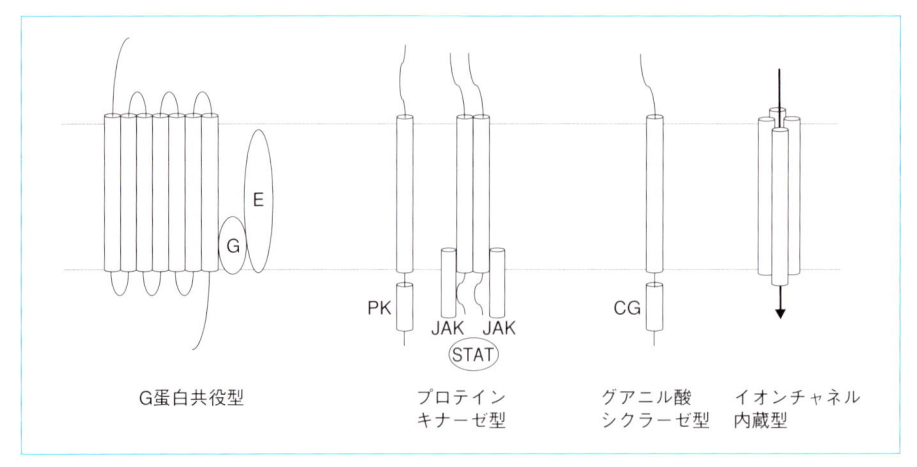

図2 膜受容体の種類
G：G蛋白，E：エフェクター（酵素など），PK：プロテインキナーゼ，JAK：Janus キナーゼ
STAT：signal transducer and activator of transcription，GC：グアニル酸シクラーゼ

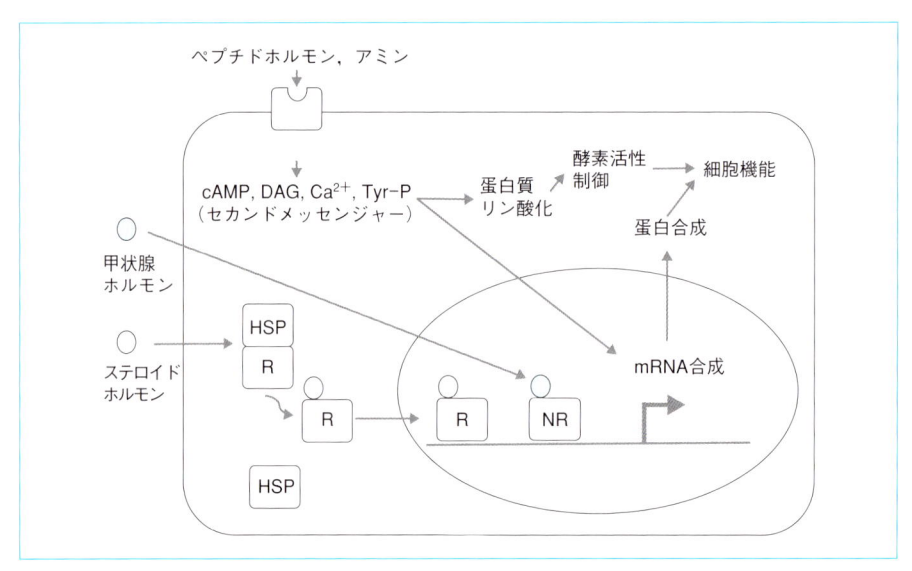

図3 ホルモンの作用機序
ペプチドホルモンやアミンは細胞膜受容体に結合し，① サイクリック AMP やジアシルグリセロールなどのセカンドメッセンジャーを介して，② 細胞内へカルシウムなどのイオンを流入させ，③ 受容体の細胞内ドメインに存在するチロシンリン酸化酵素などの蛋白質リン酸化酵素を活性化することによって，細胞内カルシウムの増加や細胞内蛋白質のリン酸化を引き起こし酵素活性の制御や転写調節を行う．甲状腺ホルモンは核内受容体に結合し，標的遺伝子の発現調節を行う．ステロイドホルモンは細胞質内で熱ショック蛋白質と複合体を形成しているステロイドホルモン受容体に結合することによって，受容体が核内に移動し標的遺伝子の発現調節を行う．
cAMP：サイクリック AMP，DAG：ジアシルグリセロール，Tyr-P：チロシンリン酸化酵素，HSP：熱ショック蛋白質，R：細胞質内受容体，NR：核内受容体，mRNA：メッセンジャー RNA

TRH，TSH 分泌が促進されることで甲状腺ホルモンを一定に保つように作用する．ポジティブフィードバック機構の例は排卵時のエストロゲンによるゴナドトロピンの増加があげられる．

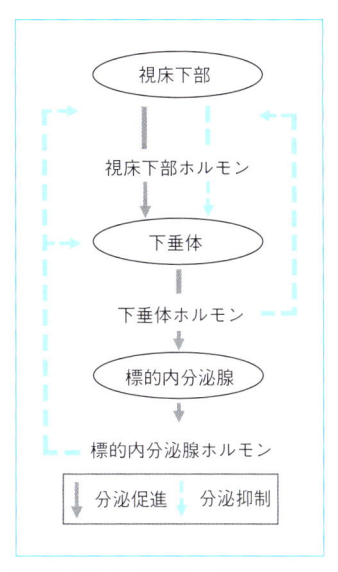

図4 フィードバック調節機構

表1 視床下部ホルモン

視床下部ホルモン	略称	生理作用など
甲状腺刺激ホルモン放出ホルモン	TRH	TSHとPRLの分泌を促進
性腺刺激ホルモン放出ホルモン	GnRH	LHとFSHの分泌を促進
成長ホルモン放出抑制因子 ソマトスタチン	SRIF	GHとTSHの分泌を抑制
副腎皮質刺激ホルモン放出ホルモン	CRH	ACTHの分泌を促進
成長ホルモン放出ホルモン	GHRH	GHの分泌を促進
プロラクチン放出抑制因子 ドパミン	PIF	ドパミンD_2受容体を介してPRLの分泌を抑制 TSH,LH,FSH分泌も抑制
プロラクチン放出因子	PRF	血管作動性腸管ポリペプチド(VIP),TRH,オキシトシン,ペプチドヒスチジンイソロイシン(PHI)などが考えられている

TRH ; thyrotropin-releasing hormone, LHRH ; luteinizing hormone-releasing hormone, SRIF ; somatotropin release-inhibiting factor, CRH ; corticotropin-releasing hormone, GRH ; growth hormone-releasing hormone, PIF ; prolactin release-inhibiting factor, PRF ; prolactin releasing factor

4. ホルモン分泌の生理的変動

ホルモンには常に一定の濃度で分泌されるものだけではなく，リズムをもって分泌されるものもある．コルチゾールは朝高く，夜低いという変動（日内変動）がある．また，成長ホルモン(GH)は脈動的に分泌され，睡眠時に増加する．さらに，GH分泌は思春期に増加し，加齢とともに減少するなどの生理的変動が存在する．

C ホルモン検査と臨床的意義

1. 視床下部ホルモン

視床下部は間脳の一部で，第3脳室の側壁～下壁を形成する神経核群であり，自律神経の中枢としてさまざまな生命活動の調節に中心的な役割を果たし，視床下部ホルモン，下垂体後葉ホルモンを産生している．視床下部ホルモンは下垂体前葉ホルモンの分泌調節に放出促進因子(Releasing Factor)あるいは放出抑制因子(Inhibiting Factor)として関与する（表1）．

視床下部神経細胞で合成され下垂体門脈を通過して下垂体前葉細胞に到達する視床下部ホルモンの刺激を受けて，下垂体前葉ホルモンの分泌は調節される．

下垂体後葉ホルモンは視床下部神経細胞（視索上核，室傍核）で合成され，神経細胞の軸索内を輸送され，下垂体後葉に分布する神経終末から分泌される．バソプレシンとオキシトシンの2種類がある．

現在知られている視床下部ホルモンはほとんどがペプチドホルモンであり，そのほかにはアミンがある．視床下部ホルモンにより下垂体前葉ホルモンの分泌調節がなされており，①日内リズムに基づく調節，②末梢からのネガティブフィードバック機構を介した下垂体ホルモンの分泌調節，③ストレスによる下垂体ホルモンの分泌刺激といった調節が行われる（表2）．

a. 検査方法

主にイムノアッセイで測定されるが，視床下部ホルモンの血中濃度は非常に低く，視床下部での分泌変動を末梢血中濃度で評価することは困難で，その測定は一般的ではなく，異所性ホルモン産生腫瘍の評価に使うなど特殊な場合以外には用いられることはない．

表2　視床下部ホルモン

日内リズムに基づく調節
- 下垂体-副腎皮質系：朝高く，夜中に低い
- 成長ホルモン（GH）：入眠後，徐波睡眠時にピーク
- 甲状腺刺激ホルモン：入眠2～3時間前より上昇，入眠前にピーク
- プロラクチン（PRL）：就眠後徐々に上昇，早朝にピーク

フィードバックによる下垂体ホルモンの分泌調節
- ロングフィードバック：ネガティブフィードバック，ポジティブフィードバック
- ショートフィードバック：GH，PRL（下垂体門脈血中PRL上昇→ドパミン上昇→PRL低下）

ストレスによる下垂体ホルモンの分泌刺激
- 副腎皮質刺激ホルモン，GH，PRL
- インターロイキン1（IL-1）による発熱時の下垂体・副腎系の亢進

表3　下垂体ホルモンとその主な作用

	下垂体ホルモン		略称		生理作用など
前葉	成長ホルモン		GH		IGF-1の分泌を促進．身体の成長を促進
	プロラクチン		PRL		乳汁産生を促進．母性行動を促進
	副腎皮質刺激ホルモン		ACTH		副腎皮質の成長を促進．糖質コルチコイドの分泌を促進
	甲状腺刺激ホルモン		TSH		甲状腺の成長を促進．T_3，T_4の分泌を促進
	性腺刺激ホルモン	卵胞刺激ホルモン	FSH	女性	卵胞の成長を促進．エストロゲンの分泌を促進
				男性	精子形成を促進
		黄体形成ホルモン	LH	女性	排卵誘起と黄体形成．エストロゲン，プロゲステロンの分泌を促進
				男性	テストステロンの分泌を促進
後葉	バソプレシン（抗利尿ホルモン）		AVP		水分保持を促進
	オキシトシン		OT		子宮収縮，乳汁射出

GH：growth hormone，PRL：prolactin，ACTH：adrenocorticotropin，TSH：thyroid-stimulating hormone，FSH：follicle-stimulating hormone，LH：luteinizing hormone，AVP：vasopressin，OT：oxytocin

b．注意点

ペプチドホルモンは，血清中のペプチダーゼ，プロテアーゼの作用で分解されことが多いため，採血に際して，アミノペプチダーゼ，プロテアーゼの阻害剤を添加し，血漿で測定することが多い．保存する場合はただちに凍結する．

c．臨床的意義

視床下部-下垂体-ホルモン産生標的器官（甲状腺や副腎，性腺など）の一連の制御機構のなかで視床下部ホルモンの異常をとらえる必要があり，種々の下垂体ホルモンの分泌動態を検査し，画像診断（CT，MRIなど）の結果とあわせて，視床下部障害の有無を判定する．

2．下垂体前葉ホルモン

下垂体は脳底部の蝶形骨により形成されるトルコ鞍内にあり，重さ0.5～1.0gの臓器である．腺細胞からなる下垂体前葉と，視床下部から伸びている多数の神経線維とグリア細胞に似た後葉細胞からなる下垂体後葉で構成されている．前葉ホルモンは，視床下部で産生され下垂体門脈を経て前葉に達する視床下部ホルモンにより合成・分泌が調節されるが，後葉ホルモンは，視床下部で合成されたホルモンが後葉へ神経軸索を通じて運ばれ分泌される．主要なホルモンは表3に示した6種類の下垂体前葉ホルモン〔GH，TSH，黄体形成ホルモン（LH），卵胞刺激ホルモン（FSH），副腎皮質刺激ホルモン（ACTH），プロラクチン（PRL）〕と2種類の下垂体後葉ホルモン（バソプレシン，オキシトシン）である．視床下部ホルモンと下垂体ホ

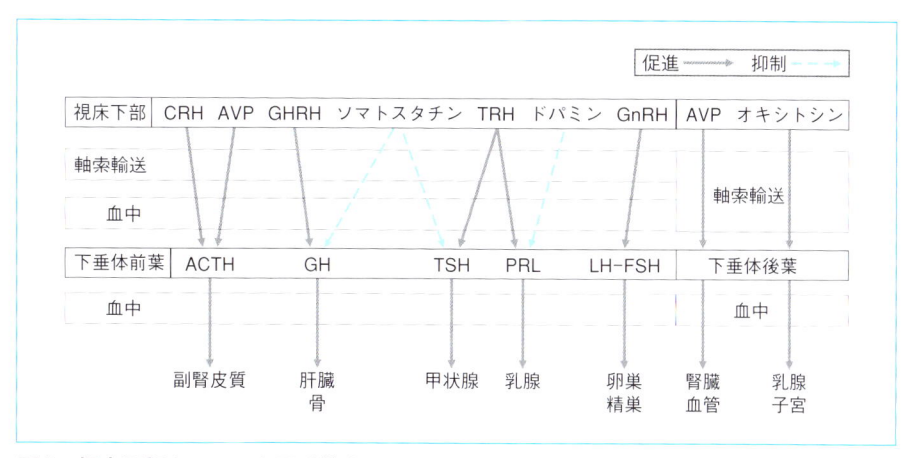

図5 視床下部ホルモンと下垂体ホルモン

ルモンの基本的な関係を図5に示す．

下垂体前葉からは主にGH，PRL，ACTHのペプチドホルモンとTSH，FSH，LHが分泌される．TSH，FSHとLHは糖蛋白ホルモンでαとβの2つのサブユニットから構成され，αサブユニットは共通で，βサブユニットは個々のホルモンで異なっている．

下垂体前葉には，共通の幹細胞から分化した5種類のホルモン産生細胞（GH細胞，PRL細胞，TSH細胞，LH・FSH細胞，ACTH細胞）が存在する．病理組織学的な違いにより，好酸性細胞，好塩基性細胞，嫌色素性細胞に分けられ，好酸性細胞にはGH細胞，PRL細胞が含まれ，好塩基性細胞にはTSH細胞，LH・FSH細胞，ACTH細胞が含まれる．免疫染色法を用いると，前記の5種類のホルモン産生細胞が区別できる．

● 成長ホルモン（GH）

a. 生理的意義

成長ホルモン（growth hormone；GH）は，下垂体前葉GH分泌細胞から合成・分泌されるペプチドホルモンである．その分泌は視床下部から分泌されるGH分泌促進作用を有する成長ホルモン放出ホルモン（growth hormone releasing hormone；GHRH）と分泌抑制作用を有するソマトスタチン（somatostatin, somatotropin release inhibiting factor；SRIF）および胃から分泌される

GH分泌促進因子であるグレリン（ghrelin）などにより調節を受けている．

GHはGH受容体に結合して作用を発揮する．肝臓や軟骨ではインスリン様成長因子1（insulin-like growth factor-1；IGF-1，別名　ソマトメジン-C）の産生を促して成長促進に働くほか，全身の組織に直接GH受容体を介して作用し，糖，蛋白質，脂質，水，電解質の代謝，細胞の増殖や分化など多彩な作用を発揮する．

GHは脈動的に分泌され，入眠後の徐波睡眠時に頂値をとる．GHの血中濃度は，出生直後は高く，その後低下し思春期に再び増加するが，その後は加齢に伴って減少する．性差があり，エストロゲンの影響により，男性に比し女性で高値を示す．睡眠，低血糖，ストレス，運動，食事などによりGH分泌は増加する．

b. 検査方法

GHはイムノアッセイで測定され，以前はラジオイムノアッセイ（radioimmunoassay；RIA）法により測定されていたが，最近ではイムノラジオメトリックアッセイ（immunoradiometric assay；IRMA）法，高感度エンザイムイムノアッセイ（enzyme immunoassay；EIA）法などによる測定が行われている．2005年4月よりすべてのGH測定キットの標準品がリコンビナントGHに統一され，キット間差は小さくなった．

c. 基準範囲

❶ 血中 GH
・男性：1.0 ng/mL 以下
・女性：5.0 ng/mL 以下

❷ 尿中 GH
・成人で 10 pg/mg Cr 以下

d. 検体採取の注意点

　検体は血清，血漿，尿について測定され，−20℃以下に凍結保存する．血液の採取は，ストレスを避け，安静を保って行う必要がある．尿は蓄尿の一部または早朝第一尿などを 1％ウシ血清アルブミン（BSA）と 0.1 M HEPES 緩衝液を添加した容器に採取し，測定値は同時測定した尿中クレアチニン値で補正する．

e. 臨床的意義

・高値：GH 産生腫瘍（先端巨大症，下垂体性巨人症），低栄養状態（神経性食欲不振症など），成長ホルモン不応症（Laron 型低身長症），IGF-1 遺伝子欠損症，腎不全，肝不全，うつ病など．
・低値：GH 分泌不全症など．GH 基礎値は健常人であっても感度以下の低値をとることがあり，GH 基礎値低値のみでは分泌低下と判断できない．したがって GH 分泌欠乏症の診断を行うには GH 分泌刺激試験を実施する必要がある．

● 性腺刺激ホルモン（ゴナドトロピン）

a. 生理的意義

　性腺刺激ホルモン（ゴナドトロピン，gonadotropin）は下垂体ゴナドトロピン分泌細胞から分泌される糖蛋白ホルモンで，黄体形成ホルモン（luteinizing hormone；LH）と卵胞刺激ホルモン（follicle stimulating hormone；FSH）がある．LH および FSH は，TSH と共通の α サブユニットと LH および FSH に特異的な β サブユニットとがそれぞれ 2 量体を形成している．

　LH と FSH の分泌は，視床下部から脈動的に分泌される性腺刺激ホルモン放出ホルモン（gonadotropin releasing hormone；GnRH）により促進され，性ステロイドにより，ネガティブまたはポジティブのフィードバック調節を受けている．女性の月経周期において，卵胞期と黄体期には LH と FSH 値は低く，排卵期には大きな排卵性分泌を示し，月経周期において分泌が変動する．男性では，低いパルス状の分泌がみられる．

　LH および FSH の受容体は細胞膜を 7 回貫通する G 蛋白共役型受容体である．男性では，FSH は精細管内の Sertoli 細胞に作用して精子形成を促進し，LH は精巣間質の Leydig 細胞のテストステロンの産生を高める．

　女性では，FSH は卵胞の発育と成熟，エストロゲン産生を促進し，LH は排卵と卵胞の黄体化，プロゲステロンとエストロゲン産生に重要な役割を担っている．

　LH と FSH の血中濃度は乳幼児期に高値を示し，その後低下し思春期までは低値を示し，LH は 12 歳ごろより，FSH は 10 歳ごろより上昇して成人レベルに達する．月経周期や妊娠により大きく変動し，閉経または加齢による性腺機能の低下により高値を呈するようになる．

b. 検査方法

　β サブユニットに対する特異的抗体を用いたイムノアッセイで測定され，以前は放射性同位元素（RI）を用いた RIA が中心であったが，最近では non-RI 法で測定されることが多い．測定キットにより，基準値に差がある．検体は通常血清を用いるが，血漿でもよく，また溶血の測定値への影響も小さい．血清は 4℃の保存で 1 週間は安定であり，−20℃に凍結保存すれば長期間安定である．

c. 基準範囲

❶ LH
・男性：2〜5 mU/mL
・女性：2〜10 mU/mL（卵胞期），5〜35 mU/mL（排卵期），1〜10 mU/mL（黄体期），10〜40 mU/mL（閉経後）

❷ FSH
・男性：2〜10 mU/mL
・女性：5〜10 mU/mL（卵胞期），5〜25 mU/mL

(排卵期)，1〜5 mU/mL（黄体期），25〜100 mU/mL（閉経後）

d. 検体採取の注意点
LH と FSH 値は日内変動，日差変動があるため，複数回測定することが望ましい．

e. 臨床的意義
・高値：原発性性腺機能低下症，多囊胞性卵巣症候群，閉経後など．
・低値：続発性（視床下部・下垂体性）性腺機能低下症など．LH，FSH 分泌刺激負荷試験（GnRH 負荷試験）を行い，評価する．

● 甲状腺刺激ホルモン（TSH）

a. 生理的意義
甲状腺刺激ホルモン（thyroid stimulating hormone；TSH，thyrotropin）は糖蛋白ホルモンで，LH，FSH，hCG などと共通の α サブユニットと TSH に特異的な β サブユニットの 2 量体からなる．

下垂体前葉における TSH の合成・分泌は，視床下部ホルモンの甲状腺刺激ホルモン放出ホルモン（thyrotropin-releasing hormone；TRH）により促進され，ソマトスタチンやドパミンにより抑制される．さらに甲状腺ホルモンによるフィードバック調節をうけ，合成と分泌が抑制される．

TSH は甲状腺濾胞上皮の細胞膜上に存在する G 蛋白共役型の TSH 受容体に作用して，濾胞細胞のヨード摂取やサイログロブリンの合成を促進し，甲状腺ホルモンの合成と分泌を促進する．

TSH の分泌は夜間睡眠前に増加し，午前 0 時頃に最高値となる日内変動を有しているがその幅は小さく，通常，採血時刻は問題にならないものの，軽度の中枢性甲状腺機能低下の場合には夜間の採血も考慮する必要がある．性差はほとんどみられないが，妊娠の初期ではヒト絨毛性ゴナドトロピンが甲状腺刺激作用をもつので，TSH は若干抑制される．また新生児で出生直後から生後数か月間は成人に比し高値となる．

b. 検査方法
以前は，IRMA が中心であったが，測定感度が向上した電気化学発光免疫測定法（electrochemiluminescence immunoassay；ECLIA），化学発光免疫測定法（chemiluminescence immunoassay；CLIA），化学発光酵素免疫測定法（chemiluminescence enzyme immunoassay；CLEIA）などで測定されることが多い．現在汎用されている第三世代の TSH 測定法による基準値は 0.3〜4.0 μU/mL（CLIA 法による）であるが，測定キットや施設により若干の相違がみられる．患者の血中に抗マウス IgG 抗体（human anti-murine antibody；HAMA）が存在すると，マウス抗ヒト TSH モノクローナル抗体を用いた TSH 測定系においては TSH が偽高値となるので注意が必要である．

c. 基準範囲
❶ 0.3〜4.0 μU/mL

d. 検体採取の注意点
早朝空腹時の採血が望ましいが，食事の影響はほとんど受けない．検体は血清，血漿いずれでも測定可能である．血中の TSH は比較的安定であり，低温で数日間保存可能で，凍結保存の試料は数年間安定である．

e. 臨床的意義
血中 TSH の測定は視床下部-下垂体-甲状腺系の機能障害を知るのに有用である．甲状腺ホルモンのフィードバック調節は鋭敏で，新生児の先天性甲状腺機能低下症のスクリーニングに TSH の測定が用いられていることからもわかるように，甲状腺機能のわずかな変化が TSH に反映され，TSH の測定が甲状腺機能を評価する指標として広く用いられている．

TSH を測定すると同時に遊離サイロキシン（Free T_4；FT_4）と遊離トリヨードサイロニン（Free T_3；FT_3）（少なくとも FT_4）を測定し，それらの結果をあわせて総合的に評価する必要がある．また，病態により変動するため，一時点のみでの診断ではなく，経時的な観察が必要である．

- TSH 低値, FT₄高値：甲状腺中毒症〔Basedow（バセドウ）病などの甲状腺機能亢進症や破壊性甲状腺炎など〕
- TSH 低値, FT₄低値：続発性（視床下部性・下垂体性）甲状腺機能低下症
- TSH 高値, FT₄高値：TSH 産生下垂体腫瘍など
- TSH 高値, FT₄低値：原発性甲状腺機能低下症

副腎皮質刺激ホルモン（ACTH）

a. 生理的意義

副腎皮質刺激ホルモン（adrenocorticotropic hormone；ACTH, corticotropin）は下垂体前葉の ACTH 産生細胞から分泌される 39 個のアミノ酸からなるペプチドホルモンで, proopiomelanocortin（POMC）と呼ばれる前駆体を経て合成・分泌される. ACTH の合成・分泌は主に視床下部から分泌される副腎皮質刺激ホルモン放出ホルモン（CRH）により調節され, ACTH は副腎皮質に作用して副腎皮質ホルモンの合成・分泌を促進する.

ACTH の最も重要な作用は生命維持に必須であるコルチゾールの合成・分泌の促進である. ほかに, 副腎アンドロゲンの合成・分泌促進や, アルドステロンの分泌促進作用もある.

ACTH は副腎皮質細胞の ACTH 受容体（G 蛋白共役型）に結合し, アデニル酸シクラーゼの活性化を介して cAMP の産生が促進されることにより, コレステロールからのコルチゾールと副腎アンドロゲンの合成・分泌を促進する.

ACTH の分泌は, 視床下部ホルモンの CRH, 日内リズム, ストレスによる促進および副腎皮質ホルモンによるフィードバックなどにより調節されている. ACTH の分泌には明確な日内変動が存在するが, これは視床下部に存在する体内時計によるもので, ACTH の血中濃度は早朝, 覚醒直後が最も高く, 深夜, 就寝時に最低となる. 長期間の夜勤者では ACTH とコルチゾールの日内リズムは逆転しており, 正常なリズムに戻るには 1 週間を要する. 肉体的および精神的ストレスにより高値を示す. 妊娠時は胎盤由来の CRH, ACTH 分泌が亢進するため血漿 ACTH は高値を示す. 糖質コルチコイド投与で血漿 ACTH 値は低値を示す.

b. 検査方法

IRMA 法で測定されることが多いが, CLIA 法, ECLIA 法も用いられるようになってきた.

c. 基準範囲

❶ 60 pg/mL 以下

d. 検体採取の注意点

検体は早朝空腹時に 30 分以上の安静状態を経てから EDTA 採血管に採取する. 血清およびヘパリン Na 採血管では経時的に著しく低下するため使用しない. 採取後速やかに氷冷し, 血漿を遠心分離し, −20℃以下で凍結保存する. 溶血すると低値となるため注意を要する.

e. 臨床的意義

血中 ACTH の測定は視床下部-下垂体-副腎系の機能障害を知るのに有用である. ACTH とともにコルチゾールも同時に測定し, 日内変動の確認や, 種々の分泌刺激試験や抑制試験を組み合わせて視床下部-下垂体-副腎系の機能を評価する必要がある.

- ACTH 低値, コルチゾール高値：副腎腺腫・癌による Cushing（クッシング）症候群
- ACTH 低値, コルチゾール低値：下垂体前葉機能低下症, ACTH 単独欠損症
- ACTH 高値, コルチゾール高値：下垂体 ACTH 産生腫瘍（Cushing 病）, 異所性 ACTH 産生腫瘍
- ACTH 高値, コルチゾール低値：原発性副腎皮質機能低下症〔Addison（アジソン）病〕

プロラクチン（PRL）

a. 生理的意義

プロラクチン（prolactin；PRL）は 199 個のアミノ酸で構成されるペプチドホルモンで, 下垂体前葉の PRL 分泌細胞（lactotroph）から分泌される.

構造や作用の面で成長ホルモンや胎盤性ラクトゲンと類似点が多い．

PRLの受容体はGHに類似したプロテインキナーゼ型である．PRLの主な作用は妊娠中の乳腺の発達の促進と産褥期における乳汁の産生・分泌の促進や性腺の抑制である．PRLはゴナドトロピン放出ホルモン（GnRH）分泌の抑制や，ゴナドトロピンの性腺への働きを阻害することにより，性腺の抑制作用を示す．

PRLの分泌は視床下部から放出されるPRL放出因子（prolactin-releasing factor；PRF）とPRL放出抑制因子（prolactin release-inhibiting factor；PIF）により調節されているが，PIFによる抑制的調節が優位である．このため視床下部障害が生じると，他の下垂体ホルモン分泌が低下するのに対しPRLの分泌は亢進する．PIFの主たる因子はドパミンである．甲状腺刺激ホルモン放出ホルモン（TRH）はPRLの分泌を促進するが，PRLの分泌を特異的に促進する視床下部ホルモンは明らかにされていない．

女性では男性に比してやや高い．血中PRL濃度は睡眠時，特に覚醒前に上昇する．また，食事摂取後や運動，乳房刺激，精神的あるいは肉体的ストレス，胸部熱傷などで一過性に上昇する．性周期では排卵期に高値をとり，妊娠では月数とともに上昇し，産褥期は低下するが，哺乳刺激で一過性に上昇する．授乳を中止すると徐々に低下し，3か月以内に正常化する．年齢による変動は少ない．

b. 検査方法

PRLはイムノアッセイで測定され，以前は主にRIA法が用いられていたが，最近ではIRMA法やCLIA法などで測定が行われている．測定キットにより，基準値に差がある．

c. 基準範囲

- 男性：5〜20 ng/mL
- 女性：7〜40 ng/mL（卵胞期，排卵期，黄体期），4〜25 ng/mL（閉経後）

d. 検体採取の注意点

PRLは睡眠後半期，食事摂取，運動，ストレスなどで上昇するため，採血は朝，安静空腹状態で行うのがよく，食後採血する場合には，少なくとも1時間おくのが望ましい．検体は血清，血漿いずれでも測定可能である．遠心分離後は測定まで−20℃で凍結保存する．

e. 臨床的意義

- 高値：PRL産生腫瘍，先端巨大症，視床下部障害，無月経・乳汁分泌症候群，薬剤性（ドパミン遮断薬など），原発性甲状腺機能低下症，妊娠，肝硬変など
- 低値：下垂体機能低下症，ドパミン作動薬投与など

3. 下垂体後葉ホルモン

下垂体後葉からは，バソプレシンとオキシトシンの2種類のホルモンが分泌される．下垂体前葉と異なり，下垂体後葉にこれらのホルモンを産生する細胞はなく，視床下部の視索上核や室傍核にある神経細胞で産生され，軸索内を通って下垂体後葉に運ばれて貯蔵され，分泌される．

● バソプレシン（AVP）

a. 生理的意義

バソプレシン（arginine vasopressin；AVP）は9個のアミノ酸からなるペプチドホルモンである．視床下部の神経核（視索上核および室傍核）で産生され，軸索内を通って下垂体後葉へ運ばれ，貯蔵，分泌される．AVP受容体は，G蛋白共役型受容体で，V_1受容体とV_2受容体が同定されている．AVPは腎集合管のV_2受容体に作用して水の透過性を亢進させ，水の再吸収と尿濃縮を促進することから抗利尿ホルモン（antidiuretic hormone；ADH）とも呼ばれる．また，AVPは高濃度で細動脈のV_1受容体に作用して血管収縮を促進する．

AVPの分泌は浸透圧と循環血液量により調節されており，血漿浸透圧が閾値（280 mmol/kg）を

超えるとAVPの分泌は促進され，逆に閾値以下に低下するとAVPの分泌は抑制され，水利尿が生じ，血漿浸透圧が一定に保たれる．浸透圧受容器は前視床下部の第3脳室前壁の終板器官(organum vasculosum lamia terminalis；OVLT)に存在する．循環血液量の減少，血圧低下，左房圧の低下は，頸動脈洞，大動脈，左房の圧受容器で感知され，迷走神経を介して視床下部に伝達され，AVPの分泌が促進される．

飲水行動の影響を受けやすく，飲水により血漿浸透圧が低下すれば低値となる．嘔気や低酸素血症，喫煙もAVPの強い分泌刺激となる．血漿AVP濃度には弱い日内変動(夜間に高値)があるとされる．立位では臥位に比べ高値となる．また，高齢者では腎臓の濃縮能が低下するため，代償的にAVPは高値の傾向となる．妊娠時には血漿浸透圧が10 mmol/kg程度低下するが，この状態でもAVPは非妊娠時と同レベルを示す．

b. 検査方法

AVPはRIA法により測定される．

c. 基準範囲

❶ 0.3〜3.5 pg/mL

d. 検体採取の注意点

自由飲水下で30分間安静臥床の後，EDTA入りの採血管を用いて採血し，採血後は氷中あるいは冷蔵保存し，速やかに冷却遠心により血漿分離して，測定まで−20℃に保存する．血清では経時的にAVP濃度が上昇し，ヘパリンNa採血管では逆に低下する．妊娠時には胎盤から分解酵素が分泌されるので，分解酵素の阻害薬フェナンスロリン(phenanthroline)の添加が必要である．また，AVPの血漿濃度は健常者でもきわめて低値であるため，抽出操作が必要となり，他のホルモン検査に比べて採血量が多く必要となる．

e. 臨床的意義

AVP測定値は，同時に測定した血漿浸透圧，血清Naおよび尿浸透圧などと対比して評価することが必要である．

- 高値：抗利尿ホルモン不適合分泌症候群(syndrome of inappropriate secretion of antidiuretic hormone；SIADH)(血漿浸透圧が低値であるにもかかわらずADH値の抑制が認められない)，異所性ADH産生腫瘍，腎性尿崩症など
- 低値：中枢性尿崩症(血漿浸透圧が高値であるにもかかわらずADH値は低下する)など

● オキシトシン(OT)

オキシトシン(oxytocin；OT)は視床下部で産生され，軸索内を通って下垂体後葉へ運ばれ分泌される．9個のアミノ酸からなるペプチドホルモンで，AVPとアミノ酸が2個異なるだけである．OTの生理作用は，妊娠末期の子宮筋収縮作用と授乳期の乳腺筋上皮細胞の収縮作用である(射乳反射)．このほかにもOTは視床下部や海馬において神経伝達物質として機能し，卵巣や精巣においてもホルモン合成促進作用をもっている．オキシトシンの臨床的意義は不明な点が多く，確立された検査法はない．

4. 甲状腺ホルモン

a. 生理的意義

甲状腺ホルモンは甲状腺濾胞上皮細胞で産生・分泌されるアミノ酸誘導体ホルモンで，l-サイロニン(l-thyronine)を基本骨格とするヨウ素化アミノ酸である．甲状腺から分泌される甲状腺ホルモンは，サイロキシン(thyroxine；T_4)とトリヨードサイロニン(3,5,3'-triiodothyronine；T_3)で，主にT_4が甲状腺から分泌され，脱ヨード反応によって強い生理活性を有するT_3へと変換される(図6)．

食事より摂取された無機ヨード(I^-)は腸管より吸収され，Na^+/I^-シンポーター(NIS)により甲状腺に能動的に取り込まれ濃縮される．甲状腺内に取り込まれたI^-はペンドリン(PDS)により濾胞腔内へ輸送され，濾胞上皮細胞の濾胞側にある微絨毛部で甲状腺ペルオキシダーゼ(thyroperoxi-

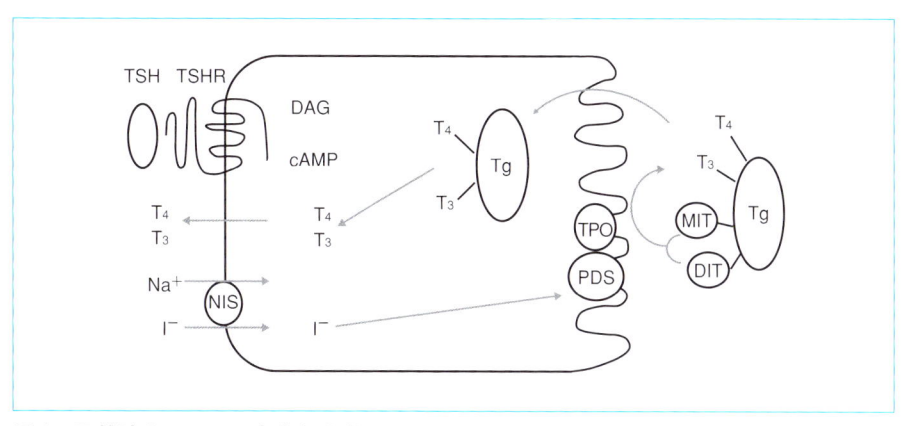

図6 甲状腺ホルモンの合成と分泌
TSH：甲状腺刺激ホルモン，TSHR：甲状腺刺激ホルモン受容体，DAG：ジアシルグリセロール，cAMP：サイクリック AMP, NIS：Na$^+$/I$^-$シンポーター，TPO：甲状腺ペルオキシダーゼ，PDS：ペンドリン，Tg：サイログロブリン，MIT：モノヨードチロシン，DIT：ジヨードチロシン，T_4：サイロキシン，T_3：トリヨードサイロニン

dase：TPO）により有機化されサイログロブリン（thyroglobulin；Tg）のチロシン残基に結合する．チロシン残基の3位にI$^-$が結合したものがモノヨードチロシン（monoiodotyrosine；MIT）で3,5位にI$^-$が結合したものがジヨードチロシン（diiodotyrosine；DIT）である．MITとDITの縮合（coupling）によりT_3が，2個のDITの縮合によりT_4がTg上で産生され濾胞腔内に貯蔵される．濾胞内のTgと結合している甲状腺ホルモンは，甲状腺刺激ホルモン（TSH）などの刺激によって，濾胞上皮細胞内に取り込まれ，プロテアーゼにより加水分解されT_4とT_3が形成され，血中に分泌される．

1）甲状腺ホルモンの分泌調節

甲状腺ホルモンの合成と分泌は，視床下部-下垂体-甲状腺系によって制御されている．血中で増加した甲状腺ホルモンは，ネガティブフィードバックにより視床下部および下垂体に作用し，TRHおよびTSHの分泌が抑制され，甲状腺における甲状腺ホルモン産生が抑制される．血中甲状腺ホルモンが低下するとTRHおよびTSHの分泌が促進し，甲状腺における甲状腺ホルモン産生が刺激される．これ以外に，妊娠時や胞状奇胎の際に高値を示すヒト絨毛性ゴナドトロピン（human chorionic gonadotropin；hCG）は，TSH受容体に作用して甲状腺機能亢進作用を示す．また，大量のヨードは甲状腺機能を抑制する．

2）甲状腺ホルモンの作用

血中に分泌されたT_4とT_3のほとんどは甲状腺ホルモン結合蛋白に結合しており，生理的な作用を発揮する遊離ホルモンはT_4で0.03%，T_3で0.3%程度にすぎない．T_4はT_3に変換されて生理作用を発揮し，T_3の約70%は末梢組織でT_4の脱ヨードにより生成される．また，甲状腺からは主にT_4が分泌されることから，甲状腺機能の評価としては遊離T_4測定が勝っている．T_4の約40%は，5位の脱ヨードにより，ホルモン活性を有さないリバースT_3（reverse T_3；rT_3）に変換される（図7）．

甲状腺ホルモン結合蛋白には，サイロキシン結合グロブリン（thyroxine-binding globulin；TBG），トランスサイレチン（transthyretin；TTR）およびアルブミンがあり，これらのうちTBGがT_4やT_3との結合親和性が最も高く，血中T_4とT_3の約70%と結合している．TBGは肝臓で合成され，妊娠やエストロゲン投与などによって血中TBG値が上昇し，総T_4と総T_3値の上昇をきたすが，遊離T_4と遊離T_3値は影響を受けない．

甲状腺ホルモンの作用は主に，核内受容体である甲状腺ホルモン受容体に結合し，標的遺伝子の

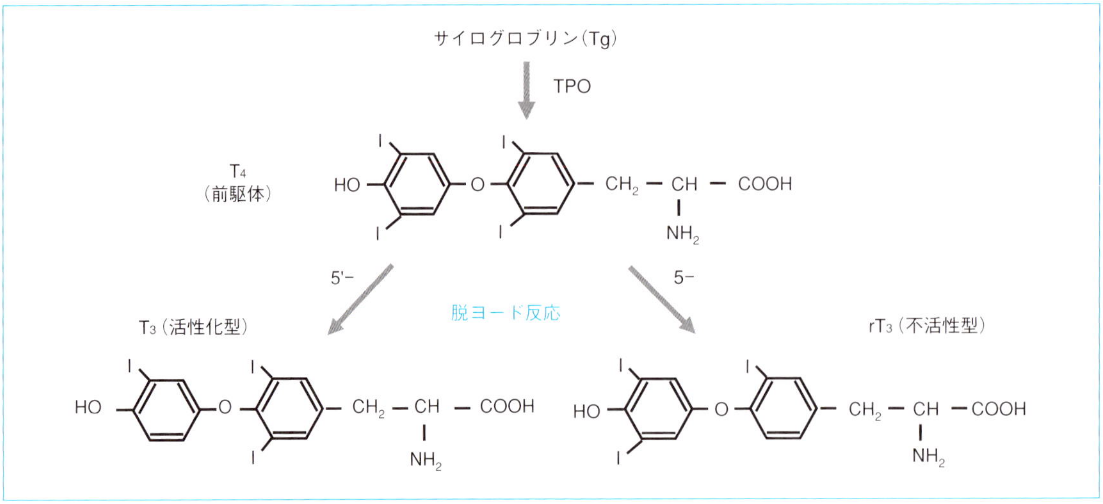

図7 甲状腺ホルモンの代謝経路

発現調節を行うことにより発揮される．その作用は基礎代謝の維持と亢進や，脂質代謝と糖代謝の活性化などであり，出生後の中枢神経系の発達や小児期の成長に不可欠なホルモンである．また，交感神経系を刺激し，循環器系に対して心拍出量，心筋収縮力，心筋量を増加させる．そのほか，消化器系，筋，骨など全身に作用を及ぼす．

b. 検査方法

甲状腺ホルモン（総 T_4，総 T_3，遊離 T_4，遊離 T_3）の測定はイムノアッセイ（RIA，ECLIA，CLIA など）で行われ，診断・治療の指標には，生理活性をもつ遊離ホルモンの測定が広く用いられている．検体は一般に血清が用いられ，凍結保存すれば長期間安定である．

本来の遊離ホルモンの測定は平衡透析法（血清検体を入れた透析膜のセルを緩衝液に入れ，セル内外で平衡に達したとき緩衝液中のホルモンを測定する方法）が基本であり，平衡透析-質量分析法が標準測定法とされているが，手技が煩雑であり日常の検査に用いることは不可能である．現在，通常の測定に用いられている方法はいずれも競合法で，酵素あるいは放射性物質標識抗体に対して固相リガンドと検体中の遊離ホルモンを競合的に反応させる1ステップ法や，固相抗体と検体中のホルモンをまず反応させ洗浄後標識抗原を反応させる2ステップ法などである．腎不全，心不全，重症疾患を伴う患者において透析法にて測定した遊離型ホルモンは基準範囲内と報告されているが，これらの競合法による遊離型ホルモン測定では重症疾患に伴い測定値が低値となり，必ずしも血中の遊離型甲状腺ホルモン値を反映していない可能性もあることに注意が必要である．また，抗甲状腺ホルモン抗体の存在により，測定上の干渉による異常値が引き起こされることもあり，遊離型ホルモンの検査値の解釈には患者の全身状態やTSHをはじめとする他の検査値を考慮して，総合的に判断する必要がある．

c. 基準範囲

❶ 総 T_4：5.0〜10.0 μg/dL
❷ 総 T_3：0.5〜2.0 ng/mL
❸ 遊離 T_4：1.0〜2.0 ng/dL
❹ 遊離 T_3：2.4〜4.0 pg/mL

d. 検体採取の注意点

測定値に生理的変動はほとんどなく，性，年齢（新生児期を除いて）にも影響されず，食事摂取の影響もない．妊娠やエストロゲン製剤の使用に伴って，血中TBGが増加し，総ホルモン測定値は上昇するが，遊離ホルモン値は正常である．

e. 臨床的意義

- 高値：生体内に過剰の甲状腺ホルモンが存在し、そのために甲状腺ホルモンの作用が過度に発揮されている状態を甲状腺中毒症(thyrotoxicosis)といい，甲状腺でのホルモンの合成・分泌が亢進している甲状腺機能亢進症〔Basedow病，Plummer(プランマー)病など〕と甲状腺でのホルモンの合成・分泌の亢進を伴わない状態（亜急性甲状腺炎，無痛性甲状腺炎，過剰量の甲状腺ホルモン摂取など）がある．また，まれにTSH産生腫瘍，甲状腺ホルモン不応症などで高値となる．妊娠初期(gestational thyrotoxicosis)や胞状奇胎におけるhCGの影響で上昇する例もみられ，血中TSH値と対比して判断する．妊娠に伴い血中TBG値が上昇し，総T_4と総T_3値の上昇をきたすが，遊離T_4と遊離T_3値は影響を受けない．

- 低値：甲状腺機能低下症の病態で，甲状腺自体に原因のある原発性甲状腺機能低下症（橋本病や亜急性甲状腺炎，無痛性甲状腺炎の経過中など）と中枢性（視床下部性・下垂体性）甲状腺機能低下症の状態がある．肝硬変，腎不全，癌末期など，甲状腺以外の臓器疾患に伴い，甲状腺自体には異常はないが血中TSHと甲状腺ホルモン値に異常が見られる状態を非甲状腺疾患(non-thyroidal illness)といい，T_3のみ低値を示すことがあり，低T_3症候群と呼ばれる．

5. カルシウム調節ホルモン

a. 血中カルシウム(Ca)濃度の維持機構

Caは生体の細胞機能の維持・調節に必須であり，骨の主要構成成分として骨の構造と強度の維持にも重要な役割を果たしている．血中Ca濃度は8.5～10.0 mg/dLの範囲に厳密にコントロールされており，血中Ca濃度が低下すると副甲状腺細胞より副甲状腺ホルモン(PTH)が分泌される．PTHは骨芽細胞膜上に発現しているPTH受容体に作用して，骨芽細胞を介して破骨細胞を活性化し，骨からCaを動員する．同時に，腎尿細管のPTH受容体に作用してCaの再吸収とリン(P)の排泄を促進する．さらに，PTHは腎尿細管に発現しているビタミンD活性化酵素(1α-水酸化酵素)を活性化し，25-水酸化ビタミンD(25-OH-D)を活性型ビタミンD〔1,25-$(OH)_2$-D〕に変換する．活性型ビタミンDは小腸に作用してCaの吸収を促進するとともに腎尿細管でのCa結合蛋白の合成促進作用などを通じてPTHのCa再吸収促進作用を維持する．血清Ca値が上昇すると副甲状腺細胞膜に存在するカルシウム感知受容体(calcium-sensing receptor：CaSR)がこれを感知してPTHの分泌は抑制される．このようなネガティブフィードバック機構により血中Ca濃度は常に一定の濃度に維持されている．

● 副甲状腺ホルモン(PTH)

a. 生理的意義

副甲状腺ホルモン(parathyroid hormone；PTH)は，甲状腺両葉の上・下極の背側に4個存在する副甲状腺(上皮小体)から分泌される84個のアミノ酸からなるペプチドホルモン〔PTH(1-84)〕である．PTH(1-84)は，肝臓や腎臓でN末端部，中間部およびC末端部のフラグメントに分解される．PTHの生物活性はN末端部〔PTH(1-34)〕にあり，副甲状腺機能は生物活性のある血中PTH濃度〔PTH(1-84)〕を測定する．PTH(1-84)は一般にintact PTHと称されてきた．

脈動的分泌があり，夜間睡眠時に上昇する日内変動がある．激しい運動で上昇するとの報告がある．食事の影響は極端なCa，Pなどの摂取がない限りは問題ない．Ca製剤やビタミンD製剤などの薬剤は，PTH分泌に影響を与える．PTH(7-84)は腎臓から排泄されるため，腎機能の影響をうける．

b. 検査方法

PTHは，N末端部とC末端部を認識する2種類の抗体を用いたサンドイッチ法や，PTHの中間部分を認識する抗体を用いたイムノアッセイにて測定される．従来のintact PTH測定法では，N末端部の抗体はN末端部の中間部を認識してい

ため，PTH(1-84)のみならずPTH(7-84)のような分解産物をも一緒に測定していたが，最近では，最先端部のN端部を認識する抗体を用いて，PTH(1-84)のみを正確に測定する方法（whole PTH測定）が開発されている．一般にwhole PTHの測定値は，intact PTHの70％程度である．副甲状腺機能は一般的にはintact PTHを測定することが多いが，PTH(7-84)は腎臓から排泄されるため，腎機能の影響を大きく受け，腎不全患者ではwhole PTH法のほうがより正確に副甲状腺機能を評価できる．PTHの中間部分を認識する抗体を用いた高感度PTH測定（HS-PTH）も有用である．

c. 基準範囲
❶ 10〜60 pg/mL

d. 検体採取の注意点
採血は早朝空腹時に行うことが望ましい．検体は，EDTA-2Na入り採血管に採取し，速やかに冷却遠心分離した血漿を測定まで凍結保存しておく．

e. 臨床的意義
血中Ca濃度を同時に測定して評価する．
❶ 腎機能健常人
・PTH高値，Ca高値：原発性副甲状腺機能亢進症
・PTH高値，Ca低値：続発性副甲状腺機能亢進症，慢性腎不全，偽性副甲状腺機能低下症
・PTH低値，Ca高値：悪性腫瘍による高カルシウム血症，サルコイドーシス，ビタミンD中毒，甲状腺機能亢進症など
・PTH低値，Ca低値：特発性・続発性副甲状腺機能低下症
❷ 腎不全（透析）患者
・PTH上昇は続発性副甲状腺機能亢進症，PTH低下は続発性副甲状腺機能低下症

● ビタミンD

a. 生理的意義
ビタミンDには，ビタミンD_3とビタミンD_2があり，ビタミンD_3は紫外線を浴びたときに皮膚で産生されるものと食事より吸収されるものがあるが，ビタミンD_2は植物で合成され食事より吸収される．

ビタミンDは脂溶性のホルモンで，血中ではビタミンD結合蛋白と結合して運ばれ，肝臓で25位が水酸化された後，腎近位尿細管で1α-水酸化酵素により，1位が水酸化され活性型ビタミン$D[1,25\text{-}(OH)_2\text{-}D]$となる．PTHや低リン血症，低カルシウム血症は$1\alpha$-水酸化酵素の活性を高めるが，PTHが最も重要な調節因子である．副甲状腺機能の低下や高リン血症，高カルシウム血症は1α-水酸化酵素の活性を抑制する．同時に25-水酸化ビタミンD（25-OH-D）の大部分は腎臓で24-水酸化酵素により24位が水酸化され，不活性型の24,25-水酸化ビタミン$D[24,25\text{-}(OH)_2\text{-}D]$となる．活性型の$1,25\text{-}(OH)_2\text{-}D$は自ら$1\alpha$-水酸化酵素の活性を抑制するとともに24-水酸化酵素の発現を高め，不活性型の$24,25\text{-}(OH)_2\text{-}D$の産生を高める．PTHによって血中Caと活性型の$1,25\text{-}(OH)_2\text{-}D$が増加すると$1,25\text{-}(OH)_2\text{-}D$の産生は抑制され，不活性型の$24,25\text{-}(OH)_2\text{-}D$の産生が高まる．

$1,25\text{-}(OH)_2\text{-}D$は腸管のCaとリンの吸収を促進し，骨では骨芽細胞に作用し，骨基質蛋白の発現を高めるとともに破骨細胞の分化を調節する．さらに，腎遠位尿細管ではカルシウム結合蛋白の合成促進などを介してPTHのカルシウム再吸収促進作用を維持する．

b. 検査方法
RIA（二抗体法）やELISAなどで測定されている．

通常$1,25\text{-}(OH)_2\text{-}D_2$と$1,25\text{-}(OH)_2\text{-}D_3$を一緒に測定して$1,25\text{-}(OH)_2\text{-}D$としている．血中の25-水酸化ビタミンD（25-OH-D）を測定するとビタミンDの過不足状態が最もよく反映される．

25-OH-D も 25-OH-D$_2$ と 25-OH-D$_3$ を一緒に測定している．

c．基準範囲
❶ 25-OH-D：20〜60 ng/mL（不足なし），10〜20 ng/mL（軽度の不足），＜10 ng/mL（極端な不足）
❷ 1,25-(OH)$_2$-D（RIA 二抗体法）：20〜60 pg/mL（成人），20〜70 pg/mL（小児）

d．検体採取の注意点
採血は早朝空腹時が望ましいが，通常の食事であれば食後でも可能である．採血後速やかに血清または血漿を遠心分離し，測定まで−20℃以下で凍結保存する（室温で 72 時間程度は安定である）．

e．臨床的意義
・高値：原発性・続発性副甲状腺機能亢進症，ビタミン D 製剤投与患者，サルコイドーシスなど
・低値：ビタミン D 抵抗性くる病，特発性副甲状腺機能低下症，慢性腎不全，慢性透析患者，術後性副甲状腺機能低下症，偽性副甲状腺機能低下症，腫瘍性骨軟化症，ビタミン D 依存症 1 型など

● カルシトニン（CT）

a．生理的意義
カルシトニン（calcitonin：CT）は甲状腺傍濾胞細胞（C 細胞）で合成されるアミノ酸 32 個からなるペプチドホルモンである．主な作用は，破骨細胞に作用し，骨吸収を抑制し血中カルシウム濃度を低下させることと腎尿細管に作用しリンの再吸収を抑制し，カルシウムとリンの排泄を促進させることである．生体で分泌されるカルシトニンの血清 Ca 低下作用はわずかであり，カルシトニンの生理的意義はヒトでは不明な点が多い．現在，甲状腺髄様癌における腫瘍マーカーとして測定されている．甲状腺 C 細胞からの CT 分泌は血中カルシウム濃度により調節されている．

プロカルシトニン（procalcitonin：PCT）は健常人においては CT の前駆蛋白として甲状腺の C 細胞において生成される 116 個のアミノ酸からなる蛋白であるが，PCT は全身性感染症，特に細菌性感染症で上昇することが明らかとなった．血液中の PCT 値は敗血症（sepsis）における重症度と強い相関を示すことから，敗血症における重症度判定にも用いられるようになった．
CT は成長の影響を受け，生後から 1 か月頃までやや高値をとり，1 歳以降 6 歳ごろまで一定を示した後加齢とともに低下する．性差では男性が女性に比べ高値を示し，食物摂取により分泌が刺激される．日内変動もあり，昼過ぎ頂値を示し，夜間低下する．
PCT には生理的変動はほとんどなく，常に基準値以下の一定値をとる．

b．検査方法
測定はイムノアッセイ（RIA，ECLIA など）で行われる．

c．基準範囲
❶ カルシトニン：20〜60 pg/mL（RIA2 抗体法）
❷ プロカルシトニン：0.05 ng/mL 以下

d．検体採取の注意点
検体は血清，血漿いずれも可能で，測定まで長期保存する場合は−20℃以下に冷凍保存する．CT は摂食による分泌刺激の影響を受けるため早朝空腹時の採血が望ましい．一方，PCT は随時，測定が可能である．

e．臨床的意義
カルシトニンは甲状腺髄様癌で高値を示し，診断および腫瘍摘除後の経過観察に用いられる．PCT 測定は細菌性感染症と非細菌性感染症の鑑別に有用であり，細菌性敗血症の重症度評価も同時に行うことが可能である．

● 副甲状腺ホルモン関連蛋白(PTHrP)

a. 生理的意義

PTHrP(PTH-related protein)は悪性腫瘍による高カルシウム血症の惹起因子として発見されたホルモン様物質であり、高カルシウム血症の鑑別、特に悪性腫瘍に伴う高カルシウム血症の鑑別に用いられる。PTHrPのN末端部はPTHと高い相同性をもち、PTHと同様にPTH受容体を刺激して骨吸収を促進し、腎尿細管よりCaの再吸収を促進することにより著しい高カルシウム血症を惹起する。

PTHrPは胎盤や乳腺でも多く産生されるため、妊娠中や授乳中に血中PTHrPが高値となり、軽度の高カルシウム血症を起こすこともある。

b. 検査方法

IRMA法やRIA法などで測定される。

c. 基準範囲

❶ 1.1pM以下(IRMA)

d. 検体採取の注意点

検体は、分解を防止するため、EDTAとアプロチニン入りの採血管に採取し、迅速に血漿を分離後測定までは－20℃以下に凍結保存する。

e. 臨床的意義

・高値：悪性腫瘍に伴う高カルシウム血症、授乳中の高カルシウム血症

6. 副腎皮質ホルモン

副腎皮質は腎臓と同様の中胚葉性上皮から生じた内分泌器官である。副腎皮質ホルモンはコレステロールに由来するプレグネノロンの誘導体であり、ステロイド核を骨格にもつことからステロイドホルモンと呼ばれる。副腎皮質は外側から順に球状層、束状層、網状層の3層からなり、それぞれ鉱質コルチコイド、糖質コルチコイドおよび副腎アンドロゲンを合成、分泌する。副腎皮質ホルモンにおいて生理活性を有する重要なホルモンには、鉱質コルチコイドであるアルドステロンaldosterone、糖質コルチコイドであるコルチゾールcortisol、副腎アンドロゲンであるデヒドロエピアンドロステロンサルフェートdehydroepiandrosterone sulfate(DHEA-S)およびデヒドロエピアンドロステロンdehydroepiandrosterone(DHEA)がある(図8)。

● コルチゾール

a. 生理的意義

コルチゾール(cortisol)は、ストレスや運動などで分泌の増加した視床下部のCRH、下垂体前葉のACTHを介して分泌を刺激され、またネガティブフィードバックによりこれらのホルモンの分泌を抑制している(図9A)。コルチゾールの分泌はACTHと同様に、脈動的であり、早朝に最高値、深夜に最低値となる日内変動を示すという特徴を有する。

血中に分泌されたコルチゾールは末梢標的臓器において多彩な作用を発揮するが、その作用には糖、蛋白、脂質、骨代謝、水・電解質の代謝、循環機能、免疫機能および精神神経系への作用などがある(図9B)。

血中コルチゾールの約80%はコルチコステロイド結合蛋白(CBP)と、約10%はアルブミンと結合しており、遊離コルチゾールは約10%である。コルチゾールの代謝は肝臓および腎臓で行われ、17-ヒドロキシコルチコステロイド(17-OHCS)として尿中に排泄されるが、遊離コルチゾールのまま一部は尿中に排泄される。

b. 検査方法

副腎皮質からのコルチゾールの分泌を反映する検査は血中コルチゾールおよび尿中遊離コルチゾールである。

血中コルチゾールおよび尿中遊離コルチゾールの測定にはこれまでRIA法が用いられていたが、現在はCLEIA、ECLIA、EIA、CLIA、蛍光偏光免疫測定(fluorescence polarization immunoassay；

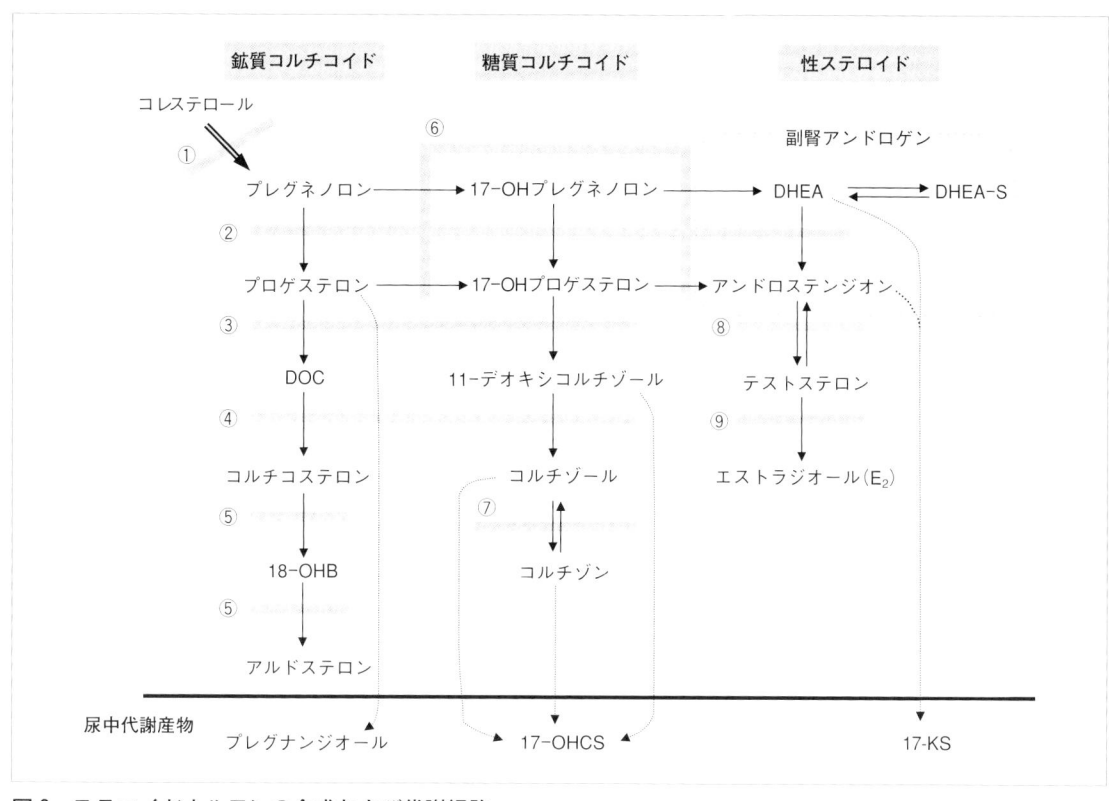

図8 ステロイドホルモンの合成および代謝経路

DOC：デオキシコルチコステロン，18-OHB：18-OH コルチコステロン．①コレステロール側鎖切断酵素，②3-ヒドロキシステロイド脱水素酵素，③21-水酸化酵素，④11-水酸化酵素，⑤アルドステロン合成酵素，⑥17α-水酸化酵素，⑦11β-ヒドロキシステロイド脱水素酵素，⑧17β-ヒドロキシステロイド脱水素酵素，⑨アロマターゼ

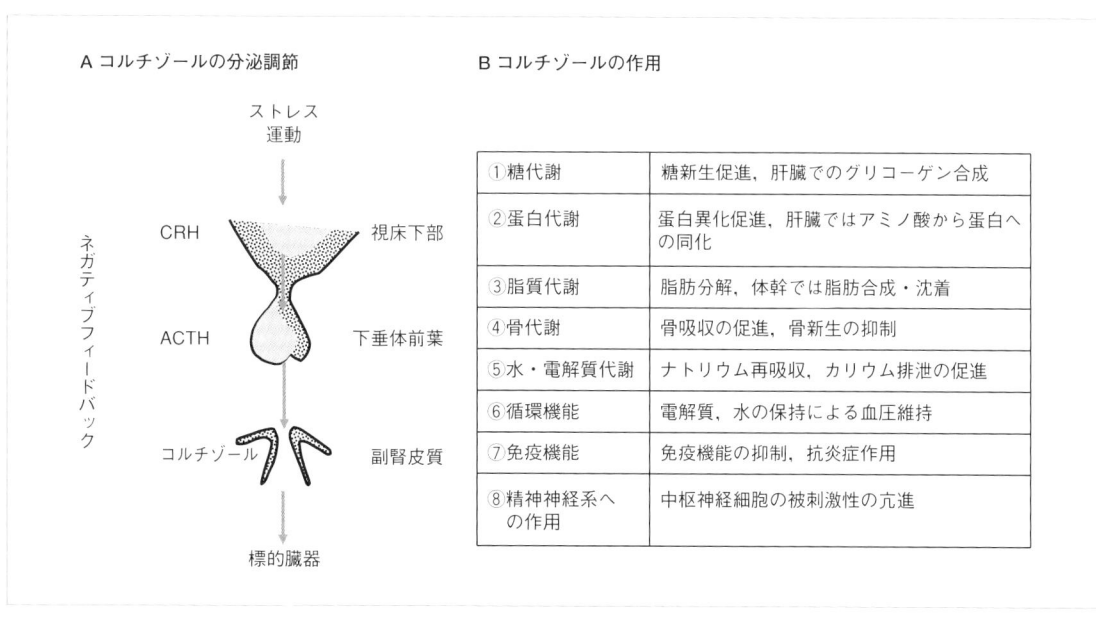

B コルチゾールの作用

①	糖代謝	糖新生促進，肝臓でのグリコーゲン合成
②	蛋白代謝	蛋白異化促進，肝臓ではアミノ酸から蛋白への同化
③	脂質代謝	脂肪分解，体幹では脂肪合成・沈着
④	骨代謝	骨吸収の促進，骨新生の抑制
⑤	水・電解質代謝	ナトリウム再吸収，カリウム排泄の促進
⑥	循環機能	電解質，水の保持による血圧維持
⑦	免疫機能	免疫機能の抑制，抗炎症作用
⑧	精神神経系への作用	中枢神経細胞の被刺激性の亢進

図9 コルチゾールの分泌調節と作用

表4 Cushing症候群の分類と特徴

	正常	クッシング症候群		
		下垂体性(クッシング病)	副腎性	異所性ACTH産生腫瘍
ACTH過剰の臨床症状	—	△ みられることがある	× ほぼ認められない	○ みられる
コルチゾール過剰の臨床症状	—	○	○	◎
アンドロゲン過剰の臨床症状	—	○	腺腫 △ / 癌 ○ / 過形成 △	○
血漿ACTH	→	↑	↓	↑↑
血清コルチゾール 尿中17-OHCS	→	↑	↑	↑
血清DHEA-S 尿中17-KS	→	↑	腺腫 ↓ / 癌 ↑↑ / 過形成 →	↑
デキサメサゾン抑制試験	抑制される	少量では抑制されないが大量では抑制される	少量でも大量でも抑制されない	少量でも大量でも抑制されない
CRH負荷試験		過剰反応	フィードバックで抑制されており,低値で無反応	CRHによる刺激を受けず高い値のまま無反応

FPIA)法などのキットも使用されている.

17-OHCSの測定は,これまで比色法により行われてきたが,煩雑であり誤差が多いことから現在は利用されなくなっている.

c. 基準範囲

❶ 血清:5～20 µg/dL(午前)
❷ 尿:30～100 µg/日

d. 検体採取の注意点

コルチゾールはストレスにより分泌が亢進するため,正確を期する際にはあらかじめ採血針を留置し,30分程の安静臥床後に採血をする場合もある.血中コルチゾールの測定に用いられる検体は血清が主であるが,血漿を使用できるキットもある.尿中遊離コルチゾールの測定は,24時間蓄尿後の検体を用いることでストレスの影響を受けにくい.この際には腐敗防止のため蓄尿瓶にトルエンを少量加えておく.

e. 臨床的意義

副腎皮質からコルチゾールの過剰分泌をきたす疾患は,Cushing症候群と呼ばれる.病因として下垂体性ACTH産生腫瘍(Cushing病),異所性ACTH産生腫瘍,副腎腫瘍(腺腫,癌)および副腎皮質過形成などがある.病因にかかわらず,血中コルチゾールは高値を示し,日内変動は消失する.また,尿中遊離コルチゾールおよび17-OHCSは高値を示す.Cushing症候群の病因の鑑別には,血漿ACTHの測定のほか,血中DHEA-S,尿中17-ケトステロイド(17-KS)の測定,内分泌機能検査としてデキサメサゾン抑制試験,CRH負荷試験が行われ,それぞれの病因と検査結果の関係を表4に示す.

副腎皮質機能低下症には,副腎の障害による原発性副腎機能低下症(Addison病)と視床下部および下垂体の障害による続発性副腎機能低下症とに分類される.原発性,続発性ともに血中コルチゾールの低下,尿中遊離コルチゾール,17-OHCSおよび17-KSの低下を認める.一方,血漿ACTHはAddison病で高値を示すが,続発性では低値を示す.また,機能検査としてのACTH迅速負荷試験では,続発性で血中コルチゾールの上昇を認めるが,Addison病では反応が低下している.

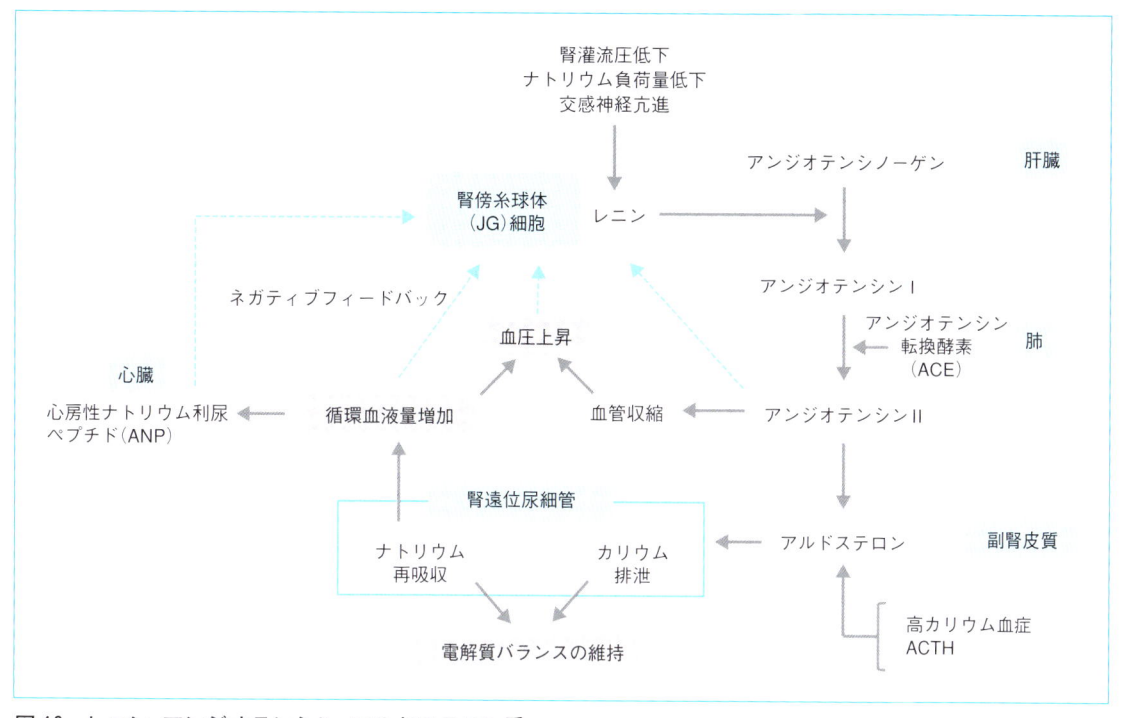

図10 レニン-アンジオテンシン-アルドステロン系

● アルドステロン

a. 生理的意義

アルドステロン（aldosterone）は，腎臓の遠位尿細管におけるナトリウム再吸収およびカリウム排泄を促進し，これにより電解質の恒常性を維持するとともに，レニン-アンジオテンシン-アルドステロン系として体液量の調節と血圧の維持に重要な役割を果たしている（図10）．

アルドステロンの分泌は，主にアンジオテンシンⅡにより促進され，高カリウム血症およびACTHによっても分泌が促進される．血中のアルドステロン濃度は，加齢とともに減少し，ACTHによる日内変動として早朝に高値，深夜に低値を示す．また，体位，食塩摂取量，薬物などさまざまな因子の影響を受ける．

b. 検査方法

副腎皮質からのアルドステロンの分泌は血中アルドステロンで評価されるが，同時に血漿レニン活性の測定とあわせて評価することが重要である．

血中アルドステロンおよび血漿レニン活性の測定にはRIA法が用いられている．

c. 基準範囲

❶ 血清および血漿アルドステロン：30～160 pg/mL（臥位）
❷ 血漿レニン活性：0.5～2.0 ng/mL/時（臥位）

d. 検体採取の問題点

レニン活性およびアルドステロンは体位による影響を強く受けるため，30分程の安静臥床後に採血をする．アルドステロンの血中濃度は，検体として血清と血漿とで有意な差は認められないが，同時に血漿レニン活性を測定することが多いため，EDTA-2Na採血管で採取後に冷却遠心し，測定までは−20℃で凍結保存する．

e. 臨床的意義

血中アルドステロンが高値を示す代表的な疾患として原発性アルドステロン症がある．原発性ア

ルドステロン症は，副腎皮質の腫瘍または過形成によりアルドステロンが過剰に産生，分泌される疾患である．尿細管でのナトリウム再吸収およびカリウム排泄が亢進するため，高血圧，頭痛，多飲・多尿，筋力低下，周期性四肢麻痺などの症状をきたし，検査所見では血中アルドステロンの高値，レニン活性の低値，低カリウム血症および代謝性アルカローシスなどが認められる．また，フロセミド立位負荷試験およびカプトプリル負荷試験により血中アルドステロンの高値とレニン活性の低値の持続が確認される．

一方，アルドステロン，レニン活性ともに高値を示す疾患には，腎血管性高血圧，レニン産生腫瘍，Bartter症候群のほか，下痢，脱水，利尿剤投与などの循環血漿量の減少時などがある．アルドステロン，レニン活性ともに低値を示す病態として，グリチルリチン投与時の偽性アルドステロン症などがある．アルドステロン低値，レニン活性高値は，Addison病などで認められる．

● デヒドロエピアンドロステロンサルフェート（DHEA-S）

a. 生理学的意義

副腎アンドロゲンにはDHEAとその硫酸塩であるDHEA-S（dehydroepiandrosterone sulfate）などが含まれ，このうち分泌量が最も多いのはDHEA-Sである．DHEA-Sはほぼ100％副腎より分泌され，ACTHにより調節を受ける．このため，ACTHと同様の日内変動を有するが，DHEA-Sの血中半減期が長いためにその変動は小さい．DHEA-Sは男性ホルモンとしての活性を有するが，テストステロンの約5％である．

副腎アンドロゲンは肝臓で代謝を受け，17-KSとして尿中に排泄される．ほかに精巣由来のテストステロン，コルチゾールなどの糖質コルチコイドの一部も17-KSに代謝される．

b. 検査方法

副腎由来のアンドロゲンは血中DHEA-Sとして評価される．測定にはRIA法またはCLEIA法が用いられている．

17-KSの測定は，これまで比色法により行われてきたが，煩雑であり誤差が多いことから現在は利用されなくなっている．

c. 基準範囲および検体採取の問題点

血中DHEA-S濃度は女性に比べ男性でやや高値であり，10歳代で最高値を示し，加齢に伴い徐々に低下する．

DHEA-Sは，安定した血中動態を示し，血清，血漿ともに使用可能である．

d. 臨床的意義

血中DHEA-Sの高値は，表4に示すとおりCushing症候群におけるCushing病，副腎癌，異所性ACTH産生腫瘍において認められるほか，先天性副腎皮質過形成における21-ヒドロキシラーゼ（水酸化酵素）欠損症，11β-ヒドロキシラーゼ欠損症などで認められる．血中DHEA-Sの低値は，副腎腺腫によるCushing症候群のほか，Addison病，先天性副腎皮質過形成における17α-ヒドロキシラーゼ欠損症で認められる．

7. 副腎髄質ホルモン

副腎髄質は外胚葉の脊髄神経節細胞と同一起源のクロム親和性細胞から生じた内分泌器官である．副腎髄質ホルモンであるカテコールアミンとは，カテコール骨格をもつ生理活性アミンのことで，チロシンを原料に順次合成されるドパミンdopamine，ノルアドレナリンnoradrenaline（またはノルエピネフリン），アドレナリンadrenaline（またはエピネフリン）の3種類がある（図11）．

● カテコールアミン

a. 生理学的意義

ドパミンは中枢神経，ノルアドレナリンは交感神経節から大部分が分泌され，主に神経伝達物質として作用するが，ノルアドレナリンの一部は血

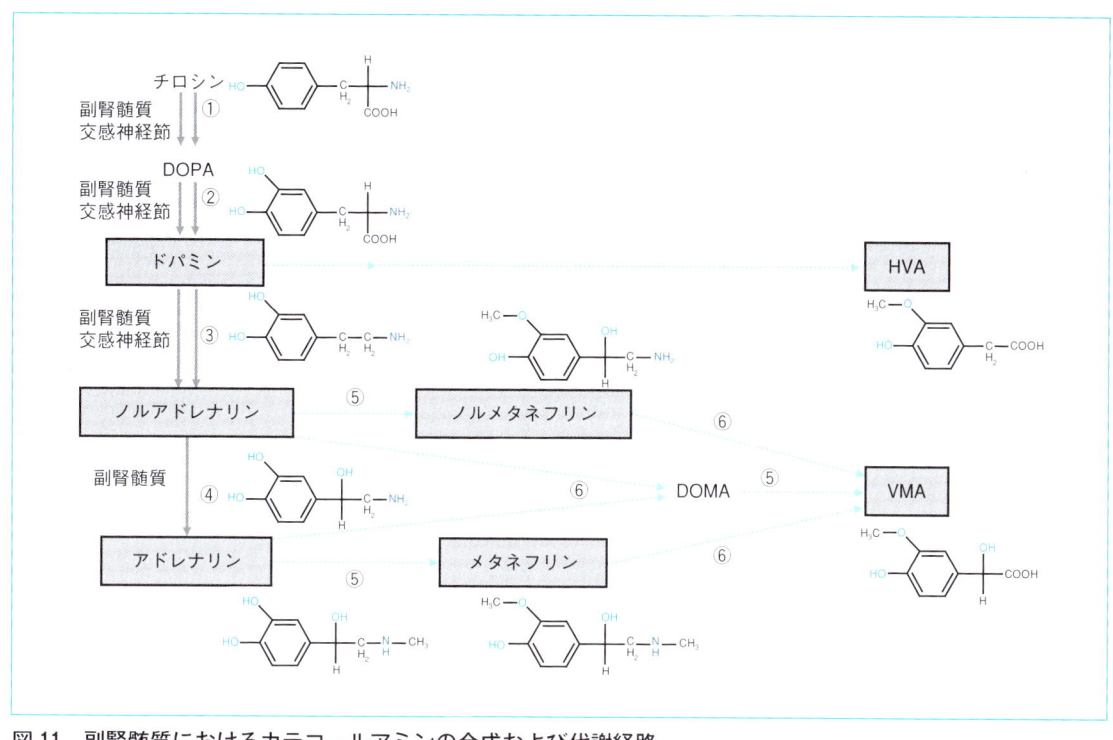

図 11 副腎髄質におけるカテコールアミンの合成および代謝経路
HVA：ホモバニリン酸，VMA：バニリルマンデル酸．①チロシン水酸化酵素，②芳香族 L-アミノ酸脱炭酸酵素（ドーパ脱炭酸酵素），③ドパミン β-水酸化酵素，④フェニルエタノールアミン N-メチル基転移酵素，⑤カテコール O-メチル基転移酵素（COMT），⑥モノアミン酸化酵素（MAO）

中へ移行する．一方，アドレナリンは副腎髄質から血中へ分泌され，ホルモンとして作用する．

さまざまな臓器に発現するカテコールアミンの受容体には α 受容体と β 受容体があり，ノルアドレナリンは主に α 受容体を，アドレナリンは α と β 両受容体を介して作用する．α 受容体は α_1 と α_2 に分類され，α_1 受容体を介した血管収縮作用が主なものである．また，β 受容体は β_1，β_2 および β_3 に分けられ，β_1 受容体を介した心拍数および心収縮力の増加，β_2 受容体を介した気管支拡張および筋グリコーゲン分解による血糖上昇，β_3 受容体を介した脂肪分解などの作用が主なものである．

カテコールアミンは肝臓で代謝を受け，それぞれの代謝産物は尿中に排泄される．図 11 に示すように，ノルアドレナリンはノルメタネフリン normetanephrine，アドレナリンはメタネフリン metanephrine を経て最終産物であるバニリルマンデル酸 vanillylmandelic acid（VMA）に代謝される．一方，ドパミンは最終的にホモバニリン酸 homovanillic acid（HVA）に代謝される．

b. 検査方法

カテコールアミン分泌の指標として，血中および尿中カテコールアミン3分画，尿中メタネフリン，ノルメタネフリン，VMA および HVA が測定される．

これらの測定は，高速液体クロマトグラフィー（HPLC）で分離定量されている．また，尿中 VMA および HVA はペーパークロマトグラフィー法にても簡易測定が可能である．

c. 基準範囲

❶ アドレナリン
　尿：<15 μg/日，血漿：<100 pg/mL
❷ ノルアドレナリン
　尿：<120 μg/日，血漿：100〜450 pg/mL
❸ ドパミン
　尿：200〜1000 μg/日，血漿：<20 pg/mL

❹ メタネフリン
  尿：0.05〜0.23 mg/日
❺ ノルメタネフリン
  尿：0.07〜0.26 mg/日

d. 検体採取の注意点

カテコールアミンの分泌は立位，運動，精神的ストレスなどで容易に増加するため，血漿カテコールアミン測定の際には，正確を期す目的で採血針をあらかじめ留置し，30分後の安静臥床後に採取する場合もある．採血管はEDTA-2Na入りを用い，採取後は速やかに冷却遠心し，血漿に分離した後に−20℃で保存する．

尿中カテコールアミンおよび代謝産物測定時の24時間蓄尿では，6N塩酸をあらかじめ加えた蓄尿瓶を用いる．また，尿中カテコールアミンおよび代謝産物は，バナナ，柑橘類などの食品やα-メチルドーパなどの薬剤により測定系が干渉を受けて，誤差を生じるため注意が必要である．

e. 臨床的意義

カテコールアミンが過剰に産生，分泌される疾患として褐色細胞腫と神経芽細胞腫がある．

褐色細胞腫は副腎髄質および交感神経節に存在するクロム親和性細胞より発生するカテコールアミン産生腫瘍である．臨床症状は多彩であり，高血圧(hypertension)，高血糖(hyperglycemia)，代謝亢進(hypermetabolism)，発汗過多(hyperhidrosis)および頭痛(headache)の頭文字をとって"5H"が特徴的とされる．検査所見として，尿中および血中のノルアドレナリン・アドレナリン，その代謝産物である尿中ノルメタネフリン・メタネフリンおよびVMAの高値が認められる．

神経芽細胞腫は交感神経母細胞または交感神経芽細胞が腫瘍化して生じるカテコールアミン産生腫瘍である．主に幼児期に好発し，小児固形腫瘍のなかで最も頻度が高い．早期からリンパ節，肝臓，骨，肺，骨髄などに転移するため，早期の診断，治療が重要となる．検査所見では尿中カテコールアミンに加えて特に尿中VMAおよびHVAが高値を示すため，新生児マススクリーニングとして尿中VMAの測定が行われてきた．しかし，これにより発見された乳児の神経芽細胞腫は予後が良好で，自然退縮する症例が存在するためマススクリーニングは現在中止されている．

8. 性ホルモン

性腺から産生・分泌される性ホルモンとして，男性では精巣からのテストステロン testosterone が，女性では卵巣からのエストロゲン estrogen およびプロゲステロン progesterone がある．テストステロン，エストロゲンおよびプロゲステロンはコレステロールに由来するステロイド骨格を有することから性ステロイドとも呼ばれる．また，女性において妊娠時に胎盤より分泌されるホルモンとして，エストロゲン，プロゲステロンのほかに，ヒト絨毛性ゴナドトロピン human chorionic gonadotropin(hCG)およびヒト胎盤性ラクトゲン human placental lactogen(hPL)がある．

● テストステロン

a. 生理学的意義

男性ホルモンであるアンドロゲンには，精巣Leydig細胞で合成されるテストステロン(testosterone)と副腎アンドロゲンのDHEA，DHEA-Sなどがあるが，最も強い生理活性を有するのはテストステロンである(図12)．テストステロンの合成・分泌は，視床下部のGnRH，下垂体の性腺刺激ホルモンであるLH，FSHにより調節を受け，ネガティブフィードバックによりこれらの分泌を抑制する．

テストステロンは血中に分泌されると大部分は血清蛋白と結合し，生理活性のある遊離テストステロンは1〜3%である．それぞれの標的臓器でジヒドロテストステロン dihydrotestosterone (DHT)に変換されて作用を発揮する．性器への作用として性器発育，精子形成の促進などがあり，また性器外では骨格筋での蛋白同化促進や体毛発育促進などの作用がある．

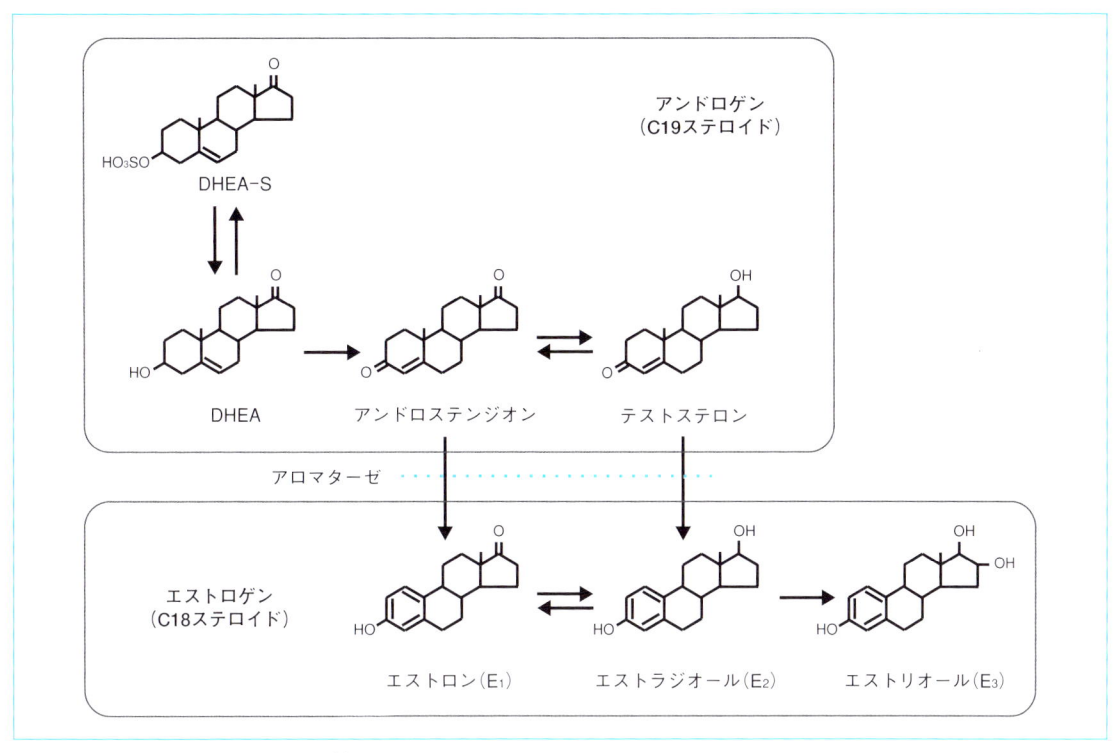

図12 アンドロゲンとエストロゲン

b. 検査方法

男性ホルモンの活性は，血中テストステロンとして評価され，精巣機能を反映する．血中のテストステロンの測定には，血中総テストステロンと遊離テストステロンがあるが，ともによく相関するため総テストステロンが一般に測定される．

テストステロンの測定はRIA法のほか，EIA，CLIA，CLEIA，ECLIAなどの方法が用いられる．

c. 基準範囲

❶ 総テストステロン

　男性：250〜1,100 ng/dL，女性：6〜82 ng/dL

❷ 遊離テストステロン

　男性：7.6〜27.9 pg/mL，女性：≦3 pg/mL

男性の血中テストステロン濃度は，生後数か月に高値を示し，その後急激に低下する．思春期以降に再び急激な増加を示し，成人では60歳頃までは一定の値で推移する．

d. 検体採取の注意点

テストステロンの分泌は，朝に高値，夜に低値となる日内変動を有するため，採血は午前8〜10時に行うことが望ましい．血中テストステロンの測定には血清が用いられる．

e. 臨床的意義

血中テストステロンの低値は男子の思春期遅延をきたし，LH，FSHが高値を示す疾患にKlinefelter症候群などによる精巣機能障害，LH，FSHが低値をきたす疾患にKallmann症候群や脳腫瘍などによる視床下部-下垂体系の障害がある．

血中テストステロンの高値はテストステロン産生腫瘍として，副腎癌や男性では精巣腫瘍，女性では卵巣腫瘍で認められる．また，先天性副腎皮質過形成のなかで21-ヒドロキシラーゼ欠損症，11β-ヒドロキシラーゼ欠損症などは，テストステロンなどの性ステロイドおよび副腎アンドロゲンが増加するため女児の男性化および男児の思春期早発をきたし，副腎性器症候群と呼ばれる．

エストロゲン（estrogen）

a. 生理学的意義

エストロゲン（estrogen）とは，エストロン（E_1），エストラジオール（E_2）およびエストリオール（E_3）の3種類の総称である（図12）．いずれも卵胞発育，子宮の内膜，筋，頸管腺の増殖，乳腺発育，骨発育促進および骨量維持など多彩な作用をもつ．非妊娠時では卵巣顆粒膜細胞から主に分泌され，エストロゲンのなかでエストラジオールが最も強い生理活性を有する．一方，妊娠時は特に胎児胎盤系からのエストリオール分泌が増加し，血中のエストロゲンの大部分を占めるようになる．

b. 検査方法

エストロゲンの測定において，非妊娠時の卵巣機能の指標として血中エストラジオールが主に用いられる．また，妊娠時の胎児胎盤系の機能の指標としては，尿中エストリオールが主に用いられる．

血中および尿中のエストラジオールおよびエストリオール測定は，RIA法のほか，EIA，CLIA，CLEIA，ECLIAなどの方法が用いられる．また，尿中エストリオールは，半定量法による簡易測定が可能である．

c. 基準範囲

❶ 血中エストラジオール
- 男性：15～35 pg/mL
- 女性：20～85 pg/mL（卵胞期前半），25～350 pg/mL（卵胞期後半），50～550 pg/mL（排卵期），45～300 pg/mL（黄体期），≦21 pg/mL（閉経期）

❷ 尿中エストリオール（一日蓄尿量）
基準範囲，警戒値，危険値の順に記載．
- 妊娠32～36週：≧15 mg/日，10～15 mg/日，＜10 mg/日
- 妊娠37～38週：≧20 mg/日，10～20 mg/日，＜10 mg/日
- 妊娠39～41週：≧25 mg/日，15～25 mg/日，＜15 mg/日

❸ 尿中エストリオール（簡易検査）
- 妊娠32～36週：≧5 μg/mL
- 妊娠37～38週：≧10 μg/mL

d. 検体採取の注意点

エストロゲンの評価は，性周期および妊娠週数に応じた解釈が必要である．検体として，血中エストラジオールおよび血中エストリオールの測定は血清を用いる．尿中エストリオールの測定は，蓄尿瓶にトルエンを加えて一日量を評価するが，半定量法による簡易検査の場合は随時尿を用いて評価可能である．

e. 臨床的意義

血中エストラジオールは非妊娠時において，排卵障害，無月経における卵巣機能の指標として用いられるほか，排卵誘発剤使用時の卵胞発育のモニタリングに重要である．血中エストラジオールの低値は，Turner（ターナー）症候群などの卵巣低形成やSheehan（シーハン）症候群などの視床下部-下垂体系の機能障害による卵巣機能低下で認め，女児の思春期遅延や無月経の症状を呈する．血中エストラジオールの高値はエストロゲン産生卵巣腫瘍などで認められる．

尿中エストリオールは妊娠時における胎児胎盤系の機能の指標となり，高値は多胎妊娠で認められ，低値は胞状奇胎や重症妊娠高血圧症候群，子宮内胎児発育障害を含む胎児胎盤機能不全で認められる．

プロゲステロン

a. 生理学的意義

プロゲステロン（progesterone）は性腺，副腎皮質で合成，分泌され，女性では卵巣および胎盤から分泌される．プロゲステロンの作用は，子宮に対し分泌内膜への変化の促進，乳腺の発育，体温上昇などがある．プロゲステロンは尿中代謝産物であるプレグナンジオールとして排泄される．

非妊娠女性における正常性周期のホルモンの変動を図に示す（図13）．卵胞期ではFSHによりエ

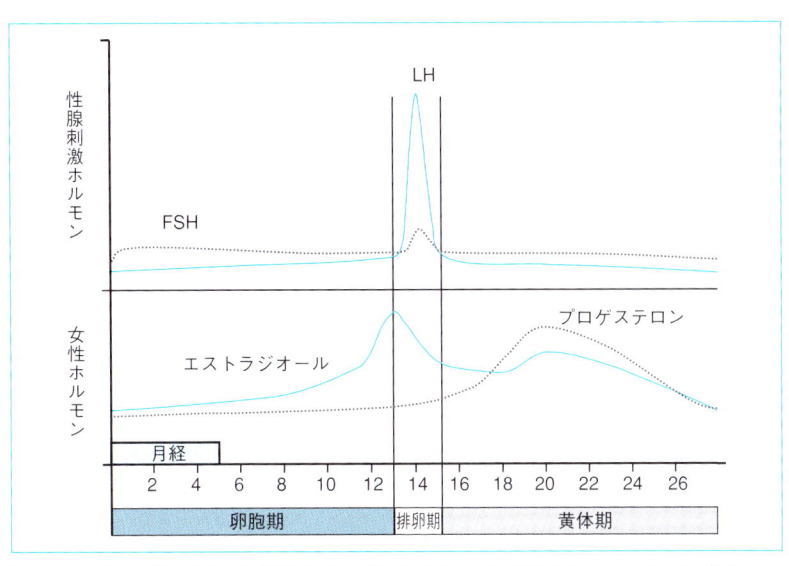

図13 女性の性周期における性腺刺激ホルモンおよび女性ホルモンの変化

ストラジオールの分泌が漸増し，卵胞が成熟すると急激なエストラジオールの増加によるポジティブフィードバックにより下垂体からLHサージと呼ばれる急激なLHの分泌が起こり，排卵が誘発される．排卵後の黄体期ではLHの作用で黄体が形成され，黄体からはプロゲステロンの分泌が徐々に増加する．妊娠が成立しなければ黄体の退化とともにプロゲステロンは減少し，月経となる．一方，妊娠時ではプロゲステロンの分泌は増加し，8週未満は妊娠黄体から，10週以降は胎盤から主に産生される．

b. 検査方法

プロゲステロンは，血中プロゲステロンおよび尿中プレグナンジオールが黄体機能の指標として測定される．

プロゲステロンの測定はRIA法のほか，EIA，CLIA，CLEIA，ECLIAなど方法が用いられる．尿中プレグナンジオールの測定には主にガスクロマトグラフィー法が用いられる．

c. 基準範囲（血中プロゲステロン）

- 男性：0.2～1.4 ng/mL
- 女性（非妊婦）：0.2～1.5 ng/mL（卵胞期），0.8～3.0 ng/mL（排卵期），1.7～27 ng/mL（黄体期），0.1～0.8 ng/mL（閉経期）

d. 検体採取の注意点

プロゲステロンの評価は，エストロゲンと同様に性周期および妊娠週数に応じた解釈が必要である．

検体として，血中プロゲステロンの測定には血清を用いる．尿中プレグナンジオールの測定は，蓄尿瓶にトルエンを加えて一日量を評価する．

e. 臨床的意義

血中プロゲステロンおよび尿中プレグナンジオールの低値は黄体機能不全のほか，妊娠時の胎盤機能不全で認められる．また，副腎疾患でも異常値をきたし，副腎癌で高値，Addison病で低値を認める．

● 絨毛性ゴナドトロピン（hCG）

a. 生理学的意義

hCG（human chorionic gonadotropin）はα，βの2つのサブユニットからなる糖蛋白であり，αサブユニットは下垂体ホルモンであるLH，FSHおよびTSHと共通の構造を，βサブユニットは特異的な構造をもつ．受精卵が着床すると絨毛から

産生され，黄体を刺激してプロゲステロンの産生を促し，妊娠を持続させる作用を有する．妊娠のごく初期から産生され，血中レベルは妊娠10週ころにピークとなり，その後妊娠末期に向けて次第に減少する．

b. 検査方法

血中および尿中 hCG の測定には β サブユニットを認識するモノクローナル抗体を用いたイムノアッセイが用いられ，RIA 法，EIA 法などがある．また，尿中 hCG は半定量的にペーパークロマトグラフィ法で高感度に測定することが可能であり，妊娠検査薬として OTC でも市販されている．

c. 基準範囲および検体採取の注意点

健康な男性および妊娠していない女性では hCG は産生されない．

検体として，血中 hCG 測定には血清を用いる．尿中 hCG の測定は随時尿として早朝尿を用いる．

d. 臨床的意義

妊娠反応としての尿中 hCG 半定量法では，ほとんどのキットの測定感度が 25 U/L であり，妊娠4週以降でほぼ全例陽性となる．血中および尿中の hCG は，正常妊娠のほか，子宮外妊娠，胞状奇胎，切迫流産などの異常妊娠，絨毛癌などの絨毛性疾患で高値を示す．

9. 膵ホルモン

膵臓は消化管へ膵液を分泌する外分泌腺が90％以上を占めるが，血中へホルモンを分泌する内分泌腺としての作用も重要である．膵内分泌腺は Langerhans（ランゲルハンス）島と呼ばれ，α 細胞，β 細胞，δ 細胞および PP 細胞などからなるが，β 細胞の占める割合が70％ほどで最多である．膵ランゲルハンス島から分泌されるホルモンはすべてペプチドホルモンであり，α 細胞からグルカゴン glucagon，β 細胞からインスリン insulin，δ 細胞からソマトスタチン somatostatin が分泌される．

● インスリン

a. 生理学的意義

インスリン（insulin）は，A 鎖，B 鎖の2本のポリペプチドが2か所で S-S 結合し，また A 鎖内で1か所 S-S 結合した構造をもつ．膵 β 細胞で合成された前駆体であるプロインスリンが，プロホルモン変換酵素（PC）2 および PC3 により2か所で切断され，インスリンと C-ペプチド C-peptide が 1：1 の比率で生成され，ともに血中に分泌される（図14）．

インスリンは糖代謝において最も重要なホルモンであり，生体内で唯一血糖低下作用を有する．主な標的臓器は筋肉，肝臓，脂肪組織であり，筋肉，脂肪組織などでは血中からのブドウ糖取り込みを促進し，肝臓，筋肉ではグリコーゲン合成を促進，さらに肝臓において糖新生を抑制することにより血糖を低下させる．そのほか，脂肪合成や蛋白合成を促進する作用も有する．一方，C-ペプチドにホルモンとしての生理活性はなく，尿中に排泄される．

インスリンは血中のブドウ糖により分泌が促進される．この分泌には，食事とは関係なく持続的に分泌されている基礎分泌と食事による血糖上昇に応じて分泌される追加分泌がある．経口血糖降下薬であるスルホニル尿素（スルホニルウレア，SU）剤は，β 細胞膜上の SU 受容体を介してインスリンの分泌を促進する．また，上部小腸 K 細胞から分泌される GIP，下部小腸 L 細胞から分泌される GLP-1 はインクレチンと呼ばれ，血糖依存的にインスリン分泌を促進し，新たな糖尿病治療薬の標的となり注目を集めている．

b. 検査方法

膵からのインスリン分泌能の指標として測定される血中インスリンは，特異抗体によるイムノアッセイが用いられるため測定値は immunoreactive insulin（IRI）と呼ばれる．測定法としてRIA 法が以前は用いられていたが，現在は CLIAおよび CLEIA 法が主に用いられている．

C-ペプチドもインスリン同様に RIA 法または

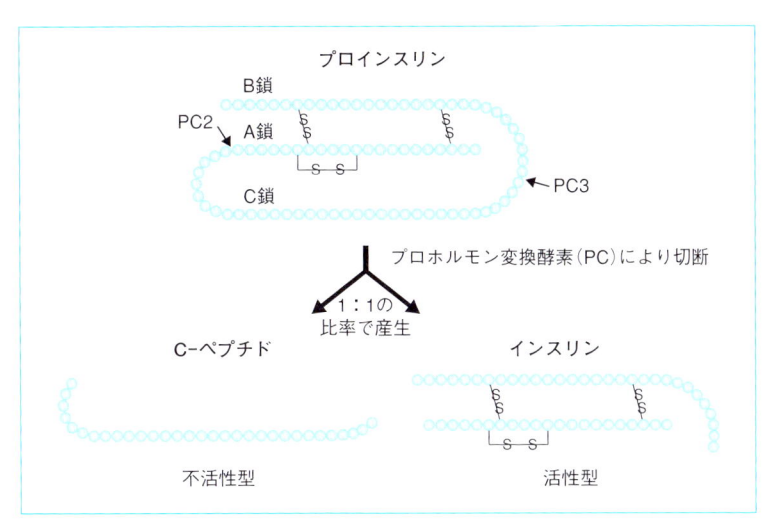

図14 インスリンの生合成

CLIA法などのイムノアッセイが用いられ，測定値は Connecting-peptide immunoreactivity（CPR）と呼ばれる．

c. 基準範囲

❶ インスリン（IRI）：5〜10μU/mL（血清，空腹時）
❷ C-ペプチド（CPR）：1.0〜3.0 ng/mL（血清，空腹時），50〜100μg/日（蓄尿）

d. 検体採取の注意点

血中のインスリンおよびC-ペプチドは血清を用いて測定するが，食事の影響を大きく受けるため，血糖も含めて総合的に判断する必要がある．一方，C-ペプチドは蓄尿検体で測定することにより，一日における内因性のインスリン分泌能を評価することができる．尿中のC-ペプチドは細菌の繁殖により分解されるため，防腐剤としてアジ化ナトリウムを添加する．

e. 臨床的意義

糖尿病は，インスリン作用不全により慢性的に高血糖をきたした病態である．糖尿病には，自己免疫機序などが原因で膵β細胞の破壊によりインスリンが絶対的に欠乏する1型と，肥満などによるインスリン抵抗性やインスリン分泌の低下が原因となる2型がある．

IRI低値は，1型糖尿病，2型糖尿病のほか，膵癌や慢性膵炎などの膵疾患による糖尿病などで認められる．IRI高値は，インスリン抵抗性による2型糖尿病，インスリン抗体によるインスリン自己免疫症候群，インスリン産生腫瘍であるインスリノーマなどで認められる．ここで，インスリン治療中で外因性のインスリンが存在する場合やインスリン抗体が存在する場合はIRIでは真の内因性インスリンを評価することができないため，血中および尿中C-ペプチドを測定することで内因性インスリン分泌能を評価する．

さらに，IRIは血糖と組み合わせることで，糖代謝の詳細を評価することが可能である．インスリン抵抗性の指標となるHOMA-IR，インスリン分泌能の指標となるHOMA-βは空腹時の血糖（mg/dL）とIRI（μU/mL）により以下の通り計算される．

$$\text{HOMA-IR} = \frac{空腹時IRI \times 空腹時血糖}{405}$$

$$\text{HOMA-}\beta = \frac{空腹時IRI \times 360}{空腹時血糖 - 63}$$

HOMA-IRは，1.6以上でインスリン抵抗性が疑われ，2.5以上でインスリン抵抗性と評価される．HOMA-βは，80以下でインスリン分泌低下が疑われ，40以下でインスリン分泌低下と評価される．

また，75 g ブドウ糖負荷試験における負荷30分後と負荷前の IRI および血糖それぞれの差（ΔIRI および Δ 血糖）から，インスリン初期分泌能の指標となる insulinogenic index（II）が ΔIRI（μU/mL）/Δ 血糖（mg/dL）として計算される．

$$II = \frac{負荷後30分IRI-前値}{負荷後30分血糖値-前値}$$

0.4 以下でインスリン初期分泌の低下と評価される．

● グルカゴン

a. 生理学的意義

グルカゴン（glucagon）には，膵 α 細胞から分泌される膵グルカゴンと下部小腸 L 細胞から分泌される腸管グルカゴンがある．同一の前駆体であるプレプログルカゴンから異なるプロセッシングを受けることで，それぞれの細胞で異なる分子量のホルモンが分泌される．主に膵グルカゴンが，ホルモンとして生理的に重要な役割を果たす．

グルカゴンは，コルチゾールやカテコールアミンなどと同様に血糖上昇作用を有するが，その作用は生体内で最も強力である．血糖上昇作用は，肝臓でのグリコーゲン分解，糖新生およびブドウ糖放出の促進により起こるが，一方で膵 β 細胞ではインスリン分泌を促進する作用も有する．

グルカゴンの分泌は，低血糖により強く刺激され，そのほかにアミノ酸やストレスなどにより分泌が促進される．

b. 検査方法

グルカゴンの分泌は血中グルカゴンとして測定される．グルカゴンは，膵グルカゴンの特異抗体を用いた RIA 二抗体法で測定されていたが，抗体が不足し同等の抗体が得られなくなったため，現在は保険認可から除外されている．

c. 基準範囲および検体採取の注意点

50〜150 pg/mL

血中グルカゴンは食事や自律神経の影響を受けるため，早朝空腹時に採血し，基礎値として判断する．グルカゴンは血中の酵素により分解されるため蛋白分解酵素阻害剤のトラジロールと EDTA-2Na を加えた採血管で採取し，よく混和した後に速やかに 4℃で遠心分離し，血漿を－20℃で保存する．

d. 臨床的意義

血中グルカゴンの著明な高値はグルカゴン産生腫瘍であるグルカゴノーマで認められる．そのほか，血中グルカゴンの高値は，腎不全，肝硬変，外傷や感染によるストレスなどで認められる．糖尿病では血中グルカゴンは高値を示すことが多く，特に血糖値に比較したグルカゴンの上昇が健常者よりも強い．さらに，アルギニン負荷時のグルカゴン反応も亢進している．

血中グルカゴンの低値は，膵摘出後または慢性膵炎などで認められる．

10. 消化管ホルモン

消化管より血中へ分泌されるホルモンは，ガストリン gastrin，セクレチン secretin，グルコース依存性インスリン分泌刺激ポリペプチド glucose-dependent insulinotropic polypeptide（GIP），グルカゴン様ペプチド 1 glucagon-like peptide-1（GLP-1），コレシストキニン cholecystokinin，血管作動性腸管ポリペプチド vasoactive intestinal polypeptide（VIP）などのペプチドホルモンがある．それぞれのホルモンの産生部位と作用について表 5 に示す．ここでは，血中ホルモン値の測定法が確立し，血中濃度の異常と疾患との関連が明らかとなっているガストリンについて述べる．

● ガストリン

a. 生理学的意義

ガストリン（gastrin）は，胃幽門部および十二指腸粘膜に存在する G 細胞から分泌される．ガストリンの分泌は，食事後の pH の上昇などの化学的刺激に加え，機械的な刺激，迷走神経刺激で促進

される.

ガストリンの作用は，胃壁細胞から胃酸分泌を促進する．また，胃酸により胃内のpHが低下するとフィードバックによりガストリンの分泌は抑制される．

b. 検査方法

血中ガストリンの測定にはRIA-PEG法が用いられる．

c. 基準範囲および検体採取の注意点

＜200 pg/mL

ガストリンの分泌は食事により刺激を受けるので，早朝空腹時に採血を行う．検体は血清または血漿を用いるが，蛋白の分解を避けるため，検体は4℃で遠心分離後に−20℃で保存する．

d. 臨床的意義

血中ガストリン高値をきたす疾患としてガストリノーマ（Zollinger-Ellison症候群）があるが，ガストリンが腫瘍により持続的に産生されるため，胃酸分泌も亢進し，これにより難治性消化性潰瘍をきたす．一方，ガストリンは高値でも胃酸分泌の亢進を認めないものとして，慢性萎縮性胃炎，悪性貧血，副甲状腺機能亢進症などの疾患に加え，H_2ブロッカーやプロトンポンプインヒビター（PPI）などの胃酸分泌抑制薬の内服中などがある．

● インクレチン

インクレチンとは，血糖依存的に膵β細胞からのインスリン分泌を促進する消化管ホルモンであり，上部小腸K細胞から分泌されるGIPと下部小腸L細胞から分泌されるGLP-1がインクレチンとして知られている．

GIPおよびGLP-1はともに，食事による消化管内のさまざまな栄養素により分泌が刺激され，膵β細胞においてインスリン分泌促進のほか，アポトーシス抑制などの保護作用も有する．さらに，GIPでは脂肪合成促進，グルカゴン分泌促進の作用を有するのに対し，GLP-1では食欲抑制，胃排出の抑制，グルカゴン分泌抑制作用を有する．

GIPおよびGLP-1は，活性型として血中に分泌された後，血中および全身の臓器に広く存在するDPP-4により速やかに分解されて不活性型となる．

近年，糖代謝におけるインクレチンの役割が明らかになるとともに，インクレチンを標的とした

表5 主な消化管ホルモンの産生部位と作用

消化管ホルモン	産生部位	主な作用
ガストリン	幽門部，十二指腸 G細胞	胃酸分泌促進
セクレチン	十二指腸 S細胞	膵酵素分泌促進 胃酸分泌抑制
GIP	上部小腸 K細胞	インスリン分泌促進（インクレチン作用） 膵β細胞保護 脂肪合成促進
GLP-1	下部小腸 L細胞	インスリン分泌促進（インクレチン作用） 膵β細胞保護 食欲抑制
コレシストキニン	十二指腸 I細胞	膵酵素分泌促進 胆嚢収縮

サイドメモ：アディポカイン

脂肪細胞から分泌される生理活性物質を総称してアディポカイン（あるいはアディポサイトカイン）という．アディポカインには，動脈硬化を促進させる方向に働くTNF-α（tumor necrosis factor-α；腫瘍壊死因子α）やPAI-1（Plasminogen activator inhibitor-1）などと，動脈硬化に予防的に働くレプチンやアディポネクチンなどがある．

TNF-αはマクロファージから分泌される炎症性サイトカインでもあり，大型脂肪細胞から分泌されインスリン抵抗性をひき起こす．PAI-1も同様に大型脂肪細胞から分泌され，血栓を形成しやすくする．また，レプチンは脂肪細胞から分泌され，視床下部の満腹中枢に働き食欲を抑制する．アディポネクチンは小型化した脂肪細胞から産生され，インスリン感受性を促進する．

内臓脂肪が蓄積した状態（内臓脂肪型肥満）ではこれらのアディポカインの分泌異常が生じ，インスリン抵抗性が亢進すると考えられている．

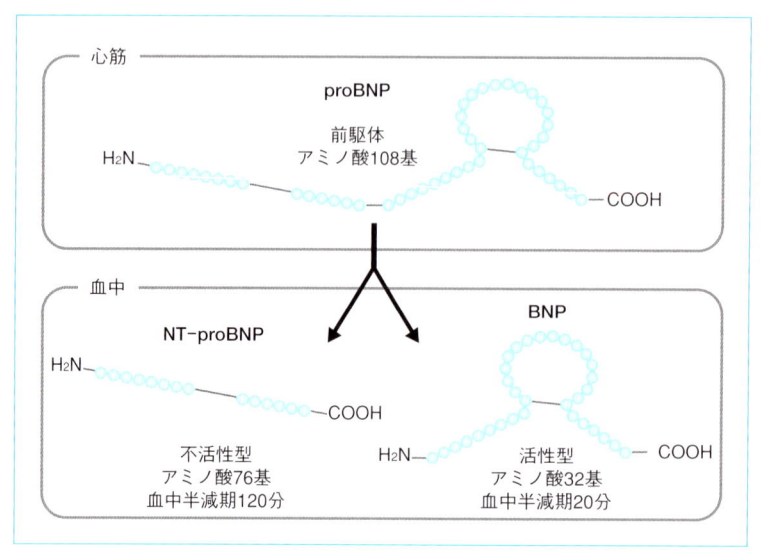

図15　BNPの生合成

糖尿病治療薬が開発され，注目を集めている．現在，GIPおよびGLP-1を分解するDPP-4の作用を抑制するDPP-4阻害薬，インスリン分泌とともに食欲抑制による体重減少効果が期待されるGLP-1受容体作動薬が治療薬として使用されている．

GIPおよびGLP-1の血中濃度を測定するRIA法およびELISA法のキットは開発されているが，インクレチンがDPP-4により速やかに分解されることや，抗体に非特異的な反応があり測定結果が安定しないことなど，多数の問題点が存在している．血中インクレチンについては，今後さらに良好な測定法が開発されることで，糖尿病をはじめとするさまざまな疾患との関連が明らかとなることが期待されている．

11. ナトリウム利尿ペプチド

ナトリウム利尿ペプチドは3種類のペプチドホルモンからなり，心房性ナトリウム利尿ペプチド atrial natriuretic peptide（ANP），脳性ナトリウム利尿ペプチド brain natriuretic peptide（BNP）およびCタイプナトリウム利尿ペプチド C-type natriuretic peptide（CNP）がある．

a. 生理学的意義

ANPはヒトおよびラットの心房から単離され，発見された．主に心房から分泌され，心房筋の伸展により分泌が促進される．

BNPはブタの脳から単離されて発見されたが，主に心室から分泌され，心不全や心筋障害による心筋への負荷により分泌が促進される．BNPは，心筋内で前駆体として産生されたproBNPから切断され，NT-proBNPとともに血中に分泌される（図15）．

ANPおよびBNPはともに，ナトリウム利尿作用のほか，血管拡張作用，レニン-アンジオテンシン-アルドステロン系を抑制する作用を有し，これにより心不全や腎不全などの病態において体液貯留の抑制に重要な役割を果たしている．一方，NT-proBNPは生理学的活性を有さない．

CNPは，BNPと同様にブタの脳から単離され，脳で神経ペプチドとして作用するほか，血管内皮細胞やマクロファージでも分泌されることが明らかとなっている．

血中のANPおよびBNPは，加齢とともに増加する．また，体位，食塩摂取，運動などさまざまな因子から影響を受ける．

b. 検査方法

病態に関連する血中ホルモン値として，血中のANP，BNPおよびNT-proBNPが測定される．

血中ANP，BNPおよびNT-proBNPはCLEIA法などのイムノアッセイで測定される．BNPおよびNT-proBNPには，POCT（point of care testing）として迅速かつ簡便に全血を用いて測定可能なイムノクロマトグラフィーによる定量法もある．

c. 基準範囲

❶ ANP（血漿）：≦40 pg/mL
❷ BNP（血漿）：≦20 pg/mL
❸ NT-proBNP（血清）：≦125 pg/mL（慢性心不全の除外診断），≦300 pg/mL（急性心不全の除外診断）

d. 検体採取の注意点

血中のANP，BNPおよびNT-proBNP濃度は，さまざまな要因から影響を受けるため，早朝空腹絶飲状態で30分間の安静臥床後に採血する．

検体として，ANP，BNPともに血漿を用いるが，特にANPでは分解阻害のためアプロチニン入りEDTA採血管を用いる必要がある．また，採血後の検体はともに不安定であるため，ただちに4℃で遠心分離後に−20℃で凍結保存する．一方，NT-proBNPは血漿のほか，血清を用いることも可能であり，分離後の検体は2～3日は冷蔵保存で安定である．

e. 臨床的意義

血中ANPは体液量貯留の指標として測定され，心不全，腎不全，高血圧症などで上昇する．また，ANPは製剤として心不全治療に用いられ，投与時の血中ANP濃度のモニターとしても測定される．

血中BNPはANPと同様に心不全で増加するが，BNPでは重篤度に応じてより鋭敏に反応して高値を示すため，心不全の診断および重症度判定として有用である．NT-proBNPは，BNPに比較して血中半減期が長く，血清検体で安定的に測定可能であるため，臨床的に有用性が高い．また，血中BNPおよびNT-proBNPは腎不全でも高値を示す．

参考文献
1) 金井正光（監修）：臨床検査法提要　改訂第33版．金原出版．2010.
   ※ホルモンの測定法と臨床的意義について詳細に解説されている
2) 髙久史麿（監修）：臨床検査データブック　2011-2012.医学書院．2011.
   ※内分泌学的検査について幅広く解説されている

第15章 ビタミン

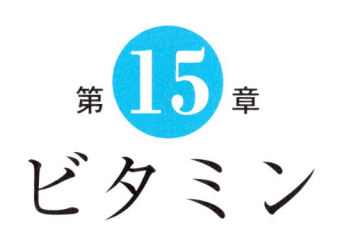

学習のポイント

❶ **ビタミン名と化合物構造**：最初のビタミンの発見は日本の鈴木梅太郎によって抗脚気因子(ビタミンB_1, チアミン)として報告されたが，翌年に生命活動に必須なアミンから「vitamine」と名付けられた．その後，ビタミンの化学的特性から「脂溶性A」「水溶性B」と命名され，次々に発見されたビタミンにアルファベットが付けられることになった．しかし，命名されたビタミンのなかには，その後の研究でビタミンでないことがわかり消滅したアルファベットや，既存のビタミンの類似物質であることがわかったものもあり，改めてビタミンB_1～B_{12}のように番号が付けられることになった．

❷ **ホロ酵素とアポ酵素**：酵素の蛋白分子のみでは酵素活性を示さず，ビタミンB群の補酵素が結合して初めて活性が生じる酵素をホロ酵素という．補酵素が結合していない状態の蛋白質部分のみをアポ酵素と呼ぶ．アミノトランスフェラーゼであるASTやALTは補酵素としてビタミンB_6のピリドキサルリン酸が必要である．

本章を理解するためのキーワード

❶ 生体内過酸化物質とビタミン

水溶性ビタミンの多くはビタミンB群であり，もう一つがビタミンCである．ビタミンCはその化学的特性から強い還元力を示す．この還元力は生体内で生じる過酸化物である過酸化水素をグルタチオン-アスコルビン酸回路処理によって消去される．酵素的測定法で最終検出系として利用されるペルオキシダーゼ・酸化縮合発色では試料に含まれるビタミンCがペルオキシダーゼにより酸化されるため，発色試薬が酸化されず，負誤差を与える．これを抑えるため，アスコルビン酸オキシダーゼで試料の前処理が行われている．

一方，脂溶性ビタミンであるビタミンEは抗酸化作用をもち，脂溶性であることから，脂質中の過酸化物であるフリーラジカルを吸収して自らビタミンEラジカルになる．このビタミンEラジカルはビタミンCにより吸収され，元のビタミンEに再生される．

このように生体内で発生した過酸化物がDNAや蛋白へ損傷を与え，遺伝子や蛋白の変性を防御する作用もビタミンにはある．

A ビタミンの種類と生理機能

1910年，鈴木梅太郎は，米糠から脚気に有効なオリザニンを報告し，同様に同じ有効成分を発見したC. Funkは生命活動に必要なアミン(vital amine)からビタミン(vitamine)と名づけた．その後，30年間に多くのビタミンが発見され，それらはアミンではないものが多いので，現在では英語の語尾のeを除いてビタミン(vitamin)と定義されている．ビタミンは，生体の栄養素のうち，炭水化物や蛋白質，脂質，ミネラル以外の栄養素で生理作用を維持するために必須な微量有機化合物の総称である．そのほとんどは生体内で合成不可能なので，主に食料から摂る．ビタミンは微量で体内の物質代謝や生理機能を調節し，不足すると特有の欠乏症を示す．

現在，表1に示した13種の化合物がビタミンと認定されている．ビタミンは，水に溶けやすい水溶性ビタミン(図1)と，水に溶けにくい脂溶性ビタミン(図2)に大別される．これらビタミンの

表1 ビタミンの分類と特徴および測定法

化学的性質	ビタミン	化学名	生理作用	欠乏症	
水溶性	ビタミンB₁	チアミン	ピルビン酸脱水素酵素，2-オキソグルタル酸脱水素酵素などの補酵素	脚気，Wernicke脳症	
	ビタミンB₂	リボフラビン	酸化還元反応，酸素転移反応に作用するフラビン酵素の補酵素	発育障害，口唇炎，口角炎	
	ビタミンB₃	ニコチン酸，ナイアシン	酸化還元酵素に関与する補酵素NAD(P)の成分	ペラグラ	
	ビタミンB₅	パントテン酸	アシル基転移酵素に関与するCoAの成分	皮膚炎，脱毛，副腎障害，消化管異常，燃え脚症候群	
	ビタミンB₆	ピリドキシン，ピリドキサル	AST，ALTとカルボキシラーゼの補酵素	皮膚炎，先端痛症，口唇炎，口内炎，神経炎	
	ビタミンB₇	ビオチン	カルボキシル基転移酵素の補酵素(ピルビン酸カルボキシラーゼ)	白髪，脱毛，湿疹，炎症など皮膚症状，結膜炎	
	ビタミンB₁₂	コバラミン	アミノ酸代謝の補酵素(メチオニン合成酵素：5-メチルテトラヒドロ葉酸ホモシステインメチル基転移酵素)	悪性貧血，メチルマロン酸血症，ホモシステイン血症，舌炎	
	ビタミンBc(葉酸，B₉，M)	葉酸，テトラヒドロ葉酸	プリン体の生合成，水素転移酵素の補酵素，葉酸誘導体は一連のメチル基転移の基質で，DNAの合成に関与	貧血，神経障害，口角炎，舌炎	
	ビタミンC	アスコルビン酸	生体異物の代謝(シトクロムP-450の活性化)，アミノ酸・ホルモンの代謝	壊血病，脱毛，副腎皮質機能障害，色素沈着	
脂溶性	ビタミンA	レチノール，カロチン，クリプトキサンチン	網膜の視物質ロドプシンの構成成分	夜盲症，結膜乾燥症，皮膚・粘膜角質化，甲状腺機能亢進症	
	ビタミンD	カルシフェロール	腸管からのリン，カルシウム吸収促進，石灰化の促進	くる病，骨軟化症，骨粗鬆症	
	ビタミンE	トコフェロール	膜脂質の抗酸化作用	未熟児の溶血性貧血	
	ビタミンK	フィロキノン(K₁)，メナキノン(MK-4，MK-7)	血液凝固因子の活性化	血液凝固障害，新生児メレナ	

生理作用と欠乏症そして基準範囲，検査方法を表1に示した．

1. ビタミンの性質

a. ビタミンB₁

ビタミンB₁の化学構造は六員環のピリミジン部と五員環のチアゾール部から構成され，チアゾールの-OH基にリン酸がエステル結合した3種類のリン酸化合物がある．モノリン酸がチアミン一リン酸(thiamine monophosphate；TMP)，2つ結合したものがチアミン二リン酸(thiamine pyrophosphate；TPP)，そして3つ結合したものがチアミン三リン酸(thiamine triphosphate；TTP)である．

ビタミンB₁は酵母，豚肉，大豆に含まれる．過剰に摂取されたチアミンは速やかに尿中に排泄され，過剰摂取障害はないとされる．

生体内ではTPPが各種酵素の補酵素として働き，TCAサイクルのピルビン酸脱水素酵素複合体の反応に関与し，ピルビン酸からCO_2を脱炭酸するときの補酵素として作用する．またリン酸経

過剰症	基準範囲	検査方法
なし	全血総ビタミン B_1 28～56 ng/mL	HPLC・蛍光検出法
なし	全血ビタミン B_2 65～111 ng/mL	HPLC・蛍光検出法
なし	全血総ニコチン酸：2.9～7.1 μg/mL	HPLC法，Lactobacillus plantarum ATCC8014による微生物学的定量法
なし	全血パントテン酸：0.2～1.8 μg/mL	HPLC法，Lactobacillus plantarum ATCC8014による微生物学的定量法
	血清総 B_6 7～17 ng/ml	Saccharomyces cerevisiae ATCC9080による微生物学的定量法
なし	血清総ビオチン 292～1,049 pg/ml	HPLC法
なし	200～1,000 pg/ml	免疫学的な競合的結合測定法，Lactobacillus delbrueckii subsp. lactis ATCC7830による微生物学的定量法
なし	血清葉酸：2～10 ng/mL，赤血球葉酸：140～628 pg/mL	Lactobacillus rhamnosus ATCC7469による微生物学的定量法，HPLC法
なし	0.70～1.38 mg/dL	HPLC法
ビタミンA過剰症：高脂血症，脂肪肝，腎不全，甲状腺機能低下症	総レチノイド（血清，血漿）：57.0±7.5 μg/dL，レチノール（血清，血漿）：88.3±36.6 μg/dL，総カロテノイド（血清，血漿）：182.8±31.7 μg/dL	HPLC紫外検出法
過剰症：高カルシウム血症，腎糸球体障害，高コレステロール血症	1,25-ジヒドロキシビタミンD総量：20～60 pg/mL，25-ヒドロキシビタミンD総量：7～41 ng/mL	HPLC紫外検出法，ELISA，RIA
高脂血症，妊婦	血清 α-トコフェロール：0.5～1.1 mg/dL	HPLC・蛍光検出法
なし	ビタミン K_1：0.15～1.25 ng/mL，MK-4：0.03～0.05 ng/mL	HPLC・蛍光検出法

路においてもトランスケトラーゼの補酵素として関与し，またデオキシリボース，リボースといった五炭糖の産生に関与している．2-オキソグルタル酸脱水素酵素の補酵素でもある．

TPPが欠乏すると解糖系に障害をきたし，乳酸アシドーシスによる神経障害，そして脚気，Wernicke脳症となる．Alzheimer型認知症患者では血漿チアミン濃度の低下がみられる．B_1欠乏症が疑われる場合には B_1 が欠乏しているのか，その利用障害なのかを判別する検査法として B_1 負荷試験が行われる．

欠乏症では全血総ビタミン B_1 20 ng/mL 以下である．血球内には B_1 が多く含まれるため，血漿検体では溶血の影響を受ける．−20℃保存で2か月安定である．

b. ビタミン B_2

リボフラビンはイソアロキサジン環にリビトールが結合したヌクレオチドで，補酵素型であるフラビンモノヌクレオチド（FMN）はリビトールの先端にリン酸が結合，そしてフラビンアデニンジヌクレオチド（FAD）にはリン酸2分子を介して

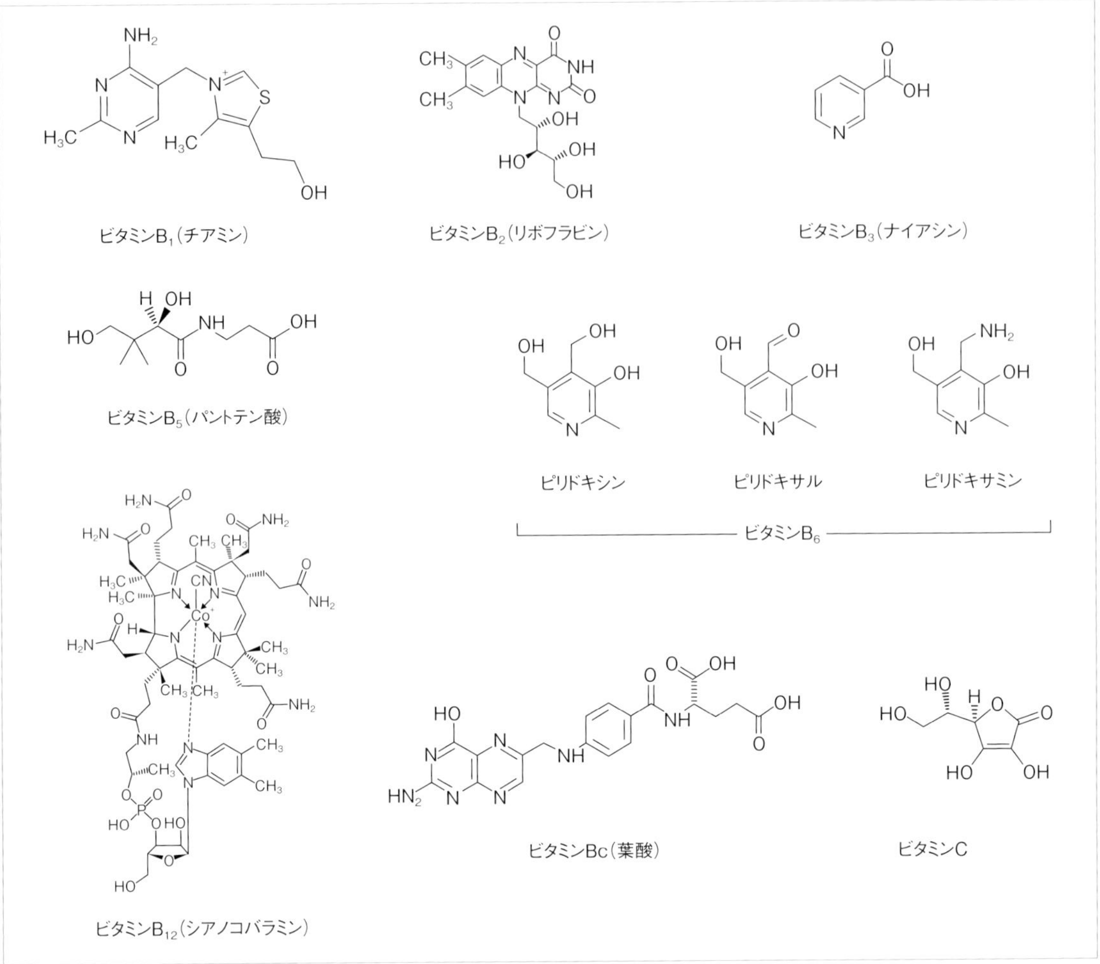

図1 水溶性ビタミンの化学構造

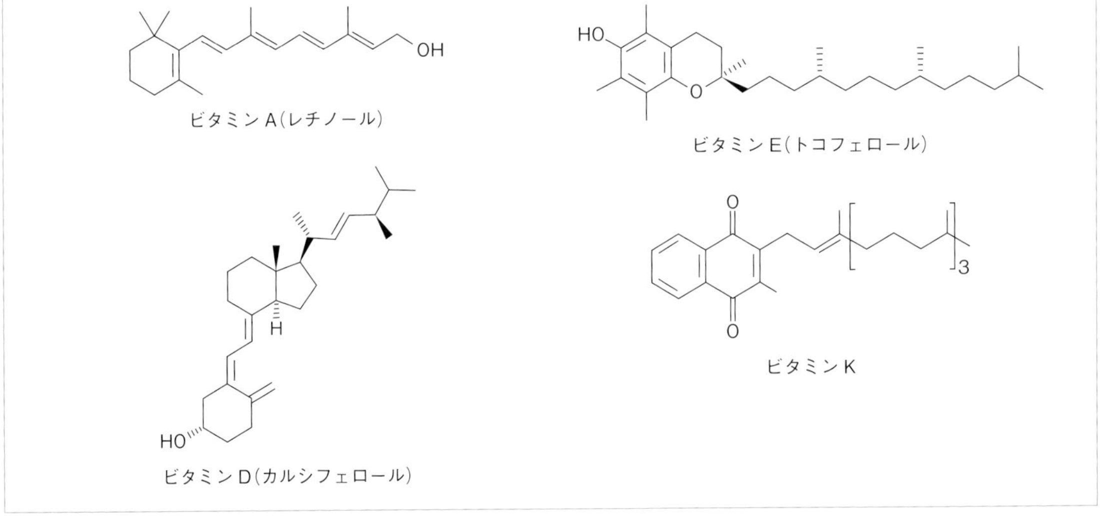

図2 脂溶性ビタミンの構造

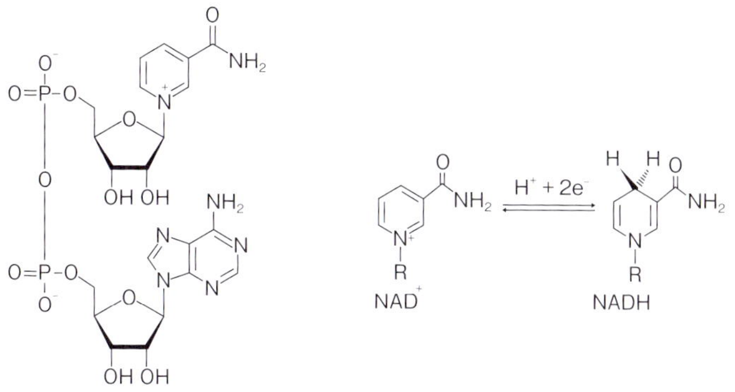

図3 NADとNADPの化学構造と酸化還元反応

アデノシンが結合している．両者とも脱水素酵素の補酵素とされるが，実際には酵素に強固に結合している補欠分子族である．水に可溶で，エーテルには不溶，水溶液は黄色であり，フラビンを含む酵素も黄色である．

FMN, FADともに酸化型(FMN, FAD)および還元型(FMNH$_2$, FADH$_2$)をとり，一電子還元を受けた中間型を生じ，酸化還元に関与する．リボフラビンの補酵素型を配合団とする酵素をフラビン酵素と呼び，FADを含む酵素にはグルコースオキシダーゼやクエン酸回路でのコハク酸酸化還元酵素，FMNを含む酵素には電子伝達系のNADH脱水素酵素，コハク酸脱水素酵素はじめとする4種類がある．

リボフラビンは酵母，鶏卵，レバーなどに含まれる．欠乏症では発育障害，口唇炎，口角炎がある．検査法はHPLCを用い，試料はEDTA加全血を用いるが，ビタミンB$_2$は光，アルカリ，熱に弱いので，遮光して輸送する．測定時の遮光は不要．

c. ビタミンB$_3$（ナイアシン）

ニコチン酸とニコチン酸アミドの総称をナイアシンと呼ぶ．ナイアシンは食物中のニコチン酸とニコチン酸アミドを腸管から吸収されるほか，体内ではトリプトファンからキヌレニンを経て合成される．同時に腸内常在細菌がトリプトファンからナイアシン合成を行うため体内に吸収もされる．

ニコチン酸を部分構造に含む生体成分にはニコチンアミドアデニンジヌクレオチド(NAD$^+$)やニコチンアミドアデニンジヌクレオチドリン酸(NADP$^+$)があり，これらは酸化還元酵素の水素受容体として働き，補酵素として重要である．NAD$^+$は図3に示すようにニコチンアミドヌクレオチドおよびアデノシンから構成され，ヌクレオチドの5'がそれぞれリン酸結合によって結合している．アデノシンの2'には-OH基があり，これがリン酸基に置換されると，NADP$^+$となる．NADの酸化還元のよる水素付加による還元型は図3に示すように変化し，還元型は340 nmに吸収を示すため，脱水素酵素の活性測定や酵素的測定法の検出に利用される．

ニコチン酸の欠乏症にはペラグラ（ナイアシンとトリプトファンの欠乏）をはじめ，ニコチン酸合成に関与する先天性トリプトファン尿症，ヒドロキシキヌレニン尿症がある．Hartnup病はトリプトファンの腸管吸収障害により発症する．

検査はヘパリン加全血を用い，4℃の保存で約2週間安定．血漿中の定量では血球内濃度が高いため，溶血に注意する．

d. ビタミンB$_5$（パントテン酸）

パントテン酸は吸湿性で水，アルコール，酢酸に易溶，エーテルに難溶で酸，アルカリ，熱に不安定である．パントテン酸はCoA（補酵素A）の

構成成分である．CoA はアデノシン-3'-リン酸，ピロリン酸，パントテン酸と 2-メルカプトエチルアミンから構成され，末端の -SH 基にアセチル基が結合したものはアセチル CoA である．アセチル CoA の代表的な生産経路は解糖系（EM 経路）で，ピルビン酸を原料とし，ピルビン酸デヒドロゲナーゼ複合体の働きによって生成する．CoA の誘導体は 10 種類以上が知られている．

食品中ではそのほとんどが CoA として存在するが，消化管内でパンテテインあるいはパントテン酸にまで分解され，体内に吸収される．1 日の摂取推奨量は約 6 mg である．冷蔵保存で 1 日，長期保存では冷凍（−80℃）する．欠乏症はほとんどみられないが，燃え脚症候群などがある．

e．ビタミン B_6

ビタミン B_6 には，生物活性を示すものにピリドキシン，ピリドキサルおよびピリドキサミンがあり，ピリドキサールキナーゼの作用により，それぞれリン酸化されピリドキシン-5'-リン酸（PNP），ピリドキサル-5'-リン酸（PLP），ピリドキサミン-5'-リン酸（PMP）となり，細胞内ではリン酸エステル型が大部分である．これらリン酸エステル型は種々の酵素の補酵素として働き，AST や ALT などのアミノトランスフェラーゼに非共有的に強固に結合して存在する．

B_6 は多くの食物に含まれ，腸内細菌により生合成されるため，欠乏症はまれであるが，口唇炎，口内炎，接触皮膚炎などの症状がみられる．男性は女性より低い．血清は遮光凍結保存で 2 週間安定である．

f．ビタミン B_{12}

ポルフィリン類似（テトラピロール）のコリン環とヌクレオチドの構造をもつ．テトラピロールの中央にはコバルトが錯体として配位しており，赤い色をしている．Co^{3+} の配位子の違いにより 4 種類の活性体があり，補酵素 B_{12} としては細胞内にシアノコバラミン，アデノシルコバラミン，そのほかにメチルコバラミン（全体の約 60％），ヒドロキソコバラミンがある．メチルコバラミンはメチオニン合成酵素，アデノシルコバラミンはメチルマロニル CoA ムターゼの補酵素として作用する．

このビタミンは動物の体内で合成できないため，細菌が生合成したものを消化管から吸収している．また，経口摂取した B_{12} は唾液中の蛋白と結合し，消化酵素でこの蛋白が分解されると胃の壁細胞から分泌された内因子と結合，回腸で吸収される．したがって胃の全摘では B_{12} の吸収が低下する．欠乏症により血球の造血に影響を与え，悪性貧血や神経症状の発症が見られる．メチルコバラミン，デオキシアデノシルコバラミンは悪性貧血などのビタミン B_{12} 欠乏症の治療に利用されている．

試料は空腹時採血の血清を用い，遮光し冷蔵で 1 日，冷凍で長期間安定である．

g．ビタミン Bc（葉酸）

葉酸はビタミン M，ビタミン B_9，プテロイルグルタミン酸とも呼ばれ，プテリンにパラアミノ安息香酸とグルタミン酸が結合した構造を持つ．経口摂取されたプテロイルポリグルタミン酸は小腸で酵素作用を受けて，プテロイルモノグルタミン酸として吸収される．門脈から肝臓に輸送され 5-メチルテトラヒドロ葉酸となり貯蔵される．葉酸誘導体は一連のメチル基転移の基質となり，dUMP（デオキシウリジン-5'−一リン酸）から dTMP（チミジル酸＝チミジン一リン酸）の合成にも関わっている．

葉酸を多く含む食品は，レバー，緑黄色野菜，果物である．不足すると赤血球障害や悪性貧血などの症状を生じる．貧血に関しては，葉酸は造血作用に対しビタミン B_{12} と協調してはたらき，いずれのビタミンの欠乏も巨赤芽球性貧血を引き起こす．その他，欠乏すると舌炎，口角炎を発症する．

赤血球内濃度は血清よりも高いので血清葉酸測定では溶血に注意が必要である．食事に影響を受けるので空腹時採血，血清，全血ともに遮光したうえ，−20℃保存で約 1 か月安定．

h. ビタミンC

ビタミンCは酸性を示し，強い還元力をもつ水溶性ビタミンである．金属を還元する作用をもつため，生体金属の測定では還元剤として利用される．また，消化管の3価の鉄を2価に還元し鉄の吸収を高める．生理作用機能は幅広く，コラーゲン，カルニチン，副腎皮質ホルモンやカテコールアミンの生合成，過酸化脂質や過酸化物（スーパーオキシド，ヒドロキシラジカル，過酸化水素）の分解に関与する．欠乏症には壊血病，副腎皮質機能障害，色素沈着などがある．

ヒトを含む霊長類はアスコルビン酸を合成できないため，食事から摂取し，小腸から能動輸送されて内臓組織に広く分布する．ビタミンCは酸素，光，熱，アルカリできわめて不安定．血清試料は空腹時採血で速やかに分離し，過塩素酸で除蛋白する．血清は−80℃保存で1週間安定．

i. ビタミンA

ビタミンAにはアルコール型のレチノール，アルデヒド型のレチナール，そしてカルボン酸のレチノイン酸がある．その90％はレチノールで，その他パルミチン酸エステルなどがある．レチノイド（レチノイン酸，プロビタミンA）として経口摂取，小腸で吸収されて肝臓の脂肪貯蔵細胞内にレチニルパルミテートとして貯蔵される．必要に応じてレチノールとなり，レチノール結合蛋白と結合し，標的組織に搬送される．ビタミンAはロドプシン（視色素）の発色団を構成し，視細胞における光による興奮作用として重要な物質である．欠乏症は夜盲症，結膜乾燥症，甲状腺機能亢進症，過剰症には脂質異常症（高脂血症），脂肪肝などがある．

試料は空腹時採血．血清は室温・遮光で当日，4℃で1日保存できる．長期保存は−80℃の冷凍．

j. ビタミンD

ビタミンDはビタミンD_2（エルゴカルシフェロール）とビタミンD_3（コレカルシフェロール）がある．ビタミンD_2は植物に，ビタミンD_3は動物に多く含まれ，ヒトではビタミンD_3が生理的に作用する．食事により摂取された植物由来のプロビタミンD_2と動物由来のプロビタミンD_3は小腸下部から吸収され，皮膚が紫外線に当たるとそれぞれD_2とD_3へ転換される．D_2とD_3は肝臓の酵素作用により活性型である25位が水酸化され，1,25-ジヒドロキシビタミンD_3とD_2と，25-ヒドロキシビタミンD_3とD_2がビタミンD結合蛋白と結合して，血中を循環する．ビタミンD生理作用は小腸におけるCa，P吸収促進，骨からのCa，Pの動員，腎尿細管でのCa，Pの再吸収，類骨組織への石灰化などがある．

試料は採血後，ただちに冷却遠心分離して血清を−20℃以下で保存する．約1か月安定．

k. ビタミンE

トコフェロールはメチル化誘導体でメチル基の位置によりα，β，γ，δの4種がある．食品の脂質に含まれて存在するビタミンで，小腸から吸収されてカイロミクロンに取り込まれ，肝臓に運ばれる．α-トコフェロールは蛋白と結合して肝臓で蓄積される．β，γ，δ-トコフェロールは胆汁中に排泄される．α-トコフェロールの抗酸化作用が最も強く，活性酸素の除去に関与している．脂質ペルオキシルラジカルのスカベンジャー（捕捉剤）として脂質の過酸化を防ぎ，細胞膜やリポ蛋白中の多価脂肪酸の安定化に関与する．酸化されたビタミンEはアスコルビン酸，ビリルビン，還元型グルタチオン，尿酸やグルタチオンペルオキシダーゼなどにより還元・再生される．欠乏症には未熟児の溶血性貧血がある．

試料は空腹時採血した血清（血漿）は室温・遮光で当日，4℃で1日保存できる．長期保存は−80℃の冷凍．測定法はHPLC法．

l. ビタミンK

ビタミンKにはK_1（フィロキノン）とK_2（メナキノン：MK-4，MK-7）があり，K_1は黄緑野菜などに多く，K_2には納豆，乳製品などに多い．ビタミンKは小腸から吸収され，カイロミクロンに取り込まれて，リンパから血液に入る．フィロキノンは肝臓でMK-4の活性型ビタミンKに変換

され，血液凝固因子の活性化に補酵素として作用する．また，骨芽細胞のオステオカルシンがヒドロキシアパタイトと結合して骨形成するときに関与する．新生児メレナはビタミンKの胎盤通過の低さや新生児の腸内細菌の未発達，母乳含量の少なさなど，そして肝臓でのプロトロンビン合成の低さなどから発症するとされる．血栓予防薬のワルファリンはビタミンKエポキシドレダクターゼの阻害剤で，凝固因子の生合成を阻害する．

試料は空腹時採血の血清を使用し，保存は遮光室温で当日，冷蔵（4℃）で1日，長期保存は−80℃の冷凍．

参考文献
1) 日本ビタミン学会(編)：ビタミン総合事典．朝倉書店，2010
   ※あらゆるビタミン種類と由来，そしてその化学的な構造や物理化学的特性，生体における機能とその代謝について解説されている．また，ビタミンの欠乏症による各種疾患についても記載されている．

第16章 機能検査

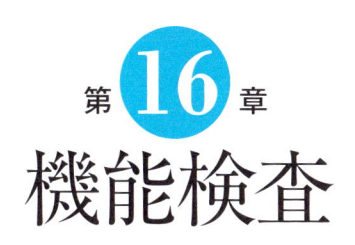

学習のポイント

❶ 1回の採血による検査は1点の血中濃度を測定することで臓器機能を推定する検査であるが，機能検査は臓器に対して負荷を与えることにより2点以上で血中濃度を測定し，微妙な機能の変化や血中成分の変化からは推定できない変動を評価する検査である．

❷ 肝（胆道）機能検査として，インドシアニングリーン（ICG）試験とブロムスルファレイン（BSP）試験などの肝細胞の異物（色素）排泄機能検査がある．

❸ 腎機能検査は大きく腎血漿流量検査，糸球体機能検査，尿細管機能検査の3つに分類される．腎血漿流量検査にはパラアミノ馬尿酸（PAH）クリアランス（C_{PAH}），フェノールスルホンフタレイン（PSP）試験がある．PSP試験は腎血漿流量の推定のほかに近位尿細管機能の評価にも用いられる．糸球体機能検査にはクレアチニンクリアランス（Ccr）がある．尿細管機能検査には近位尿細管機能検査のPSP試験，遠位尿細管機能検査のFishberg濃縮試験がある．

❹ 膵機能検査は，膵外分泌機能検査と膵内分泌機能検査に分けられる．膵外分泌機能検査にはセクレチン試験および膵機能（PFD）試験がある．膵内分泌機能検査には75g経口ブドウ糖負荷試験（75g OGTT），グルカゴン負荷試験などがある．

❺ 内分泌機能の評価は血中や尿中のホルモンとその代謝産物を測定して行われる．ホルモンの分泌はフィードバック調節機構により調節されており，特定の内分泌器官から分泌されるホルモンの減少あるいは増加は，その内分泌器官自身の異常で起こる場合とフィードバック調節機構の上位または下位の内分泌器官の機能亢進や機能低下が原因で起こる場合とがある．そのため，フィードバック調節機構を利用した分泌刺激試験や分泌抑制試験（負荷試験）が内分泌機能の評価に有用である．

本章を理解するためのキーワード

❶ **クリアランス**
腎臓の生理作用として重要な排泄機能の評価としてクリアランスの計算がある．クリアランスとは，血漿中に存在するある物質を1分間のうちに腎から尿中に排泄させるのに要する血漿量で示される．つまり，腎臓が1分間で清掃処理した血漿量と考えることができる．ある物質の血漿濃度をP（mg/mL），1分間あたりの尿量をV（mL/分），その物質の尿中濃度をU（mg/mL），体表面積をA（m^2）とすると，クリアランスであるC（mL/分）はUV/P×1.73/Aで算出される．

❷ **腎血漿流量**
1分間あたりに腎臓を流れる血漿量である．腎臓には約1000 mL/分の腎血流量が流れており，血漿に置き換えると約500 mL/分が環流している．

❸ **糸球体濾過量**
1分間あたりに糸球体において濾過される血漿量を表し，腎機能の重要な指標となる．正常人では約100 mL/分である．

❹ **負荷試験**
内分泌負荷試験はホルモン分泌のフィードバック調節機構を利用して，正常な分泌促進機構や分泌抑制機構が存在するか否かを評価する検査である．ホルモンが低値の場合にはホルモン分泌が刺激される薬剤を投与して，正常な増加反応を示すかどうかを判定する．ホルモンが高値の場合にはホルモン分泌が抑制される薬剤を投与して，正常な低下反応を示すかどうかを判定する．

血液中の生体成分の量は，各臓器の機能を推定するために測定される．予備能をもつ肝臓，腎臓，膵臓などの機能および内分泌臓器の予備能などの変化であっても，それぞれの臓器に対して負荷または刺激を加えることにより，微妙な機能の変化や血中成分の変化からは推定できない変動をとらえることが可能となる．確かに，1点の血中濃度の測定でもある程度の臓器機能を推定できるが，負荷と同時に代謝される変化量を2点以上の計測点で測定することは，臓器の機能を直接に反映する結果が得られるので重要である．

A 肝（胆道）機能検査

肝臓は，生体内で各種の生体成分の合成，分解，保存，解毒，異物（色素）排泄などさまざまな機能を有する臓器である．

1. 異物（色素）排泄機能検査

肝細胞の異物（色素）排泄機能検査として，インドシアニングリーン（indocyanine green：ICG）試験とブロムスルファレイン（bromsulphalein：BSP）試験がある．

● ICG 試験

a. 臨床的意義

ICG を投与すると大部分は α_1-リポ蛋白と結合して肝臓に運ばれ，肝細胞に取り込まれる．しかし，肝細胞では抱合されず，遊離したまま胆汁中へ排泄される．肝臓の病態の把握，肝臓の予備能の検査として用いられる．肝切除術の術前検査としては必須である．副作用が少ないので，BSP に代わって異物（色素）排泄能検査の試薬として利用される．評価には15分停滞率（R_{15}）と，血漿消失率（K_{ICG}）のいずれかが利用される．ICG の15分値は肝血流量をよく反映するため，肝硬変などの肝血流量の減少を伴う重篤な肝障害では ICG 試験は有用である．

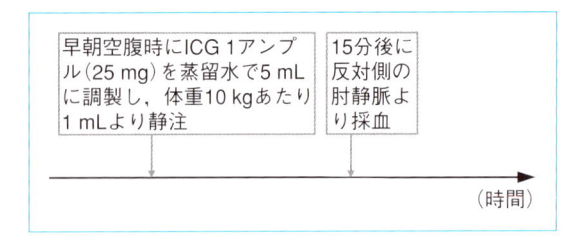

図1 ICG 試験の手順

b. 検査方法と評価

早朝空腹時に ICG 1アンプル（25 mg）を蒸留水で 5 mL に調製し，体重10 kg あたり1 mL を肘静脈から静注し，15分後に注射と反対側の肘静脈から採血し，15分停滞率と血漿消失率（κ）を求める（図1）．

慢性肝炎，肝硬変，体質性黄疸（Rotor 症候群）などでは15分停滞率は高値を示し，血漿消失率は低値を示す．

c. 基準範囲

15分停滞率：10%以下
血漿消失率（K_{ICG}）= $0.693/T_{1/2}$
血漿消失率（κ）：0.168〜0.206

片対数グラフの縦軸に吸光度，横軸に時間をとり，注射後5，10，15分の値をプロットし，これらを結ぶ直線と縦軸との交点を C_0 とし，その1/2に対応する半減時間 $T_{1/2}$ を求めれば，血中 ICG 消失率は $K_{ICG} = 0.693/T_{1/2}$ となる．

● BSP 試験

a. 臨床的意義

BSP を投与すると，大部分がアルブミンと結合し肝臓に運ばれ，肝細胞に取り込まれる．肝細胞ではグルタチオン抱合を受けて胆汁中に大部分が排泄される．ICG 試験と同様，肝臓の病態の把握，肝臓の予備能の検査として用いられる．BSP により重篤な過敏反応を示す症例があり，現在はあまり行われていない．しかし，BSP 試験は体質性黄疸の1つである Dubin-Johnson 症候群では，90〜120分にかけて BSP 濃度の再上昇がみられるため診断に有効である．

b. 検査方法と評価

早朝空腹時に5％BSP水溶液（1アンプル，3 mL）を体重1 kgあたり0.1 mLをゆっくり肘静脈から静注し，45分後に反対側の肘静脈から採血し，45分後の停滞率を求める．

慢性肝炎，肝硬変，体質性黄疸（Dubin-Johnson症候群，Rotor症候群）などでは高値を示す．

c. 基準範囲

45分停滞率：5％以下

B 腎機能検査

腎臓は生体の内部環境の恒常性維持に欠かせず，その主な作用は，① 水，電解質の出納による電解質および浸透圧の調節，② 水素イオン，重炭酸イオンなどの出納による血液酸塩基平衡の調節，③ 終末代謝産物の排泄などである．

腎機能検査は大きく腎血漿流量，糸球体機能，尿細管機能の3つに分類される．

1. 腎血漿流量検査

腎動脈からの血液は糸球体血管網から尿細管周囲の血管網を介して腎静脈に戻るため，糸球体機能や尿細管機能にも大きな影響を与える．腎血漿流量検査にはパラアミノ馬尿酸クリアランス（para-amino hippuric acid clearance：C_{PAH}），フェノールスルホンフタレイン（phenolsulfonphthalein：PSP）試験がある．

● パラアミノ馬尿酸クリアランス（C_{PAH}）

a. 臨床的意義

腎血漿流量の測定には1回の循環で糸球体から濾過され，尿細管で完全に排泄されて，再吸収されることのないような物質が適しており，PAHが用いられる．PAHは，体内で分解されることなく主として近位尿細管から排泄され，そのクリアランスはほぼ腎血漿流量に相当すると考えられている．

b. 検査方法と評価

空腹時に10％PAH（12 mL）を静注後，採血，採尿し，それぞれのPAH濃度を測定し，理論的に求めた体内血漿PAH値（mg/dL）と尿PAH値（mg/dL）および1分間尿量（mL/分），体表面積（m^2）からクリアランス値を算出する．C_{PAH}（mL/分）は以下の通り計算される．

$$C_{PAH} = \frac{尿PAH値 \times 1分間尿量 \times 1.73}{血漿PAH値 \times 体表面積}$$

脱水，心不全，ショック，腎動脈狭窄，糸球体腎炎，間質性腎炎，尿管結石などでは低値を示す．

c. 基準範囲

410～760 mL/分

● PSP試験

a. 臨床的意義

PSPは血中でアルブミンと結合するため，ほとんど糸球体から濾過されないが，近位尿細管で大部分が分泌され，以後は再吸収されない．尿中のPSP排泄は腎血漿流量，近位尿細管機能，尿路の状態を反映し，特にPSP静注後の15分値は腎血漿流量とよく相関するとされ，かつて汎用されていたが，採尿が不完全であると再現性がよくないことから，近年はあまり用いられなくなった．この試験は腎血漿流量の推定のほかに近位尿細管機能の評価にも用いられる．

b. 検査方法と評価

排尿させ，水500 mLを飲ませ，30分後に0.6％PSP 1 mLを静注し，静注後15分，30分，60分，120分に採尿し，それぞれのPSP濃度を求め，投与量に対する割合（％）を累積して表す（図2）．PSP静注後15分値は腎血漿流量を推定し，120分値の総量排泄は近位尿細管機能を推定できる．

腎不全，間質性腎炎，近位尿細管障害，水利尿不足，尿路閉塞などでは低値を示す．

c. 基準範囲

15 分値：25〜50%
30 分値：40〜60%
60 分値：50〜75%
120 分値：55〜85%

2. 糸球体機能検査

● クレアチニンクリアランス（Creatinine clearance；Ccr）

a. 臨床的意義

糸球体機能検査は，糸球体濾過量（glomerular filtration rate；GFR）を評価する検査であるが，これを直接測定することができないためクリアランス試験が行われる．イヌリン，チオ硫酸ナトリウム，クレアチニンなどは体内でなんら変化を受けず糸球体で濾過され，尿細管で再吸収や分泌をされずに尿中に排泄されるため，クリアランス試験の目的に適している．前二者は生体内に存在せず注射によって負荷をかけなければならないが，後者は生体内に存在し，しかも血中濃度の生理的変動（食事などの影響）が少ないので，負荷をかけることなくクリアランスを測定できる利点がある．そのため，内因性クレアチニンクリアランスはイヌリンクリアランスに比し，精度がやや劣るものの糸球体濾過値に近似するものとしてよく用いられている．

b. 検査方法と評価

クリアランスの算出には蓄尿を必要とする．検査法には2時間法と24時間法がある．

1) 2時間法（図3）

飲水（400〜500 mL）の60分後に完全排尿し（0分），60分後と120分後に採尿し，その中間点の30分，90分の時点で採血する．血液，尿のCr濃度を測定し，血清Cr値（mg/dL）と尿中Cr値（mg/dL）および1時間尿量（mL），体表面積（m²）からクリアランス値を算出する．1時間ごとの2回のクリアランスの平均値をCcrとする．Ccr（mL/分）は以下の通り計算される．

$$Ccr = \frac{尿Cr値 \times 1時間尿量 \times 1.73}{血清Cr値 \times 60 \times 体表面積}$$

2) 24時間法

朝一定時刻に完全排尿させ，これを捨て，以後，翌朝同一時刻まで蓄尿し，採血は昼食前に行う．血液，尿のクレアチニン濃度を測定し，血清Cr値（mg/dL）と尿中Cr値（mg/dL）および1日尿量

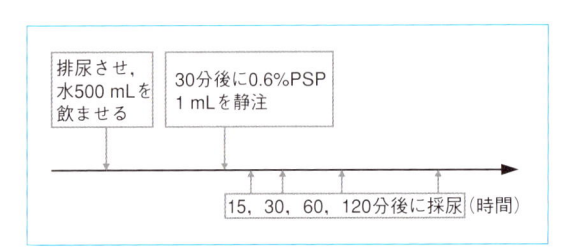

図2　PSP試験の手順

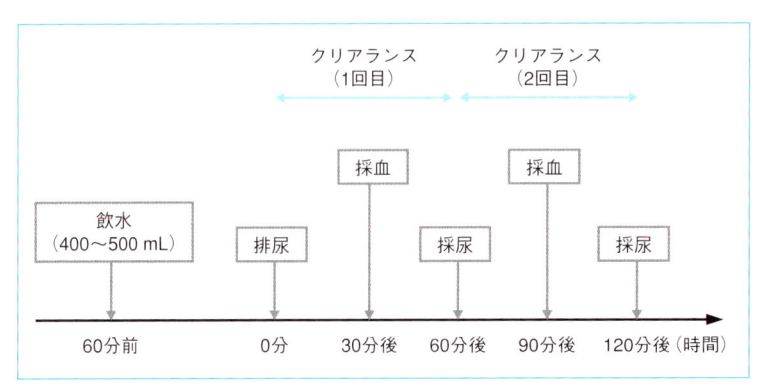

図3　クレアチニンクリアランスの2時間法の手順

(mL)，体表面積(m²)からクリアランス値を算出する．

$$Ccr = \frac{尿Cr値 \times 1日尿量 \times 1.73}{血清Cr値 \times 1440 \times 体表面積}$$

糸球体腎炎，間質性腎炎，腎梗塞，うっ血性心不全，ショック，尿路閉塞などでは2時間法および24時間法で低値を示す．

c. 基準範囲

91～130 mL/分

3. 尿細管機能検査

尿細管機能は再吸収および分泌能をみる近位尿細管機能検査と尿の濃縮・希釈をみる遠位尿細管(髄質)機能検査に分けられる．近位尿細管機能検査には既出のPSP試験，遠位尿細管機能検査にはFishberg濃縮試験がある．

● Fishberg濃縮試験

a. 臨床的意義

水分摂取を制限して一定時間後の尿の濃縮力を調べる検査である．尿の濃縮は，尿細管，特に腎髄質機能(遠位尿細管から集合管の機能)を反映する．

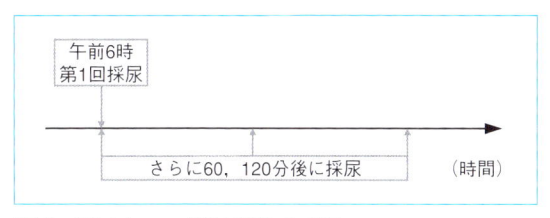

図4 Fishberg濃縮試験の手順

b. 検査方法と評価

前日午後6時までに乾燥食を摂取し，以後絶飲食とする．就寝前に排尿し，午前6時に1回目の採尿をし，さらにその60分後，120分後に採尿し，計3回採尿する．各尿につき正確に比重と浸透圧を測定する(図4)．

腎不全，尿崩症，間質性腎炎，慢性腎盂腎炎，閉塞性尿路疾患などでは低値を示す．

c. 基準範囲

3回の尿のうちいずれかで尿比重1.022以上，尿浸透圧850 mOsm/kg H₂O以上

C 膵機能検査

膵臓は，消化液(膵液)を産生し分泌する外分泌組織と，インスリン，グルカゴン，ソマトスタチンなどのホルモンを産生し分泌する内分泌組織からなる．それぞれの組織は，消化吸収に関係する膵外分泌機能や血糖調節に関係する膵内分泌機能

サイドメモ：推算糸球体濾過量(eGFR)

GFRを測定するには複雑な検査が必要であり，日常診療において測定することが困難であった．そこで，2008年に日本腎臓学会では簡便におおよそのGFRを求めることにより患者の腎臓機能を正確に評価することを考え，新たな日本人独自の推算式であるeGFRを発表した．eGFRは，血清Cr値，年齢(歳)(18歳以上に適用)，性別から以下の推算式を用いて算出される．

eGFR(男性)＝194×Cr$^{-1.094}$×年齢$^{-0.287}$
eGFR(女性)＝194×Cr$^{-1.094}$×年齢$^{-0.287}$×0.739

基準範囲は90 mL/分/1.73 m²以上である．単位中の1.73 m²は，日本人の健常成人における平均体表面積を意味する．

サイドメモ：シスタチンC

シスタチンスーパーファミリーに属する分子量1万3000の低分子蛋白で，全身の有核細胞から産生されるシステインプロテアーゼ・インヒビターの一種である．血中のシスタチンCは他の血清蛋白と複合体を形成せず，腎糸球体から濾過され，近位尿細管でほぼすべてが再吸収されることより，糸球体濾過量(GFR)の指標となる．また，シスタチンCは筋肉量や年齢，性別などの影響を受けにくいとされており，血清クレアチニンの上昇を認めない程度の軽度の腎機能障害でも上昇が認められることより，早期腎機能の判断に有用なマーカーである．

基準範囲は0.50～0.90 mg/Lである．

をもつ．したがって，膵の機能検査は，膵外分泌機能検査と膵内分泌機能検査に分けられる．

1. 膵外分泌機能検査

膵液分泌能をみる検査として，セクレチン試験が信頼のおけるものであるが，刺激物質の入手や膵液の採取など実施が困難であり，膵液の採取によらない簡便な方法である膵機能（pancreatic function diagnostant；PFD）試験が利用されている．

● セクレチン試験

a. 臨床的意義

消化管ホルモンであるセクレチンを静脈投与後に，分泌される膵液の液量，重炭酸塩濃度，アミラーゼ排泄量を測定し，膵外分泌機能を評価する検査である．胃液の混入のない十二指腸液を採取するために，検査時には胃十二指腸ゾンデの挿入が必要であり侵襲を伴うが，信頼性が高い検査法である．しかし，セクレチン製剤は2003年に国内販売が中止となり，現在は実施できない．

b. 検査方法と評価

早朝空腹時に胃十二指腸ゾンデを挿入し，投与前の採血と十二指腸液の採取を行い，セクレチン100単位を静注後，10分間隔で60分間（計6分画）の十二指腸液を採取し，最後に採血する．採取した十二指腸液については液量，最高重炭酸塩濃度，アミラーゼ量をそれぞれ測定する．

慢性膵炎，膵癌，膵石症，膵囊胞性疾患，膵切除後などでは分泌機能の低下を示す．アルコール性慢性膵炎の初期，持続性膵炎，肝硬変などでは分泌機能の亢進を示す．

c. 基準範囲

液量：2.8〜5.0 mL/kg
最高重炭酸塩濃度：78〜142 mEq/L
アミラーゼ量：1,349〜3,631SU/kg

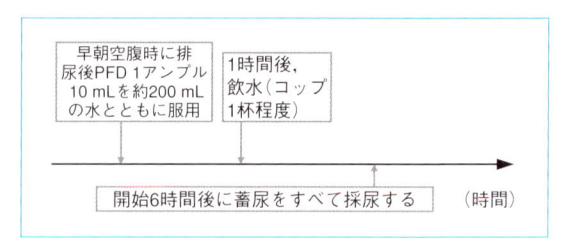

図5 PFD試験の手順

● PFD試験（BT-PABA試験）

a. 臨床的意義

胃十二指腸ゾンデ挿入の必要がない簡便な膵外分泌機能検査である．経口投与されたBT-PABA（N-benzoyl-L-tyrosyl-p-aminobenzoic acid）は内服後，膵外分泌酵素の1つである膵キモトリプシンによって特異的に分解される．生じたPABAは小腸から吸収され，肝臓で抱合された後に尿中へ排泄される．PABAの尿中排泄率から膵外分泌機能（キモトリプシン活性）を推定する．したがって，膵外分泌機能の低下以外に，小腸における吸収低下がある場合，肝機能や腎機能低下がある場合にも尿中の値は低下する．この試験はセクレチン試験のように直接膵外分泌機能をみておらず，セクレチン試験に比べ感度は低い．

b. 検査方法と評価

早朝空腹時に排尿後，PFDアンプル内容液（BT-PABA）10 mLを約200 mLの水とともに服用させ，1時間後に飲水（コップ1杯位）し，開始6時間後の蓄尿中のPABAを定量する（図5）．

慢性膵炎，膵癌，急性膵炎後などでは低値を示す．ただし，小腸での吸収障害，肝機能障害，腎機能障害でも低値を示すので注意が必要である．

c. 基準範囲

6時間後尿中排泄率71％以上

2. 膵内分泌機能検査

膵ランゲルハンス島にはβ細胞が存在し，インスリンを分泌し，血糖の調節を行っている．膵内

表1 空腹時血糖値および75gOGTTによる判定区分と判定基準

	血糖測定時間		判定区分
	空腹時	負荷後2時間	
グルコース濃度(静脈血漿)	126 mg/dL 以上	または 200 mg/dL 以上	糖尿病型
	糖尿病型にも正常型にも属さないもの		境界型
	110 mg/dL 未満	および 140 mg/dL 未満	正常型

表2 グルカゴン負荷試験におけるインスリン分泌能の評価

グルカゴン負荷後の血中C-ペプチド頂値	グルカゴン負荷前後の血中C-ペプチドの差(ΔC-ペプチド)	インスリン分泌能の評価
4.0 ng/mL 以上	2.0 ng/mL 以上	比較的反応性保持
2.0～4.0 ng/mL	1.0～2.0 ng/mL	反応性不良
1.0～2.0 ng/mL	0.5～1.0 ng/mL	高度インスリン分泌不全
1.0 ng/mL 未満	0.5 ng/mL 未満	インスリン依存状態

分泌機能検査はインスリン分泌反応を評価する検査であり，インスリン分泌刺激物質としてブドウ糖を用いた75g経口ブドウ糖負荷試験(75g oral glucose tolerance test：75g OGTT)，グルカゴンを用いたグルカゴン負荷試験がある．

● 75g OGTT

a. 臨床的意義

ブドウ糖負荷によりインスリン分泌を刺激し，経時的な血糖値の推移を調べ，膵ランゲルハンス島のβ細胞の機能評価を行う負荷試験で，糖尿病診断目的の臨床検査として行われることが多い．

b. 検査方法と評価

10時間以上の絶食後に空腹時採血をし，75gブドウ糖溶解液を飲用させ，負荷後30，60，120(，180)分に採血し，血糖値およびインスリン値を測定する．糖尿病の診断目的のみであれば，空腹時と負荷後60分，120分あるいは空腹時と負荷後120分の血糖値でよい．胃切除後患者や反応性低血糖を疑う場合には，血糖値測定は負荷後180分など血糖値に応じて長く経過をみる必要がある．

c. 基準範囲

負荷前血漿血糖値：110 mg/dL 未満

負荷後2時間血漿血糖値：140 mg/dL 未満

血糖値の判定基準(表1)に従い，糖尿病型，境界型，正常型のいずれかに判定する．

正常型であっても1時間値が180 mg/dL以上の場合は180 mg/dL未満のものに比べて糖尿病に悪化する危険性が高いので，境界型に準じた取り扱い(経過観察など)が必要である．

● グルカゴン負荷試験

a. 臨床的意義

グルカゴン負荷によりブドウ糖代謝とは無関係にインスリン分泌を刺激し，負荷前後の血中C-ペプチド値の変化を調べ，膵ランゲルハンス島のβ細胞の予備能の評価を行う負荷試験である．

b. 検査方法と評価

10時間以上の絶食後に空腹時採血をし，グルカゴン1 mgを静脈注射，負荷後5分または6分後に採血し，血中C-ペプチド値を測定する．ただし，グルカゴンは他の内分泌ホルモンも分泌刺激するため，褐色細胞腫の患者には禁忌である．

c. 基準範囲

インスリン分泌能の評価については表2参照．

D 内分泌機能

1. 内分泌疾患の診断と検査

　内分泌疾患は，ホルモンの欠乏症と過剰症をきたす病態に大別され，そのほかに非機能性の内分泌組織腫瘍がある．ホルモンの産生・分泌，血流を介した運搬，標的細胞の受容体・受容体以降の情報伝達，これらのどの段階における異常でも内分泌疾患の成因となる．

　内分泌疾患を診断するためには，まず臨床症状や一般検査所見より，ホルモン異常の存在を疑うことが重要である．ホルモンは全身的な作用を及ぼすものが多く，全身の注意深い診察(問診と身体所見)と，電解質・糖・脂質・血清浸透圧の異常などから，内分泌疾患の存在を疑い，ホルモンおよびその代謝産物の測定を行う．さらに，診断を確定するため，内分泌機能を評価する負荷試験や画像検査を行う．

　ホルモンの測定値や負荷試験の結果の判定には，ホルモンの分泌動態や分泌調節機構を理解しておくことが重要である．さらに，測定法の原理や精度，測定に干渉を及ぼす因子などについても理解しておく必要がある．負荷試験は，合成されたホルモンやホルモン分泌を刺激または抑制する薬剤を投与後，血液や尿を採取して行うが，投与したホルモンや薬剤の副作用について十分注意して行う必要がある．

2. 視床下部・下垂体前葉機能

　視床下部からは下垂体前葉ホルモンの分泌を促進または抑制するホルモンが分泌されるが，その血中濃度は低く，視床下部での分泌動態を末梢血中濃度で評価することは困難で，視床下部ホルモン産生腫瘍の場合にのみ，その測定が有用である．

　下垂体前葉機能検査では，ホルモン分泌能と分泌調節機序の異常の有無について評価を行う．血中ホルモン値は下垂体機能を反映するが，視床下部機能や末梢標的内分泌器官から分泌されるホルモンのフィードバックによっても調節されている．したがって，下垂体前葉ホルモンを測定する場合，末梢標的内分泌器官から分泌される末梢ホルモンを同時に測定することが重要である．また，血中ホルモン濃度が低値の場合には，分泌刺激試験に対する反応から分泌予備能を評価し，血中ホルモン濃度が高値の場合には，抑制試験に対する反応から抑制機序の異常を評価する(図6)．

3. 視床下部・下垂体後葉機能

　バソプレシン(AVP)とオキシトシン(OT)の2つが下垂体後葉から分泌されるが，OTの異常は臨床的に知られているものがなく，バソプレシンの分泌能の評価のみが検査対象である．また，MRIによる視床下部-下垂体後葉の画像診断は，その機能診断に利用され，下垂体茎-下垂体部の腫大・腫瘍像，T_1強調画像矢状断での後葉の高信号の消失などが有用な所見である．AVP血中濃度を血漿浸透圧，血中Na値などと同時に測定し，評価を行う．

a. AVP分泌刺激試験

　高張食塩水負荷試験が最もよく利用される．5%高張食塩水を0.05 mL/kg/分の速度で120分間点滴静注し，点滴開始前，60，120，150分後に血漿浸透圧，点滴開始前，60，120分に血中Naと血漿AVPを測定する．さらに点滴開始前から150分後までの間，30分ごとに尿量と尿浸透圧を測定する．健常人や心因性多尿症では血漿AVPが上昇し尿量の減少と尿浸透圧の上昇が認められ，中枢性尿崩症および腎性尿崩症では尿量の減少や尿浸透圧の上昇が認められない(尿浸透圧/血漿浸透圧<1)．中枢性尿崩症では血漿AVPは低値のままであるが，腎性尿崩症では上昇することが多い．

b. AVP感受性試験

　AVPの合成誘導体であるデスモプレシンを投与し，尿量，尿浸透圧，血漿浸透圧を測定し，尿崩症が中枢性であるか腎性であるか評価を行う．中枢性尿崩症ではデスモプレシン投与により尿量

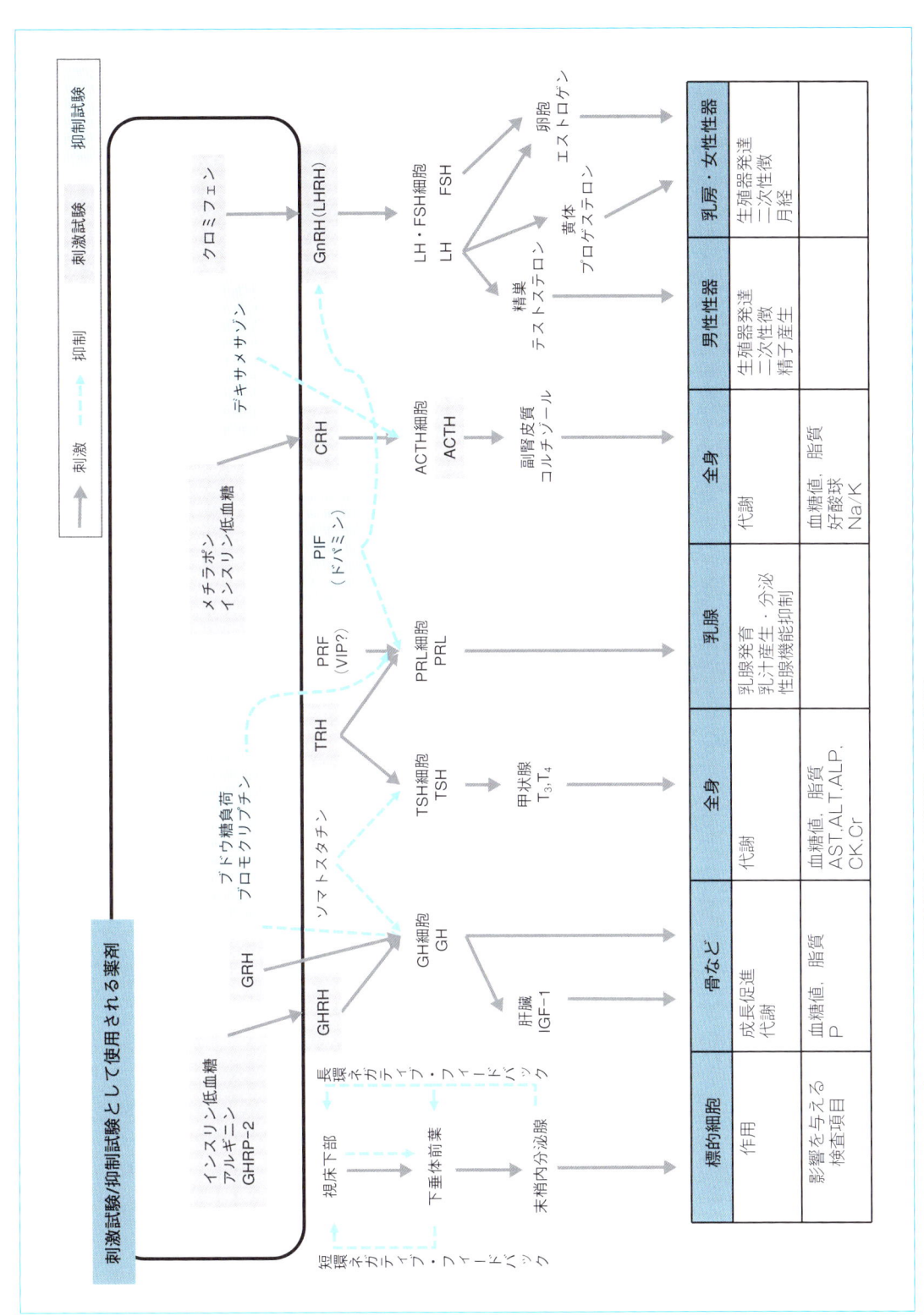

図6 視床下部-下垂体前葉ホルモンの分泌調節機構と刺激試験・抑制試験

の減少と尿浸透圧の上昇がみられ，尿浸透圧/血漿浸透圧>1となるが，腎性尿崩症では尿量の減少や尿浸透圧の上昇はみられず尿浸透圧/血漿浸透圧<1のままである．

4. 甲状腺機能

甲状腺疾患は内分泌疾患のなかで最も頻度が高く，臓器を体表から触れることができ，また機能と形態を評価するために放射性ヨードを用いることができる．甲状腺疾患は，甲状腺機能亢進症と機能低下症に分けられ，病因からは自己免疫性，非自己免疫性および腫瘍性に分けられる．甲状腺ホルモンの合成と分泌は下垂体から分泌されるTSHによって調節されており，視床下部-下垂体-甲状腺系のフィードバック機構により調節されている．

現在，甲状腺機能の最も鋭敏な指標はTSHであり，遊離T_4と遊離T_3の測定値とあわせて甲状腺機能を総合的に判断する．中枢性(視床下部性あるいは下垂体性)甲状腺機能低下症では，甲状腺ホルモンが低値であるにもかかわらず，TSHが正常あるいは低値であり，下垂体前葉のTSH分泌能を判定するためにTSH分泌刺激試験であるTRH負荷試験を行い，TSHが無～低反応である場合には下垂体性甲状腺機能低下症と診断する．

甲状腺ホルモンの合成能は，放射性ヨード^{123}I摂取率とシンチグラフィーにて評価できる．放射性ヨード^{123}Iの代わりに放射線被曝量が少なく検査時間も短縮可能な^{99m}テクネチウムも使用されるが，放射性物質を使用するこれらの検査は妊婦では禁忌である．

血中サイログロブリン(Tg)は甲状腺機能亢進症や亜急性甲状腺炎，甲状腺癌などで著明に上昇する．血中Tg抗体が影響を及ぼすため，Tg抗体も同時に測定することが望ましい．

自己免疫性甲状腺疾患の検査には，Basedow病の病因である甲状腺を刺激する自己抗体を測定する方法としてTSH受容体抗体(thyrotropin receptor antibody；TRAb)と甲状腺刺激抗体(thyroid stimulating antibody；TSAb)があり，その診断的価値は高い．TRAbはTSHとTSH受容体の結合を阻害する抗体を検出する方法であり，その測定原理よりTBII(thyrotropin binding inhibitory immunoglobulin)とも呼ばれ，TRAbで測定される抗体にはTSHの生物学的作用を阻害する阻害型TSH受容体抗体(TSH stimulation blocking antibody；TSB-Ab)も存在している．甲状腺自己抗体検査として，凝集法で測定されるサイロイドテスト(サイログロブリンが対応抗原)やマイクロゾームテスト(甲状腺ペルオキシダーゼが対応抗原)が従来用いられているが，より特異性が高く感度に優れる抗サイログロブリン抗体(TgAb)，抗甲状腺ペルオキシダーゼ抗体(TPOAb)の測定も最近では広く用いられるようになっている．

超音波検査は侵襲が少なく，甲状腺疾患を有する患者ではまず第一に行うべき画像検査で，バセドウ病による甲状腺機能亢進症では，カラードプラにより血流量の増加が認められる．他の画像診断として，CTやMRも必要に応じて用いられている．

5. 副甲状腺機能

副甲状腺ホルモン(parathyroid hormone；PTH)は，血中カルシウム代謝および骨代謝において重要な役割を果たしている．副甲状腺機能の評価は血清カルシウム，リン，総蛋白，アルブミン，クレアチニン，尿素窒素，ALPなどの一般生化学検査とともに，血清イオン化カルシウム，動脈血ガス分析，血清マグネシウム，尿中カルシウム，リン(1日排泄量，単位クレアチニン換算値)，%TRP(% tubular reabsorption of phosphate：尿細管リン再吸収率)などを測定して行う．さらに，血中PTHおよびPTH関連ペプチド(PTHrP)，血中1,25-$(OH)_2$-D(活性型ビタミンD)，尿中または血中骨代謝マーカー(デオキシピリジノリン，オステオカルシンなど)，尿中アミノ酸などを測定し，診断および病態の把握，治療効果の判定に用いる．

現在のPTH測定法は，きわめて高感度で，高カルシウム血症や低カルシウム血症の鑑別診断には，PTHを測定するのみで十分となってきている．負荷試験が必要なことは少なくなっているが，偽性副甲状腺機能低下症が1型か2型かの鑑別には現在でもEllsworth-Howard試験は必須の検査法である．合成ヒトPTH(1-34)100単位を静脈内に投与したあとの尿中cAMPおよびP排泄量の増加反応を指標として，偽副甲状腺機能低下症1型と2型を鑑別する．また，^{99m}Tc-MIBI(methoxy-isobutyl-isonitrile)シンチグラフィーが副甲状腺ホルモンの過剰な合成・分泌の検出に有用である．

6. 副腎皮質機能

副腎皮質はステロイドホルモンを合成・分泌する．副腎皮質ホルモンには，コルチゾールに代表される糖質コルチコイド，アルドステロンに代表される鉱質コルチコイド，および副腎アンドロゲンの3種類がある(14章図8参照➡p.287)．コルチゾールと副腎アンドロゲンは主に下垂体からのACTH刺激により，アルドステロンはレニン-アンジオテンシン系の刺激により合成・分泌が促進され(14章図10参照➡p.289)，分泌されたホルモンはネガティブフィードバック機構により，それぞれの系に抑制的に働く．副腎皮質機能の評価は，副腎皮質ホルモンの基礎値の測定に加えて，調節系の上位ホルモンの測定や，フィードバック機構を利用したホルモン分泌刺激試験，ホルモン分泌抑制試験を用いて行う．また，^{131}Iアドステロールシンチグラフィーで副腎皮質ホルモンの合成の亢進を評価する．

a. 糖質コルチコイド分泌機能

血中ホルモン基礎値(血漿ACTH，血漿コルチゾール，血漿DHEA-S)とともに，尿中ホルモン排泄量(尿中遊離コルチゾール)の測定を行い，さらに血漿ACTHおよび血漿コルチゾールの日内変動(早朝および深夜)の有無を確認する．

1) 機能亢進が疑われる場合

機能亢進が疑われる場合はデキサメサゾン抑制試験やCRH負荷試験などを行い，機能と病態の評価を行う．

a) デキサメサゾン抑制試験

デキサメサゾン抑制試験(Overnight法，Nugent法)はスクリーニング検査として前日の23時にデキサメサゾン0.5～1mg(低用量)を内服し，翌朝8～10時の空腹時，30分の安静臥床後に血漿ACTH，血漿コルチゾールを測定する．正常では血漿コルチゾールが5μg/dL以下に抑制される．デキサメサゾン0.5～1mg抑制試験で5μg/dL以下に抑制されない場合は，8mg(高用量)抑制試験を同様に実施する．Cushing症候群および異所性ACTH産生腫瘍では，血漿コルチゾールは低用量，高用量でともに5μg/dL以下に抑制されない．下垂体腫瘍によるCushing病では低用量では抑制されないが，高用量では前値の1/2以下の値に抑制される．

Cushing症候群の特徴的身体所見を伴わないプレ(サブ)クリニカルクッシング症候群については，下垂体性の場合はデキサメサゾン0.5mg抑制試験でコルチゾールが3μg/dL以上かつデキサメサゾン8mg抑制試験でコルチゾールが前値の1/2以上，副腎性の場合はデキサメサゾン1mg抑制試験でコルチゾールが3μg/dL以上かつデキサメサゾン8mg抑制試験でコルチゾールが1μg/dL以上とされている．

b) CRH負荷試験

CRH負荷試験は早朝空腹時に留置針を用いてヘパリン加生理食塩水などにて静脈確保を行い，約30分の安静臥床後に検査を開始する．前採血を行い，ヒトCRH 100μgを静脈内投与後，確保した静脈ラインより経時的(30，60，90分)に採血し，投与前後の血漿ACTH値，血漿コルチゾール値を測定する．正常ではACTH，コルチゾールのピークが前値の1.5倍以上，あるいはACTHの頂値(負荷後30～60分)が60pg/mL以上，コルチゾールの頂値(負荷後60分)が15μg/dL以上に増加する．Cushing症候群では，ACTHは前値が低値で無反応である．異所性ACTH産生腫

瘍では前値が高値で無反応である．Cushing 病でACTH，コルチゾールともに上昇反応を認める．

c) メチラポン試験（迅速法）

11β-水酸化酵素は副腎皮質において 11-デオキシコルチゾール（Compound S）をコルチゾールへ変換し，コルチゾール合成を行う酵素である．11β-水酸化酵素の阻害剤メチラポンを投与すると，正常では血中コルチゾールが減少し，ネガティブフィードバックが解除され下垂体からのACTH 分泌が亢進する．これに伴いコルチゾールの前駆体である血中 11-デオキシコルチゾールが増加する．早朝 30 分の安静臥床後に前採血を施行後，メチラポン 1.5 g を内服し，内服後 2 時間おきに 8 時間後まで採血し，投与前後の血漿ACTH，血漿コルチゾール，血漿 11-デオキシコルチゾールを測定する．

Cushing 症候群および異所性 ACTH 産生腫瘍では血漿コルチゾールは減少するものの，血漿ACTH，血漿 11-デオキシコルチゾールは無反応であり，Cushing 病ではコルチゾールの減少に反応して血漿 ACTH，血漿 11-デオキシコルチゾールが増加反応を示す．

2) 機能低下が疑われる場合

機能低下が疑われる場合は，血中ホルモン基礎値と尿中ホルモンの測定とともに，迅速 ACTH負荷試験や CRH 負荷試験を行う．

a) 迅速 ACTH 負荷試験

迅速 ACTH 負荷試験は早朝空腹時に留置針を用いてヘパリン加生理食塩水などにて静脈確保を行い，約 30 分の安静臥床後に検査を開始する．前採血を行い，ACTH 250 μg を静脈内投与後，確保した静脈ラインより経時的（30，60 分）に採血し，投与前後の血漿コルチゾール値を測定する．正常ではコルチゾールの上昇が前値よりも 5 μg/dL以上，あるいはコルチゾールの絶対値で 20 μg/dL以上である．原発性副腎皮質機能低下症では，早朝のコルチゾール値は低値で無反応であり，続発性副腎皮質機能低下症では，罹病期間が短期間であれば増加反応を示すが，長期では副腎皮質が萎縮し低〜無反応となる．

b) CRH 負荷試験

CRH 負荷試験では，下垂体性副腎不全ではACTH は前値が低値で無反応であり，コルチゾールも低値で無反応を示す．原発性副腎不全ではACTH は前値が高値で負荷後に反応を認めるが，コルチゾールは低値で無反応である．視床下部性では ACTH が遅延，過大反応を示す場合がある．

b. 鉱質コルチコイド分泌機能

ホルモン基礎値として，血漿アルドステロン濃度（plasma aldosterone concentration；PAC）を血漿レニン活性（plasma renin activity；PRA）と同時に測定し評価する．血漿レニン活性は被検者の体位，運動により大きく影響されるので，早朝空腹時 30 分安静臥床の後，採血することが望ましい．そのほか，フロセミド・立位負荷試験，カプトプリル負荷試験，生理食塩水負荷試験，デキサメサゾン抑制試験（グルココルチコイド反応性アルドステロン症の診断）などを行い評価する．

7. 副腎髄質機能

副腎髄質はカテコールアミンを合成・分泌する（14 章図 11 参照➡p.291）．副腎髄質機能の評価が必要なのは褐色細胞腫や神経芽細胞腫などのカテコールアミン過剰症が疑われる場合である．

ホルモン基礎値として血漿エピネフリン（E），血漿ノルエピネフリン（NE）が，尿中ホルモン排泄量として 24 時間尿 E・NE 排泄量，メタネフリン（M）・ノルメタネフリン（NM）排泄量，バニリルマンデル酸（VMA）排泄量，随時尿中 M・NM排泄量などが測定に用いられる．褐色細胞腫のスクリーニング検査としては簡便な随時尿中 M・NM 排泄量（尿中クレアチニン補正値）測定が有用である．

血中・尿中エピネフリン・ノルエピネフリン，血中・尿中メタネフリン・ノルメタネフリンはすべて HPLC 法で測定される．カテコールアミンはストレスの影響を受けるため，空腹時に採血針をあらかじめ留置し，約 30 分の安静臥床後に採血する．

褐色細胞腫が疑われる場合はカテコールアミン分泌抑制試験としてクロニジン試験を施行する．過去にはカテコールアミン分泌抑制試験としてレジチン試験，カテコールアミン分泌刺激試験としてグルカゴン試験・メトクロプラミド試験が施行されてきたが，レジチン試験は急激な血圧低下，グルカゴン試験・メトクロプラミド試験は高血圧クリーゼを誘発する可能性があるため施行すべきでない．

^{131}I-MIBG(meta-iodobenzylguanidine)シンチグラフィーがカテコールアミン合成・分泌の亢進の評価に有用である．

8. 性腺機能

性腺機能障害は，視床下部，下垂体，性腺（精巣，卵巣）のいずれのレベルの病変でも発症し，年齢により特有の臨床症状を示す．性腺機能の評価はスクリーニングとして，LH，FSHとエストロゲン，プロゲステロン，またはテストステロン，DHEA-S，プロラクチンなどを同時測定する．

LHとFSHが増加していれば性腺（精巣，卵巣）に病変がある原発性性腺機能低下症であり，LHとFSHが正常～低下していれば中枢の視床下部・下垂体に病変がある続発性性腺機能低下症と考えられる．

機能低下が疑われる場合，下垂体LH，FSHの分泌能の評価をLH-RH(GnRH)負荷試験やクロミフェン負荷試験などによって行い，男性では性ステロイド（テストステロン）分泌能についてhCG負荷試験を行って評価する．成人女性の性腺機能低下症は，卵胞成熟，黄体形成の障害によりエストロゲン，プロゲステロンの産生が低下した病態であり，プロゲステロンが単独で低下した病態を第一度無月経，エストロゲンとプロゲステロン両者が低下した病態を第二度無月経と呼ぶ．第一度無月経ではエストロゲンの存在により子宮内膜は十分に増殖しているため，プロゲステロン製剤の投与で消退出血が起こる．第二度無月経ではエストロゲン製剤とプロゲステロン製剤の併用投与で初めて消退出血が起こる．出血を見なければ子宮性の無月経である．

PRL産生下垂体腫瘍やそのほかの原因で起こる高PRL血症による性腺機能低下症を診断するため，PRLの測定を行い，場合によってはTRH負荷試験によってプロラクチン分泌異常について評価する．

hMG負荷試験は卵巣性無月経の診断に用いられる．卵巣のゴナドトロピンに対する反応性を評価する検査で，hMG(human menopausal gonadotropin)製剤150単位を5～7日間連続筋注し，前後のエストラジオールを測定する．卵巣性無月経では血中エストラジオールの増加は起こらず低値のままである．

参考文献

1) 金井正光(監修)：臨床検査法提要 改訂第33版．金原出版，2010．
   ※臨床検査全般について幅広く詳細に解説されている
2) 高久史麿(監修)：臨床検査データブック 2011-2012．医学書院，2011．
   ※臨床検査全般について幅広く解説されている

謝辞
　第14章および第16章を執筆するにあたり協力をいただいた，荒木　修さん（第14章），常川勝彦さん（第14章），角野博之さんに感謝します．

巻末付録

付録 1. 学生用基準範囲

学生用共通基準範囲が日本臨床検査医学会で設定されました．これは，医学教育の場における臨床検査値の全国統一的判断を可能にすることで，診断学教育の効率化と標準化に資することを目的としたものです．医師国家試験に準拠して項目が選択されていますが，臨床検査技師教育にも，その国試対策にも使用できますので，臨床化学に関連した項目を抜粋して掲載しました．詳細は次のURLを参照してください．http://www.jslm.org/committees/standard/

基準範囲の記載を省略できる検査項目（臨床化学関連を抜粋）

領域	検査項目（略語）	検体	単位	学生用基準範囲	学生用備考	作成者備考
生化学的検査	グルコース<BS>	血漿	mg/dL	80～110未満*	空腹時血糖，NaF採血．*上限値は糖尿病学会（2010年）の正常型の病態識別上限値 境界型＝110～125 mg/dL，糖尿病型＝126 mg/dL以上	空腹時血糖/NaF採血 福岡県五病院会1995年 上限値は病態識別値（糖尿病学会）2008年
	総蛋白<TP>		g/dL	6.5～8.0		易記憶数値化
	アルブミン<Alb>		g/dL	4.0～5.0		福岡県五病院会1995年
	蛋白分画 アルブミン		%	60～70		易記憶数値化
	α_1-グロブリン			2～3		
	α_2-グロブリン			5～10		
	β-グロブリン			7～10		
	γ-グロブリン			10～20		
	尿素窒素<UN>	血清	mg/dL	8～20		福岡県五病院会1995年
	クレアチニン<Cr>		mg/dL	M：0.5～1.0 F：0.4～0.8		易記憶数値化
	尿酸<UA>		mg/dL	3.0～7.0*	上限値は病態識別値（日本痛風・核酸代謝学会ガイドライン改訂委員会）	下限値は易記憶数値化 上限値は病態識別値（日本痛風・核酸代謝学会ガイドライン改訂委員会）
	総コレステロール<TC>		mg/dL	130～220未満*	上限値は病態識別値（動脈硬化性疾患診療ガイドライン2002年版）	下限値は易記憶数値化 上限値は病態識別値 動脈硬化性疾患診療ガイドライン2002年版
	トリグリセリド<TG>		mg/dL	30～150未満*	上限値は病態識別値（動脈硬化性疾患診療ガイドライン2007年版）	下限値は福岡県五病院会1995年 上限値は病態識別値 動脈硬化性疾患診療ガイドライン2007年版
	HDL-コレステロール<HDL-C>		mg/dL	40*～100	下限値は病態識別値（動脈硬化性疾患診療ガイドライン2007年版）	下限値は病態識別値 動脈硬化性疾患診療ガイドライン2007年版 上限値は易記憶数値化

（つづく）

（つづき）

領域	検査項目（略語）	検体	単位	学生用基準範囲	学生用備考	作成者備考
生化学的検査	総ビリルビン<T-Bil>	血清	mg/dL	0.2～1.2*	上限値は病態識別値（体質性黄疸の鑑別上）	下限値は福岡県五病院会 1995年 上限値は病態識別値 体質性黄疸の鑑別上
	直接ビリルビン<D-Bil>		mg/dL	0.4未満		酵素法（アルフレッサ・ファーマ）九大病院職員検診 1995年
	間接ビリルビン<I-Bil>		mg/dL	0.8未満		臨床検査法提要第32版
	アスパラギン酸アミノトランスフェラーゼ<AST>		U/L	10～35		易記憶数値化
	アラニンアミノトランスフェラーゼ<ALT>		U/L	5～30*	上限値は病態識別値（病理学的所見上・日本肝臓学会 正常上限値）	下限値は易記憶数値化 上限値は病態識別値 病理学的所見上・日本肝臓学会 正常上限値
	ナトリウム<Na>		mmoL/L	135～145		易記憶数値化
	カリウム<K>		mmoL/L	3.5～4.5		易記憶数値化
	クロール<Cl>		mmoL/L	100～110		易記憶数値化
	カルシウム<Ca>		mg/dL	8.5～10.0		易記憶数値化
	無機リン<iP>		mg/dL	2.0～4.0		易記憶数値化
	鉄<Fe>		μg/dL	M：60～200 F：40～180		易記憶数値化
血液ガス分析	pH	全血		7.35～7.45		臨床検査法提要第32版
	$PaCO_2$		Torr	35～45		
	PaO_2		Torr	80～100		
	HCO_3^-		mmoL/L	22～26		
免疫学的検査	C反応性蛋白<CRP>	血清	mg/dL	0.1以下		九大病院職員検診 2005年

※基準範囲は健常人（基準個体）が示す検査値（基準値）の正規分布95％信頼限界（中心値±2SD）で表現される．正確な定義に関しては，臨床病理 45：1154-1159，2002 を参照のこと．今回参考のために収集した基準範囲は，福岡県共有基準範囲，慶大病院および系列病院の基準範囲，長野県の共有基準範囲，アジア各国の基準範囲群（山口大学市原教授提供），文献として臨床検査法提要第32版などである．

※病態識別値は各学会（グルコース＝日本糖尿病学会，尿酸＝日本プリン・ピリミジン代謝学会コンセンサスカンファランス，トリグリセリド・HDL-C＝動脈硬化性疾患診療ガイドライン2007年版，総コレステロール＝動脈硬化性疾患診療ガイドライン2002年版，ALT＝日本肝臓学会 正常上限値）から出されている臨床判断値である．病態識別値には＊を付加している．

基準範囲の記載を省略できない検査項目（臨床化学関連を抜粋）

領域	検査項目<略語>	検体	単位	学生用基準範囲	学生用備考	作成者備考
生化学的検査	アンモニア	血漿	μg/dL	50未満		慶大病院基準範囲
	乳酸脱水素酵素<LD>	血清	U/L	120～220		慶大病院基準範囲
	アルカリホスファターゼ<ALP>		U/L	100～350		易記憶数値化
	γグルタミルトランスペプチダーゼ<γ-GT>		U/L	M：10～50 F：10～30		易記憶数値化

（つづく）

基準範囲の記載を省略できない検査項目(つづき)

領域	検査項目<略語>	検体	単位	学生用基準範囲	学生用備考	作成者備考
生化学的検査	コリンエステラーゼ<ChE>	血清	U/L	200～450		易記憶数値化
	アミラーゼ		U/L	40～130		易記憶数値化
	クレアチンキナーゼ<CK>		U/L	M：60～250 F：50～170		慶大病院基準範囲
	CK-MB		U/L	25 以下	カットオフ値	臨床検査法提要第 32 版
	浸透圧		mOsm/L	275～290		臨床検査法提要第 32 版
	総鉄結合能<TIBC>		μg/dL	250～450		易記憶数値化
	亜鉛		μg/dL	65～110		易記憶数値化
	ビタミン B_{12}		pg/mL	250～950		基準範囲 2008 年
	葉酸		ng/mL	2～10		易記憶数値化
	クレアチニンクリアランス		mL/min	80～140		基準値 2008 年
	インドシアニングリーン<ICG>試験(15 分値)		％	10 未満		臨床検査法提要第 32 版
	乳酸	全血	mg/dL	4～16		臨床検査法提要第 32 版
	ピルビン酸		mg/dL	0.3～0.9		臨床検査法提要第 32 版
	フェリチン	血清	ng/mL	M：30～300 F：10～120		易記憶数値化
内分泌学的検査	成長ホルモン<GH>	血清	ng/mL	M：1.0 以下 F：5.0 以下		易記憶数値化
	黄体形成ホルモン<LH>		mIU/mL	M：2～5 F：卵胞期：2～10 排卵期：5～35 黄体期：1～10 閉経後：10～40		易記憶数値化
	副腎皮質刺激ホルモン<ACTH>	血漿	pg/mL	60 以下		臨床検査法提要第 32 版
	卵胞刺激ホルモン<FSH>	血清	mIU/mL	M：2～10 F：卵胞期：5～10 排卵期：5～25 黄体期：1～5 閉経後：25～100		易記憶数値化
	プロラクチン<PRL>		ng/mL	M：5～20 F：卵胞期，排卵期，黄体期：7～40， 閉経後：4～25		慶大病院基準範囲
	甲状腺刺激ホルモン<TSH>		μU/mL	0.3～4.0		臨床検査法提要第 32 版
	トリヨードサイロニン<T_3>		ng/mL	0.5～2.0		易記憶数値化
	サイロキシン<T_4>		μg/dL	5.0～10.0		易記憶数値化
	遊離サイロキシン<FT_4>		ng/dL	1.0～2.0		易記憶数値化
	副甲状腺ホルモン<PTH>		pg/mL	10～60		臨床検査法提要第 32 版
	コルチゾール		μg/dL	5～20		易記憶数値化
	アルドステロン		pg/mL	30～160		臨床検査法提要第 32 版

(つづく)

(つづき)

領域		検査項目<略語>	検体	単位	学生用基準範囲	学生用備考	作成者備考
生化学的検査	内分泌学的検査	エストラジオール<E₂>	血清	pg/mL	M：15～35 F：卵胞期(前半)：20～85 　卵胞期(後半)：25～350 　排卵期：50～550 　黄体期：45～300 　閉経期：21以下		慶大病院基準範囲
		ガストリン		pg/mL	200 未満		易記憶数値化
		レニン活性<PRA>	血漿	ng/mL/hr	随時：0.5～2.0(臥位)		臨床検査法提要第32版
血漿蛋白関連検査		補体価<CH50>	血清	U/mL	30～50		易記憶数値化
		C3		mg/dL	70～130		
		C4		mg/dL	10～30		
		免疫グロブリンG<IgG>		mg/dL	800～1700		臨床検査法提要第32版
		免疫グロブリンM<IgM>		mg/dL	30～200		易記憶数値化
		免疫グロブリンA<IgA>		mg/dL	100～400		易記憶数値化
		ハプトグロビン		mg/dL	20～200		易記憶数値化
尿検査		アミラーゼ	尿	U/L	700以下		臨床検査法提要第32版
		浸透圧		mOsmL/L	50～1300		臨床検査法提要第32版
		カリウム排泄量		mmol/day	25～100		臨床検査法提要第32版
		デルタアミノレブリン酸<ALA>		mg/L	5以下		基準値2008
		コルチゾール		μg/day	30～100		臨床検査法提要第32版
		17-ケトステロイド<17-KS>		mg/day	3～11		臨床検査法提要第32版
		17-ハイドロキシコルチコステロイド<17-OHCS>		mg/day	3～8		臨床検査法提要第32版
		アドレナリン		μg/day	15以下		臨床検査法提要第32版
		ノルアドレナリン		μg/day	120以下		臨床検査法提要第32版

※基準範囲は健常人(基準個体)が示す検査値(基準値)の正規分布95%信頼限界(中心値±2SD)で表現される．正確な定義に関しては，臨床病理45：1154-1159, 2002を参照のこと．今回参考のために収集した基準範囲は，福岡県共有基準範囲，慶大病院および系列病院の基準範囲，長野県の共有基準範囲，アジア各国の基準範囲群(山口大学市原教授提供)，文献として臨床検査法提要第32版などである．

付録2. 元素周期表

族周期	1	2	3	4	5	6	7	8	9
1	1 H 水素 1.008								
2	3 Li リチウム 6.941	4 Be ベリリウム 9.012							
3	11 Na ナトリウム 22.99	12 Mg マグネシウム 24.31							
4	19 K カリウム 39.10	20 Ca カルシウム 40.08	21 Sc スカンジウム 44.96	22 Ti チタン 47.87	23 V バナジウム 50.94	24 Cr クロム 52.00	25 Mn マンガン 54.94	26 Fe 鉄 55.85	27 Co コバルト 58.93
5	37 Rb ルビジウム 85.47	38 Sr ストロンチウム 87.62	39 Y イットリウム 88.91	40 Zr ジルコニウム 91.22	41 Nb ニオブ 92.91	42 Mo モリブデン 95.96	43 Tc テクネチウム (99)	44 Ru ルテニウム 101.1	45 Rh ロジウム 102.9
6	55 Cs セシウム 132.9	56 Ba バリウム 137.3	57-71 ランタノイド	72 Hf ハフニウム 178.5	73 Ta タンタル 180.9	74 W タングステン 183.8	75 Re レニウム 186.2	76 Os オスミウム 190.2	77 Ir イリジウム 192.2
7	87 Fr フランシウム (223)	88 Ra ラジウム (226)	89-103 アクチノイド	104 Rf ラザホージウム (267)	105 Db ドブニウム (268)	106 Sg シーボーギウム (271)	107 Bh ボーリウム (272)	108 Hs ハッシウム (277)	109 Mt マイトネリウム (276)
	アルカリ金属	アルカリ土類金属							
				57 La ランタン 138.9	58 Ce セリウム 140.1	59 Pr プラセオジウム 140.9	60 Nd ネオジム 144.2	61 Pm プロメチウム (145)	62 Sm サマリウム 150.4
				89 Ac アクチニウム (227)	90 Th トリウム 232.0	91 Pa プロトアクチニウム 231.0	92 U ウラン 238.0	93 Np ネプツニウム (237)	94 Pu プルトニウム (239)

原子番号 元素記号 元素名 原子量

アミカケの元素（3族〜11族，ランタノイド，アクチノイドを含む）は遷移元素，白地は典型元素．

※原子量は同位体の天然存在比を考慮し，有効数字4桁に四捨五入したもので，IUPAC原子量委員会で承認されたものを用いた．
※安定同位体がなく，天然存在比が一定しない元素については，代表的な同位体の質量数を（　）内に示した．
※表内では第2族をアルカリ土類金属として表示した．ただし，BeとMgは第2族ではあるがアルカリ土類金属とは性状が異なるため，アルカリ土類金属に含めない定義づけもあるので注意されたい．

10	11	12	13	14	15	16	17	18	族 / 周期
								2 He ヘリウム 4.003	1
			5 B ホウ素 10.81	6 C 炭素 12.01	7 N 窒素 14.01	8 O 酸素 16.00	9 F フッ素 19.00	10 Ne ネオン 20.18	2
			13 Al アルミニウム 26.98	14 Si ケイ素 28.09	15 P リン 30.97	16 S 硫黄 32.07	17 Cl 塩素 35.45	18 Ar アルゴン 39.95	3
28 Ni ニッケル 58.69	29 Cu 銅 63.55	30 Zn 亜鉛 65.38	31 Ga ガリウム 69.72	32 Ge ゲルマニウム 72.63	33 As ヒ素 74.92	34 Se セレン 78.96	35 Br 臭素 79.90	36 Kr クリプトン 83.80	4
46 Pd パラジウム 106.4	47 Ag 銀 107.9	48 Cd カドミウム 112.4	49 In インジウム 114.8	50 Sn スズ 118.7	51 Sb アンチモン 121.8	52 Te テルル 127.6	53 I ヨウ素 126.9	54 Xe キセノン 131.3	5
78 Pt 白金 195.1	79 Au 金 197.0	80 Hg 水銀 200.6	81 Tl タリウム 204.4	82 Pb 鉛 207.2	83 Bi ビスマス 209.0	84 Po ポロニウム (210)	85 At アスタチン (210)	86 Rn ラドン (222)	6
110 Ds ダームスタチウム (281)	111 Rg レントゲニウム (280)	112 Cn コペルニシウム (285)					ハロゲン	希ガス	7

63 Eu ユウロピウム 152.0	64 Gd ガドリニウム 157.3	65 Tb テルビウム 158.9	66 Dy ジスプロシウム 162.5	67 Ho ホルミウム 164.9	68 Er エルビウム 167.3	69 Tm ツリウム 168.9	70 Yb イッテルビウム 173.1	71 Lu ルテチウム 175.0
95 Am アメリシウム (243)	96 Cm キュリウム (247)	97 Bk バークリウム (247)	98 Cf カリホルニウム (252)	99 Es アインスタニウム (252)	100 Fm フェルミウム (257)	101 Md メンデレビウム (258)	102 No ノーベリウム (259)	103 Lr ローレンシウム (262)

付録 3. 慣用単位と国際単位間の換算係数

項目	慣用単位	慣用単位からSI単位	SI単位から慣用単位	SI Units
ガス	mm Hg	0.133	7.51	kPa
ナトリウム	mEq/L	1	1	μmol/L
カリウム	mEq/L	1	1	μmol/L
クロール	mEq/L	1	1	mmol/L
カルシウム	mg/100 mL	0.25	4	mmol/L
リン	mg/100 mL	0.323	3.1	mmol/L
マグネシウム	mg/100 mL	0.41	2.43	mmol/L
鉄	μg/100 mL	0.179	5.58	μmol/L
TIBC（総鉄結合能）	μg/100 mL	0.179	5.58	μmol/L
グルコース	mg/100 mL	0.055	18	mmol/L
ケトン体（アセト酢酸）	mg/L	0.111	9.01	mmol/L
尿素	mg/100 mL	0.166	6.01	mmol/L
尿素窒素	mg/100 mL	0.356	2.81	mmol/L
尿酸	mg/100 mL	59.5	0.0168	μmol/L
クレアチニン	mg/100 mL	88.4	0.0113	μmol/L
ビリルビン	mg/100 mL	17.1	0.059	μmol/L
アンモニア	μg/100 mL	0.59	1.7	μmol/L
フェニルアラニン	mg/L	6.05	0.165	μmol/L
アルブミン	g/100 mL	144.9	0.0069	μmol/L
ハプトグロビン	mg/100 mL	0.118	8.47	μmol/L
トランスフェリン	mg/100 mL	0.11	9.09	μmol/L
IgG	mg/100 mL	0.067	15	μmol/L
IgA	mg/100 mL	0.0625	16	μmol/L
IgM	mg/100 mL	0.011	91	μmol/L
IgD	mg/100 mL	0.054	18.5	μmol/L
IgE	ng/mL	0.005	200	nmol/L
酵素	U/L	1.67×10^{-8}	0.6×10^{8}	katal/L
コレステロール	mg/100 mL	0.026	38.7	mmol/L
トリグリセリド	mg/100 mL	0.0114	87.5	mmol/L
HDL-コレステロール	mg/100 mL	0.026	38.7	mmol/L
LDL-コレステロール	mg/100 mL	0.026	38.7	mmol/L
インスリン	pg/mL	0.174	5.74	nmol/L
インスリン	μU/mL	7.25	0.138	nmol/L
サイロキシン	μg/100 mL	12.9	0.078	nmol/L
コルチゾール	μg/100 mL	0.0276	36.2	μmol/L
エストリオール	μg/L	3.47	0.288	nmol/L
5-HIAA（5-hydroxyindoleacetic acid）	mg	5.23	0.19	μmol/L
フェリチン	μg/L	2.2	0.445	pmol/L
ビタミンB12	pg/mL	0.738	1.36	pmol/L
葉酸	μg/100 mL	22.7	0.044	nmol/L
アセトアミノフェン	μg/mL	6.61	0.151	μmol/L
サリチル酸塩	mg/100 mL	0.0724	13.8	mmol/L
ゲンタマイシン	μg/mL	2.22	0.45	μmol/L
キニジン	μg/mL	3.09	0.324	mmol/L
カルバマゼピン	μg/mL	4.32	0.23	μmol/L
エトスクシミド	μg/mL	7.08	0.14	μmol/L
フェノバルビタール	μg/mL	4.31	0.23	μmol/L
フェニトイン	μg/mL	3.96	0.25	μmol/L
バルプロ酸	μg/mL	6.93	0.14	μmol/L
テオフィリン	μg/mL	5.55	0.180	mmol/L
バニリルマンデル酸	mg	5.03	0.20	μmol
ダイオキシン	ng/mL	1.28	0.781	nmol/L

付録4. pHメータ校正用の標準緩衝液の名称と組成

名称	組成
フタル酸塩標準緩衝液	0.05 mol/L　フタル酸水素カリウム $C_6H_4(COOK)(COOH)$ 水溶液
中性リン酸塩標準緩衝液	0.025 mol/L　リン酸二水素カリウム(KH_2PO_4)水溶液 0.025 mol/L　リン酸水素二ナトリウム(Na_2HPO_4)水溶液
ホウ酸塩標準緩衝液	0.01 mol/L　ホウ酸ナトリウム（ホウ砂）$Na_2B_4O_7 \cdot 10H_2O$ 水溶液

付録5. 標準緩衝液のpHと温度の関係（JIS Z 8802）

温度（℃）	フタル酸塩 標準緩衝液	中性リン酸塩 標準緩衝液	ホウ酸塩 標準緩衝液
10	4.00	6.92	9.33
15	4.00	6.90	9.27
20	4.00	6.88	9.22
25	4.01	6.86	9.18
30	4.01	6.85	9.14
35	4.02	6.84	9.10

付録6. 緩衝液の適用pH範囲

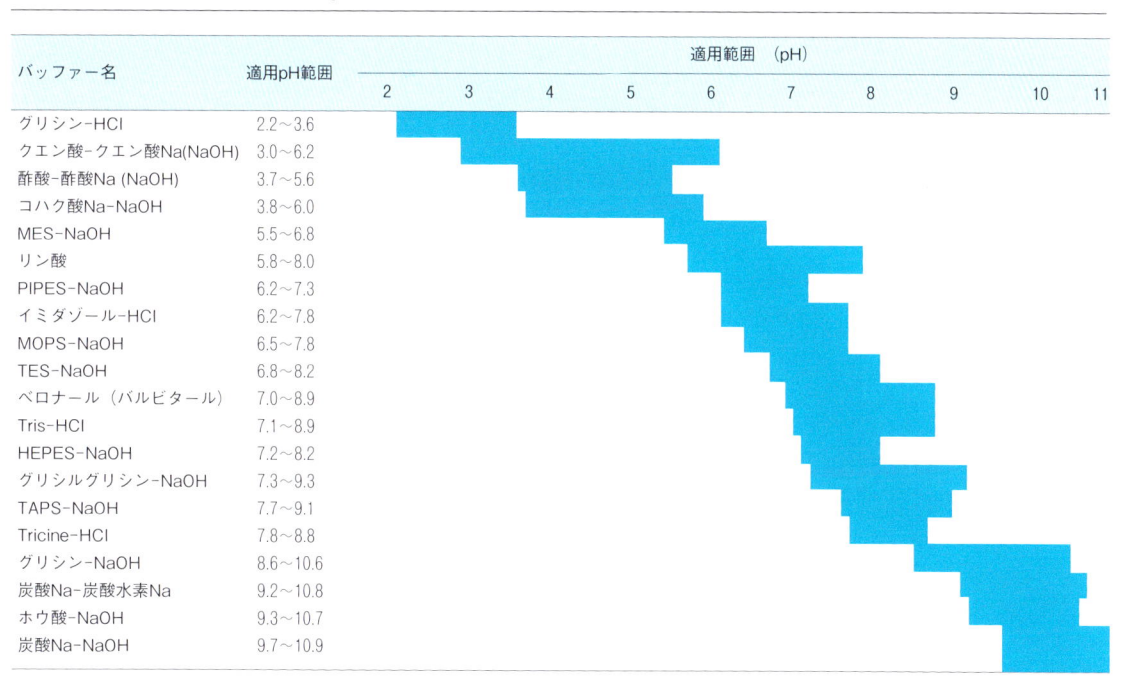

バッファー名	適用pH範囲
グリシン-HCl	2.2～3.6
クエン酸-クエン酸Na(NaOH)	3.0～6.2
酢酸-酢酸Na (NaOH)	3.7～5.6
コハク酸Na-NaOH	3.8～6.0
MES-NaOH	5.5～6.8
リン酸	5.8～8.0
PIPES-NaOH	6.2～7.3
イミダゾール-HCl	6.2～7.8
MOPS-NaOH	6.5～7.8
TES-NaOH	6.8～8.2
ベロナール（バルビタール）	7.0～8.9
Tris-HCl	7.1～8.9
HEPES-NaOH	7.2～8.2
グリシルグリシン-NaOH	7.3～9.3
TAPS-NaOH	7.7～9.1
Tricine-HCl	7.8～8.8
グリシン-NaOH	8.6～10.6
炭酸Na-炭酸水素Na	9.2～10.8
ホウ酸-NaOH	9.3～10.7
炭酸Na-NaOH	9.7～10.9

付録 7. 遠心力と回転数

遠心力（g）は以下の式で算出されるが，概算値は下図で求められる．
$$g = 1.118 \times 10^{-8} \times R(\text{cm}) \times N^2$$

遠心力と回転数の換算図

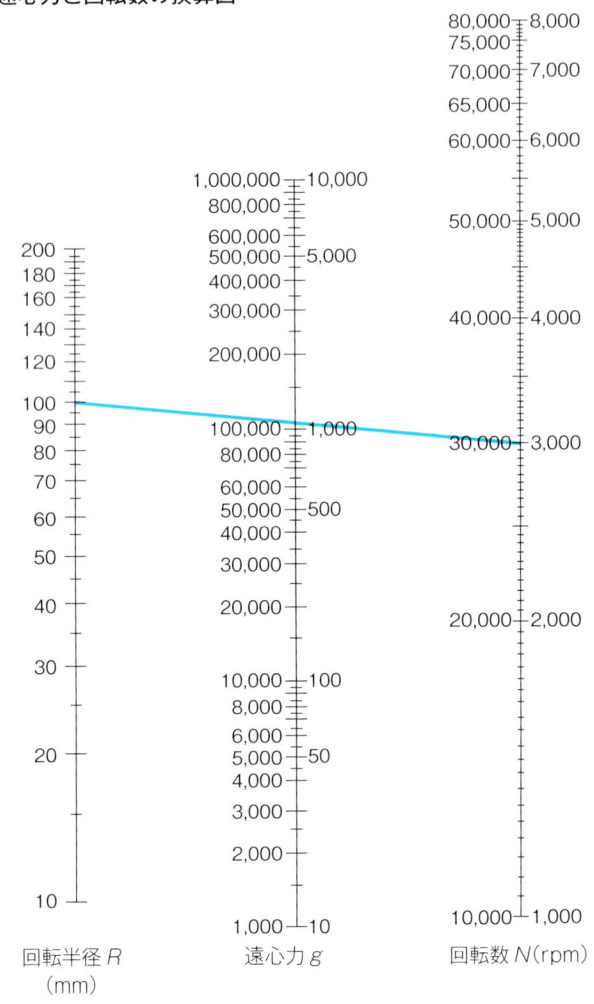

遠心機のローターの半径 R(mm) と回転数 N(rpm; rotation per minute) とを結ぶと遠心力 g がわかる．
たとえば，100 mm のローターで 3,000 rpm で回転させると約 1,000 g の遠心力となる．

付録 8. 試薬用純水の規格

	CLSI[1]	CAP[2]		
		I	II	III
Conductivity(導電率) (MΩ・cm, 25℃)	<0.1 μS/cm, 25℃ (10 MΩ・cm<, 25℃)	≧10	≧0.5	≧0.2
過マンガン酸カリウム 消費時間(min)	―	≧60	≧60	≧60
生菌数(CFU/mL)	<10	微少	微少	微少
pH	―	6.0〜7.0	6.0〜7.0	6.0〜7.0
シリカ(SiO$_2$, mg/L)	―	≦0.01	≦0.01	≦0.01
重金属(mg/L)	―	≦0.01	≦0.01	≦0.01
NH$_3$(mg/L)	―	≦0.1	≦0.1	≦0.1
CO$_2$(mg/L)	―	≦3	≦3	≦3
Na(mg/L)	―	≦0.1	≦0.1	≦0.1
TOC(全有機体炭素)	<500 μg/L(ppb)	―		
微粒子とコロイド	Particle rejection stage≦0.22 μm (0.22 μm 以下で微粒子除去)	―		

1) CLSI Document C3-A4：Preparation and Testing of Reagent Water in the Clinical Laboratory：Approved Guideline 4th ed. 2006.
2) Stier, A. R., et al.："Water", College of American Pathologists, commission on Laboratory Inspection and Accreditation, 1974.
(巽典之, ほか：水を知る―病院検査を理解するための豆知識. 宇宙堂八木書店, 2008 より)

付録9. プラスチックの薬剤耐性

薬剤	PE	PP	PC	PS	PTFE
硫酸(10%)	○	○	○	○	○
硫酸(30%)	○	○	○	△	○
硫酸(30%, 70℃)	△	△	△	△	○
硫酸(98%)	×	×	×	×	○
塩酸(10%)	○	○	○	○	○
塩酸(38%)	○	○	×	△	○
酢酸(10%)	○	○	○	○	○
酢酸(50%)	○	○	○	△	○
トリクロロ酢酸	×	×	×	×	○
アンモニア水(28%)	○	○	×	△	○
水酸化ナトリウム(10%)	○	○	×	○	○
水酸化ナトリウム(30%)	○	○	×	○	○
水酸化ナトリウム(30%, 70℃)	△	○	×	○	×
フェノール	△	○	×	×	○
クロロホルム	×	×	×	×	○
メタノール	○	○	×	○	○
エタノール	○	○	○	△	○
ブタノール	○	○	△	△	○
プロパノール	○	○	○	○	○
ジエチルエーテル	×	×	×	×	○
ホルムアルデヒド	○	○	×	×	○
アセトン	○	○	×	×	○
尿素	○	○	×	○	○
トリス緩衝液	○	○	△	△	○

PE：ポリエチレン，PP：ポリプロピレン，PC：ポリカーボネート，PS：ポリスチレン，PTFE：ポリテトラフルオロエチレン
○：可，△：長期使用は不可，×：不可

付録10. プラスチックの物理特性

種類	透明性	耐熱性(℃)	オートクレーブ	乾熱滅菌	耐冷性(℃)	凍結
ポリエチレン	半透明	80〜110	不可	不可	−80	可
ポリプロピレン	半透明	135	可	不可	0	不可
ポリスチレン	透明	90	不可	不可	20	不可
ポリカーボネート	透明	135	可	不可	−130	可
メタクリル樹脂	透明	80	不可	不可	−40	可
テフロン	半透明	200	可	可	−20	可

和文索引

あ

アイソザイム 210
アイソザイム電気泳動 50
アカルボース 87
アガーゲル 51
アガロースゲル 48,51
アガロース電気泳動法 133,139
アシドーシス 73
アシル CoA 124
アジソン病 73
アスコルビン酸 309
アスパラギン酸 150
アスパラギン酸アミノトランスフェラーゼ 151,214
アセチル CoA 92,124,179,308
アセチルコリンエステラーゼ 240
アセト酢酸 117,125
アセトン 117,125
アディポカイン 299
アデノシン 191
アデノシン 5'-三リン酸 178
アデノシンデアミナーゼ 249
アドレナリン 91,154,290
アニオンギャップ 75
アノマー 87
アフィニティクロマトグラフィ 48
アベル-ケンダル法 128
アボガドロの法則 11
アポ酵素 57,207
アポ蛋白 119,132
アマドリ転位 99
アミノ基転移酵素 150
アミノ酸 143
　── の体液中動態 152
　── の代謝 150
　── の呈色反応 144
アミノ酸オキシダーゼ 151
アミノ酸誘導体 269
アミノトランスフェラーゼ 308
アミラーゼ 89,242
アミロース 88
アミロクラスチック法 242
アミロペクチン 88
アミン 269
アラキドン酸 117
アラニン 150
アラニンアミノトランスフェラーゼ 150,218
アラビノース 87

アルカリ性ホスファターゼ 229
アルカローシス 73
アルギニン 150
アルセナゾ-Ⅲ法 77
アルデヒド反応 145
アルドース 85
アルドステロン 71,289,321
アルドラーゼ 250
アルブミン 160,175
アンジオテンシンⅡ 289
アンジオテンシン転換酵素 250
アンドロゲン 292
アンモニア 192
　── の処理 151
亜鉛 266

い

イオノホア 55
イオン 8
イオン活量 55
イオン交換クロマトグラフィ 47
イオン選択電極 55
イオン選択電極法
　──,Cl 検査における 75
　──,K 検査における 74
　──,Na 検査における 72
イコデキストリン 88
イソクエン酸脱水素酵素 187
イソロイシン 150
イヌリンクリアランス 314
イノシトール-3 リン酸 123
イノシン 191
イムノアッセイ 275
イムノクロマトグラフィ 63
インクレチン 90,296
インスリノーマ 297
インスリン 90,148,296
インスリン抵抗性 105,297
インスリン分泌能 105
インスリン様成長因子 1 275
インターロイキン 164
インドシアニングリーン 312
インドフェノールブルー 186
インドフェノール法 193
異好性抗体 52
異常リポ蛋白 135
異性体 86
遺伝暗号 154
一次胆汁酸 116

一次反応 57
陰イオン系界面活性剤 50
陰イオン交換クロマトグラフィ 48

う

ウリカーゼ・POD・酸化縮合発色法 191,194
ウリジン二リン酸グルクロン酸 201
ウルソデオキシコール酸 118
ウレアーゼ・インドフェノール法 185
ウレアーゼ・グルタミン酸脱水素酵素法 186,194
ウロポルフィリノーゲンⅢ 198

え

エイコサノイド 117
エイコサペンタエン酸 117
エクソソーム 5
エステル型コレステロール 112
エストラジオール 294,323
エストリオール 294
エストロゲン 294,323
エナンチオマー 86
エライザ 53
エルゴカルシフェロール 309
エレクトロスプレーイオン化法 49
エンドグリコシダーゼ活性 89
エンドサイトーシス 5
エンドソーム 4
エンドペプチダーゼ 155
栄養評価蛋白 160,169
液体クロマトグラフィ 49,261
液体膜電極 55
炎光光度法 47,260
塩析 16,149
塩溶 148

お

オータコイド 117
オートファジー 5
オキサロ酢酸 92,150
オキシトシン 280,318
オキシドレダクターゼ 13
オキソニウムイオン 12
オクテット則 8
オスモル 17

オリゴペプチド 146, 153
オリザニン 303
オルガネラ 3
オルトフタルアルデヒド 145
オルニチン回路 152, 185
黄体形成ホルモン 276

か

カイロミクロン 119
カイロミクロンレムナント 126, 134
カウンターイオン 47
カタール単位 17
カテコールアミン 154, 290, 322
カドミウム 267
カリウム 73
カルシウム 76
カルシウム感知受容体 283
カルシウム調節ホルモン 283
カルシトニン 285
ガスクロマトグラフィ 49, 261
ガストリン 298
ガラクトース 87
ガラス電極 56
ガラス膜電極 55
ガンマ線 40
下垂体 274
下垂体機能不全 74
下垂体性 ACTH 産生腫瘍 288
化学発光酵素免疫測定法 277
化学発光免疫測定法 277
化学法
—— , iP 検査における 79
—— , TG 測定における 129
—— , 総コレステロール測定における 128
可視吸光光度法 43
可視光線 39
可溶性分画酵素 209
価電子 8
果糖 87
過酸化脂質 115, 130
過酸化水素・ペルオキシダーゼ系呈色反応 37
過飽和溶液 14
回折格子 43
解糖系 91, 180, 305
解糖阻止剤 32
核内受容体 270
核膜孔 4
隔膜型電極 55
滑面小胞体 4
活性型酵素 57
活性型ビタミン D 284, 320
活性検出系 59
活性測定法
—— , ALP の 231

—— , リパーゼの 246
肝機能検査 312
間接ビリルビン 200
慣用単位 18
緩衝液の調製 24

き

キサントプロテイン反応 145
キシリジルブルー 81
キシロース 87
キヌレニン 307
キャリーオーバー 52
キリアニ反応 128
キレート試薬 264
キングスベリー-クラーク法 157
基質 56
基質特異性 56
基準範囲
—— , Ca 検査の 78
—— , Cl 検査の 75
—— , iP 検査の 80
—— , K 検査の 74
—— , Mg 検査の 82
—— , Na 検査の 72
基底状態 46
機能検査 311
吸光光度法 39
吸光度 41
吸収
—— , コレステロールの 120
—— , 糖質の 89
—— , トリグリセリドの 122
—— , 薬剤の 258
吸収スペクトル 36, 42
急性相反応蛋白 164
鏡像異性体 86
競合阻害 212
競合法 54
凝固点 12
凝析 16
極大吸収波長 42
均一法 54
近位尿細管機能検査 315
金属酵素 229
銀-塩化銀電極 55

く

クエン酸回路 92, 307
クッシング症候群 73, 288, 321
クラウンエーテル 55
クレアチニン 187
クレアチニンクリアランス 314
クレアチン 153, 187
クレアチンキナーゼ 147, 225
クレアチンリン酸 178

クレブス-ヘンゼライト回路 152
クロール 75
クロニジン試験 323
クロマトグラフィ 47
クロミフェン負荷試験 323
クロム 267
クロモジェニック法 242
クロライド 75
クロロホスホナゾ-Ⅲ 77, 81
グアニル酸シクラーゼ型 270
グアノシン 191
グリコーゲン 87, 93, 296
グリコアルブミン 102
グリコシド結合 86
グリコヘモグロビンの標準化 106
グリシン 153
グリセリン 113
グリセロール 92, 113
グリセロールキナーゼ-グリセロリン酸オキシダーゼ法 82
グリセロリン脂質 113, 123
グルカゴノーマ 298
グルカゴン 91, 298
グルカゴン負荷試験 317
グルカゴン様ペプチド 1 90, 298
グルコース 87
グルコース依存性インスリン分泌刺激ポリペプチド 90, 298
グルコースオキシダーゼ 55
グルコースオキシダーゼ電極法 95
グルコース脱水素酵素電極法 96
グルコキナーゼ-G6PHD 法 81
グルタチオン 153, 236
グルタミン 153
グルタミン酸 150
グルタミン酸脱水素酵素法 193
グレリン 275
グロビン 99
くる病 79
空腹時インスリン 105
屈折法 157

け

ケトース 85
ケトアミン 99, 100
ケト原性アミノ酸 143
ケトン体 116, 130
ケノデオキシコール酸 116
ケルダール法 157, 184
ゲル濾過クロマトグラフィ 48
蛍光光度計 46
蛍光反応 145
蛍光偏光免疫測定 15
劇物中毒 260
血管作動性腸管ポリペプチド 298
血漿 70, 155

血漿アルドステロン濃度　322
血漿エピネフリン　322
血漿浸透圧　279
血漿ノルエピネフリン　322
血漿レニン活性　289,322
血清アミロイドA蛋白　164,168
血清膠質反応　161
血清酵素活性　208
血清蛋白　155
血清蛋白電気泳動　50,64,162
血清ビリルビン　200
血清フェリチン濃度　264
血清分離後の保存安定性　33
血中Cペプチド　106
血中エストラジオール　294
血中コルチゾール　286
血中骨代謝マーカー　320
血中サイログロブリン　320
血中薬物濃度モニタリング　257
血糖コントロールの評価　105
検査試料　26
検査方法
　——，γ-GT の　236
　——，ACP の　248
　——，ALP の　231
　——，ALT の　219
　——，AMY の　242
　——，AST の　216
　——，ChE の　240
　——，CK の　225
　——，LAP の　238
　——，LD の　221
　——，アルブミンの　160
　——，急性相反応蛋白の　164
　——，血清膠質反応の　161
　——，血清総蛋白の　157
　——，髄液蛋白の　159
検体
　——の安定性　31
　——の処理方法　35
　——ブランク　44
検量線　42
嫌気的解糖系　180
限界デキストリン　89
原子吸光計　45
原子吸光光度法　260
原発性アルドステロン症　73,289
原発性甲状腺機能低下症　283
原発性脂質異常症　136

こ

コール酸　116
コエンザイムA（CoA）　179
コドン　154
コリンエステラーゼ　240
コルチコステロイド結合蛋白　286
コルチゾール　278,286,321
コレカルシフェロール　309
コレシストキニン　298
コレステリン　112
コレステロール　112
コレステロールエステラーゼ　120
コレステロールオキシダーゼ　127
コレステロール逆転送系　127
コレステロール脱水素酵素　128
コロイド溶液　14
ゴナドトロピン　276
ゴナドトロピン放出ホルモン　279
ゴルジ体　3
呼吸性アシドーシス　76
呼吸性アルカローシス　76
固体膜電極　55
固定相，クロマトグラフィの　47
固定点測定法　212
五炭糖　86
甲状腺機能　283,320
甲状腺刺激抗体　320
甲状腺刺激ホルモン　277
甲状腺刺激ホルモン放出ホルモン　277
甲状腺中毒症　283
甲状腺ペルオキシダーゼ　280
甲状腺ホルモン　280,281
光量補正効果　44
光路長　41
好気的解糖系　180
抗原抗体反応　51
抗甲状腺ペルオキシダーゼ抗体　320
抗サイログロブリン抗体　320
抗利尿ホルモン　71,279
高エネルギー化合物　177
高カリウム血症　73,289
高カルシウム血症　78
高感度エンザイムイムノアッセイ法　275
高クロール血症　75
高脂血症　135
高速液体クロマトグラフィ　49,100,260
高ナトリウム血症　73
高マグネシウム血症　82
高無機リン血症　81
鉱質コルチコイド　286,321
構造異性体　86
酵素　56,205
酵素学的分析法　56
酵素活性測定法　212
酵素活性単位　17,213
酵素活性値の判読　210
酵素蛋白　57
酵素的測定法　242
酵素電極　55,95,103
酵素反応速度　57,212
酵素標識抗原　53
酵素標識抗体　53
酵素法
　——，Ca 検査における　78
　——，HbA1c 測定における　101
　——，iP 検査における　79
　——，K 検査における　74
　——，Mg 検査における　81
　——，Na 検査における　72
　——，TG 測定における　128
　——，ケトン体測定における　131
　——，総コレステロール測定における　127
　——，遊離脂肪酸測定における　129
酵素免疫測定法　53
酵素免疫法　260
合成
　——，グリコーゲンの　93,296
　——，脂肪酸の　124
　——，蛋白質の　154
　——，トリグリセリドの　123
国際単位　17

さ

サイトカイン　164
サイトソル　3
サイロイドテスト　320
サイロキシン　280
サイログロブリン　281
サッカロジェニック法　242
ザイモグラム　211
採血　26,29
細胞　3
細胞外液　70
細胞骨格　3
細胞内液　70
細胞内受容体　270
細胞内小器官　4
細胞内蛋白質　154
細胞内糖代謝　91
細胞分画　5
坂口反応　145
三炭糖　86
酸化還元反応　13
酸性アミノ酸　143
酸（性）ホスファターゼ　248
酸素分圧　56
残存検体　36

し

シーハン症候群　294
シアノコバラミン　198,308
シグナルペプチド　5
シグモイド曲線　53
シスタチンC　315

し

シス・トランス異性体　86
シチジン 3 リン酸　123
シトクロム P450　258
シングルマルチ型　61
ジアシルグリセロール　113
ジアステレオマー　86
ジアゾ試薬　203
ジヒドロキシアセトンリン酸　92
ジヒドロテストステロン　292
ジブカインナンバー　240
ジペプチド　146
ジヨードチロシン　281
糸球体濾過量　314
脂質　2, 111
　── の検査法　127
　── の構造　111
　── の代謝　120
　── の分類　111
脂質異常症　134
脂質検査の標準化の動向　136
脂質ラジカル　115
脂肪酸　114
脂溶性ビタミン　303
脂溶性ホルモン　270
紫外吸光光度法　43
紫外線　39
紫外部吸収法　157
視床下部・下垂体後葉機能　318
視床下部・下垂体前葉機能　318
視床下部ホルモン　273
試薬　19, 23
　── ブランク　44
試薬盲検　42
自記分光光度計　42
自己血糖測定装置　62
自動分析法　60
自由エネルギー　177
色相環　40
質量パーセント濃度　16
質量分析計　49
実習
　──, ALP 測定法の　255
　──, ALT 測定法の　253
　──, AST 測定法の　251
　──, LD 測定法の　254
　──, アルブミン定量の　175
　──, 血糖測定の　107
　──, 総蛋白定量の　175
　──, 尿酸測定の　194
　──, 尿素窒素測定の　194
　──, ビリルビン測定の　203
腫瘍壊死因子 α　164, 299
受動輸送　4
終点分析法　44, 60
終濃度　41
終板器官　280
終末点分析法　212

重量濃度　16, 70
絨毛性ゴナドトロピン　295
初速度分析法　44, 60
蔗糖　87
小腸型 ALP　230
小胞体　3
小胞輸送　1, 5
少糖類　86
昇華　12
消化
　──, コレステロールの　120
　──, 糖質の　89
　──, トリグリセリドの　122
消化管ホルモン　298
常量元素　263
触媒　206
心房性ナトリウム利尿ペプチド
　　　　　　　　　　72, 300
神経芽細胞腫　292, 322
浸透圧　14
浸透圧受容器　280
浸透圧重量モル濃度　17
真空採血　29
新生児黄疸　200
新生児メレナ　310
親水コロイド　16
親水性アミノ酸　143
迅速 ACTH 負荷試験　322
腎希釈能　71
腎機能検査　313
腎濃縮能　71
腎不全　75, 80

す

スーパーオキシドジスムターゼ　266
スーパーマルチ型　62
スクロース　87
ステロイド骨格　292
ステロイドホルモン　269, 286
スルホニル尿素　296
水酸化物イオン　12
水素結合　11
水素電極　56
水溶性ビタミン　303
推算糸球体濾過量　315
膵型 AMY　242
膵機能検査　315
膵キモトリプシン　316
膵ホルモン　296
膵ランゲルハンス島　316
膵リパーゼ　246
髄液蛋白　159
髄質機能検査　315

せ

セクレチン　298, 316
セファデックスゲル　48
セラミド　114
セルロース　87
セルロースアセテート膜　51
セルロプラスミン　167, 265
セロトニン　154
生体エネルギー　177
生体構成元素　2
生体色素　197
生体膜　4
生体リズム　3
生物化学分析　7
　── の原理と方法　39
生命のメカニズム　1
生理活性物質　116
成長ホルモン　91, 275
成長ホルモン放出ホルモン　275
性周期　294
性腺機能　323
性腺刺激ホルモン　276
性腺刺激ホルモン放出ホルモン　276
性ホルモン　292
精巣 Leydig 細胞　292
精巣機能障害　293
赤外線　39
析出　14
穿刺液　8, 26

そ

ソマトスタチン　275, 296
ソマトメジン-C　275
阻害型 TSH 受容体抗体　320
粗面小胞体　4, 155
組織間液　70
組織非特異的 ALP　230
組織片　26
疎水コロイド　15
疎水性アミノ酸　143
総括性測定
　──, AMY の　242
　──, AST の　216
　──, CK の　225
　──, LD の　221
総コレステロールの測定　127, 138
総蛋白定量　175
総テストステロン　293
総鉄結合能　265
側鎖　143
測定法
　──, LPL の　248
　──, アルブミンの　160
　──, アンモニアの　193
　──, 急性相反応蛋白の　164

——，クレアチニンの 189
——，クレアチンの 189
——，血清グルコースの 94
——，血清ビリルビンの 201
——，尿酸の 191
——，尿素の 185

た

ターナー症候群 294
タリウム 267
多価不飽和脂肪酸 117
多点検量線 53
多糖類 86
唾液腺アミラーゼ 89, 242
代謝
——，アミノ酸の 150
——，アンモニアの 192
——，血清蛋白の 156
——，ケトン体の 125
——，脂質の 120
——，糖脂質の 123
——，糖質の 89
——，尿酸の 191
——，尿素の 185
——，ビリルビンの 200
——，リポ蛋白の 125
——，リン脂質の 123
代謝性アシドーシス 75
代謝性アルカローシス 74
対イオン 47
体液 8, 26, 70
体蛋白質 154
胎盤型 ALP 230
胎盤機能不全 295
脱アミノ反応 151
脱イオン水 23
担体 48
単純脂質 112
単純放射状免疫拡散法 172
単糖類 85
単波長測光法 44
胆汁酸 116, 199
胆汁色素 200
胆道機能検査 312
蛋白質 2, 141
——の構造 146
——の合成 154
——の性質 148
——の分解 155
蛋白尿 159
蛋白分解酵素 149
男性ホルモン 292

ち

チアミン 304

チミジル酸（チミジン一リン酸） 308
チロシン尿症 152
チンダル現象 15
地帯現象 52
治療至適範囲 259
窒素平衡 154
中間比重リポ蛋白 134
中空陰極管 45
中枢性甲状腺機能低下症 283
中性アミノ酸 143
中性コレステロールエステラーゼ 127
中性脂肪 113
中毒物質 261
超遠心法 133
直接ビリルビン 200

て

テキサス レッド 46
テストステロン 292, 323
テトラメチルローダミン 46
テトロース 86
ディスクリート方式 61
デオキシウリジン-5'-一リン酸 308
デオキシコール酸 116
デキサメサゾン抑制試験 321
デキストラン硫酸マグネシウム沈殿法 138
デスモプレシン 318
デヒドロエピアンドロステロン 286
デンプン 87
低カリウム血症 73
低カルシウム血症 78
低クロール血症 75
低ナトリウム血症 73
低マグネシウム血症 82
低無機リン血症 81
定時分析法 44
定常状態 259
鉄 264
鉄輸送蛋白 264
転移 RNA 154
電解質 13
電解質濃度，体液の 70
電気陰性度 11
電気泳動 50
電気化学発光免疫測定法 277
電気化学分析法 54
電気浸透現象 50
電子伝達系 92
電磁波 39
電離平衡 13
電量滴定 56

と

トコフェロール 309
トライエージ DOA 261
トラフ 257
トランスサイレチン 170, 281
トランスフェリン 170, 264
トランスポーター 4
トリアシルグリセロール 113
トリオース 86
トリカルボン酸 92
トリグリセリド 92, 113, 128
トリニトロベンゼン 240
トリプシン 149
トリプトファン 150, 307
トリペプチド 146
トリヨードサイロニン 280
トレーサビリティチェーン 213
トレオニン 150
トロンボキサン 117
ドデシル硫酸ナトリウム 50
ドパミン 290
ドライケミストリ 62
当量濃度 16, 70
透過光 41
等電点 143
等電点電気泳動 50
糖化蛋白の測定 99
糖化ヘモグロビン 99
糖結合ヘキサペプチド 107
糖原性アミノ酸 143
糖脂質 114
糖質 85
糖質コルチコイド 91, 286, 321
糖新生 91
糖代謝 296
糖代謝産物の測定 102
糖蛋白ホルモン 269
糖尿病 104, 297
糖尿病性ケトアシドーシス 75
同位体希釈質量分析法 127
銅 265
匿名化 36
毒物中毒 260

な

ナイアシン 307
ナトリウム 72
ナトリウム依存性グルコース輸送担体 90
ナトリウム利尿ペプチド 72, 300
ナフタレン 12
内因性脂質代謝経路 126
内分泌機能 318
鉛 267

に

ニコチンアミドアデニンジヌクレオチド　307
ニコチン酸　154, 307
ニコチン酸アミド　307
ニトロセルロース　87
ニトロプルシド反応　130, 145
ニンヒドリン反応　144, 150
二酸化炭素分圧　56
二次胆汁酸　116
二波長測光法　44
日本工業規格　20, 23
入射光　41
乳酸アシドーシス　75, 305
乳酸オキシダーゼ　103
乳酸測定法　103
乳酸デヒドロゲナーゼ　92, 147, 220
乳糖　87
尿細管機能検査　315
尿細管性アシドーシス　75, 79
尿細管リン再吸収率　320
尿酸　191
尿素　185
尿素回路　151, 185
尿蛋白　158
尿糖　97
尿毒症性アシドーシス　75
尿崩症　73
妊娠検査薬　296

ね

ネガティブフィードバック　270
ネフローゼ症候群　73
ネルンストの式　55

の

ノルアドレナリン　154, 290
ノルメタネフリン　291
ノルメタネフリン排泄量　322
ノンネ-アペルト反応　159
能動輸送　4
脳性ナトリウム利尿ペプチド　72, 300
脳脊髄液　159

は

ハプトグロビン　166
バーター症候群　74
バソクプロインスルホン酸塩法　266
バソフェナンスロリンスルホン酸ナトリウム　265
バソプレシン　71, 279, 318
バニリルマンデル酸　291, 322
バリン　150, 153
バルビタール緩衝液　66
パパイン　149
パラアミノ馬尿酸クリアランス　313
パンテテイン　308
パンディ反応　159
パントテン酸　307
波長, 電磁波の　40
波長選択部　43
胚細胞型ALP　230
配座異性体　86
排泄物　8, 26
排泄量　322
排卵障害　294
麦芽糖　87
橋本病　283
発光光度法　47
発光分析法　47
発色液　44
発色溶液　42
反対色　40
反応特異性　56
半減期, 薬物の　259
半透膜　14

ひ

ヒスタミン　154
ヒスチジン　150
ヒスチジンデカルボキシラーゼ　154
ヒ素　267
ヒト絨毛性ゴナドトロピン　281, 292
ヒト胎盤性ラクトゲン　292
ヒドロキシアパタイト　76
ヒドロキシメチルビラン　198
ヒドロキソコバラミン　308
ビウレット反応　150
ビウレット法　157
ビタミン　303
── の分類　304
ビタミンA　309
ビタミンB_1　304
ビタミンB_2　305
ビタミンB_6　308
ビタミンB_{12}　198, 308
ビタミンBc　308
ビタミンC　309
ビタミンD　284, 309
ビタミンD活性化酵素　283
ビタミンD_3欠乏症　79, 80
ビタミンE　309
ビタミンK　309
ビタミンM　308
ビリベルジン　200
ビリルビン　200, 203
ピーク・トラフ管理　259
ピラノース　87
ピリドキサミン　308
ピリドキサル　308
ピリドキサルリン酸　151
ピリドキシン　308
ピルビン酸　91, 103, 150
ピルビン酸脱水素酵素複合体　92, 304
ピロガロールレッド・モリブデン錯体法　159
比較対照法　132
比活性　17
比色分析　41
非競合阻害　212
非競合法　54
非蛋白性窒素　184
非抱合型ビリルビン　200
微量元素　263
微量蛋白質の測定　51
必須アミノ酸　150
標準採血法ガイドライン　29

ふ

フィードバック調節機構　270
フィロキノン　309
フェニルアラニン　150
フェニルケトン尿症　152
フェノールスルホンフタレイン試験　313
フォリン反応　144
フッ化ナトリウム　97
フック現象　52
フラノース　87
フラビンアデニンジヌクレオチド　305
フラビンモノヌクレオチド　305
フルオライドナンバー　240
フルオレスカミン　145
フルオレセイン　46
フルクトース　87
ブーゲ-ベールの法則　37, 41
ブチリルコリンエステラーゼ　240
ブドウ糖　87, 296
ブラウン運動　15
ブロムスルファレイン　312
ブロモフェノールブルー　158, 186, 193
プール化　35
プテロイルグルタミン酸　308
プランマー病　283
プリン体　191
プリンヌクレオチド　191
プレグナンジオール　294
プレグネノロン　286
プレプログルカゴン　298
プロカルシトニン　285
プロゲステロン　294, 323
プロスタグランジン　117
プロゾーン現象　52

プロテアーゼ 155
プロテアーゼインヒビター 155
プロテアソーム 4,155
プロテイナーゼ 155
プロテインGアフィニティクロマト
　グラフィ 49
プロトカテキュ酸 240
プロトポルフィリンIX 198
プロラクチン 278,323
不安定型糖結合蛋白 99
不均一法 54
不斉炭素原子 86
不飽和鉄結合能 265
不飽和溶液 14
副甲状腺機能亢進症 80
副甲状腺機能低下症 80
副甲状腺ホルモン 283,320
副腎アンドロゲン 286,292,321
副腎髄質 322
副腎髄質ホルモン 290
副腎皮質 73,321
副腎皮質刺激ホルモン 278
副腎皮質刺激ホルモン放出ホルモン
　　　　　　　　　　　　　278
副腎皮質ホルモン 286
複合脂質 112
物理化学的性質 8
分解
　――,アミノ酸の 151
　――,グリコーゲンの 93
　――,脂肪酸の 124
　――,蛋白質の 155
分岐鎖アミノ酸 152
分光光度法 42
分子 8
分子吸光係数 41
分子結晶 12
分子篩効果 48
分析試薬 19
分泌物 8,26
分離分析法 47,260

へ

ヘキソース 86
ヘキソキナーゼ法 95
ヘテロジニアス法 54
ヘム 99,154,197
ヘモペキシン 168
ベルトロー反応 186
ベンスジョーンズ蛋白 158
ペプシン 149
ペプチダーゼ 155
ペプチド 146
ペプチドホルモン 269
ペルオキシソーム 3
ペントース 86

ペントースリン酸回路 94
ベンドリン 280
平衡分析 44,60

ほ

ホスファターゼ 229
ホスファチジルイノシトール
　　　　　　　　　　114,123
ホスファチジルエタノールアミン
　　　　　　　　　　114,123
ホスファチジルコリン 114,123
ホスファチジルセリン 114
ホスファチジン酸 123
ホスホエノールピルビン酸
　　　　　　　　92,128,179
ホスホリパーゼ A_2 117
ホメオスターシス 3
ホモジニアス法 54,131
ホモバニリン酸 291
ホルモン 269
ホロカソードランプ 45
ホロ酵素 57,207
ポイント・オブ・ケア・テスティング
　　　　　　　　　　　　　62
ポジティブフィードバック 270
ポリアクリルアミドゲル 48,51
ポリアクリルアミドディスク電気泳動
　法 140
ポリソーム 4
ポリペプチド 146
ポルフィリン 197
ポルフィン 197
ポルホビリノーゲン 198
ポンソ3R染色液 65
補酵素 59,207
補酵素A 179,307
補色 40
補体 171
芳香族アミノ酸 153
抱合型ビリルビン 200
放射性ヨード 320
放射免疫測定法 53
放出促進因子 273
放出抑制因子 273
飽和溶液 14

ま

マーカー蛋白質 6
マイクロゾームテスト 320
マイクロ波 40
マグネシウム 81
マルターゼ 88
マルトース 87
マルトトリオース 87
マロンジアルデヒド 130

マンノース 87
膜受容体 270
膜蛋白質 154
松原法 265

み

ミオイノシトール 123
ミクロソーム 6,154
ミクロソームトリグリセリド転送蛋白
　　　　　　　　　　　　　126
ミトコンドリア 3
ミトファジー 5
ミハエリス-メンテンの式 57,212
ミリグラム当量 17
ミロン反応 145
水の出納 70

む

無機質 69
無機水銀 267
無機リン 79
無競合阻害 212
無月経 294,323
無定形固体 12

め

メープルシロップ尿症 152
メタネフリン 291,322
メタロエンザイム 229
メチオニン 150
メチラポン 322
メチルキシレノールブルー法 77
メチルコバラミン 308
メチルチモールブルー 81
メナキノン 309
免疫学的測定法 51,260
免疫グロブリン 172
免疫阻害法 226
免疫電気泳動法 50,162
免疫比濁法 52
免疫比ろう法 52

も

モノヨードチロシン 281
モリブデン酸還元法 79
モル吸光係数 37,41
モル凝固点降下 14
モル当量 70
モル濃度 16
モル沸点上昇 14
持ち越し現象 52

や

薬物
　── による測定値への影響　28
　── の半減期　259
薬物動態　258
薬物濃度のピーク・トラフ管理　259

ゆ

ユビキチン　155
輸送小胞　5
有害金属元素　267
有害元素　263
有機塩素　153
有機水銀　267
遊離T_3　320
遊離T_4　320
遊離型コレステロール　112
遊離脂肪酸　115, 129
遊離テストステロン　293
誘導結合プラズマ分析法　260
誘導脂質　112
融解　12

よ

余色　40
葉酸　308
陽イオンクロマトグラフィ　48
溶液　13
溶血　265
四炭糖　86

ら

ラインウィーバー-バークの式　58, 212
ラクトース　87
ラジオイムノアッセイ法　275
ランゲルハンス島　296
卵巣機能　294
卵胞刺激ホルモン　276

り

リーベルマン-バーチャード反応　128
リアルタイム検査　62
リジン　150
リソソーム　3, 155
リチウム　267
リトコール酸　116
リパーゼ　245
リボース　87
リボソーム　4, 154
リボフラビン　305
リポ蛋白　50, 119, 133
リポ蛋白分画　133
リポ蛋白分画電気泳動　139
リポ蛋白リパーゼ　124, 247
リン光　46
リンゴ酸-アスパラギン酸シャトル　215
リンゴ酸デヒドロゲナーゼ　215
リン酸カルシウム　76
リン酸基の転移反応　229
リン脂質　113, 129

立体異性体　86
硫安分画　15
両性電解質　143, 149

れ

レシチンコレステロールアシル転換酵素　251
レチナール　309
レチニルパルミテート　309
レチノール　309
レチノール結合蛋白　169
レチノイド　309
レチノイン酸　309
レニン-アンジオテンシン-アルドステロン系　71, 289
レニン-アンジオテンシン系　321
レムナントリポ蛋白　134
励起状態　46
零次反応　57
連結不可能匿名化　35
連続計測測定法　212
連続光源　43
連続スペクトル　40

ろ

ロイコトリエン　116
ロイシン　150
ロイシンアミノペプチダーゼ　238
六炭糖　86

欧文索引

数字・ギリシャ文字

% tubular reabsorption of phosphate（% TRP） 320
1-アミノ-2-ナフトール-4-スルホン酸 79
1 ポイント測光法 44
1α-水酸化酵素 283
$1,25-(OH)_2$-D 284, 309
1,3-ビスホスホグリセリン酸 179
1,5-アンヒドログルシトール 102
2-オキソ酸 150
2-クロロ-4-ニトロフェニルリン酸 248
2-チオバルビタール酸 130
2 ポイント測光法 44
2-モノアシルグリセロール 122
2,6-ジクロロ-4-アセチルフェニルリン酸 248
3-ヒドロキシ酪酸 117, 125
3-ヒドロキシ酪酸脱水素酵素 131
3,5-DiBr-PAESA 法 266
4-ニトロアニリン 59
4-ニトロフェノール 59
4-ヒドロキシ安息香酸 240
4-ヒドロキシ安息香酸 3-水酸化酵素 240
4-(3,5-ジブロモ-2-ピリジルアゾ)-N-エチル-N-スルホプロピルアニリン 266
5ANB 236
5-Br-PAPS 267
5,5'-ジチオビス-2-ニトロ安息香酸 240
11β-水酸化酵素 322
11β-ヒドロキシラーゼ欠損症 293
13% ポリエチレングリコール法 139
17-ケトステロイド（17-KS） 288
17-ヒドロキシコルチコステロイド（17-OHCS） 286
21-ヒドロキシラーゼ欠損症 293
24,25-水酸化ビタミン D 284
25-水酸化ビタミン D 284
25-ヒドロキシビタミン D_3 309
75 g 経口ブドウ糖負荷試験（75 g OGTT） 99, 317
^{99m}Tc-MIBI シンチグラフィ 321
^{123}I 320
^{131}I アドステロールシンチグラフィ 321
^{131}I-MIBG シンチグラフィー 323

α-アミラーゼ 242
α-グルコシダーゼ 88
α 受容体 291
α-ヘリックス構造 146
α_1-アンチトリプシン（α_1-AT） 165
α_1-酸性糖蛋白 165
α_2-マクログロブリン（α_2-M） 174
β-シート構造 146
β 細胞 296, 316
β 酸化 124, 180
β 受容体 291
β-quantification（BQ）法 131
β_2-ミクログロブリン（β_2-m） 174
γ-アミノ酪酸 154
γ-グルタミルトランスフェラーゼ（γ-GT） 236
δ-アミノレブリン酸 198

A

ABCA1 127
Abell-Kendall 法 128
ACE 250
acetylcholinesterase 240
acid phosphatase（ACP） 248
ACS 23
acute phase protein（APP） 164
acute phase reactant score 167
Addison 病 73, 82, 290
adenosine deaminase（ADA） 249
ADH 71, 279
ADP 178
adrenocorticotropic hormone 278
AG 75
ALA 198
alanine aminotransferase（ALT） 150, 218
albumin 160
aldehyde 反応 145
aldolase 250
aldosterone 71, 289
ALP 229, 232
amino acid oxidase 151
AMP 178
ampholyte 143
AMY 242

angiotensin converting enzyme 250
anion gap 75
antidiuretic hormone 71, 279
APCI 49
apoenzyme 207
APR スコア 167
arginine vasopressin 279, 318
aromatic amino acid（AAA） 153
arsenazo-Ⅲ法 77
As 267
aspartate aminotransferase（AST） 151, 214
ATP 178
atrial natriuretic peptide（ANP） 72, 300
autophagy 5
Avogadro 定数 11
AVP 感受性試験 318

B

Bartter 症候群 74
Basedow 病 283, 320
bathocuproine disulfonate（BCP）法 266
BCAA 152
Bence Jones protein（BJP） 158
Berthelot 反応 186
Bessey-Lowry 法 231, 248
B/F 分離 54
biuret 反応 150, 157
Bouguer-Beer の法則 37, 41
brain natriuretic peptide（BNP） 72, 300
branched-chain amino acids 152
bromphenol blue（BPB） 158
Bromsulphalein（BSP） 312
BT-PABA 316

C

C タイプナトリウム利尿ペプチド 300
C 末端部 283
C-ペプチド 297
calcitonin 285
calcium（Ca） 76
calcium-sensing receptor 283
c-AST 214
CBP 286

Cd　267
CDH　128
CDP　123
ceruloplasmin（Cp）　167
chemiluminescence immunoassay
　　（CLIA）　277
chemiluminescence enzyme immuno-
　　assay（CLEIA）　54,277
chloride（Cl）　75
chlorophosfonazo-Ⅲ法　77
cholecystokinin　298
cholesteryl ester transfer protein
　　（CETP）　127
cholinesterase（ChE）　240
chromatography　47
CK　147,153,225
CNPP　248
CoA　307
competitive inhibition　212
continuous monitoring assay　212
copper　265
corticotropin　278
cortisol　286
C_{PAH}　313
CPR　297
Cr　267
C-reactive protein（CRP）　167
creatinine clearance（CCr）　314
CRH　278,321
CT　285
CTP　123
C-type natriuretic peptide（CNP）
　　　　　　　　　　　　300
Cu　265
Cushing 症候群　73,288,321
CYP　258

D

D 体　86
DCAP-P　248
denaturation　149
designated comparison method
　　（DCM）法　132
DHEA　286,292
DHEA-S　290,323
dihydrotestosterone（DHT）　292
diiodotyrosine（DIT）　281
dipeptide　146
dipeptidyl carboxypeptidase　250
dipeptidyl peptidase 4　90
DNA-蛋白質結合性解析　15
DPP-4　90,300
dTMP　308
Dubin-Johnson 症候群　312
dUMP　308

E

EC 番号　57,206
eGFR　315
electrochemiluminecence immunoas-
　　say（ECLIA）　277
electroosmosis　50
electrophoresis　50
electrospray ionization（ESI）　49
Ellsworth-Howard 試験　321
EM 経路　308
end point assay　212
enzyme　206
enzyme immunoassay（EIA）　53,275
enzyme multiplied immunoassay tech-
　　nique（EMIT）　54
enzyme nomenclature　206
enzyme-linked immunosorbent assay
　　（ELISA）　53
equivalent（Eq）　16,70
estrogen　294

F

FAD　305
$FADH_2$　124
Fischer 比　153
Fishberg 濃縮試験　315
Fiske-Subbarow 法　79,83
fixed time assay　212
fluorescamine　145
fluorescein　46
fluorescent-enzyme immunoassay
　　（FEIA）　54
Folin-Ciocalteu 試薬　150
follicle stimulating hormone（FSH）
　　　　　　　　　　　276,323
free fatty acid（FFA）　115
Friedewald の式　131

G

G 蛋白質共役型　270
GABA　154
gastrin　298
GC（GC-MS）　261
GDH 電極法　96
germ-cell ALP（GCAP）　230
GH　275
GHRH　275
GIP　90,296
GK-GPO 法　82
glomerular filtration rate（GFR）　314
glucagon　298
glucagon-like peptide-1（GLP-1）
　　　　　　　　　　　90,296
glucose-dependent insulinotropic pol-
　　ypeptide　90,296
glutamate dehydrogenase（GLDH）
　　　　　　　　　151,186,194
glutathione（GSH）　236
GnRH　276,323
GOD　55,95
gonadotropin　276
gonadotropin releasing hormone　276
growth hormone　275
growth hormone releasing hormone
　　　　　　　　　　　　275

H

haptoglobin（Hp）　166
Hartnup 病　307
HbA1c　99
HDL　119,132,138
hemopexin（Hx, Hpx）　168
Hg　267
HK 法　95
holoenzyme　207
HOMA-β　297
HOMA-IR　106,297
homeostasis　3
homovanillic acid（HVA）　291
HPLC　49,100,133,189,260
human chorionic gonadotropin（hCG）
　　　　　　　　　　　281,292,323
human menopausal gonadotropin
　　（hMG）　323
human placental lactogen（hPL）　292

I

ICP　260
IDL　119,134
IDMS　95,127
IFCC　21,100
IL　164
immunoglobulin（Ig）　172
immunoradiometric assay（IRMA）
　　　　　　　　　　　275
immunoreactive insulin（IRI）　296
indocyanine green（ICG）　312
inductively coupled plasma　260
inorganic phosphorus　79
insulin　296
insulin-like growth factor-1（IGF-1）
　　　　　　　　　　　275
international unit　17,213
intestinal ALP（IAP）　230
ionophore　55
iP　79
IP_3　123
iron　264

ISO 21
isoelectric point 143
isotope dilution mass spectrometry (IDMS) 95,127
isozyme 212
IU 17,213
IUPAC 20

J

Jaffé 反応 189
JDS 値 104

K

K 殻 8
kalium (K) 73
Kallmann 症候群 293
kat 17
Kiliani 反応 128
Kind-King 法 231,248
kinetic assay 44
King-Armstrong 法 231
Kingsbury-Clark 法 157
Kjeldahl 法 157,184
Km 57,212
KO500 法 100
Krebs-Henseleit 回路 152

L

L 殻 8
L 体 86
L-ドパ 154
L-Alanine：2-oxoglutarate aminotransferase (ALT) 218
L-Aspartate：2-oxoglutarate aminotransferase (AST) 214
L-Lactate：NAD+oxidoreductase (LD) 220
l-thyronine 280
lactate dehydrogenase (LD) 91,220
Langerhans 島 296
LC (LC-MS) 49,261
LD アイソザイム 66,221
LD ザイモグラム 223
LDL 119,131
lecithin：cholesterol acyltransferase (LCAT) 127,251
leucine aminopeptidase (LAP) 238
Leydig 細胞 276
LH 276,323
LH サージ 295
LH-RH 負荷試験 323
Li 267
Liebermann-Burchard 反応 128
Lineweaver-Burk の式 58,212

LIP 246
lipase 245
lipoprotein (a) 132
Lowry 法 150
LPL 124,247
luteinizing hormone 276,323
lysosome 155

M

M 殻 8
magnesium (Mg) 81
malate dehydrogenase (MD) 215
malate-aspartate shuttle 215
Malloy-Evelyn 法 201
mass spectrometry (MS) 49,261
m-AST 214
MDA 130
mEq 17
meta-iodobenzylguanidine シンチグラフィ 323
metanephrine 291
methoxy-isobutyl-isonitrile シンチグラフィ 321
methylxylenol blue (MXB) 法 77
Michaelis-Menten の式 57,212
Michaelson 法 201
Microsomal triglyceride transfer protein (MTP) 126
Millon 反応 145
mitochondrial creatine kinase 225
Mono-S 値 106
monoiodotyrosine (MIT) 281
mRNA 154
mt-CK 225

N

N-アセチルグルタミン酸 185
N 殻 8
N 末端部 283
N,N'-メチレンビスアクリルアミド 51
N-acetyl cysteine (NAC) 225
Na$^+$/Cl$^-$ 比 75
Na$^+$/I$^-$ シンポーター (NIS) 280
Na$^+$/K$^+$ ATPase 4,33,73
NAD$^+$ 307
NADH 92,124
NADP$^+$ 307
NAD (P) H 59,94
natrium (Na) 72
natriuretic peptide 72,300
N-benzoyl-L-tyrosyl-p-aminobenzoic acid 316
nephelometric immunoassay 52
Nernst の式 55

NGSP 値 106
Niemann-Pick C1-like 1 (NPC1L1) 120
ninhydrin 反応 144
nitroprusside 反応 145
nitroso-PSAP 265
non protein nitrogen (NPN) 184
Non-competitive inhibition 212
non-esterified fatty acid (NEFA) 115
Nonne-Apelt 反応 159
normetanephrine 291
Nugent 法 321
nutrition assessment protein (NAP) 160,169

O

o-クレゾールフタレインコンプレキソン (o-CPC) 法 77,82
oligopeptide 146
o-phthalaldehyde 128,145
organum vasculosum lamia terminalis (OVLT) 280
Orthophosphoric-monoester phosphohydrolase 248
Osmol 17
Overnight 法 321
oxytocin (OT) 280,318

P

p-ニトロフェニルリン酸 248
p-ヒドロキシベンゾイルコリン 240
PAH 313
P-AMY 242
pancreatic function diagnostant (PFD 試験) 316
pancreatic lipase 246
Pandy 反応 159
para-amino hippuric acid clearance 313
parathyroid hormone 283,320
passenger protein 208
Pb 267
P$_{CO_2}$ 56
PEG 法 139
PEP 179
peptidase 155
pH 13,56
phenolsulfonphthalein 試験 313
phosphatidylcholine-sterol O-acyltransferase 251
pI 143
PIF 279
placental ALP 230
plasma 155

plasma aldosterone concentration (PAC)　322
plasma renin activity (PRA)　322
Plummer 病　283
PNP-XOD-POD 酵素法　80
P_{O_2}　56
point of care testing (POCT)　62, 95
polypeptide　146
porphine　197
porphyrin　197
potassium　73
potential Hydrogen　13, 56
PRF　279
procalcitonin (PCT)　285
progesterone　294
prolactin (PRL)　278
protease　155
proteasome　155
proteinase　155
protocatechuic acid (PCA)　240
PSP 試験　313
PTH　283, 320
pyridoxal phosphate (PALP)　151
pyrogallol red　158

R

radioimmunoassay　53, 275
rapid turnover protein (RTP)　169
rate assay　44
Reference Material　19
RemL-C　134
retinol binding protein (RBP)　169
reverse T_3 (rT_3)　281
RIA　53, 275
RLP-C　134

S

Sakaguchi 反応　145
S-AMY　242
SCAP　121
Schales-Schales 法　75
SDS-ポリアクリルアミドゲル電気泳動 (SDS-PAGE)　50
secretin　298
self-monitoring of blood glucose (SMBG)　62, 95

Sertoli 細胞　276
serum amyloid A protein (SAA)　168
Sheehan 症候群　294
sodium　72
sodium dodecyl sulfate (SDS)　50
sodium/glucose cotransporter-1 (SGLT1)　90
somatostatin　275, 296
somatotropin release inhibiting factor (SRIF)　275
SR-BI　127
SRID 法　172
sterol regulatory element binding protein (SREBP)　121
sterol regulatory element-1 (SRE-1)　121

T

t1/2　259
T_3　280
T_4　280
TBA 法　130
TCA サイクル　92, 180, 304
testosterone　292
TG　113
therapeutic drug monitoring (TDM)　257
thiamine monophosphate (TMP)　304
thiamine pyrophosphate (TPP)　304
thiamine triphosphate (TTP)　304
Thio-NADH　131
thyroglobulin (Tg)　281, 320
thyroid stimulating antibody (TSAb)　320
thyroid stimulating hormone　277
thyroperoxidase (TPO)　280
thyrotoxicosis　283
thyrotropin　277
thyrotropin binding inhibitory immunoglobulin (TBII)　320
thyrotropin-releasing hormone　277
thyroxine　280
thyroxine-binding globulin (TBG)　281
TIBC　265

tissue-nonspecific ALP　230
TNB　240
TNF-α　164, 299
transferrin (Tf)　170
transthyretin (TTR)　170, 281
TRH　277, 320
Triacylglycerol acylhydrolase　246
tricarboxylic cycle　92
tripeptide　146
tRNA　154
TSH　277, 320
TSH 受容体抗体　320
turbidimetric immunoassay (TIA)　52
Turner 症候群　294

U

ubiquitin　155
uncompetitive inhibition　212
unsaturated iron-binding capacity (UIBC)　265

V

vanillylmandelic acid (VMA)　291
vasoactive intestinal polypeptide (VIP)　298
VLDL　119
VLDL レムナント　134
Vmax　57
Vogel-Zieve 法　247

W・X

Wernicke 脳症　305
Xanthoprotein 反応　145

Z

Zinc (Zn)　266
Zollinger-Ellison 症候群　299
zymogram　211

臨床検査技師国家試験出題基準対照表

章	カリキュラム	大項目	タイトル（『標準臨床検査学』シリーズ）
I章 臨床検査総論	検査総合管理学	1 臨床検査の意義	臨床検査総論
		2 検査管理の概念	検査機器総論・検査管理総論
		3 検査部門の組織と業務	
		4 検査部門の管理と運営	
		5 検体の採取と保存	
		6 検査の受付と報告	
		7 精度管理	
		8 検査情報	
		9 検査情報の活用	
	生物化学分析検査学	1 尿検査	臨床検査総論
		2 脳脊髄液検査	
		3 糞便検査	
		4 喀痰検査	
		5 その他の一般的検査	
	形態検査学	1 寄生虫学	微生物学・臨床微生物学・医動物学
		2 寄生虫検査法	
II章 臨床検査医学総論	臨床病態学	1 総論	臨床医学総論／臨床検査医学総論
		2 循環器疾患	臨床医学総論
		3 呼吸器疾患	
		4 消化器疾患	
		5 肝・胆・膵疾患	
		6 感染症	
		7 血液・造血器疾患	
		8 内分泌疾患	
		9 腎・尿路・男性生殖器疾患	
		10 女性生殖器疾患	
		11 神経・運動器疾患	
		12 アレルギー性疾患・膠原病・免疫病	
		13 代謝・栄養障害	
		14 感覚器疾患	
		15 中毒	
		16 染色体・遺伝子異常症	
		17 皮膚及び胸壁の疾患	
		18 検査診断学総論	臨床検査医学総論
		19 循環器疾患の検査	
		20 呼吸器疾患の検査	
		21 消化器疾患の検査	
		22 肝・胆・膵疾患の検査	
		23 感染症の検査	
		24 血液・造血器疾患の検査	
		25 内分泌疾患の検査	
		26 腎・尿路疾患の検査	
		27 体液・電解質・酸・塩基平衡の検査	
		28 神経・運動器疾患の検査	
		29 アレルギー性疾患・膠原病・免疫病の検査	
		30 代謝・栄養異常の検査	
		31 感覚器疾患の検査	
		32 有毒物中毒の検査	
		33 染色体・遺伝子異常症の検査	遺伝子検査学
		34 悪性腫瘍の検査	臨床検査医学総論／遺伝子検査学
III章 臨床生理学	人体の構造と機能／生理機能検査学	1 生理検査の特色	生理検査学・画像検査学
		2 循環系検査の基礎	
		3 心電図検査	
		4 心音図検査	
		5 脈管系疾患検査	
		6 呼吸器系検査の基礎	
		7 呼吸機能検査	
		8 神経系検査の基礎	
		9 脳波検査	
		10 筋電図検査	
		11 超音波検査の基礎	
		12 心臓超音波	
		13 腹部超音波	
		14 その他の超音波検査	
		15 磁気共鳴画像検査（MRI）	
		16 その他の臨床生理検査	
IV章 臨床化学	人体の構造と機能／生物化学分析検査学	1 生命のメカニズム	基礎医学／臨床化学
		2 生物化学分析の基礎	臨床化学
		3 生物化学分析の原理と方法	
		4 無機質	基礎医学／臨床化学
		5 糖質	
		6 脂質	
		7 蛋白質	
		8 生体エネルギー	
		9 非蛋白質性窒素	
		10 生体色素	
		11 酵素	
		12 薬物・毒物	
		13 微量金属（元素）	
		14 ホルモン	
		15 ビタミン	
		16 機能検査	
		17 遺伝子	遺伝子検査学
		18 放射性同位元素	臨床検査医学総論
V章 病理組織細胞学	人体の構造と機能／医学検査の基礎と疾病との関連	1 解剖学総論	基礎医学
		2 病理学総論	病理学・病理検査学
		3 解剖学・病理学各論	基礎医学／病理学・病理検査学
	形態検査学	1 病理組織標本作製法	病理学・病理検査学
		2 病理組織染色法	
		3 電子顕微鏡標本作製法	
		4 細胞学的検査法	
		5 病理解剖〈剖検〉	
		6 病理業務の管理	
VI章 臨床血液学	人体の構造と機能／形態検査学／病因・生体防御検査学	1 血液の基礎	基礎医学／血液検査学
		2 血球	
		3 止血機構	
		4 凝固・線溶系	
		5 血球に関する検査	血液検査学
		6 形態に関する検査	
		7 血小板、凝固・線溶系検査	
		8 赤血球系疾患の検査結果の評価	
		9 白血球系疾患の検査結果の評価	
		10 造血器腫瘍系の検査結果の評価	
		11 血栓止血検査結果の評価	
		12 染色体の基礎	遺伝子検査学／血液検査学
		13 染色体の検査法	
		14 染色体異常	
VII章 臨床微生物学	医学検査の基礎と疾病との関連	1 分類	微生物学・臨床微生物学・医動物学
		2 形態、構造及び性状	
		3 染色法	
		4 発育と培養	
		5 遺伝と変異	
		6 滅菌と消毒	
		7 化学療法	
		8 感染と発症	
	病因・生体防御検査学	1 細菌	
		2 真菌	
		3 ウイルス	
		4 プリオン	
		5 検査法	
		6 微生物検査結果の評価	
VIII章 臨床免疫学	病因・生体防御検査学	1 生体防御の仕組み	免疫検査学
		2 抗原抗体反応による分析法	
		3 免疫と疾患の関わり	
		4 免疫検査の基礎知識と技術	
		5 免疫機能検査	
		6 輸血と免疫血清検査	
		7 輸血の安全管理	
		8 移植の免疫検査	
		9 妊娠・分娩の免疫検査	
IX章 公衆衛生学	保健医療福祉と医学検査	1 医学概論	臨床医学総論
		2 公衆衛生の意義	
		3 人口統計と健康水準	
		4 疫学	
		5 環境と健康	
		6 健康の保持増進	
		7 衛生行政	
		8 国際保健	
		9 関係法規	
X章 医用工学概論	医療工学及び情報科学	1 臨床検査と生体物性	
		2 電気・電子工学の基礎	
		3 医用電子回路	
		4 生体情報の収集	
		5 電気的安全対策	
		6 情報科学の基礎	
		7 ハードウェア	
		8 ソフトウェア	
		9 コンピュータネットワーク	
		10 情報処理システム	
		11 医療情報システム	
	検査総合管理学	1 検査機器学総説	検査機器総論・検査管理総論
		2 共通機械器具の原理・構造	

※平成23年版

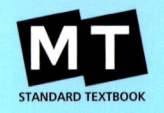

MT STANDARD TEXTBOOK

標準臨床検査学

ラインナップ 全12巻

シリーズ監修　矢冨　裕　横田浩充

臨床医学総論
臨床医学総論　放射性同位元素検査技術学　医用工学概論
情報科学・医療情報学　公衆衛生学
編集　小山高俊・戸塚　実

臨床検査医学総論
編集　矢冨　裕

基礎医学―人体の構造と機能
編集　岩屋良則

臨床検査総論
編集　伊藤機一・松尾収二

検査機器総論・検査管理総論
編集　横田浩充・大久保滋夫

臨床化学
編集　前川真人

免疫検査学
編集　折笠道昭

血液検査学
編集　矢冨　裕・通山　薫

遺伝子検査学
編集　宮地勇人・横田浩充

微生物学・臨床微生物学・医動物学
編集　一山　智・田中美智男

病理学・病理検査学
編集　仁木利郎・福嶋敬宜

生理検査学・画像検査学
編集　谷口信行